LE PROGRAMME DE LONGUE VIE

Des mêmes auteurs

Dr Jean-Paul Curtay et Thierry Souccar

Le Nouveau Guide des vitamines
(préface du Pr Jean Dausset)
Seuil, 1996

Dr Jean-Paul Curtay

La Poésie lettriste
Seghers, 1974

Letterism and Hypergraphics : The unknown avant-garde
Franklin Furnace, 1985

Priorité au caractère.
Nouvelles bases pour le métier de parent et politique éducative
(en collaboration avec Paul Curtay)
ADCV, 1990

La Nutrithérapie. Bases scientifiques et pratique médicale
Boiron, 1995

L'Encyclopédie pratique des vitamines,
des minéraux et des oligo-éléments
(en collaboration avec Josette Lyon)
Hachette, 1996

Thierry Souccar

Toutes les vitamines pour vivre sans médicaments
First, 1991 et J'ai lu, 1994

La Révolution des vitamines
First, 1995 et J'ai lu, 1998

Le Guide des nouveaux stimulants
(préface du Pr Jean-Robert Rapin)
Albin Michel, 1997

Vérités et Mensonges des produits amincissants
Albin Michel, 1998

Emballage alimentaire et Santé
Axis, 1998

La Protection solaire
Flammarion, 1998

Dr Jean-Paul Curtay
Thierry Souccar

LE PROGRAMME DE LONGUE VIE

De la science à l'alimentation

Éditions du Seuil
27, rue Jacob Paris VIe

ISBN : 2-02-033434-8

À Walid AKL,
À la prévention, à la créativité,
À la jeunesse, à la vieillesse,
À notre futur,
À Alexandre et Joachim,

Jean-Paul Curtay

À mon petit Louis, pour que tu aies un jour cent vingt ans.
Et toutes tes dents !

Thierry Souccar

Sommaire

Avant-propos
Un espoir d'éternité

De bonnes nouvelles pour les vivants

On n'a pas choisi de venir à la vie, mais, lorsqu'elle nous est donnée, elle nous paraît d'abord immense et éternelle. Un an, chez un enfant de un an, c'est toute sa vie. Un an chez un enfant de dix ans, ce n'est encore que le dixième de sa vie. C'est grand, c'est lent. Un an chez un adulte de cinquante ans, ce n'est plus que le cinquantième de sa vie, c'est bien plus petit et trop vite enfui.

L'impression d'éternité s'effrite de l'extérieur – ces vivants qui tombent – comme de l'intérieur – la fluidité du temps qui s'accélère et l'usure des traits dans le miroir.

Le désir d'éternité nous pousse à engendrer des enfants, à contribuer à la société, à créer des œuvres. De quoi emporter un peu de nous un peu plus loin.

Nous tous, qui aurons vingt, quarante, soixante, quatre-vingts ans au début du millénaire, nous voulons voir la suite du film… et pourquoi pas y jouer, pendant que nous y sommes, notre rôle ?

Ce livre s'adresse d'abord à celles et à ceux qui ont envie que l'aventure se prolonge. Il s'adresse plus encore à celles et à ceux qui savent jouir de chaque moment, goûter un parfum fugace ou un bon vin, savourer un moment de complicité, à celles et à ceux qui sont conscients d'occuper une place sous les étoiles et dans les pensées de quelques-uns de nos semblables.

Il s'adresse aussi à celles et à ceux qui nous rejoignent en ce moment, ou qui le feront bientôt. Leur destin dépend largement des choix de vie des parents qui s'apprêtent à les accueillir, et qui nous liront peut-être.

Nous avons de bonnes nouvelles pour tous. L'espérance de vie, qui est, dans notre pays, de quatre-vingt-deux ans chez les femmes et de soixante-quatorze ans chez les hommes est tout sauf une limite. En 1997, Jeanne Calment a réalisé un record de longévité avec 122,4 ans, soit un « bonus » de quarante à cinquante ans. Jeanne Calment fut une pionnière, la première à dépasser la barrière de longévité maximale de l'espèce, que l'on fixait à cent vingt ans. Demain, elle sera rejointe par un nombre toujours croissant de ses semblables.

Jusqu'ici prévalait le dogme que chaque espèce possède une espérance de vie maximale qui est gravée à la manière d'un programme dans les gènes, un couperet qui s'abattrait une fois le temps écoulé.

Le message de ce livre est qu'il n'en est rien. Les études de jumeaux chez l'homme, les études génétiques chez la souris, la mouche et le ver concluent aujourd'hui que l'héritage génétique explique moins de 35 % des différences de longévité entre les individus[1].

---

1. Finch, C. E. : Genetics of Aging. *Science,* 278 : 407-411, 1997.

Espérance maximale de vie selon les espèces

Organismes	*Durée maximale de vie*
Levure	2-4 jours
Nématode	30 jours
Mouche drosophile	60 jours
Octopus	3-4 ans
Saumon du Pacifique	3-6 ans
Souris	4,2 ans
Rat	4-5 ans
Lapin	10-13 ans
Tarentule	15 ans
Chat	20-30 ans
Singe rhésus	+ 30 ans
Oie	30-40 ans
Ours	40 ans
Chimpanzé	45 ans
Alligator	50-60 ans
Anémone	50-90 ans
Homard	50-100 ans
Éléphant d'Afrique	+ 70 ans
Bambou	120 ans
Homme	122,4 ans
Rockfish	140 ans
Orange roughy	140 ans
Tortue	150 ans
Puya raimondii (cousin de l'ananas)	150 ans
Esturgeon	152 ans
Ocean quahog	220 ans
Conifères autres que séquoia	300-1 500 ans
Séquoia	4 862 ans

L'existence d'une « horloge cellulaire » reste, bien sûr, d'actualité. Ainsi, il existe, à l'extrémité de chacun de nos chromosomes, une région appelée « télomère ». Les télomères raccourcissent chaque fois qu'une cellule se divise. Lorsqu'il ne reste plus de télomères, la cellule vieillit ou meurt. Mais ce processus cellulaire ne parvient pas à expliquer à lui seul le vieillissement. Chez le nématode (une variété de ver), le vieillissement se poursuit alors même qu'aucune cellule ne se divise. Et les souris vieillissent et meurent en dépit de longs télomères.

Si l'espérance de vie ne dépend que modérément des gènes, alors il faut conclure que l'environnement module l'essentiel de la durée de vie des organismes vivants, la nôtre, bien sûr, mais aussi celle des autres animaux et des plantes.

La durée de vie des organismes qui se reproduisent sexuellement varie d'un facteur supérieur à 1 million, de la levure au séquoia, le record de longévité de Jeanne Calment plaçant l'homme dans le haut de cette échelle.

Espérance de vie à la naissance

Période	*Hommes*	*Femmes*
1805-1807	35,3	38
1820-1829	38,3	39,3
1840-1859	39,3	41
1877-1881	40,8	43,4
1900-1902	45,1	48,3
1908-1913	48,5	52,4
1920-1922	50,7	54,4
1935-1937	55,7	61,3
1947-1950	61,8	67,5
1952-1956	65	71,1
1970	68,4	75,8
1980	70,2	78,4
1990	72	81
1991	72,9	81,1
1992	73,1	81,3
1993	73,3	81,4
1994	73,6	81,8
1996	73,8	81,9
2030 (prévisions)	79	88
2050 (prévisions)	82	90

L'influence de l'environnement est particulièrement spectaculaire chez le séquoia. Il n'est pas rare de trouver des séquoias vieux de plus de mille ans, ce qui donne déjà à rêver. Mais, à basse altitude, leur espérance de vie dépasse rarement mille cinq cents ans. Les arbres qui poussent plus haut peuvent multiplier par trois ce chiffre. Certains dépasseraient gaillardement cinq mille ans. L'extrême longévité du séquoia à haute altitude s'explique par le nombre réduit d'insectes prédateurs et par la moindre compétition entre les individus de l'espèce. Le plus surprenant est qu'elle est accidentelle. Elle est due, comme l'a montré le biologiste Ronald Lanner, à l'action d'un oiseau qui ramasse et cache les graines du séquoia bien au-delà de l'altitude à laquelle elles sont d'ordinaire dispersées par les vents. Ainsi, la longévité record d'une espèce vivante est-elle largement due à une modification de son environnement[1] !

Sur les traces du séquoia

Nos ancêtres, 600 000 ans av. J.-C., ne dépassaient pas l'âge de trente ans, et, pendant des millénaires, l'espérance de vie moyenne va être contenue en deçà de quarante ans par les épidémies et la malnutrition. Charles V, roi de France mort en 1380 à quarante-deux ans, est décrit comme un « sage vieillard ». L'espérance de vie à la naissance est diminuée par la grande mortalité qui marque les premières années

1. Finch, C. E. : Variations in Senescence and Longevity Include the Possibility of Negligible Senescence. *J Gerontol,* 53A : B235-B239, 1998.

de la vie. En 1693, l'astronome britannique Edmund Halley conduit une étude sur la longévité dans la ville allemande de Breslau. Sur 100 nouveau-nés, seuls 51 parviennent à l'âge de dix ans, 43 à trente ans, 28 à cinquante ans, 11 à soixante-douze ans. À partir du XVIIIe siècle, l'amélioration de l'hygiène et de l'alimentation va tout changer. En 1700 déjà, ces différences environnementales pèsent sur la longévité respective des classes sociales. Une étude conduite à Genève montre que les bourgeois vivent en moyenne trente-deux ans, soit cinq ans de plus que la population générale. À l'approche du XIXe siècle, l'espérance de vie est de quarante-sept ans dans la bourgeoisie et de trente-huit dans la population générale.

À partir de 1820, l'espérance de vie progresse, surtout grâce au recul de la mortalité infantile. Mais c'est essentiellement au cours du XXe siècle qu'ont été réalisés les gains les plus forts.

Comme le séquoia qui pousse à altitude élevée, nous vivons de plus en plus longtemps. En un siècle, nous avons gagné trente ans en moyenne, c'est impressionnant. La progression de l'espérance de vie se poursuit au rythme d'une année de vie supplémentaire tous les cinq ans. Vieillit-on mieux pour autant ? Dans un sens, oui. L'espérance de vie sans incapacités a, elle aussi, progressé. Quand on gagne deux ans et demi d'espérance de vie, on gagne surtout trois ans d'espérance de vie sans incapacités. Non que la maladie ait globalement reculé, mais parce qu'elle est mieux prise en charge[1].

ESPÉRANCE DE VIE SANS INCAPACITÉS

Hommes	*1981*	*1991*	*Évolution*
Espérance de vie sans incapacité sévère	68,9	71,7	+ 2,8
Espérance de vie sans incapacités	60,8	63,8	+ 3
Femmes	***1981***	***1991***	***Évolution***
Espérance de vie sans incapacité sévère	76,3	78,8	+ 2,5
Espérance de vie sans incapacités	60,8	63,8	+ 3

Comment expliquer les gains d'espérance de vie obtenus en si peu de temps ?

Par l'apparition de nouveaux gènes ? Il n'est pas exclu que des changements accidentels au niveau des gènes favorisent la longévité, comme cela a été montré chez le ver, mais il est impossible que les mêmes modifications aient simultanément touché la quasi-totalité des êtres humains au XXe siècle. Il faut à nouveau regarder du côté de l'environnement.

Les progrès de la médecine sont indéniables : vaccinations, antibiotiques et autres médicaments font qu'on ne meurt plus de manière aussi stupide que nos arrière-grands-parents, qui pouvaient succomber de tuberculose à quarante ans. La mortalité infantile a fortement diminué : elle explique les gains rapides de la fin du siècle dernier. Mais l'abus d'antibiotiques (15 % de la production annuelle d'anti-

1. Haut Comité de la santé publique : *La Santé des Français,* La Découverte, Paris, 1998.

biotiques, qui se chiffre en tonnes, sont même donnés comme « aliment » aux animaux que nous consommons) a fait de l'hôpital un endroit idéal pour attraper une infection gravissime. Et c'est ainsi que nous avons perdu en 1998, un pianiste de cinquante-deux ans de réputation internationale, l'un des plus doués de sa génération, dans des conditions totalement inacceptables.

Les conditions de vie sont meilleures qu'autrefois : les famines ont quasi disparu, la pauvreté a régressé, les progrès technologiques ont diminué l'usure par le travail... Mais le progrès technologique entraîne une sédentarité qui mène au surpoids et aux pathologies cardio-vasculaires, sans compter les 70 000 molécules chimiques de synthèse déversées dans l'environnement, qui viennent empoisonner l'air que l'on respire, l'eau que l'on boit et les aliments que l'on mange.

Ni la médecine technicienne ni les progrès technologiques ne peuvent expliquer que nos contemporains vivent plus longtemps qu'avant et que l'espérance de vie à soixante-cinq ans continue de progresser.

La seule explication rationnelle, la voici : les processus mêmes du vieillissement se sont ralentis fortement depuis un siècle.

Le secret des centenaires

Une nouvelle hypothèse est présentée ici pour la première fois.

Le progrès technologique a entraîné une réduction par deux de la durée du travail (et nous n'avons pas encore abordé la question des 35 heures), les tâches lourdes sont mécanisées, l'excavateur remplace la pelle, les escaliers roulants et les ascenseurs nous dispensent de grimper les escaliers, il n'est plus besoin de puiser l'eau et de la rapporter dans la maison, de faire la lessive à la main, la corvée de bois à couper, à engranger, à rapporter dans la cheminée, ou la corvée de charbon... On ne va pas au travail ou à l'école à pied ou à vélo. Plus besoin de se tenir à proximité du poêle pour avoir chaud. La chaleur est uniforme. Or nous dépensons 30 % de notre énergie uniquement pour garder notre température corporelle à 37 °C.

Le progrès technologique a amené une économie de dépense physique phénoménale à laquelle spontanément la population a progressivement réagi au fil du siècle qui vient de s'écouler en mangeant moins.

Nous consommons pratiquement deux fois moins de calories qu'il y a cent ans. Et voilà probablement pourquoi, comme vous le lirez dans ce livre, nous vivons aujourd'hui plus longtemps !

En effet, lorsque nous fabriquons de l'énergie, nous brûlons les carburants que constituent les sucres et les graisses alimentaires au feu de l'oxygène que nous respirons. Cette combustion est imparfaite. Elle laisse échapper des molécules instables que l'on appelle « radicaux libres ». Ces radicaux libres agressent les autres constituants de la matière vivante. Ils sont à l'origine d'une véritable « rouille » moléculaire qui n'épargne aucun des éléments qui composent nos cellules.

Bien sûr, il existe des systèmes de réparation. Mais eux-mêmes sont bombardés par les radicaux libres et finissent par ne plus rien réparer du tout. Lorsque les systèmes de réparation des gènes sont altérés, les lésions s'accumulent. Le gène dont dépend la synthèse d'une fibre musculaire est moins exact : la force musculaire baisse. Le gène qui permet de fabriquer un messager chimique du cerveau est modifié : les capacités de mémorisation déclinent.

La corrosion moléculaire engendrée par les radicaux libres apparaît aujourd'hui comme le moteur principal du vieillissement. Elle est responsable non seulement de la sénescence, de ce déclin graduel des fonctions vitales, mais aussi des maladies dites dégénératives, comme les cancers, les maladies cardio-vasculaires, les dépressions immunitaires, l'ostéoporose, l'arthrose, la cataracte, la dégénérescence maculaire – première cause de cécité en France –, les maladies d'Alzheimer ou de Parkinson, toutes pathologies dont la fréquence augmente de manière vertigineuse avec l'âge, et qui font 24 millions de morts dans le monde selon l'Organisation mondiale de la santé (OMS).

Car là sont les mauvaises nouvelles.

Une épidémie de maladies chroniques

Selon l'enquête conduite annuellement par le Credes, qui s'attache aux maladies déclarées par les patients, les seules maladies qui ont baissé significativement entre les années 1980 et les années 1990 sont les affections dentaires. Chez les femmes, les maladies de l'appareil circulatoire, les troubles mentaux et les maladies de l'œil sont en augmentation. Chez les hommes, les maladies cardio-vasculaires, ophtalmologiques, génito-urinaires et du système nerveux progressent. Les maladies endocriniennes et métaboliques, les troubles mentaux et les affections ostéo-articulaires augmentent chez les personnes âgées[1]. Entre 1980 et 1991, toujours selon les déclarations des patients, les taux des tumeurs bénignes et malignes ont été multipliés par deux. Les maladies endocriniennes ont augmenté de 50 %, les pathologies thyroïdiennes de 100 %, les maladies cardio-vasculaires de 35 %.

Bien sûr, ces chiffres doivent être interprétés avec les restrictions d'usage. Pour le cancer, le dépistage précoce et l'allongement de la durée de vie des malades expliquent en grande partie la progression importante de la maladie au cours de la période. Reste que le nombre de nouveaux cas « objectifs » de cancers, tels qu'ils sont recensés par les douze registres régionaux du cancer en France, ont augmenté entre 1975 et 1995, passant de 92 000 à 135 000 nouveaux cas par an chez les hommes, et de 79 000 à 105 000 nouveaux cas chez les femmes. Chez les premiers, les progressions les plus fortes concernent le côlon et la prostate, chez les secondes le sein, le côlon et le poumon[2].

Les projections ne sont pas plus réjouissantes. L'OMS prévoit, pour l'ensemble des pays du monde, un doublement du nombre des cancers d'ici à 2025, et une augmentation de 40 % dans les pays développés. Avant 2005, les mêmes projections prévoient une hausse de 35 % des cancers du poumon chez les femmes, et de 40 % des cancers de la prostate chez les hommes des pays de l'Union européenne. D'ici à 2025, le nombre de diabétiques va plus que doubler pour atteindre 300 millions. Les démences devraient, elles aussi, connaître une flambée.

En France, le nombre de cas d'arthrose devrait franchir le cap des 12 millions en 2001, contre 9,5 millions en 1996[3]. Si 240 000 Français souffrent de la maladie d'Alzheimer, ils devraient être plus de 300 000 au début du XXIe siècle. Une progression identique est attendue pour la maladie de Parkinson, qui atteint de 70 000 à 100 000 personnes. L'incidence de l'ostéoporose est en augmentation constante : la maladie concerne de 30 à 40 % des femmes ménopausées, soit 3 millions d'entre elles. Le nombre annuel de fractures du col du fémur, aujourd'hui de 50 000 (dont 45 000 ostéoporotiques), devrait doubler d'ici à 2050. Le coût actuel des fractures

1. *Id., ibid.*
2. Ménégoz, F. : Cancer Incidence and Mortality in France in 1975-1995. *Eur J Cancer Prev*, 6 : 442-466, 1997.
3. *In : Le Quotidien du médecin*, 5820 : 13, 1996.

ostéoporotiques dépasse probablement les 5 milliards de francs par an. La quasi-totalité des personnes âgées de plus de quatre-vingts ans présentent des signes de cataracte, et aucune amélioration n'est attendue dans l'avenir. La dégénérescence maculaire liée à l'âge est en progression spectaculaire. Elle concernerait déjà 1 million de Français[1].

Alors, nous voici dans une situation paradoxale : grâce aux progrès technologiques, on mange deux fois moins, on fabrique beaucoup moins de radicaux libres, on vieillit plus longtemps, mais on a le temps de développer tous ces déclins locomoteurs, sensoriels, intellectuels qui empoisonnent le troisième âge et, pis, la cohorte des maladies « catastrophes » que nous venons d'évoquer et qui gâchent le temps de la liberté et des loisirs.

Pour une nutrition préventive

Aujourd'hui, chaque Français consacre 12 000 francs par an à sa santé. Ce chiffre n'a cessé d'augmenter, et il est presque entièrement avalé par les frais de traitement. La part qui revient à la prévention, pourtant déjà infime, n'a cessé de décliner. En 1970, 2,8 % des dépenses de santé allaient à la prévention. En 1993, la prévention ne mobilisait que 2,1 % des dépenses. En particulier, la politique d'information nutritionnelle française est inexistante.

Cet état de fait n'est plus acceptable. Car, si nous ne savons toujours pas guérir ces maladies chroniques, on peut, en revanche, les prévenir ! En quittant en mai 1997, après dix années de service, la direction de l'OMS, le docteur Hiroshi Nakajima reprenait un concept introduit par les spécialistes de nutrition il y a plus de dix ans. Celui d'espérance de santé : « Il nous faut, disait-il, autant miser sur une espérance de santé que sur une simple espérance de vie. L'allongement de l'existence n'a de véritable valeur que si les années gagnées vont de pair avec un état physique satisfaisant. On vit certes désormais plus longtemps, mais souvent dans quel état ! Une longévité accrue se paie parfois par un prix très élevé que chacun pourrait réduire en respectant une certaine hygiène de vie. »

Le message de ce livre est qu'il est possible à tout âge d'augmenter l'espérance de santé. Comment ? En grande partie grâce au fantastique levier qu'est la nutrition. D'un côté, le progrès technologique a réduit les calories et allongé la durée de vie, de l'autre, il a forcément réduit les apports en minéraux, vitamines et certains acides gras.

Or, pour garder un os solide longtemps, il faut du calcium et de la vitamine D. Pour réduire les risques de perdre l'audition, des apports supérieurs en magnésium qui protègent de la toxicité du bruit. Pour retarder de plusieurs dizaines d'années les maladies dues aux radicaux libres que sont les affections cardio-vasculaires, les cancers, la cataracte, il faut apporter à l'organisme un peu plus des molécules naturelles qui neutralisent les radicaux libres, et que l'on appelle « antioxydants » : vitamines E, C, caroténoïdes, sélénium, zinc, coenzyme Q10. Une étude américaine récente conclut que la généralisation de l'emploi de compléments de vitamines et minéraux réduirait de plus de 20 milliards de dollars le coût annuel de la santé aux États-Unis.

Vous trouverez dans ce livre une description du maelström des découvertes récentes qui vous permettra de mieux comprendre les mécanismes du vieillissement.

---

1. *In : Impact Médecin Hebdo,* 358 : 10-11, 1997.

CONDITIONS POUVANT ÊTRE PRÉVENUES AVEC CERTITUDE PAR DES COMPLÉMENTS DE VITAMINES ET MINÉRAUX

Conditions	*Vitamines ou minéraux bénéfiques*
Maladies coronariennes (+ 50 ans)	Vitamine E
Infarctus du myocarde non mortel	Vitamine E
Malformations du fœtus	Multivitamines dont vitamine B9
Prématurité	Multivitamines dont zinc
Cancer de l'estomac	Vitamine C
Cataractes	Vitamine C

Vous y trouverez aussi un « manuel du mieux-vieillir » conçu et mis en pratique par le Dr Jean-Paul Curtay, à partir des résultats de milliers d'études scientifiques. Il associe des conseils alimentaires judicieux, en accord avec les goûts et les plaisirs de chacun, à la prise quotidienne, à vie, d'un complément équilibré de vitamines et de minéraux.

Il a aussi développé un programme beaucoup plus actif, qui combine la prise de complexes antioxydants plus dosés, l'évitement de toxiques majeurs et l'intégration dans la vie de tous les jours de gestes simples qui nous donnent une chance de garder un « beau corps » et une « bonne tête » le plus longtemps possible.

Les médecins et les biochimistes qui travaillent sur ces questions ne vous le disent pas, mais ils sont d'ores et déjà convaincus de l'intérêt des compléments antioxydants. Une étude récente, publiée dans l'*American Journal of Cardiology* révèle que sur les 181 membres du Collège américain de cardiologie, 44 % prennent des antioxydants pour prévenir les maladies cardio-vasculaires. La vitamine E est la plus utilisée (39 %), suivie par la vitamine C (33 %) et le bêta-carotène (19 %).

Si les plus grands spécialistes se protègent ainsi, il est temps pour le public le plus large de prendre aussi sa santé en main.

À qui s'adresse ce programme ? De nombreuses études réalisées chez des personnes de plus de quatre-vingts ans ont montré qu'en corrigeant les déficits vitaminiques, en optimisant l'alimentation, en prenant des compléments alimentaires, en suivant des programmes d'exercices, il est possible de rajeunir de plusieurs dizaines d'années aussi bien l'appareil locomoteur que les capacités intellectuelles.

Donc, il n'est jamais trop tard pour commencer le régime de longue vie !

Bien sûr, plus il sera initié tôt dans la vie, plus il sera efficace.

Mais lorsque l'on a moins de quarante ans, lorsque l'on n'a pas vu mourir ses parents, lorsque l'on ne ressent pas le poids des ans, on se sent « éternel » ! Pourquoi s'intéresserait-on à un tel programme ?

Tout simplement parce que les conseils qui tissent ce régime de longue vie permettent non seulement de ralentir le vieillissement, mais aussi d'obtenir à très court terme une meilleure forme, de meilleures défenses anti-infectieuses, une meilleure adaptation au stress.

Quelle chance ! **Le régime de longue vie est aussi celui d'un mieux-être immédiat.** Voilà une bonne raison, pour les plus jeunes, de l'adopter sans tarder.

Il s'étend aussi aux futures générations. La santé commence tôt, avant la conception même de l'être qui va venir au monde. Avant même la naissance, la qualité des spermatozoïdes du père et de l'ovule de la mère conditionne en partie la longévité des enfants, leurs risques de maladies et probablement aussi leur caractère. Par exemple, un père fumeur ignore qu'il donne à son enfant à naître un risque plus grand de contracter un cancer. Plus tard, les modes alimentaires instaurés dans la petite enfance sont doublement importants. Les enfants gavés de nourriture ont hélas ! un risque accru de développer, quarante ou cinquante ans plus tard, un cancer. Mais, plus profondément, la « politique nutritionnelle » familiale influence les choix du futur adulte. Autant qu'elle soit la plus saine possible… Pour que le chemin soit aussi long, aussi riche et aussi doux que possible.

De la même manière que l'altitude bénéficie au séquoia, le régime de longue vie est une extraordinaire occasion offerte à chacun d'augmenter à la fois son espérance de vie et son espérance de santé. L'allongement de la vie en bonne santé est à notre portée, et personne ne sait où se situe la limite. Après avoir longtemps défendu l'idée d'un déterminisme génétique du vieillissement, Caleb Finch (université de Californie du Sud, Los Angeles), l'un des plus grands spécialistes, est aujourd'hui convaincu que le futur est entre nos mains : « Personne, bien sûr, écrit-il, ne sait si l'augmentation de l'espérance de vie chez l'homme va se poursuivre, mais les exemples tirés de la nature suggèrent qu'aucune limite ferme n'est bâtie dans le génome humain. Les efforts pour modifier le vieillissement par les médicaments, la nutrition, les changements de mode de vie sont totalement cohérents avec la plasticité observée dans de nombreuses espèces[1]. »

Nous vous invitons à nous suivre dans cette quête passionnante, à travers ces pages qui font revivre les instants fragiles des origines de la vie, l'étonnante saga des découvreurs de la matière vivante, le destin émouvant des espèces, les incroyables tentatives d'immortalité, et qui sont, bien sûr, riches des recommandations pratiques destinées à rendre votre vie plus longue, plus belle et plus douce.

Thierry SOUCCAR et Jean-Paul CURTAY,
Paris, janvier 1999.

1. Finch, C. E. : Variations in Senescence and Longevity Include the Possibility of Negligible Senescence. *J Gerontol,* 53A : B235-B239, 1998.

Introduction

Publiée en mars 1999, la première édition du *Programme de longue vie* a connu un succès immédiat, si bien que nous voilà déjà conduits à nous remettre à l'ouvrage pour cette mise à jour ! Vous avez été des milliers à lire ces pages, à nous écrire pour nous faire part de votre enthousiasme, de vos questions, voire de vos critiques. Pourquoi un tel engouement ?

De très nombreuses enquêtes d'opinion révèlent que l'une des premières préoccupations du public est d'acquérir les informations qui l'aident à mieux choisir leurs aliments pour vivre plus longtemps en bonne santé.

La polémique du Programme de longue vie

Le 22 mars 1999, quelques jours avant la parution du *Programme de longue vie*, une polémique des plus virulentes a été engagée par des nutritionnistes français nous accusant de propager avec ce livre des « mensonges », « tromperies », « contre-vérités » sur les relations entre alimentation et santé, pour finir par nous traiter de « gourous ». Environ 70 de leurs collègues (sur près de 4 000 chercheurs et médecins hospitalo-universitaires) se sont laissé aller à signer un pamphlet unique dans l'histoire des sciences, qui a déclenché une tempête dans le landernau de la nutrition.

Simple querelle de chapelle ? Non, car l'une et l'autre des positions inspirent des politiques de santé publique très différentes. Les 70 nutritionnistes défendent le *statu quo*, c'est-à-dire l'absence de préconisations alimentaires pour le grand public, à l'exception peut-être d'un timide encouragement à « manger plus de fruits et légumes ». Ils s'opposent en termes vifs à l'usage généralisé de recommandations précises, et bien sûr de compléments alimentaires.

Nous estimons pour notre part, avec le Pr Jeffrey Blumberg (université Tufts, Boston), « qu'on en sait assez aujourd'hui pour faire enfin des recommandations efficaces ». Le moment est donc venu d'utiliser l'outil remarquable que sont l'alimentation et les compléments alimentaires pour faire baisser les taux de maladies chroniques dans ce pays, et aider celles et ceux qui le souhaitent à vivre mieux, plus heureux et plus longtemps.

La première édition de ce livre ayant été publiée au début de l'année 1999, il était instructif d'analyser les résultats des études parues depuis qui sont aujourd'hui entre vos mains.

Les dérivés de l'oxygène sont bien impliqués dans le vieillissement

Nous attribuons à l'utilisation de l'énergie et aux radicaux libres (molécules agressives issues de l'oxygène) un rôle majeur dans le vieillissement, d'où l'intérêt potentiel des aliments et compléments antioxydants (qui protègent les tissus des dégâts des radicaux libres). Trois grandes études fondamentales sur les mécanismes du vieillissement ont été publiées entre le 22 mars et le moment où nous écrivons ces lignes. Toutes trois confortent les propos tenus dans ce livre :

– le 13 mai 1999, le prestigieux journal *Nature* publie une étude montrant qu'une enzyme antioxydante (anti-radicaux libres), la catalase, gouverne la longévité du nématode C. elegans, l'un des modèles les plus prisés des recherches sur le vieillissement, car son matériel génétique offre des similitudes avec le nôtre[1]. Pour le Dr Bruce Ames (université de Californie, Berkeley), spécialiste du vieillissement moléculaire ce résultat est important car il confirme que le vieillissement chez l'animal résulte de dommages accidentels infligés à l'ADN, du type de ceux provoqués par les radicaux libres, et non d'une horloge génétique[2] ;

– le 27 août 1999, dans *Science*, une étude compare l'expression de 6 347 gènes chez la souris jeune et chez la souris âgée. Résultat : moins de 2 % des gènes étudiés sont affectés par le vieillissement. Il s'agit essentiellement des gènes qui prennent en charge les protéines oxydées et défectueuses, et de ceux impliqués dans le signal délivré par l'insuline (hormone sécrétée en réponse à la consommation alimentaire). Soit très précisément les deux grands moteurs du vieillissement présentés dans ce livre[3] ;

– le 18 novembre 1999, des chercheurs italiens rapportent dans *Nature* qu'ils ont créé des souris mutantes dotées d'une espérance de vie de 30 % supérieure à celle de leurs congénères. Comment ? En éliminant du patrimoine génétique de ces souris un gène impliqué dans la production de radicaux libres ! « L'accumulation de dégâts oxydatifs infligés par les radicaux libres et les espèces réactives de l'oxygène est la cause majeure la plus vraisemblable du vieillissement tant chez les invertébrés que chez les mammifères », écrivent les chercheurs[4].

Les centrales énergétiques de nos cellules s'altèrent bien avec l'âge

Dans la première édition du *Programme de longue vie*, nous écrivions que les minuscules inclusions cellulaires qui nous fournissent de l'énergie – les mitochondries – sont très exposées aux radicaux libres. Leur code génétique, disions-nous, accumule au fil du temps des altérations, qui contribuent au vieillissement général.

Le 22 octobre 1999, une équipe de chercheurs de l'Institut de technologie de Californie Caltech (Pasadena) dirigée par Guiseppe Attardi confirmait quasiment mot à mot les lignes ci-dessus, après avoir relevé des détériorations importantes (mutations) dans le code génétique de mitochondries de cellules prélevées chez des personnes âgées[5].

1. Taub, J. : A Cytosolic Catalase is Needed to Extend Adult Lifespan *in* C. elegans daf-C and clk-1 Mutant. *Nature*, 1999, 399 : 162-166.
2. Wade, N. : New Gene May Provide Key to Aging Process. *The New York Times*, 13 mai 1999.
3. Lee, C. K. : Gene Expression of Aging And its Retardation by Caloric Restriction. *Science*, 1999, 285(5432) : 1390-1393.
4. Migliaccio, E. : The Peech Adaptor Protein Controls Oxidative Stress Response and Life Span in Mammals. *Nature*, 1999, 402 : 309-313.
5. Michikawa, Y. : Aging-Dependent Large Accumulation of Point Mutations *in* The Human mtDNA Control Region for Replication. *Science*, 1999, 286 : 774-779.

Pas d'obèses chez les centenaires

Si les radicaux libres et l'utilisation de l'énergie modulent le vieillissement, alors, avançait Jean-Paul Curtay, il est possible que l'augmentation spectaculaire de la longévité au cours du vingtième siècle soit liée au fait que les gens mangent moins aujourd'hui qu'il y a un siècle.

Mais le 20 avril 1999, le Dr Thomas Perls (université Harvard, Boston), qui étudie depuis 1994 plus de 100 centenaires a donné des indications intéressantes sur les régimes alimentaires qu'ont suivi ces survivants. Sur le plan nutritionnel, le seul dénominateur commun à tous les centenaires est qu'ils ont tout au long de leur vie mangé frugalement. 1 % seulement a connu le surpoids[1].

Moins d'un mois plus tard, deux chercheurs américains révélaient dans *Nature* que, chez la souris (un modèle proche de l'homme), la réduction des apports énergétiques prévient la plupart des altérations qui affectent les gènes au cours du vieillissement[2].

Rappelons enfin l'étude britannique de Frankel, parue au moment où la première édition de ce livre était en cours d'impression. Cette étude étonnante a porté sur 4 973 enfants nés avant 1930. Dans les années 1930 précisément, des données détaillées ont été recueillies sur leur alimentation. Puis les membres de ce groupe ont été examinés plusieurs décennies plus tard. Les chercheurs ont trouvé une association significative entre le niveau des calories consommées dans l'enfance, et la mortalité adulte par cancer. Pour chaque augmentation de 239 calories (kcal) de la consommation alimentaire quotidienne dans l'enfance, ils ont constaté une augmentation de 20 % du risque de mortalité par cancer à l'âge adulte[3].

Tous les aliments sont « égaux », mais certains le sont plus que d'autres

La question la plus controversée est bien sûr celle de la qualité de l'alimentation préventive dans ce pays. Nos détracteurs assurent depuis des décennies aux Français qu'une « alimentation variée et équilibrée » permet de se maintenir en bonne santé ; qu'il n'y a ni « bon » ni « mauvais » aliment. Grâce à quoi, en dépit de taux de cancers très élevés, 71 % des Français n'entendent pas changer leurs habitudes alimentaires, persuadés que leur « régime est équilibré »[4] !

Nous soutenons, au contraire, que le concept d'alimentation « variée et équilibrée » n'a pas de sens. Il y a bien des aliments protecteurs, et d'autres qui, lorsqu'ils sont pris en excès, augmentent le risque de maladie. Plus on consomme relativement d'aliments riches en vitamines, minéraux, antioxydants, acides gras protecteurs, c'est-à-dire surtout fruits, légumes, légumineuses, aliments peu transformés, dont l'index glycémique est faible, plus on a de chance de vieillir en bonne santé[1]. Ce sont donc ces aliments qui doivent être promus.

---

1. Associated Press : Researchers Study Centenarians for Clues to Longevity. 20 avril 1999, Boston, Massachusetts, États-Unis.
2. Lee, C. K. : Gene Expression of Aging and its Retardation by Caloric Restriction. *Science*, 1999, 285(5432) : 1390-1393.
3. Frankel, S. : Childhood Energy Intake and Adult mortality From Cancer : The Boyd Orr Cohort Study. *BMJ*, 1998, 316 : 499-504.
4. Dumonceau, A. : La supplémentation en vitamines doit s'adapter aux Européens. *Le Quotidien du Médecin*, 14 septembre 1999, p. 26.

Le 27 juillet 1999, 6 organisations gouvernementales et académiques américaines ont formulé des « Recommandations nutritionnelles unifiées » similaires à celles qui figurent dans ces pages [2].

Le 8 novembre 1999 ont été publiés les résultats d'une étude menée auprès de 84 129 femmes, qui montrent qu'il est possible de réduire de 82 % le risque individuel de maladies cardio-vasculaires en adoptant les recommandations suivantes : ne pas fumer ; éviter le surpoids ; pratiquer 30 minutes d'activité physique quotidienne ; boire un demi-verre d'alcool par jour ; consommer des poissons gras et de l'huile de colza ; manger des fruits, des légumes, des aliments complets [3]. En réalité, la quasi-totalité des études publiées depuis la parution du livre confirme que certains aliments, ceux que nous proposons aux Français de privilégier, offrent bien des bénéfices considérables :

– les personnes qui consomment de grandes quantités de fibres alimentaires ont un poids plus bas que celles qui en consomment peu. Elles ont aussi un taux d'insuline plus faible, et moins de facteurs de risque cardio-vasculaire [4] ;

– les personnes qui mangent des céréales complètes ont un risque coronarien inférieur à celles qui mangent des céréales raffinées [5] ;

– une étude portant sur 1 420 personnes montre que plus l'on consomme d'aliments à index glycémique élevé (amidons raffinés, pain blanc, sucreries) plus le taux sanguin du « bon cholestérol » (protecteur) est bas [6] ;

– une étude portant sur 75 596 femmes âgées de 34 à 59 ans et 38 683 hommes âgés de 40 à 75 ans montre que les gros consommateurs de fruits et légumes ont un risque d'accident vasculaire cérébral d'origine ischémique réduit de 31 % par rapport aux petits consommateurs [7] ;

– une étude française portant sur 36 250 hommes conclut que la consommation modérée d'alcool (vin et bière) est associée à un risque réduit de mortalité cardio-vasculaire. Seule la consommation régulière et modérée de vin est associée à un risque réduit de mortalité de toutes causes y compris cancers (-33 %) [8] ;

– une double étude américaine portant sur 22 000 hommes trouve que la consommation modérée d'alcool entraîne une diminution du risque de mort subite [9] et de mort par accident cérébro-vasculaire [10] ;

---

1. Hu, F. B. : Healthy Lifestyles Could Prevent 80 % of Heart Disease. 72nd Scientific Sessions of the American Heart Association, Atlanta (Géorgie, Etats-Unis), 8 novembre 1999. Stamler, J. : Lowrisk-Factor Profile and LongTerm Cardiovascular and Noncardiovascular Mortality and Life Expectancy : Findings For 5 Large Cohorts of Young Adults and Middle-Aged Men and Women. *JAMA*, 1999, 282(21) : 2012-2018.

2. Deckelbaum, R. J. : Summary of A Scientific Conference On Preventive Nutrition : Pediatrics to Geriatrics. *Circulation*, 1999, 100(4) : 450-456.

3. Hu, F. B. : Healthy Lifestyles Could Prevent 80 % of Heart Disease. 72nd Scientific Sessions of the American Heart Association, Atlanta (Géorgie, États-Unis), 8 novembre 1999.

4. Ludwig, D. : Dietary Fiber, Weight Gain and Cardiovascular Disease Risk Factors in Young Adults. *JAMA*, 1999, 282 (16) : 1539-1546.

5. Liu, S. : Whole-Grain Consumption and Risk of Coronary Heart Disease : Results From the Nurses' Health Study. *Am J Clin Nutr*, 1999, 70(3) : 412-419.

6. Frost, G. : Glycaemic Index as a Determinant of Serum HDL-cholesterol Concentration. *Lancet*, 1999, 353 : 1045-1067.

7. Joshipura, K. : Fruit and Vegetable Intake in Relation to Risk of Ischemic Stroke. *JAMA*, 1999, 282 (13) : 1233-1239.

8. Renaud, S. C. : Wine, Beer and Mortality in Middle-Aged Men for Eastern France. *Arch Intern Med*, 1999, 159 (16) : 1865-1870.

9. Albert, C. M. : Moderate Alcohol Consumption and the Risk of Sudden Cardiac Death Among US Male Physicians. *Circulation*, 1999, 100 (9) : 944-950.

10. Berger, K. : Light-To-Moderate Alcohol Consumption and the Risk of Stroke Among U. S. Male Physicians. *New Eng J Med*, 1999, 341 (21) : 1557-1564.

– une consommation élevée de viande et de biscuits salés est associée à un risque accru de cancer de l'estomac. En revanche, la consommation régulière de légumes jaune orange se traduit par un risque diminué de 80 %[1] ;

– les personnes dont le taux de magnésium est le plus élevé ont un risque de diabète divisé par 2 par rapport à celles dont le taux est bas[2] ;

– la consommation élevée d'aliments riches en lutéine et zéaxanthine (deux caroténoïdes) se traduit par un risque de cataracte inférieur de 22 % par rapport à une alimentation pauvre en ces substances[3] ;

– la consommation de fruits et légumes riches en magnésium et potassium favorise la densité minérale osseuse[4] ;

– la consommation régulière d'acide alpha-linolénique, un acide gras trouvé dans l'huile de colza, divise par deux le risque de maladie cardiaque ischémique mortelle chez les femmes[5].

L'excès de fer n'est pas désirable

Ce livre a, le premier, sensibilisé le grand public aux conséquences potentielles de l'excès de fer. Le fer est un élément essentiel à la santé. Le manque de fer peut avoir des effets désastreux et les carences doivent être prévenues et corrigées. Mais le fer peut aussi dans certaines circonstances se comporter comme un accélérateur du vieillissement, en favorisant l'apparition de radicaux libres.

Dans *Le Nouvel Observateur*, en mars 1999, nous avions rendu compte d'une étude finlandaise selon laquelle « les hommes qui ont donné du sang au moins une fois en deux ans ont un risque cardiaque inférieur de 88 % aux non-donneurs ».

Chacun sait aujourd'hui que les données que nous rapportions en mars 1999 ne sont pas « une extrapolation » que nous aurions faite des résultats de l'étude finlandaise, mais bien les conclusions des auteurs de ce travail important[6]. En effet, le don régulier de sang a pour effet de réguler les réserves de fer de l'organisme lorsqu'elles sont en excès.

Depuis la parution de la première édition de ce livre, d'autres travaux importants sont venus étayer l'hypothèse que l'excès de fer pourrait être néfaste à la santé cardio-vasculaire :

– une étude parue le 9 mars 1999 a montré que chez une lignée de souris sensibles, un régime alimentaire pauvre en fer réduit la sévérité des lésions qui affectent les vaisseaux sanguins lors des maladies coronariennes[7] ;

---

1. Ward, M. H. : Dietary Factors and the Risk of Gastric Cancer in Mexico City, 149(10) : 925-932.

2. Kao, W. H. : Serum and Dietary Magnesium and the Risk for Type 2 Diabetes Mellitus : The Atherosclerosis Risk in Communities Study. *Arch Intern Med*, 1999, 159 (18) : 2151-2159.

3. Chasan-Taber, L. : A Prospective Study Of Carotenoid and Vitamin A Intakes and Risk of Cataract Extraction in US Women. *Am J Clin Nutr*, 1999, 70 (4) : 509-516.

4. Tucker, K. : Potassium, Magnesium, and Fruit and Vegetable Intakes Are Associated With Greater Bone Mineral Density in Elderly Men And Women. *Am J Clin Nutr*, 1999, 69 : 727-736.

5. Hu, F. B. : Dietary Intake of Alpha-Linolenic Acid and Risk of Fatal Ischemic Heart Disease Among Women. *Am J Clin Nutr*, 1999, 69(5) : 890-897.

6. Salonen, J. : Donation of Blood Is Associated With Reduced Risk of Myocardial Infarction. *Am J Epidemio*l, 1998, 148 (5) : 445-451.

7. Lee, T. S. : Iron-Deficient Diet Reduces Atherosclerotic Lesions in apoE-deficient Mice. *Circulation*, 1999, çç(ç) : 1222-1229.

– une étude danoise parue dans le numéro de mai du *Journal of Internal Medicine* a conclu que le niveau de ferritine (marqueur sanguin des réserves de fer dans le corps) est associé à plusieurs facteurs de risque cardio-vasculaire parmi lesquels les triglycérides[1] ;

– une étude hollandaise publiée en juin a trouvé une association directe entre le taux de ferritine et l'incidence d'infarctus. Cette association est particulièrement forte chez les personnes qui présentent déjà des facteurs de risque (tabac, cholestérol élevé, diabète)[2] ;

– dans une étude publiée le 26 juillet, deux chercheurs néerlandais ont procédé à une analyse des travaux épidémiologiques et expérimentaux parus entre 1981 et 1998 sur le rôle éventuel du fer dans les maladies coronariennes. Ils concluent ainsi : « Il existe des preuves épidémiologiques fortes que le fer est un facteur important dans le processus de l'athérosclérose. »[3]

Les compléments sont « inutiles », mais pas vraiment quand même

Selon nos détracteurs, l'alimentation couvre les besoins en vitamines et minéraux, et l'intérêt de la prise de compléments alimentaires n'est pas établi. Ce leitmotiv est distillé aux Français depuis des années.

Nous estimons au contraire qu'au niveau des apports caloriques actuels, il n'est plus possible de se procurer par la seule alimentation les quantités optimales de vitamines et minéraux, et que des compléments sont devenus indispensables.

La majorité des études publiées depuis la parution du livre sur l'usage de suppléments de vitamines et minéraux démontre l'intérêt des compléments, en particulier pour celles et ceux, nombreux, qui suivent un mode de vie à risque :

– les fumeurs et les anciens fumeurs âgés de plus de 40 ans, qui prennent des suppléments de vitamine E (100 UI/j. au moins) ont un risque de cancer de la prostate – métastatique ou fatal – inférieur de 56 % à ceux qui n'en prennent pas[4] ;

– les hommes âgés de plus de 40 ans qui consomment peu de fruits et de légumes mais prennent un supplément de bêta-carotène (50 mg tous les 2 jours) ont un risque de cancer de la prostate réduit de 32 % par rapport à ceux qui n'en prennent pas[5] ;

– la prise de compléments de vitamines A, C, E et de zinc est associée à un risque réduit de cancer de la prostate dans une étude épidémiologique portant sur 1 363 personnes[6] ;

– dans une étude portant sur 88 818 femmes, la prise régulière de suppléments de multivitamines permet de diminuer de 26 % le risque de cancer du sein chez celles qui consomment plus de 15 g d'alcool chaque jour[7] ;

---

1. Milman, N. : Relationship Between Serum Ferritin and Risk Factors for Ischaemic Heart Disease in 2235 Danes Aged 30-60 years. *J Intern Med*, 1999, 245 (5) : 423-433.
2. Klipstein-Grobusch, K. : Serum Ferritin and Risk of Myocardial Infarction *in* The Ederly : the Rotterdam Study. Am *J Clin Nutr*, 1999, 69 (6) : 1231-1236.
3. De Valk, B. : Iron, Atherosclerosis and Ischemic Heart Disease. *Arch Intern Med*, 1999, 159 (14) : 1542-1548.
4. Chan, J. M. : Supplemental Vitamin E Intake and Prostate Cancer Risk in A Large Cohort of Men in the United States. *Cancer Epidemiol Biomarkers Prev*, 1999, 8(10) : 893-899.
5. Cook, N. R. : Beta-carotene Supplementation for Patients With Low Baseline Levels and Decreased Risks of Total and Prostate Carcinoma. *Cancer*, 1999, 86(9) : 1783-1792.
6. Kristal, A. R. : Vitamin and Mineral Supplement Use is Associated With Reduced Risk of Prostate Cancer. *Cancer Epidemiol Biomarkers Prev*, 1999, 8(10) : 887-892.
7. Zhang, S. : A Prospective Study of Folate Intake and The Risk of Breast Cancer. *JAMA*, 1999, 281(17) : 1632-1637.

– les femmes qui prennent régulièrement des compléments contenant de la vitamine B6 ont un risque de calcul rénal inférieur de 34 % à celles qui n'en prennent pas[1];

– les personnes âgées institutionnalisées qui reçoivent pendant 2 ans un supplément de sélénium et de zinc ont significativement moins d'infections respiratoires que les autres, selon une étude française[2];

– le risque d'accident vasculaire cérébral est réduit de moitié chez les personnes qui consomment un supplément vitaminique contenant de la vitamine E, par rapport à celles qui n'en consomment pas, selon une étude présentée en avril lors du congrès de l'Académie américaine de neurologie[3];

– chez des personnes en bonne santé, les suppléments de vitamine C (2 g/j) diminuent la rigidité des artères et l'agrégation plaquettaire, deux conditions associées à un risque d'athérosclérose[4];

– comme nous le disons et l'écrivons depuis plusieurs années, l'homocystéine (un produit toxique de la dégradation des protéines) doit être considéré comme un facteur de risque cardio-vasculaire indépendant. Deux études récentes confirment que, par rapport à un taux bas, un taux élevé d'homocystéine est associé à un risque de maladie cardiaque augmenté de 30 à 70 %.[5,6] De surcroît, le risque d'accident cardio-vasculaire est augmenté de 60 %, ce qui correspond au fait de fumer un paquet de cigarettes par jour[7]. Or, l'usage régulier de multivitamines contenant des vitamines B9, B6 ou B12 divise par deux le taux d'homocystéine dans le sang[8];

– l'excès de plomb, un neurotoxique, concernerait 10 % de la population française. Par rapport aux fumeurs qui ne prennent pas de suppléments, ceux qui prennent de la vitamine C (1 g/j) voient leur taux de plomb dans le sang diminuer de 81 %[9];

– La prise de suppléments contenant du zinc avant la grossesse diminue de 35 % le risque de malformation du tube neural[10].

---

1. Curhan, G. C. : Intake of Vitamins B6 and C and the Risk of Kidney Stones in Women. *J Am Soc Nephrol*, 1999, 10(4) : 840-845.

2. Girodon, F. : Impact of Trace Elements and Vitamin Supplementation On Immunity And Infections in Institutionalized Elderly Patients : A Randomized Controlled Trial. MIN. VIT. AOX. Geriatric Network. *Arch Intern Med*, 1999, 159(7) : 748-754.

3. Benson, R. et Sacco, R. : Vitamin E May Reduce Stroke Risk. American Academy of Neurology 51st Annual Meeting, Toronto, Canada, 20 avril 1999.

4. Wilkinson, I. B. : Oral Vitamin C Reduces Arterial Stiffness and Platelet Aggregation in *Humans*. *J Cardiovasc Pharmacol*, 1999, 34(5) : 690-693.

5. Kark, J. : Nonfasting Plasma Total Homocysteine Level and Mortality in Middle-Aged and Elderly Men And Women in *Jerusalem*. *Ann Intern Med*, 1999, 131(5) : 321-330.

6. Whincup, P. H. : Serum Total Homocysteine and Coronary Heart Disease : Prospective Study in Middle Aged Men. *Heart*, 1999, 82(4) : 448-454.

7. Kittner, S. J. : Homocysteine and Risk Of Cerebral Infarction in a Biracial Population : The Stroke Prevention in Young Women Study. *Stroke*, 1999, 30(8) : 1554-1560.

8. Kato, I. : Epidemiologic Correlates of Serum Folate and Homocysteine Levels Among Users and Non-Users of Vitamin Supplement. *Int J Vitam Nutr Res*, 1999, 69(5) : 322-329.

9. Dawson, E. B. : The Effect of Ascorbic Acid Supplementation on the Blood Levels of Smokers. *J Am Coll* Nutr, 1999, 18 : 166-170.

10. Velie, E. M. : Maternal Supplemental and Dietary Zinc Intake and the Occurrence of Neural Tube Defects in California. *Am J Epidemiol*, 1999, 150(6) : 605-616.

Faut-il attendre de nouvelles études avant d'agir ?

Le rapport de l'Académie nationale des sciences des États-Unis, publié en 1989, concluait que les régimes riches en fruits et légumes « sont associés à une moindre fréquence des maladies coronariennes, et de [nombreux cancers] »[1].

En 1991, Steinmetz et Potter ont procédé à l'analyse de 137 études épidémiologiques, pour conclure que : « la consommation de plus grandes quantités de fruits et légumes est associée [...] à un risque réduit de cancer de la plupart des sites »[2].

Un an plus tard, l'Institut national du cancer aux États-Unis a lancé le programme « 5 par jour pour une meilleure santé » qui vise à amener la population de ce pays à consommer plus de fruits et de légumes. Ce programme, endossé par les nutritionnistes américains, a reçu le soutien de plus de 1 000 entreprises et 35 000 supermarchés et permis d'augmenter la consommation moyenne de fruits et légumes dans la plupart des états.

Pendant ce temps, la France décrochait un triste record d'Europe : celui des cancers masculins[3]. Alors que la mortalité cardio-vasculaire n'a diminué en France que de 26 % en 30 ans, elle chute plus vite dans d'autres pays développés. Aux États-Unis, elle a diminué de moitié au cours de la même période[4].

Lors de la célébration du 10e anniversaire de la chute du Mur de Berlin, le 9 novembre 1999, des enfants venus de plusieurs pays ont lu chacun dans leur langue une déclaration contenant la phrase suivante : « On est responsable de ce que l'on fait et aussi de ce que l'on ne fait pas. »

Nous sommes nombreux en France à être depuis des années destinataires de très nombreux travaux scientifiques convergents dans le domaine du vieillissement et de la prévention de ses conséquences.

Les auteurs de ce livre pensent qu'il est de leur responsabilité de les communiquer dès à présent au public. Les très nombreux rédacteurs en chef et les journalistes qui ont parlé de ce livre, relayé notre message et qui continuent, mois après mois de le faire, pensent de même.

L'avenir jugera s'il est préférable de se taire, comme le font certains, que de parler, comme nous le faisons et nous continuerons de le faire.

Dr Jean-Paul Curtay et Thierry Souccar.

1. NAS : Diet And Health. Implications For Reducing Chronic Disease Risk. Committee on diet and health, National *Academy Press*, Washington (DC, États-Unis), 1989.

2. Steinmetz, K. : A Review Of Vegetables, Fruit, And Cancer 1 : Epidemiology. *Cancer Causes Control*, 1991, 2 : 325-357.

3. Ménégoz, F. : Cancer Incidence And Mortality in France in 1975-1995. *Eur J Cancer Prev*, 1997, 6 : 442-466.

4. Mazières, D. : Maladies cardio-vasculaires : on peut continuer à gagner des vies par la prévention. *Le Quotidien du Médecin*, 14 septembre 1999, p. 14.

L'ÉNIGME DE LA VIE

Et voici comment tout a (peut-être) commencé…

Le duplicateur

■ **Emplacement de l'actuelle Addis-Abeba, Éthiopie, il y a 4 milliards d'années**

Sous un ciel d'orage, chargé de méthane, d'ammoniac et de vapeur d'eau, lacéré par des éclairs, le socle de l'océan s'était soulevé et une île était apparue. Ses sommets déchiraient maintenant les épais nuages qui filtraient la lumière. Un cratère dégueulait des rivières de pierres en fusion, qu'il accompagnait de lourds crachats de scories. Ce monde était agité de soubresauts infernaux, mais c'était un monde de roches, de feu, d'eau, de déserts brûlants et de vents tourbillonnants. Un monde sans vie.

Plus bas, des sources avaient jailli, qui se répandaient en bouillonnant le long des versants, alimentant des lacs à flanc de montagne. C'est dans l'un de ces lacs que A *se matérialisa, longtemps après que l'océan eut fait place à l'île.*

L'instant d'avant, A *n'était rien d'autre qu'un paquet d'atomes dissociés, à demi noyés dans une mare de boue et de minéraux en solution. Mais il avait suffi de quelques dizaines de minutes pour qu'une réaction improbable s'opère et ancre les atomes les uns aux autres. Rien n'était plus vulnérable que cet assemblage. Pourtant,* A *parvint à survivre quelques instants, quelques heures, suffisamment longtemps en tout cas pour être acteur d'un autre événement remarquable.*

Autour de A*, les conditions s'étaient améliorées. Un soleil maigre réchauffait l'atmosphère, provoquant d'autres réactions et l'assemblage de nouveaux atomes. Avec la chaleur, les glaces des sommets commençaient de fondre, et de minces ruisseaux dévalaient les versants, s'abîmaient dans les lacs d'altitude, provoquant de nouveaux débordements. L'un d'eux prit* A*, l'entraîna avec lui dans une course folle qui prit fin au bas de l'île. Là, les ruisseaux se rejoignaient en un delta, où eau douce et eau de mer se mêlaient. Les courants portèrent* A *dans l'abri d'une poche d'eau ménagée dans le lit argileux du delta.*

Une énergie intense l'environnait, d'autres molécules en ébauche se pressaient dans la petite mare. Qu'avait-il ressenti lorsque d'autres électrons étaient venus s'amarrer aux siens propres ? Une ébauche de conscience, peut-être. Celle, pour la première fois, d'être différent de ce qui l'entourait, d'être la partie d'un tout – lui, A, *et l'autre molécule qui venait de le rejoindre. Baptisons-la* G. *Grâce à elle,* A *avait conquis un début de stabilité.* AG *était à peine né qu'il grandissait déjà : d'autres petits mécanos d'atomes l'avaient rejoint. D'abord* U, *puis* C. *Il serait désormais* AGUC.

Dans la soupe terrienne des origines, AGUC *était une incongruité fragile, à peine plus résistant que ses constituants. Mille fois, il manqua d'être dissocié par les eaux acides, brisé par les orages, éparpillé par les charges électriques adverses ou par les pluies de météorites qui s'abattaient fréquemment sur l'île. Mais il parvint à préserver son unité toute neuve. Autour de lui s'étaient formés d'autres fragments isolés, des* G, *des* A, *des* U *et des* C, *qui nageaient, ballottés au gré des lois de la chimie et de la physique. Par moments, certains parvenaient à s'accrocher à ce vaisseau plus massif qu'ils croisaient, mais les étreintes étaient brèves, et les deux entités reprenaient immanquablement leurs routes respectives.*

Un jour, porté par une vague plus forte que les autres, AGUC aborda le lit d'argile à demi immergé, fait d'une montmorillonite abondante sur ces rives. AGUC goûta peut-être ce repos, alors qu'alentour continuaient à flotter les structures plus légères des G, A, U *et autres* C. *Et ce qui paraissait impossible l'instant d'avant devint soudain inéluctable. Profitant de la charge négative du lit d'argile,* AGUC, *chargé positivement, attira à lui d'autres unités. Elles venaient s'agglomérer au fur et à mesure qu'elles s'échouaient à proximité. En l'espace de quelques heures,* AGUC *avait fait place à une superstructure atteignant dix, puis vingt, puis cinquante unités.*

La superstructure découvrit, peu à peu, que sa taille lui donnait un avantage considérable sur ses congénères plus modestes : dorénavant, elle pouvait ajouter un à un de nouveaux fragments à la chaîne déjà existante dans un ordre qui finit par ressembler à la séquence des cinquante unités d'origine. Lorsqu'un matin ce doublon se sépara du segment qui l'avait assemblé, ce furent deux superstructures identiques qui apparurent dans le même milieu. La chaîne s'était autoreproduite. Le duplicateur était né. Il renouvela l'essai, et ses doubles firent de même. De jour en jour, le delta s'enrichit de copies du duplicateur, colonisant les eaux et les rivages.

Les conditions climatiques avaient à nouveau changé. L'hiver vint et de grands froids emprisonnèrent les sommets de l'île dans une épaisse couche de glace. Au printemps, des vents brûlants fouettèrent sans relâche les flancs des montagnes, apportant avec eux des poussières arrachées aux pluies de météorites qui s'étaient abattues plus au sud. La glace se répandit en torrents boueux, ensemençant le delta de nouvelles molécules, qui n'étaient ni des A, *ni des* G, *ni des* U, *ni des* C, *ni rien d'approchant. C'est avec l'intrusion de ces étrangères dans leur petit monde que les duplicateurs prirent conscience d'un pouvoir extraordinaire. Ils pouvaient prendre en charge, manipuler, diriger et assembler ces nouvelles venues, dans des arrangements indépendants de celui des duplicateurs. Les molécules étrangères se prêtaient de bonne grâce à ces combinaisons qui les reliaient les unes aux autres dans des pliages multiples, aux architectures alambiquées.*

Pour la première fois, le duplicateur exerçait un contrôle sur son environnement proche. Il s'agissait d'un contrôle bien modeste, certes. Mais dans cette flaque de vie originelle, le duplicateur construisait, à partir de ces nouvelles molécules, les premières protéines.

Les conditions étaient tellement favorables aux duplicateurs qu'une frénésie de prolifération s'était emparée du delta. Alors que les copies se reproduisaient de plus en plus rapi-

dement, de plus en plus efficacement, des erreurs avaient commencé d'apparaître dans les rejetons. Des changements subtils affectaient les alignements de molécules : des ajouts, des inversions, des oublis. Il arrivait que ces modifications rendent les copies plus fragiles que le duplicateur, et ces copies ne survivaient alors pas aux dures conditions qui régnaient dans le delta. Mais les erreurs qui se produisaient lors de la duplication n'avaient pas que des conséquences négatives. Grâce à elles, une branche des duplicateurs avait gagné en stabilité, un atout majeur dans l'univers chaotique qui se construisait autour. Ces copies mutantes, plus stables, se développèrent rapidement au détriment de leurs congénères.

Peu à peu, pourtant, la matière première se fit plus rare : les A, G, U et C en liberté vinrent à manquer. La colonie se stabilisa, puis une guerre féroce s'installa entre les duplicateurs. Les premiers actes de cannibalisme firent leur apparition. À ce jeu, les mutants se révélaient les plus habiles et les plus rapides, scindant net chez leurs cousins des pans entiers de molécules pour se les approprier dans de nouveaux arrangements.

Sous la pression d'un environnement de plus en plus menaçant, les proies eurent recours à un stratagème qui allait assurer leur survie : elles utilisèrent comme rempart les protéines, qu'elles savaient désormais assembler. Protégés du milieu dans lequel ils baignaient, les duplicateurs allaient pouvoir consacrer des millions d'années à affiner leur passe-temps favori : se reproduire, construire des congrégations de minuscules unités, destinées à se protéger de l'extérieur pour assurer leur survie, envers et contre tout. Construire des milliards de milliards de cellules.

L'histoire du duplicateur est celle d'une *success story*. Le delta des origines était trop étriqué pour son ambition. Alors, il l'a quitté et conquis l'océan, puis la planète. Quatre milliards d'années ont passé, mais le duplicateur n'a pas pris une ride. Ou si peu. Il niche dans le virus tapi dans le sol du jardin, la bactérie qui a colonisé le point d'eau, il habite le gazon de votre pelouse, le cerisier qui vous régale au printemps, l'araignée qui tisse sous le toit, le poisson rouge de vos enfants, le chat qui tourne autour du bocal.

Vous, vous occupez une place spéciale, vous êtes tout simplement son chef-d'œuvre, sa fierté, un véhicule certes, mais l'un des plus sophistiqués qu'il ait jamais façonnés pour accomplir son voyage jusqu'au bout des temps. C'est vrai, vous disparaîtrez un jour, mais considérez cet inconvénient comme le prix à payer pour votre haute technicité, une redevance indispensable pour assurer au duplicateur son dessein d'immortalité.

Car, contrairement à vous, le duplicateur est immortel. Ce duplicateur, qui a traversé le temps pour trouver un abri provisoire dans vos cellules, qui vous a fabriqué protéine après protéine, cellule après cellule, ce créateur à la fois méticuleux et indifférent, vous le connaissez sous le nom de gène.

La double hélice

Laboratoire Cavendish, université de Cambridge, Grande-Bretagne, 1er mars 1953

Ce matin-là, en se réveillant, James Dewey Watson ne s'est jamais senti aussi léger. Après des mois de doutes, de tâtonnements, de remises en cause, le jeune Américain prend enfin le temps de flâner sur le chemin de son laboratoire décrépi de Cambridge, d'admirer au passage le dôme et les somptueux vitraux de la chapelle du King's College, de traîner le pas sur le Clare Bridge qui enjambe la Cam, de goûter le printemps qui s'annonce.

Un printemps inoubliable. À vingt-sept ans à peine, Watson sait qu'il s'apprête à entrer dans l'histoire de l'humanité, une humanité qui n'est pas encore dans la confidence. À cet instant, la nouvelle n'est connue que d'un autre homme. Celui qui l'attend fébrilement depuis l'aube dans leur laboratoire commun. Lui s'appelle Francis Crick. Inconnu du public, il va aussi entrer dans l'histoire. Leur avenir ? Ils en ignorent encore la texture précise, mais ils entrevoient déjà la brusque notoriété, les félicitations des scientifiques du monde entier, le Nobel peut-être, l'amertume de ceux qu'ils vont – c'est maintenant certain – coiffer dans la course folle à la molécule la plus secrète de toutes. Car Watson, l'Américain ambitieux et pressé, Crick, le Britannique orgueilleux et fantasque, deux seconds couteaux, deux outsiders,

LES ORIGINES DE LA VIE

En l'absence de preuve incontestable, les biologistes sont encore libres de spéculer sur la nature de la première forme de vie, qui a fait son apparition il y a quatre milliards d'années, et dont descendent tous les êtres vivants, plantes, microbes, animaux. Mais ils s'accordent à penser que notre ancêtre devait nécessairement posséder deux aptitudes : celle de se reproduire et celle d'assembler des protéines. Des molécules appelées ARN (acide ribonucléique) répondent bien à ces caractéristiques. Aujourd'hui, elles sont chargées de traduire l'information portée par les gènes. En montrant, au milieu du siècle dernier, que même les plus petites créatures du vivant proviennent de germes, Pasteur ridiculisa ses adversaires comme Pouchet, qui soutenait que « la vie avait forcément dû apparaître à partir de la matière non vivante ». Le triomphe de Pasteur imposa une « pensée unique » qui découragea longtemps les savants (comme Darwin) d'explorer sereinement les origines de la vie. Mais, en 1920, le Britannique Haldane émit l'hypothèse que les molécules du vivant étaient probablement apparues à la suite de réactions mettant en présence des composés dénués de vie. Et, en 1952, Stanley Miller, un jeune chimiste de l'université de l'Illinois (Chicago), réalisa une expérience restée célèbre, qui démontrait que des composés organiques complexes peuvent être créés à partir des conditions qui régnaient sur Terre il y a 4 milliards d'années. Utilisant un appareil à électrodes conçu par son directeur de recherche, il le remplit d'un mélange de vapeur d'eau et de gaz (méthane, hydrogène, ammoniac), censé représenter l'atmosphère primitive de notre planète. Puis il soumit le mélange à une décharge électrique (censée figurer les éclairs qui s'abattaient sur la Terre) et laissa les réactions se poursuivre plusieurs heures. Le produit de l'expérience contenait des quantités significatives d'acides organiques et surtout de deux acides aminés, parmi les vingt qui constituent les protéines. Depuis, l'expérience de Miller a été améliorée pour refléter plus fidèlement les conditions qui régnaient à l'origine. L'astronome américain Carl Sagan, par exemple, a substitué les ultraviolets aux étincelles, ajouté un composé soufré et obtenu une grande quantité d'acides aminés (parmi les vingt qui constituent les protéines) et de produits intermédiaires. Ces produits intermédiaires réagissent ensuite spontanément pour former des sucres et des molécules appelées bases ou nucléotides (**A**dénine, **G**uanine, **U**racile, **C**ytosine), indispensables à la structure de l'ARN. Près d'un siècle plus tard, Pouchet tenait sa revanche sur Pasteur !

s'apprêtent tout simplement à annoncer au monde qu'ils ont percé le secret des gènes.

Les deux hommes avaient fait connaissance moins de deux ans plus tôt, et sympathisé aussitôt. Deux vocations : « Aussi loin que je m'en souvienne, dit Francis Crick, je me suis toujours intéressé à la science. Je voulais savoir de quoi le monde est fait. »

Et Watson, comme en écho : « Tout petit, je m'intéressais aux oiseaux. J'ai reçu mon premier livre d'ornithologie à huit ans. J'ai toujours pensé que j'aurais un métier intellectuel. »

Chez les Watson, papa est *businessman,* mais la réussite financière n'est pas au rendez-vous, d'autant que le pays est plongé dans la grande dépression des années

1930. Le petit James ne veut pas reproduire l'erreur commise par son père, un intellectuel démocrate et philosophe, amoureux des livres, qui s'est fourvoyé dans les affaires, alors qu'il eût fait un professeur remarquable. À quinze ans, le petit Watson bénéficie d'un programme mis en place par l'université de Chicago, qui permet à des lycéens de suivre des cours universitaires après seulement deux ans de collège : « Il s'agissait d'une excellente université, surtout pour la science. Je savais que j'évoluais dans un environnement de grands scientifiques. Ce fut, je crois, l'inspiration qui me fit penser que je pourrais être un jour l'un des leurs. »

L'étudiant pressé, et de son propre aveu paresseux, slalome entre les disciplines, dit oui à l'ornithologie, à la biologie, mais évite comme la peste tout ce qui ressemble à de la physique, de la chimie, sans parler – horreur ! – de la biochimie. Tout bas, il rêve de reconnaissance, d'un coup d'éclat. Il pressent qu'il ne pourra venir que d'un champ encore en friche, car, croit-il, il est vain « d'essayer de faire bien ce que quelqu'un d'autre a fait avant vous ».

Or, dans la recherche de l'après-guerre, ce domaine en friche existe bien. Et c'est le plus extraordinaire qui soit. L'identité du gène défie les investigations, fait naître mille théories et rêver les plus grands esprits. Watson ne fait pas exception : la quête du gène est à la mesure de son ambition !

Parti en 1950 pour un post-doctorat à Copenhague consolider sa connaissance de la génétique, il réalise rapidement que son nouveau poste mène à une impasse. Un seul endroit peut lui fournir les connaissances qui lui font défaut pour percer la structure des gènes : le laboratoire Cavendish de l'université de Cambridge, où l'on maîtrise une technique d'analyse des molécules à partir de photographies aux rayons X. Hélas ! l'apprentissage de cette délicate technique ne fait pas partie du cursus qui lui est assigné depuis Washington. Qu'à cela ne tienne : pour entrer dans la place, Watson prétend vouloir prêter main-forte à une autre équipe de Cambridge qui travaille sur l'hémoglobine. C'est un mensonge éhonté, mais Washington accepte la proposition et va jusqu'à l'appuyer. Watson exulte : l'hémoglobine attendra. Le voici lancé dans la course au gène, qui mobilise pourtant déjà dans le monde entier des chercheurs de génie. Pour leur malheur à tous, James Dewey Watson ne nourrit pas pour le gène qu'un intérêt de scientifique, mais, depuis des années, un profond et persistant désir…

Chez les Crick, de l'autre côté de l'Atlantique, papa est lui aussi *businessman*, maman est professeur. La curiosité du petit est insatiable, elle désarçonne des parents éloignés des choses de la science. Alors, on lui offre l'*Encyclopédie des enfants*, un gros livre qui répond à la plupart des questions que les affamés de savoir se posent, de l'histoire à la littérature en passant par la musique, et, bien sûr, la science. « Il y avait des articles sur la nature de la galaxie, la chimie, et pourquoi les choses sont faites d'atomes, se souvient Francis Crick, je lisais tout avec grand enthousiasme, et je crois que c'est à ce moment que j'ai décidé de devenir scientifique. »

Un jour, le petit Francis, désespéré, se confie à sa mère : « Tu sais, d'ici que je sois grand, tout aura été découvert. »

La maman le rassure : « Ne t'inquiète pas ! Quand tu seras grand, il restera beaucoup de choses que tu pourras découvrir. »

À découvrir, voire. Mais certainement pas dans la chimie, ni dans la biologie, deux disciplines qui le rebutent ! Plutôt la physique ou les mathématiques, qu'il étudie intensivement dans son université londonienne. Lorsque la guerre survient, c'est donc logiquement que Francis Crick participe à l'effort de guerre en travaillant sur la conception de mines sous-marines. Une carrière toute tracée d'ingénieur s'annonce. Erreur. Un livre de biologie lui tombe sous la main en 1946. C'est un monument. Dans *What Is Life ?*, le physicien Erwin Schrödinger étaie sa conviction que les gènes sont les constituants clés des cellules vivantes et que, pour comprendre la vie, il est nécessaire de savoir comment les gènes agissent.

Crick referme le livre, et, subjugué, se plonge pendant deux ans dans l'étude de la biologie. En 1949, il n'y a en Grande-Bretagne qu'un endroit pour mener des recherches de pointe sur les secrets du vivant. C'est le laboratoire Cavendish de physique, à l'université de Cambridge, où l'on mise sur les techniques de cristallographie aux rayons X pour élucider la structure des molécules. Francis Crick fait sa demande. Elle est acceptée. Le second loup est dans la bergerie.

L'énigme de l'ADN

La quête à laquelle Crick et Watson se joignent, en cet automne de l'année 1951, avait véritablement commencé quelques décennies plus tôt. En 1868, le biologiste suisse Friedrich Miescher, recueillant du pus sur des bandages chirurgicaux, avait conduit la première étude rigoureuse sur la précieuse partie de nos cellules que l'on appelle noyau. Miescher y avait détecté une substance à base de phosphore, qu'il avait baptisée nucléine. Poursuivant ses investigations – probablement encouragé par les hôpitaux voisins qui avaient trouvé là un moyen de recycler leurs bandages souillés –, Miescher avait montré que la nucléine est constituée d'une partie acide, que l'on connaît aujourd'hui sous le nom d'ADN (acide désoxyribonucléique), et d'une partie à base de protéines, que l'on désigne à présent sous le nom d'histones, et qui sert à « emballer » l'ADN.

Depuis, les scientifiques avaient engrangé quelques certitudes. On avait retrouvé de l'ADN dans chaque cellule. On savait aussi que ce composé – un acide nucléique – est constitué d'un sucre (désoxyribose), de phosphore et de quatre petites molécules à base d'azote et de carbone : guanine (G), adénine (A), thymine (T), cytosine (C), désignées collectivement sous le nom de bases.

Mais personne n'avait la moindre idée de leur agencement précis, un peu comme si l'on confiait à un enfant la tâche d'imaginer un moteur à partir de ses pièces détachées. Quant au rôle même de l'ADN, il était sujet à supputations. On savait certes que chaque cellule possède une série complète d'instructions localisées dans ses gènes. Ces instructions, admettait-on, décident de la croissance et de la vie cellulaires, des relations de la cellule avec ses congénères. On savait aussi que les gènes résident sur les chromosomes.

Pour le reste, à savoir la composition des gènes, la plus grande confusion régnait. Miescher, qui avait repéré de l'ADN jusque dans les spermatozoïdes de saumon, pensait que cet acide jouait un rôle dans l'hérédité. « Mais, se souvient Francis Crick, il n'était absolument pas clair que les gènes contiennent même partiellement de l'ADN, et il n'existait aucune preuve qu'ils soient constitués *exclusivement* d'ADN. » En réalité, au milieu du XXe siècle, les chercheurs étaient peu nombreux à voir dans l'ADN un élément clé des gènes. Une molécule en apparence aussi peu sophistiquée que cet ADN ne pouvait porter une information aussi complexe que celle qui sert de base à l'hérédité. Plus vraisemblablement, soulignaient-ils, les gènes sont des protéines, certes spéciales, mais des protéines tout de même, et c'est en élucidant la structure des protéines que l'on comprendra les gènes. Cet état d'esprit prédominait au sein même du laboratoire Cavendish de Cambridge. Là, sous la supervision du Prix Nobel Lawrence Bragg, des chercheurs brillants peaufinaient les techniques de cristallographie par rayons X, qui permettraient, grâce à des clichés de qualité toujours croissante, de fouiller l'intimité du vivant.

Seuls de toute l'équipe de Cambridge, deux vilains canards ne croyaient pas à cette séduisante histoire de protéines détenant la clé de l'information génétique. Car les vilains canards avaient des yeux pour lire et des oreilles pour entendre. Crick et Watson avaient notamment été attentifs à l'expérience réalisée en 1944 par l'Américain Oswald Avery à l'institut Rockefeller. Le chercheur avait prélevé de l'ADN sur une souche virulente de streptocoque, une bactérie qui provoque la pneumonie. Puis il avait transféré cet ADN sur une souche non virulente (inactive). Aussitôt, la souche inactive était devenue elle-même virulente, c'est-à-dire susceptible de provoquer la maladie. Avery en avait fort logiquement conclu que c'est l'ADN, et non les protéines, qui porte l'information génétique.

Malgré sa limpidité, cette expérience n'a, en 1951, toujours pas convaincu la communauté scientifique, et les protéines restent à Cambridge comme ailleurs les grandes favorites au hit-parade de la génétique. Dès leur rencontre, c'est la contestation qui soude donc Francis Crick et James Watson en un objectif commun : résoudre la structure de l'ADN et comprendre ainsi le rôle qu'il joue dans l'hérédité. À quoi ressemble la molécule d'ADN ? Quelle est sa taille ? Sa forme ? En quoi sa structure peut-elle expliquer le mécanisme de réplication des gènes ? En quoi peut-elle rendre compte de l'information que transportent les gènes ? D'emblée, la tâche paraît inhumaine aux deux chercheurs : « Notre obstacle principal, c'était l'ignorance », dit Francis Crick.

Pour quelques photos de plus

Il faut en effet maîtriser la cristallographie par rayons X, qui fournit des clichés des molécules organiques. Seules des années de long apprentissage permettent d'interpréter correctement ces photographies énigmatiques. Un peu comme si un Martien ne disposait que d'un cliché flou, pris exactement à l'aplomb de la tour Eiffel, pour reconstituer les caractéristiques précises du monument. Or, si Francis Crick s'initie à ce domaine depuis deux petites années, James Watson, lui, est totalement novice.

Pourtant, les deux hommes savent que leur avenir dépend de leurs progrès en cristallographie. Car la menace est grande. Le domaine est en effet phagocyté par Maurice Wilkins et Rosalind Franklin, son associée au laboratoire de King's College, à Londres, les seuls à pister sérieusement les méandres de l'ADN pour en avoir réalisé les meilleures photographies à cette date. Un jour ou l'autre, à coup sûr, Wilkins ou Franklin finira par pénétrer dans l'intimité de l'ADN.

Alors, Watson le dilettante se lance dès son arrivée à Cambridge dans l'apprentissage de cette difficile technique : il espère, au moins, que ses connaissances toutes neuves lui permettront de suivre les conférences de Rosalind Franklin et de comprendre les publications de Maurice Wilkins, à défaut de manier, lui aussi, un jour les rayons X.

La cristallographie n'est pas le seul handicap de Crick et de Watson. Si incroyable que cela paraisse, ni l'un ni l'autre ne connaissent bien la chimie organique et la biochimie, deux disciplines incontournables pour prétendre jouer dans la cour de la biologie moléculaire. Une cour où se projette l'ombre massive d'un génie intuitif de la chimie, Linus Pauling, alors en poste à Cal Tech, l'université californienne de Pasadena, et dont les deux compères redoutent qu'il ne se lance un jour, lui aussi, à l'assaut du secret de la vie. Comme l'écrivait James Watson en 1968 : « Nous nous disions que Pauling ne pouvait être le plus grand des chimistes et ne pas réaliser que l'ADN était la molécule en or. »

Le colosse de Pasadena

Deux décennies plus tôt, à peine âgé de vingt ans, Pauling a révolutionné la chimie en proposant une théorie de la liaison entre atomes, sur laquelle est toujours fondée la chimie moderne. En 1951, l'Américain est un monstre qui éclabousse de son talent et de sa personnalité flamboyante le monde de la recherche. À Cal Tech, ses cours font salle comble : l'homme mêle les concepts les plus audacieux à un incroyable talent de bateleur. Provocateur, dynamiteur des idées bien confites, Pauling est de la race dont se réclament Crick et Watson. Sur la scène internationale, il livre avec son ami Albert Einstein un combat acharné contre la bombe atomique, la guerre, et bientôt les essais nucléaires dans l'atmosphère que le Congrès des États-Unis vient d'autoriser. On se l'arrache dans les meetings pacifistes. Le tumulte, qui lui va si bien, irrite Washington, qui ira même jusqu'à lui retirer un moment son passeport, un acte de rétorsion dont les conséquences, on va le voir, seront lourdes.

Watson et Crick ont raison de voir en Pauling un formidable concurrent. La première salve est tirée par l'Américain, et c'est un coup de tonnerre. Cette année-là, en 1951, Linus Pauling annonce qu'il a découvert la structure du collagène, une grosse protéine de soutien que l'on trouve dans les os, les dents, les cartilages, les tendons, le derme ou les vaisseaux sanguins. Et cette structure est la plus inattendue qui soit : le collagène a la forme d'une hélice !

Le petit monde de la recherche est estomaqué : pour la première fois, un homme a percé l'intimité d'une importante molécule de l'organisme. Mais alors que les scientifiques du monde entier s'extasient devant l'élégante hélice du collagène, c'est la méthode utilisée par l'Américain qui impressionne Watson et Crick. Car, pour résoudre le puzzle, Pauling ne s'est quasiment pas appuyé sur des photos aux rayons X, mais sur les lois de la chimie. Il s'est simplement demandé quels atomes ont une affinité les uns pour les autres. Puis il a construit son modèle en s'aidant de maquettes de molécules semblables à des jouets d'enfant ! « Il n'y avait pas de raison que nous ne puissions résoudre l'ADN de la même manière, se souvient James Watson. Tout ce que nous avions à faire, c'était construire un jeu de modèles moléculaires et commencer à jouer. Avec un peu de chance, l'ADN serait, lui aussi, une hélice. »

Une molécule en forme d'hélice ? Voire. Pour s'en convaincre, il faut obligatoirement en passer par l'avis de Maurice Wilkins, lui demander de bien vouloir laisser filtrer un peu des connaissances qu'il semble si jalousement garder. Chose inimaginable dans le monde de la recherche, Wilkins vient en effet de traîner les pieds à la suite d'une demande de Pauling lui-même. L'Américain souhaitait recevoir des copies de clichés récents de l'ADN. Nous sommes au printemps de 1952, et Pauling, privé de passeport par son propre gouvernement, n'avait pu se rendre à une rencontre scientifique qui réunissait en Angleterre Wilkins, Rosalind Franklin et les plus grands cristallographes. « Je veux les examiner de plus près avant de les faire circuler », lui a répondu Wilkins. Pauling n'aura jamais ses clichés.

Ce qui nous conduit à janvier 1952. Linus Pauling a décidé de se rendre à la conférence qui se tient en Angleterre, au cours de laquelle seront communiqués plusieurs clichés de l'ADN. Il fait une demande de passeport. Elle est rejetée. Motif : son départ « ne serait pas dans le meilleur intérêt des États-Unis ». Il écrit aussitôt au président Eisenhower, lui demandant de l'autoriser à quitter le pays pour ce congrès scientifique. « Je suis un citoyen loyal de ce pays, dit-il dans sa lettre. Je ne suis coupable d'aucun acte antipatriotique ou criminel. »

LES COMBATS D'UN HUMANISTE

La trajectoire politique de Pauling avait commencé d'agacer le gouvernement américain quelques années plus tôt. Pendant la guerre, le chercheur avait refusé de travailler au « Projet Manhattan » qui débouchera sur la mise au point de l'arme nucléaire. Chez les Pauling, on ne badinait pas avec les droits de l'homme. Son épouse, membre de la Ligue internationale féminine pour la paix et la liberté, avait usé de tous les recours possibles pour s'opposer à l'enfermement de leur jardinier japonais dans un camp de concentration. Puis à l'internement de tous les Japonais résidant aux États-Unis. À l'issue de la guerre, Linus s'était montré très préoccupé par l'usage de la bombe atomique. Il avait rejoint le Mouvement des scientifiques, une association qui militait pour la création d'une structure internationale destinée à contrôler les armes nucléaires. En novembre 1950, il avait été convoqué par une commission sénatoriale qui enquêtait, à la demande du sénateur McCarthy, sur les « activités antiaméricaines » de certains intellectuels que l'on supposait sympathisants communistes. Ulcéré, Pauling avait refusé de répondre, comme on le lui demandait, à des questions touchant à ses croyances politiques.

La réponse lui revient sous la forme d'un courrier du ministère lui demandant d'apporter la preuve de ce qu'il affirme ! Il adresse alors une déclaration sous serment selon laquelle il n'est pas communiste, n'a jamais été communiste et n'a jamais milité au parti communiste. Formidables fonctionnaires ! Ils lui répondent que « ses déclarations anticommunistes n'étant pas suffisamment fortes », sa demande est rejetée. Son passeport ne lui sera rendu que le 27 novembre 1954, deux semaines avant la remise du prix Nobel de chimie, qui vient alors de lui être attribué. De nombreux scientifiques pensent que l'histoire de la découverte de l'ADN eût été bouleversée si Pauling n'avait eu aucun engagement politique. En 1962, Pauling recevra le prix Nobel de la paix pour avoir obtenu l'arrêt des essais nucléaires dans l'atmosphère.

La douche froide

En 1952, Crick et Watson ne connaissent pas les difficultés que rencontre Pauling. Mais ils ont, eux aussi, besoin de l'avis de ce Wilkins méfiant, avare de ses photos. Les deux compères décident de l'inviter malgré tout à Cambridge, sans trop y croire. À leur grande surprise, le chercheur se déplace, accepte de donner son sentiment. Les photos d'ADN dont il dispose, dit-il, sont compatibles avec la forme d'une hélice. Mais alors que la protéine décrite par Linus Pauling est constituée d'un seul brin, Wilkins estime que l'ADN comprend au moins deux brins enroulés l'un sur l'autre, vraisemblablement trois, et peut-être quatre.

C'est la douche froide. Avec deux brins, la difficulté paraît déjà immense. Au-delà de trois, la reconstitution paraît hors de portée. Néanmoins, on se met à l'ouvrage, en se concentrant sur un premier brin. Il faut décider de l'emplacement des bases A, T, C et G par rapport à la colonne vertébrale « sucre-phosphate ». On opte pour un squelette central, avec les bases positionnées de part et d'autre. Une maquette est difficilement construite sur la base d'une triple hélice. Elle érafle un peu les principes de la chimie. Comme le dit Watson : « Il semblait que tout modèle dans lequel la colonne sucre-phosphate était placée au centre de l'hélice forçait les atomes à être plus proches que les lois de la chimie le permettaient. »

Une nouvelle fois, Maurice Wilkins et Rosalind Franklin sont invités à donner leur avis. Il est glacial. Le modèle construit par Crick et Watson n'est pas compatible avec la composition chimique de l'ADN. Comme si ce n'était pas assez, il est dorénavant interdit à Crick et Watson par le directeur du laboratoire, Lawrence Bragg en personne, de continuer à gaspiller leur temps et l'argent du contribuable britannique dans des efforts vains. Ils sont privés d'ADN.

Les chercheurs vont jouer le jeu un temps. Mais ils sont comme ensorcelés. Une étude suffira à les ramener en catimini à l'ADN et à ses secrets. Depuis la fin de la guerre, le biochimiste autrichien Erwin Chargaff, alors en poste à l'université Columbia, aux États-Unis, analyse des échantillons d'ADN provenant de sources diverses. Or une étrange symétrie habite la molécule : dans chacune des préparations, le nombre de molécules d'adénine (A) est égal à celui des molécules de thymine (T). De la même manière, il y a autant de molécules de guanine (G) que de cytosine (C). Une conclusion, ou plutôt une hypothèse émerge bientôt dans l'esprit de Crick : les bases sont toujours collées deux à deux, A avec T, et G avec C. C'est la première avancée concrète depuis de longs mois. Mais le nouvel élan des deux chercheurs va retomber aussi vite.

Car, de Pasadena, Linus Pauling vient d'annoncer au monde qu'il a découvert la structure de l'ADN.

Un géant trébuche

Watson et Crick sont atterrés. Sans même avoir eu accès aux clichés de Maurice Wilkins et Rosalind Franklin, l'Américain est sur le point de ridiculiser à nouveau les laboratoires britanniques ! Au cours de la première semaine de février 1953, une copie de l'article de Linus Pauling parvient à Cambridge. Watson et Crick se ruent sur le manuscrit. L'ADN y est décrit comme une hélice à trois brins, avec la colonne vertébrale sucre-phosphate au centre. « Cela ressemblait tellement à notre tentative avortée de l'année précédente, raconte Watson, que je me suis dit que nous aurions pu glaner les bénéfices de cette grande découverte si seulement Lawrence Bragg ne nous avait pas bridés. »

Mais, à la lecture de l'article, la désillusion fait place à la stupéfaction. Le modèle décrit par Pauling tient encore moins la route que celui péniblement assemblé à Cambridge. Pour le construire, Linus Pauling a allègrement piétiné les fondements de la chimie, ceux-là mêmes qu'il a assis vingt ans plus tôt et sur lesquels il règne en maître incontesté. La boulette est énorme, comme le souligne Watson, en soupirant de soulagement : « Si un étudiant de Cal Tech avait commis une pareille erreur, il eût probablement été recalé ! » Pauling a mordu la poussière. Mais, dans quelques jours au plus tard, l'erreur sera découverte. Et alors, Watson et Crick n'en doutent pas, le grand Pauling, mortifié, redoublera d'efforts pour la réparer. Les deux chercheurs se quittent ce jour-là sur une conclusion en forme de couperet : ils ont six semaines au plus pour aboutir.

La chance va se matérialiser sous la forme d'une photo aux rayons X inédite, l'une de celles qui ont si cruellement manqué à Pauling. Depuis plusieurs mois, l'équipe Franklin-Wilkins est en possession d'un nouveau cliché de l'ADN. Inexplicablement, Maurice Wilkins, d'ordinaire tellement secret, jaloux de ses découvertes, laisse Watson l'examiner. Cette fois, l'ADN a été pris dans un environnement riche en eau, et, comme sublimé par cet écrin, il laisse pour la première fois deviner un peu de son âme. L'Américain se souvient de sa réaction : « Au moment où j'ai vu la photo, ma bouche est restée bée, et mon pouls a bondi. »

La forme qui se révèle est évidente : c'est bien une hélice. Dans le train de nuit qui le ramène vers Cambridge, James Watson se dit qu'il n'est plus temps de tergiverser entre un modèle d'hélice à deux chaînes et un modèle à trois chaînes. À Pasadena, en cet instant, Linus Pauling est peut-être déjà à pied d'œuvre, travaillant jour et nuit, pressant ses assistants de lui fournir des clichés de qualité. Lorsque le train entre en gare, la décision est prise : James Watson construira un modèle d'hélice à deux chaînes. Après tout, le monde de la biologie n'est-il pas une célébration de la dualité ? Et si la piste ne mène nulle part, il sera peut-être encore temps de travailler sur un modèle d'ADN à trois chaînes.

Le mécano de la vie

Au cours des jours suivants, commence au laboratoire Cavendish un jeu de mécano inspiré des méthodes de Linus Pauling. À l'aide de maquettes figurant les molécules que contient l'ADN, Watson tente pendant un jour et demi d'assembler une double hélice avec la colonne vertébrale au centre. Le résultat est encore pire que lors de l'essai malheureux avec la triple hélice. Rien ne semble coller avec les paramètres du cliché de Maurice Wilkins. Il faut se résoudre à envisager une autre solution : celle qui consiste à placer les bases au centre de la double hélice. Watson n'y vient qu'à reculons : dans ce type de modèle, les combinaisons semblent en effet illimitées. Comment reconnaître la bonne ? Une autre difficulté émerge très vite : chacune des quatre bases présente une forme, donc un encombrement différents. Comment concilier ces variations avec une structure extérieure régulière ? Avec quatre bases à associer deux à deux entre chaque montant de l'hélice, Watson se retrouve dans la situation du menuisier qui doit construire un escalier en colimaçon de largeur fixe avec des éléments disparates, à savoir quatre planches de forme et de taille différentes, qu'il faut joindre deux à deux pour faire les marches.

Pis, la structure de chacune des quatre bases ne permet pas de les faire correspondre, de les emboîter, qu'il s'agisse de créer une « marche » ou de la fixer aux deux montants extérieurs.

Un soir, alors qu'il noircit une nouvelle fois ses papiers de dessins de molécules, c'est enfin l'illumination : les bases sont forcément liées les unes aux autres par des atomes d'hydrogène, une option que les deux chercheurs avaient initialement écartée. Watson se plonge enfiévré dans ce qui est devenu son livre de chevet, *La Biochimie des acides nucléiques,* par Davidson, un ouvrage qui présente dans le détail les caractéristiques de chacune des bases. Enfin, tout semble correspondre ! Pour constituer les marches de l'escalier, chaque base peut se lier à son double : A-A, G-G, T-T, C-C. Seul petit inconvénient : l'écartement entre les branches extérieures varie d'une marche à l'autre. « Si c'est bien l'ADN, se dit un Watson tout excité, alors je vais faire l'effet d'une bombe en annonçant cette découverte. »

L'explosion n'aura pas lieu. La mèche est soufflée dès le lendemain matin par Jerry Donohue, un chimiste spécialiste des liaisons hydrogène. Selon lui, les emplacements des atomes d'hydrogène sur les modèles recopiés du livre de Davidson ne correspondent pas à la réalité. Les molécules sont légèrement différentes, suffisamment en tout cas pour réduire à néant le modèle imaginé par Watson. L'Américain va donc passer l'après-midi à confectionner dans du carton de nouvelles molécules, fidèles aux recommandations de Donohue. Une nouvelle séance de mécano « à la Pauling » s'annonce.

Le lendemain matin, arrivé tôt au laboratoire, il débarrasse son bureau de tous les papiers qui y traînent. Place aux quatre bases de carton qu'il tente d'associer de plusieurs manières. Soudain, c'est le choc : « J'ai réalisé brusquement, raconte-t-il, qu'une paire adénine-thymine avait rigoureusement la même forme qu'une paire guanine-cytosine. »

La règle de Chargaff est vérifiée, selon laquelle les quantités d'adénine et de thymine, d'une part, et de guanine et cytosine, d'autre part, sont égales.

Nous sommes le 28 février 1953 : Watson et Crick ont percé le secret des gènes.

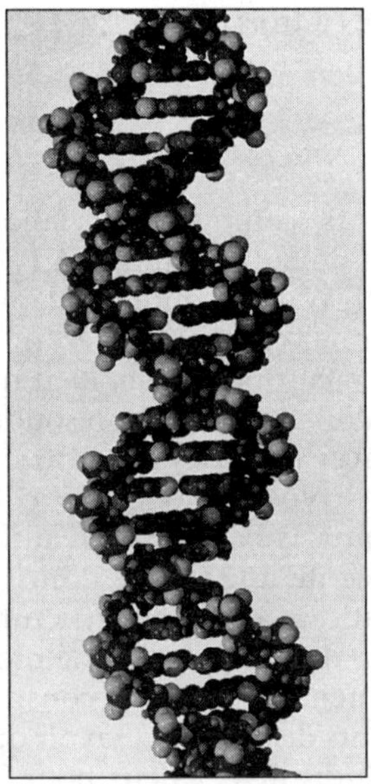

Le long voyage de l'ADN

Grâce à eux, nous savons qu'une molécule d'ADN est une longue chaîne de molécules plus petites appelées bases (A, T, C, G), associées deux à deux. À qui appartenait l'ADN que Wilkins avait fixé sur la pellicule, et dont Crick et Watson se sont inspirés pour imaginer leur modèle ? Un homme ? Un animal ? Une plante ? Nous ne le savons pas. Peu importe. Toutes les formes de vie, si différentes qu'elles paraissent, partagent les mêmes caractéristiques intimes : au cœur de leurs cellules se nichent des gènes, et tous les gènes sont constitués d'ADN. Les animaux et les plantes font appel aux mêmes bases (A, T, C, G). La base T d'un lézard n'est pas différente de celle d'un homme. Seul l'ordre d'apparition des bases sur la chaîne d'ADN diffère d'une espèce à l'autre (il diffère aussi, dans une moindre mesure, d'un individu à l'autre à l'intérieur de la même espèce).

Le fait que la molécule qui sert de support à la vie est la même chez la bactérie que chez l'éléphant, chez l'eucalyptus que chez l'homme, est en soi une fascinante révélation. Mais voici plus saisissant encore.

Chacune des milliers de milliards de cellules contient une copie de l'ADN qui fait de vous un individu unique. L'arrangement particulier des bases de l'ADN que vous portez cessera d'exister au moment de votre mort : sa durée de vie est très précisément égale à la vôtre. Mais les petits fragments qui, ensemble, constituent votre ADN ne vont pas disparaître pour autant.

Si vous avez eu des enfants, vous pourriez vous amuser à faire identifier dans leur ADN cellulaire les minuscules morceaux qui vous appartenaient et que vous leur avez transmis. Bien sûr, il ne s'agit pas au sens strict du même fragment, mais de la copie exacte de ce fragment. À bien y réfléchir, ce fragment – appelons-le réplicateur ou gène – que vous pourriez rechercher dans les cellules de votre progéniture ne vous appartient pas vraiment. Peut-être vous a-t-il été transmis par votre père. Dans ce cas, lui-même l'a reçu de l'un de ses parents. Ce raisonnement à rebours peut nous entraîner très loin, beaucoup plus que vous ne le pensez. En réalité, de très petits gènes isolés dans les cellules de votre fils ou de votre fille ont probablement été assemblés il y a plusieurs millions d'années dans le testicule ou l'ovaire d'un lointain hominidé !

Non seulement ce gène a voyagé plusieurs milliers d'années pour parvenir jusqu'à votre fils, mais il y a de fortes chances pour qu'il soit au même moment abrité par des milliers de personnes : les cousins de vos enfants, bien sûr, mais aussi des gens dont vous ignorez jusqu'à l'existence, et qui l'ont reçu d'un ancêtre commun. Les gènes sont immortels. Seul l'arrangement de gènes qui caractérise chaque être vivant est mortel.

Les arrangements en question (vous, nous) peuvent juger cette situation infiniment injuste. Mais il faut se rappeler que les gènes sont des architectes.

Votre ADN, par exemple, contient toutes les instructions (rédigées dans l'alphabet à quatre lettres des bases) pour fabriquer la personne que vous êtes. Elles commandent la fabrication des protéines, le matériau dont sont faits en majorité les cellules, les muscles, les os, les organes, les hormones, bref la plus grande partie du corps humain.

Richard Dawkins, un biologiste de l'université d'Oxford, fut le premier à en illuminer les implications sur le plan de l'évolution. Nous sommes, dit-il en substance dans son livre le plus célèbre, *Le Gène égoïste,* des véhicules au service des gènes. Nous abritons des molécules en quête d'immortalité.

Ces véhicules auraient pu ne jamais voir le jour, et les réplicateurs auraient pu continuer de se reproduire, nus dans la soupe des origines. Mais voilà, l'évolution a favorisé les gènes qui, pour se protéger des prédateurs (les autres gènes, les radiations, le soleil...), s'abritaient derrière des membranes. Puis ceux qui s'étaient regroupés en conglomérats de cellules. Mais, à tous les stades de l'évolution, la reproduction est restée une « obsession » pour chacune des formes de vie qui faisait son apparition. Un réplicateur reste un réplicateur.

Architectes du vivant, « les gènes, écrit Dawkins, sont en partie responsables de leur propre survie dans le futur ». Cette survie dépend de la survie du corps qu'ils ont contribué à construire. Elle dépend *in fine* de la capacité d'une enveloppe de chair à survivre suffisamment longtemps pour se reproduire avant qu'il ne soit trop tard.

La reproduction est chevillée au corps du vivant parce qu'elle favorise les gènes. Le sexe est bon pour les gènes.

Le sexe : bon pour vous, meilleur pour les gènes

La terreur des marais

Née de l'imagination fertile d'un scénariste de série B dans les années 1950, la créature des marais existe bel et bien. Avec sa mâchoire disproportionnée, ses petits yeux globuleux, son corps évasé recouvert de longs poils, le bdelloid rotifer est une terreur qui hante les mares et les points d'eau. Mais que les pêcheurs d'eau douce se rassurent : le risque de se faire déchiqueter par un rotifer affamé est raisonnablement faible. Le rotifer est si petit qu'un microscope est nécessaire à Matthew Meselson, un biologiste d'Harvard (Boston, Massachusetts), pour observer ses évolutions.

Les rotifers sont l'unique sujet d'étude de Meselson et de son confrère David Welch, et ce qui pourrait apparaître comme la passion insensée de deux gentils dingues se comprend mieux quand on connaît les caractéristiques uniques de cette créature microscopique.

Pour commencer, le rotifer est parfaitement indifférent aux variations de température. Prenez une casserole pleine d'eau et de rotifers, et posez-la sur un feu vif. Au bout d'une heure, saisissez le microscope de Matthew Meselson et analysez le contenu de la casserole : les rotifers ne se sont pas liquéfiés. Et ne croyez pas qu'ils sont morts. Ils attendent !

Plongez maintenant votre casserole à peine refroidie dans un conteneur d'azote liquide (– 196 °C) et revenez le lendemain. Le rotifer ne se rend toujours pas, ne se désintègre toujours pas, ne meurt toujours pas. Le rotifer dort !

Et voici plus incroyable encore : à la saison sèche, les marigots d'Afrique ou d'Amérique se tarissent, transformant leurs rotifers en minuscules brins de poussière en apparence inanimés. Les brins de poussière sont emportés par les vents dominants dans un voyage hallucinant autour du globe. Une fois un continent atteint, le rotifer se laisse déposer dans un trou d'eau, fait quelques brasses comme si de rien n'était et se lance dans son passe-temps favori : la reproduction.

Les mœurs sexuelles de la créature des marais sont un autre sujet d'étonnement. Si la sexualité du rotifer s'étale volontiers à la « une » des revues scientifiques, elle n'a aucune chance d'attirer les paparazzis de la presse à scandale. Car le bdelloid n'a pas de vie sexuelle. Les petits bdelloids naissent d'un œuf pondu par la mère sans intervention de sperme. Dans le monde des bdelloids, il n'existe rien qui ressemble à un mâle. Les bdelloids ont abandonné la reproduction sexuée il y a plus de quarante millions d'années. Les nouveau-nés sont tout simplement les clones de leur mère.

Peu d'espèces ont, comme le bdelloid, fait vœu total de chasteté. Le pissenlit se reproduit par clonage. Les escargots alternent savamment sexualité et clonage. Mais eux aussi sont très minoritaires : la plupart des êtres vivants pratiquent un recours exclusif au sexe, et pas forcément pour les raisons qui viennent spontanément à l'esprit.

Le sexe : une activité hasardeuse

Du point de vue de l'évolution, le sexe apparaîtrait plutôt comme un handicap. Au cours de la reproduction sexuée, hommes et femmes combinent leur matériel génétique. Si l'objectif consiste, pour chaque espèce, à transmettre de la manière la plus fidèle aux générations successives les traits qui garantiront la survie, alors la sexualité semble sur le papier une stratégie bien moins efficace que le clonage. Grâce à lui, les petits bdelloids reçoivent 100 % des traits de leur mère, alors que seuls 50 % des traits maternels sont transmis aux petits d'hommes.

Non seulement le sexe apparaît comme une activité hasardeuse pour préserver les caractéristiques de l'espèce, mais c'est aussi une activité à haut risque : la promiscuité qu'il exige est vécue comme une bénédiction par une cohorte de bactéries et de virus, qui ont laissé de sombres souvenirs à l'espèce humaine sous les noms de sida, hépatite B ou syphilis – et la liste ne demande qu'à s'allonger. Le sexe oblige aussi les espèces qui s'y adonnent à supporter le lourd fardeau que représentent les mâles. Que nos lecteurs hommes ne se méprennent pas : les mâles peuvent occasionnellement se rendre utiles, autrefois pour ramener un aurochs de la chasse, aujourd'hui pour changer la roue de la voiture. Mais, dans la plupart des communautés, le mâle quitte le groupe une fois son désir satisfait, sans un regard pour sa progéniture, laissant à sa partenaire la charge de veiller seule à ses besoins.

Enfin, la sexualité est une entreprise coûteuse en énergie, en temps et en ressources. La quête du partenaire *ad hoc* se transforme souvent en chemin de croix. Et encore… Tous les êtres vivants n'ont pas à leur disposition les boîtes de nuit, les *single bars* et les annonces du *Nouvel Observateur.*

Pourtant, en dépit de ses inconvénients majeurs, le sexe a toujours fait un tabac au hit-parade de l'évolution. C'est bien la preuve que ses bénéfices dépassent forcément – et de loin – ses désagréments. Alors, le sexe pour quoi faire ? La réponse tient dans un constat : la plupart des espèces qui, au fil des millénaires, ont abandonné la sexualité pour le clonage ont disparu. Et leurs gènes avec elles. Ainsi, le sexe n'a pas pour but de procurer du plaisir à celles et à ceux qui s'y adonnent. Certes, le sexe est occasionnellement bon pour vous et pour votre partenaire. Mais le sexe est surtout bon pour les gènes. Il est l'une des stratégies les plus efficaces qu'ils aient mises au point pour assurer leur immortalité.

Une nuit avec Frankenstein

Pour comprendre en quoi le sexe est une formidable assurance immortalité pour les gènes, il nous faut pénétrer, l'espace de quelques lignes, dans l'intimité d'un spermatozoïde ou d'un ovule sur le point de se former. Profitons de ces quelques instants où les cellules ne se sont pas encore totalement constituées pour bâtir une métaphore.

Chacun est familier des personnages de *Frankenstein,* le roman fantastique de l'écrivain anglais Mary Wollstonecraft Shelley, publié en 1817. Frankenstein est donc ce savant qui crée un être humain en cousant ensemble des parties de différents corps glanées dans les cimetières et autres chambres mortuaires. Le monstre finira par tuer son créateur (ainsi que sa femme, son frère et son ami), avant de s'évanouir dans la nature. Imaginons pour les besoins de notre métaphore une suite moderne au roman d'épouvante de Mary Wollstonecraft.

De nos jours, un descendant du docteur Frankenstein, lui-même chirurgien, hérite du vieux manoir familial, isolé sur la lande et à l'abandon, dont il s'empresse d'explorer les innombrables pièces et recoins. « Peut-être, se dit-il, trouverai-je ici quelque secret de mon illustre aïeul, qui aura échappé à la sagacité des générations qui s'y sont succédé. » À l'issue de trois journées de recherche épuisante et vaine, alors que, dépité, il s'apprête à reprendre la route de Londres, une torchère fichée dans le mur épais de la bibliothèque attire son attention. Le manoir, il le sait, fut édifié au XVIe siècle. Mais la torchère est beaucoup plus récente et sa présence bien incongrue. Intrigué, il la saisit à pleine main, et, comme c'est la règle dans tous les récits fantastiques qui se déroulent dans des châteaux isolés sur la lande frisquette et désolée, la torchère bascule, activant d'invisibles vérins : une ouverture apparaît dans le mur contigu, dévoilant un escalier qui s'enfonce dans les ténèbres.

Le cœur battant, notre jeune héros allume une lampe tempête et s'engage courageusement dans la volée de marches recouvertes de mousse traîtresse. Au bas de l'escalier, une porte fermée lui fait face. La lueur de la lampe accroche une inscription à demi effacée : « Dr Frankenstein ». Le bois est vermoulu, le battant résiste quelques instants à la pression, avant de céder dans un épouvantable grincement. Le jeune homme peut maintenant contempler un large cabinet meublé sommairement : table de travail, fauteuil, bibliothèque. Au fond de la pièce, on devine une table de dissection et l'éclat froid d'instruments chirurgicaux. « Ainsi, dit-il à mi-voix, c'est ici que mon aïeul se livrait à ses innommables expériences ! »

La martingale secrète du bon docteur Frankenstein

Le contenu de la bibliothèque attise sa curiosité. Elle renferme deux rangées de vingt-trois épaisses chemises cartonnées qui contiennent des feuilles volantes noircies d'une écriture anguleuse. Les chemises de la première rangée sont numérotées de 1H à 23H, celles de la seconde de 1F à 23F. Il lui suffit de feuilleter quelques pages au hasard (elles-mêmes numérotées) pour comprendre qu'elles décrivent dans le détail comment créer de toutes pièces un être humain. On y apprend comment sélectionner chez les fournisseurs locaux l'œil le plus frais, le cheveu le plus brillant, le bras le plus ferme, le cœur ni trop gros ni trop maigre, le cerveau le plus souple, etc. et, bien sûr, comment relier le tout à des terminaisons nerveuses avant de faire couler la vie dans cet amas de chairs rapiécées. C'est bien la martingale secrète de feu le docteur Frankenstein.

La veille encore, le jeune docteur Frankenstein se voyait condamné à extraire des appendices pour le restant de ses jours. Il est donc très excité par cette découverte, qui pourrait assurer sa notoriété. Il se plonge aussitôt dans une lecture enfiévrée des vingt-trois premières chemises. Elles donnent, organe après organe, une longue et exhaustive série d'instructions pour la sélection et l'assemblage. Mais, surprise : la seconde série de vingt-trois chemises contient, elle aussi, des instructions similaires, comme en miroir de la première. Le déroulement en est identique, à la page et à la ligne près, mais il y a, çà et là, de subtiles différences. Par exemple, alors que la chemise 2H (première série) recommande, en page 54, ligne 12, de « prélever sur un corps encore frais une paire d'yeux bleus », la chemise 2F (seconde série), page 54, ligne 12, conseille, elle, de recueillir des yeux de couleur marron. Le chirurgien est troublé. « Comment diable procéder, s'interroge-t-il, si j'ai des instructions quelque peu contradictoires ? » « Quel est le bon mode d'emploi ? » grommelle-t-il en réprimant un frisson, alors que la lueur de sa lampe tempête vacille et qu'un épais brouillard s'est levé au-dehors sur la lande.

Les circonstances viennent à son secours. À certaines pages, dans les chemises de la série 1H, l'humidité a rongé le papier, et des pans entiers d'instructions se révèlent illisibles. Par la plus incroyable des chances, lorsqu'un passage est ainsi abîmé, le passage directement correspondant dans la chemise équivalente de la série 1F est intact, et vice versa. Ainsi, la page 54, chemise 2, de la première série est partiellement endommagée, si bien que la suite de la phrase qui recommande de sélectionner les yeux bleus est illisible. Mais la page 54, chemise 2, de la seconde série est intacte : c'est donc l'instruction « yeux marron » qu'il décide de conserver. Ainsi est-il possible, de page en page, de reconstituer une série de vingt-trois chemises d'instructions complète et lisible en empruntant alternativement aux chemises correspondantes les pages en bon état.

Aux premiers coups de minuit, le jeune homme se met à l'ouvrage. Comparant page à page l'état des chemises 1 de chaque série, il assemble rapidement un premier tome et vérifie à sa grande satisfaction qu'aucune redondance (deux instructions « yeux ») ni omission (pas d'instruction « bras ») ne s'y est glissée.

L'aube pointe lorsque le travail est terminé. Le jeune chirurgien est épuisé, mais, devant lui, s'étalent à présent vingt-trois nouveaux volumes d'instructions, complètes et originales. Quittons-le en le remerciant de nous avoir éclairé sur la manière de fabriquer un spermatozoïde !

Vingt-trois plus vingt-trois égalent quarante-six !

Chez l'homme, il faut, pour qu'il y ait reproduction, qu'un spermatozoïde rencontre un ovule. Or, de toutes les cellules humaines, spermatozoïdes et ovules sont les plus singulières. Alors que le noyau des cellules de l'organisme (peau, reins, poumons, etc.) renferme quarante-six chromosomes, vingt-trois hérités de votre père et vingt-trois transmis par votre mère, chacune de vos cellules sexuelles (ou germinales), portées par les spermatozoïdes et les ovules, en contient vingt-trois en tout et pour tout ! Logique, n'est-ce pas ?, puisque la fusion entre l'ovule et le spermatozoïde doit donner naissance à des cellules comprenant quarante-six chromosomes : vingt-trois plus vingt-trois, le compte est bon.

Pourtant, spermatozoïdes et ovules sont fabriqués à partir de cellules mères qui comptent quarante-six chromosomes : comment passe-t-on d'une cellule de quarante-six chromosomes à une cellule qui en contient deux fois moins ? Par un processus qui s'appelle méiose, et dont le jeune Frankenstein vient de nous donner une illustration. En effet, il suffit, dans l'exemple ci-dessus, de remplacer « cabinet » par testicule ou ovaire, « chemises » par chromosomes, et « pages » par « gènes » pour apprécier les combinaisons astucieuses qui se trament dans l'intimité de chacun de nous.

Dans la pièce du docteur Frankenstein, qui figure par exemple l'organe mâle, les vingt-trois chemises de la série 1H sont les chromosomes hérités du père, et les vingt-trois chemises de la série 1F ceux transmis par la mère. L'ensemble représente les quarante-six chromosomes que renferment les cellules qui donneront naissance aux spermatozoïdes.

Une série originale de vingt-trois chemises d'instructions – ou gènes – est constituée en empruntant des « passages » entiers alternativement aux chromosomes H hérités du père et à ceux (F) hérités de la mère. Cette série unique sera transportée par un spermatozoïde. De fait, pendant la méiose, les morceaux d'ADN hérités des parents se détachent, sont copiés, puis recomposés dans une combinaison unique de vingt-trois nouveaux chromosomes. Un travail d'assemblage identique s'accomplit dans l'ovule, à partir des vingt-trois chromosomes transmis par la mère et des vingt-trois chromosomes transmis par le père. Ainsi, chaque spermatozoïde et chaque ovule reçoivent-ils un « pack » original de vingt-trois chromosomes. Ces deux fois vingt-trois chromosomes seront ensuite transmis à l'enfant.

De telles combinaisons génétiques concernent à chaque fois des régions différentes des chromosomes paternels et maternels. C'est la raison pour laquelle, à l'exception des vrais jumeaux, chaque enfant de la même famille porte des instructions génétiques – et donc des caractéristiques physiques et psychiques – uniques, même si elles sont issues d'un pool commun. D'ailleurs, lorsque les scientifiques ont, pour la première fois, mis en évidence le processus de méiose, ils ont cru qu'il avait précisément pour objectif d'assurer à chaque spermatozoïde, à chaque ovule, une combinaison unique de gènes. On sait aujourd'hui que ces combinaisons ont un autre but : elles servent l'intérêt des gènes. Le sexe est bon pour les gènes !

Le gène égoïste

Au début des années 1980, l'idée qui prévalait dans la communauté scientifique était que la sexualité avait été inventée par les bactéries pour leur propre avantage. Avec Donald Hickey, de l'université d'Ottawa, Michael Rose, de l'université de Californie (Irvine), fut le premier à suggérer que le sexe avait été mis au point pour le bénéfice des gènes[1].

Un peu comme si les gènes poursuivaient individuellement leur propre quête d'immortalité au détriment du reste de l'équipe, l'équipe étant, bien entendu, l'ensemble des gènes associés l'espace d'une vie dans les chromosomes que renferment les êtres vivants. Ceux-ci peuvent être assimilés à des véhicules façonnés par les gènes. Différents gènes ont façonné différents véhicules. Certains gènes ont choisi d'assurer leur survie aux dépens des ressources d'un hôte. Ils sont abrités par les virus. D'autres gènes ont construit de petites entités dont l'efficacité dépend d'une coopération sans faille entre tous les membres de l'espèce : ils se nichent dans les cellules des fourmis ou des abeilles. D'autres encore ont opté pour un véhicule omnivore, ni trop petit ni trop imposant, doté d'une grande capacité d'adaptation : ils vivent en nous.

Quel que soit le véhicule qu'empruntent les gènes, Michael Rose se plaçait du point de vue « égoïste » d'un gène donné. Si ce fragment d'ADN pouvait, raisonnait-il, amener son véhicule à avoir des relations sexuelles avec un autre véhicule, alors il optimiserait grandement ses chances de poursuivre sa route vers l'éternité. Et peu importe si le véhicule devait en pâtir. De la même manière que le virus de la rage contraint un animal à en mordre un autre, un ou plusieurs gènes ont probablement incité leurs véhicules à échanger du matériel génétique.

Pourtant, du point de vue des gènes, l'avantage de la sexualité sur le clonage ne saute pas aux yeux. S'il existe, comme le pensent de nombreux biologistes, non pas un désir d'immortalité – ce serait prêter une conscience aux gènes – mais, disons, une trajectoire d'immortalité, pourquoi le clonage est-il si peu prisé par les espèces vivantes ? Après tout, la reproduction asexuée ne garantit-elle pas de manière encore plus péremptoire l'immortalité aux gènes, en évitant la décomposition de fragments entiers d'ADN comme dans la méiose ? C'est compter sans un phénomène qui affecte tous les composés organiques, qu'il s'agisse des brins d'ADN ou des cahiers de feu le docteur Frankenstein : l'usure.

La sexualité réparatrice

Après l'acte sexuel, ovule et spermatozoïde fusionnent pour constituer la première cellule, celle qui, en se divisant, donnera naissance à des cellules qui, elles-mêmes, se diviseront pour former des milliards de cellules spécialisées, programmées

1. Hickley, D. A. : Selfish DNA : A Sexually Transmitted Nuclear Parasite. *Genetics,* 101 : 519-531,1982.

pour construire un système nerveux, des membres, l'ensemble des organes. Chacune des cellules de ce corps en construction renferme deux fois vingt-trois chromosomes, associés par paires : vingt-trois chromosomes hérités du père et vingt-trois hérités de la mère. Comme vous le savez maintenant, l'ADN, le matériau qui sert de support aux gènes et aux chromosomes, est une longue molécule qui porte l'information génétique sous la forme de longues suites de quatre bases associées deux à deux. Ces bases peuvent être assimilées à un alphabet de quatre lettres : A, T, G et C. Le plus remarquable est que chaque lettre a une affinité pour une autre lettre. Ainsi, A et T vont toujours de pair, et c'est aussi le cas pour G et C.

Avec le temps, la matière organique subit des dommages. Le caoutchouc se fissure. Les corps gras rancissent. La peau se ride. Le papier des livres du docteur Frankenstein se décompose. Les chromosomes n'échappent pas à cette règle universelle. Au cours de la vie, ils accumulent des altérations, qui sont dues aux radiations, aux polluants chimiques ou simplement à la délicate cohabitation avec l'oxygène. Au fur et à mesure des jours, des mois, des années qui passent, la structure même de l'ADN peut être altérée. Ces modifications, qui apparaissent à tout moment sur nos gènes, sont indésirables, car l'information génétique doit être le plus fiable possible au cours de la division cellulaire. En effet, c'est sur la base de cette information que sont fabriqués tous les composants d'une nouvelle cellule. Des erreurs dans le code génétique peuvent entraîner l'apparition de cellules anormales, qui pourraient signer le départ d'un cancer.

Toute modification de l'ADN doit donc être impérativement réparée, ce que font d'ailleurs en permanence plusieurs enzymes. Comment agissent-elles ? Pour le comprendre, il est pratique de faire appel à une métaphore ferroviaire. Imaginez l'ADN comme une ligne de chemin de fer révolutionnaire qui aurait germé dans l'esprit un peu fantasque d'un ingénieur de la SNCF. Les rails de cette ligne seraient reliés par des traverses obtenues en soudant par le milieu deux matériaux ; il y aurait des traverses constituées pour moitié d'aluminium (A) et pour moitié de titane (T), et d'autres traverses constituées de cuivre (C) et de germanium (G).

Les enzymes, en l'occurrence des robots sophistiqués mis au point par la SNCF, patrouillent en permanence le long des brins de l'ADN – pardon, des rails de chemin de fer – à l'affût d'un problème à résoudre. Ce jour-là, un soleil particulièrement violent a provoqué des dégâts sur l'un des rails (un brin d'ADN) : une demi-traverse T a quitté l'alignement pour fusionner avec sa voisine immédiate, une autre demi-traverse T. Un robot-enzyme sectionne d'abord le rail au niveau de la zone altérée. Puis un de ses collègues procède à la tâche délicate qui consiste à fabriquer un nouveau morceau de rail, et surtout deux nouvelles demi-traverses. Mais celles qu'il doit remplacer sont si abîmées qu'il ne peut en identifier le matériau. Comment savoir s'il doit façonner des demi-traverses T, A, C ou G ? Eh bien, il prend tout simplement modèle sur les demi-traverses intactes qui partent du rail opposé. Notre robot sait en effet que les demi-traverses A sont toujours associées à des T. Or, il a précisément sous les yeux deux demi-traverses A orphelines : il en conclut qu'il doit leur associer deux demi-traverses T. Une fois la fabrication terminée, un autre robot achève d'enlever la partie abîmée, et le nouvel élément est soudé en place.

Ainsi va la réparation courante, pour ne pas dire routinière, de l'ADN. Mais que se passe-t-il quand les deux rails sont endommagés au même endroit ? Nos robots-enzymes ont absolument besoin d'un modèle pour effectuer la réparation. Heureusement, ils savent que passe non loin de là une autre ligne de chemin de fer, opportunément construite, disons par Deutsche Bahn, la société allemande.

Admettons que les ingénieurs allemands, distancés par le génie créatif français, n'ont eu d'autre recours que de voler les plans élaborés par la SNCF. Leur ligne de chemin de fer affiche un air troublant de ressemblance avec la ligne française. À quelques détails près, l'enchaînement des demi-traverses – faites des mêmes matériaux – est le même. Il suffit donc à nos robots d'aller à travers champs jusqu'à la ligne allemande et de recopier scrupuleusement l'agencement des traverses qu'ils trouvent à l'emplacement qui correspond à la zone abîmée sur la ligne française. La sexualité, en apportant une copie du matériau génétique sous la forme d'un second chromosome, permet ce type de réparations.

Mais d'autres erreurs, plus sérieuses encore, peuvent affecter les séquences de base sur l'ADN. On les appelle mutations. Par exemple, une base A peut être remplacée par une base T ou par une base G. Pour revenir à notre ligne de chemin de fer, imaginons que, là où devait se trouver une traverse GC, les cheminots qui ont construit la voie ont commis l'erreur d'implanter une traverse TA. Mais, cette fois, nos robots, d'ordinaire si performants, apparaissent désarmés : ils sont programmés pour reconnaître et réparer des erreurs dans les paires de demi-traverses, mais pas dans des séquences entières. Ils vont passer leur route sans déceler la faute. C'est ainsi que, sur l'ADN, les mutations passent inaperçues ; elles finissent par s'accumuler, et perturber ou bloquer le fonctionnement d'un gène. La sexualité offre ici encore une solution, puisque chaque cellule porte en elle deux copies du même gène, l'une sur le chromosome hérité du père, l'autre sur le chromosome hérité de la mère. Lorsqu'un gène mute, c'est l'autre qui prend le relais : la cellule peut fonctionner normalement. Un peu comme si, dans notre métaphore ferroviaire, la circulation pouvait être déviée alternativement de la voie française à la voie allemande, selon les obstacles rencontrés sur la route.

Les chromosomes dont vous avez hérité à la naissance, les uns de votre mère, les autres de votre père, portaient probablement de nombreuses mutations, mais, comme chaque série de chromosomes appartient à des lignées différentes, ces mutations n'ont pas affecté les mêmes gènes : il existe le plus souvent une copie en bon état, capable de jouer son rôle et de compenser une défaillance éventuelle chez l'*alter ego*. Là est l'intérêt de la sexualité, à condition, bien sûr, qu'elle ne concerne pas des parents proches. Lorsque père et mère appartiennent à la même famille, la sexualité perd son pouvoir régénérant et protecteur pour planter de véritables bombes biologiques chez la progéniture : en effet, le risque est alors très grand que les mêmes mutations affectent les mêmes gènes. Cela explique les dégénérescences qui peuvent affecter les enfants nés de parents consanguins.

En dépit des réparations continues, il arrive que manquent dans nos chromosomes des pans entiers d'ADN – le support des gènes. Trop abîmés, ils ont finalement été excisés par les enzymes. La sexualité constitue alors un véritable rajeunissement pour les gènes : lors de la méiose, comme nous l'a montré le jeune Frankenstein, l'ADN manquant dans une région d'un chromosome paternel est remplacé à ces endroits par un brin d'ADN en bon état issu de la région miroir du chromosome maternel correspondant ! Ainsi se constituent vingt-trois nouveaux chromosomes en bon état qui pourront être associés *via* un spermatozoïde à vingt-trois chromosomes fournis selon le même principe par la mère à un ovule.

Mariés sous le signe de la prudence

Mais la sexualité, c'est l'imprévu. Voilà nos gènes forcés de s'associer à des gènes inconnus – ceux du partenaire – pour composer les chromosomes qui seront confiés aux spermatozoïdes et aux ovules. L'événement a, du point de vue des gènes, sa part d'angoisse. Car le destin du rejeton, en particulier chez les animaux, dépend largement de la qualité des chromosomes qu'il reçoit. Un patrimoine génétique altéré, affaibli, peu résistant, pourrait façonner un être vivant fragile, vulnérable, craintif, timoré, jouet des événements, des parasites ou des prédateurs, avec le risque extrême que son existence prenne fin avant qu'il ait pu se reproduire. Avec lui s'arrêterait alors la chevauchée séculaire des gènes. Confronté à un tel risque d'échec, n'importe qui prendrait ses précautions. C'est précisément ce que font les gènes. Dans les espèces animales, ils se montrent plus sourcilleux envers un futur partenaire que ne l'est, dans nos foyers, la mère envers la future bru.

C'est Charles Darwin, qui, le premier, eut l'intuition que, dans la nature, une forme de sélection s'opère entre futurs partenaires. Dans un livre publié en 1871, *The Descent of Man and Selection in Relation to Sex,* il a émis l'hypothèse que certains traits propres aux mâles se sont imposés parce qu'ils attirent l'attention des femelles. L'idée que la femelle choisit son partenaire, et non l'inverse, a été longtemps controversée. Mais des observations récentes, qui portent sur de nombreuses espèces, donnent raison à Darwin.

L'attitude d'une espèce de poisson des Caraïbes, les guppies de Trinidad, est révélatrice. Les guppies, mâles et femelles, évoluent en banc. Lorsqu'un prédateur s'approche d'un banc de guppies, les femelles, restées en retrait, observent l'attitude des mâles. Ceux-ci, qui vont le plus souvent par deux, s'avancent alors vers l'intrus pour le jauger, certains individus faisant même preuve d'une bravoure qui frôle l'inconscience. Mais que se passe-t-il lorsque aucune femelle n'est présente ? Eh bien, les mâles restent sagement à distance. Les scientifiques ont donc émis l'hypothèse que les mâles qui adoptent des postures aussi courageuses face à une menace le font pour signaler leur vigueur aux femelles.

Pour vérifier cette hypothèse, Lee Alan Dugatkin, un biologiste de l'université de Louisville (Kentucky, États-Unis), et Jean-Guy Godin, un spécialiste du comportement animal de l'université Mount Allison (New Brunswick, Canada), ont voulu savoir si les femelles guppies succombaient à ces signes appuyés, après en avoir été les témoins. De petits conteneurs individuels leur ont permis de positionner différents guppies mâles à distances variables d'un prédateur, afin d'observer le comportement des femelles. Alors que les mâles inspectent la menace, les femelles inspectent les mâles. Immanquablement, leur préférence va ensuite pour ceux qui se sont montrés les plus intrépides. Dans cette espèce, comme dans d'autres, la vigueur et le courage sont interprétés comme le signe qu'un individu est porteur de gènes performants. Les femelles choisissent les meilleurs gènes, ou plutôt les gènes cherchent, parmi leurs semblables, à se lier à ceux qui les aideront à pousser leur voyage le plus loin possible.

Qui s'étonnera encore que la reproduction soit une obsession dans l'ensemble des espèces animales ? Un sondage publié le 5 août 1998 dans le quotidien *Le Figaro* révélait qu'un Français sur deux estime que la finalité du mariage, ce n'est ni la passion ni un meilleur avenir économique, mais bien la descendance.

Sexualité et longévité

Le Don Juan d'Océanie

Sur le plan de la frénésie reproductive, l'homme n'arrive pas à la cheville d'un petit animal carnivore, le mâle *Antechinus stuartii.* Physiquement, *Antechinus* a l'allure d'une souris pelucheuse de couleur marron, dotée d'un élégant museau effilé et d'une longue queue. En réalité, l'espèce n'est nullement affiliée aux rongeurs, mais aux marsupiaux, et elle compte dans sa famille le célèbre diable de Tasmanie. Les *Antechinus* ont colonisé des régions entières de Nouvelle-Guinée et d'Australie, où ils élisent le plus souvent domicile dans les arbres. Pour le mâle *Antechinus,* la grande affaire, c'est la saison des amours, qui a lieu pendant l'hiver austral, en août. Il s'agit pour lui d'un événement unique, au sens littéral du terme. Car, quelques semaines plus tard, plus un seul mâle *Antechinus* n'est en vie. C'est au prix fort qu'il paie son insatiable appétit sexuel.

Les petits *Antechinus* voient le jour en septembre. Comme c'est le cas pour tous les mâles de toutes les espèces animales, y compris la nôtre, le comportement sexuel d'*Antechinus* est sous la commande d'une hormone, la testostérone. À partir de mars, le petit *Antechinus* voit son taux de testostérone monter progressivement pour atteindre son maximum en juillet, peu avant la saison des amours. Mais il existe une grande différence entre *Antechinus* et nous. Chez l'homme, comme chez la plupart des espèces, la testostérone qui circule dans le sang est en grande partie neutralisée par une protéine qui se lie à elle. Seul un infime pourcentage de testostérone est libre de ses mouvements, libre de déclencher le désir. La raison pour laquelle le gros de la testostérone se trouve ainsi chaperonné est évidente. Si toute la testostérone produite par l'organisme circulait librement dans le sang, la planète entière ne serait qu'un gigantesque lupanar. Rendus fous de désir, les mâles de l'espèce humaine se lanceraient dans une copulation effrénée qui aurait rapidement raison de leur santé. C'est précisément ce qui arrive aux jeunes *Antechinus*. Leur sang ne contient quasiment pas de protéine garde-fou. La stimulation qu'ils reçoivent de la testostérone est à la fois démesurée et inextinguible.

Une fois qu'il a trouvé une femelle compréhensive, le jeune mâle *Antechinus* s'abîme dans le stupre. L'étreinte, vigoureuse, prestement rythmée, ne dure ni quelques minutes ni quelques dizaines de minutes. Selon Peter Temple-Smith (université Monash, Melbourne), un chercheur qui étudie l'espèce depuis des années, elle peut se poursuivre pendant douze heures ! Le mâle n'y met un terme que pour se lancer à la recherche d'une nouvelle compagne. Pas de place dans cette débauche effrénée pour un peu de sommeil, un peu de repos, voire un repas. Après quelques jours de ce régime, les mâles sont décharnés, épuisés, infectés des vermines et des microbes que leur système immunitaire effondré ne parvient plus à tenir à distance. Signe de graves lésions, ils renoncent à la toilette de leur pelage. Deux à trois semaines à peine après leur première et dernière expérience sexuelle, la totalité des *Antechinus* mâles a été rayée de la planète. Le cycle recommencera à la saison suivante avec leurs rejetons.

Les bons côtés de la castration

Pour cruel qu'il soit, le sort des *Antechinus* n'est pas exceptionnel. D'autres espèces connaissent ce phénomène de vieillissement accéléré qui suit la maturation sexuelle. Après trois à quatre ans de vie paisible dans les eaux de l'océan, le saumon du Pacifique, qu'il soit mâle ou femelle, retourne pour frayer dans les eaux du torrent de sa petite enfance. Un parcours éprouvant l'y attend, et il s'effectue d'un trait, sans que les poissons ingèrent la moindre nourriture. Peu après avoir frayé, mâles et femelles dépérissent et comme les *Antechinus* finissent par mourir d'épuisement, de stress et d'infections dans les eaux qui les ont vus naître.

Mais les *Antechinus* pas plus que les saumons ne sont génétiquement programmés pour une fin si brutale et une durée de vie si courte. En prélevant des mâles *Antechinus* avant la période de reproduction, et en leur imposant le célibat en captivité, Peter Temple-Smith a pu augmenter leur durée de vie. Des résultats plus spectaculaires encore ont été obtenus chez les *Antechinus* castrés dès l'enfance. Privés de l'afflux de testostérone, et du désir irrépressible de s'accoupler, ils vivent aussi longtemps que les femelles de l'espèce : trois ans, au lieu d'un seul pour les mâles non castrés. Une durée de vie divisée par trois : c'est donc le prix de la sexualité chez *Antechinus*. Chez le saumon du Pacifique aussi, la castration permet un doublement de la durée de vie. Mais ce qui est vrai pour le petit marsupial et le saumon le serait-il pour d'autres espèces animales ? En d'autres termes, y a-t-il un prix à payer pour assurer l'immortalité des gènes par le sexe ?

Bernard Wexler, un chercheur américain auquel on doit de nombreux travaux sur le vieillissement brutal des saumons, a trouvé chez des souris et des rats de laboratoire des signes de dégénérescence et de sénescence rapides lorsque les animaux sont mis dans les conditions de se reproduire en permanence. Ils meurent précocement, et Wexler y a vu, avec raison, les conséquences d'un stress excessif associé à l'activité sexuelle[1].

Si les hormones ont un coût, qui se paie en années de vie, alors il doit être possible de voir des bénéfices de longévité chez ceux qui n'en fabriquent pas. C'est précisément le cas. Ainsi, le cancer mammaire est très répandu chez la chatte et la chienne. Mais les femelles castrées avant la puberté ont un risque de cancer divisé respectivement par sept et par cent ! En 1981, Roderick Bronson, un médecin américain, s'est plongé dans une tâche exaltante : analyser les statistiques de mortalité de centaines de chiens et chats. Sa conclusion ? Les animaux castrés, qu'ils soient mâles ou femelles, vivent de trois à cinq ans de plus que leurs congénères dont les attributs sont complets[2], [3]. Ce qui nous amène directement à la gent humaine.

Chez nous aussi, porter des hormones sexuelles n'est pas toujours une partie de plaisir. Par exemple, les œstrogènes permettent le développement de l'appareil reproducteur et les fonctions de reproduction de la femme. Mais les œstrogènes sont aussi responsables, plus tard dans la vie, des cancers du sein et de l'ovaire. Chez l'homme, la testostérone a été mise en cause dans le cancer de la prostate.

Privés de testostérone et de ce qui va avec, les eunuques conservent au moins une chose : la réputation de vivre vieux. Bien. Mais vérifier scientifiquement une telle rumeur semble à première vue impossible, car où trouver au XXe siècle un contingent de jeunes castrats suffisamment important pour en tirer des statistiques de longévité ? James Hamilton, un médecin américain, l'a trouvé, et pas plus loin que dans son propre pays. Pendant des années, le gouvernement américain s'est en effet livré à de troublantes pratiques : la castration de détenus mentalement attardés. En 1969, dans une étude rigoureuse, Hamilton a comparé la durée de vie de près de trois cents de ces pauvres diables à celle de sept cents autres détenus qui avaient échappé au scalpel. Non seulement l'étude confirme que les castrats vivent plus longtemps que les autres, mais elle chiffre précisément cet avantage : il est considérable, puisqu'il atteint quatorze ans[4] ! Plus la castration était intervenue tôt dans l'existence, plus la différence était importante.

---

1. Wexler, B. C. : Comparative Effects of Hyperadrenocriticism and Aging. *In :* Everitt, A. V. and Burgess, J. A. (Eds) : *Hypothalamus, Pituitary, and Aging,* p. 331-336, 1976, C. C. Thomas, Springfield, IL, USA.

2. Bronson, R. T. : Age at Death of Necropsied Intact and Neutered Cats. *Am J Vet Res,* 42 : 1606-1608, 1981.

3. Bronson, R. T. : Variation in Age at Death of Dogs of Different Sexes and Breeds. *Am J Vet Res,* 43 : 2057-2059, 1981.

4. Hamilton, J. B. : Mortality and Survival. Comparison of Eunuches With Intact Men and Women in a Mentally Retarded Population. *J Gerontol,* 24 : 395-411, 1969.

D'autres chercheurs ont voulu vérifier par l'expérience. Les observations et expériences les plus spectaculaires ont été faites sur la mouche du fruit, la drosophile. Parce qu'elle donne naissance à une nouvelle génération toutes les deux semaines, la drosophile est un matériau de rêve pour un biologiste ou un généticien.

Le chercheur britannique John Maynard Smith n'était ni l'un ni l'autre, et rien *a priori* ne le destinait à se passionner pour la vie éphémère des mouches. Mathématicien de formation, ce Britannique fantasque et chaleureux avait passé la Seconde Guerre mondiale à concevoir de nouveaux avions de chasse. Ses idées et discours résolument marxistes lui avaient déjà valu quelques solides inimitiés, et ils devaient même lui coûter longtemps l'obtention d'un visa pour se rendre aux États-Unis (une interdiction qui n'a été levée que récemment). Mais, dans les années 1950, Maynard Smith décide d'offrir ses talents à un autre monstre de la biologie du vieillissement, J. B. S. Haldane, qui s'intéresse à l'époque aux gènes défectueux, tels ceux qui provoquent la maladie de Huntington, et dont les effets ne se font sentir que tard dans la vie.

Maynard Smith, lui, n'a pas manqué de noter la relation étroite qui existe, chez les mammifères et les oiseaux, entre la durée de la maturation sexuelle et la durée de la vie. La drosophile va lui permettre de préciser cette relation. Maynard Smith eut d'abord l'idée de rendre les femelles stériles en leur imposant un bref choc thermique. Comparées aux mouches « normales », ses insectes vécurent plus longtemps. Puis il fit appel à des mouches mutantes qu'un défaut génétique privait d'ovaires. Elles aussi connurent une durée de vie exceptionnelle[1]. Persuadé qu'il avait percé le mystère du vieillissement, Maynard Smith prit sa plus belle plume pour en faire part au journal scientifique *Nature*[2], avant de quitter ce domaine désormais sans intérêt pour lui et de se consacrer à la théorie des jeux appliquée à l'évolution. Mais il était dit que les mouches seraient, près de trois décennies plus tard, remises à contribution pour le genre d'expériences qui font chavirer la connaissance.

La mouche qui ne voulait pas mourir

Irvine, Orange County, Californie du Sud, 1984

En ce milieu des années 1980, la vie est douce au sud de Los Angeles. Le long de Pacific Coast Highway (PCH) se succèdent les *beach communities :* la décontraction bariolée de Huntington Beach, célèbre pour les vagues qui s'enroulent autour de la jetée en bois, chevauchées chaque année par les meilleurs surfeurs du monde. Puis, en suivant PCH vers le sud, l'arrogance de Newport Beach, la ville de John Wayne, où se serrent contre le port des maisons à deux millions de dollars. Plus loin encore, dans un cadre à couper le souffle, Laguna Beach, qui possède la plus forte densité d'artistes et d'ex-beatniks des États-Unis, rejoints depuis peu, il est vrai, par quelques stars en rupture avec Bel-Air, tels O. J. Simpson ou Bette Midler. Tous ou presque, peintres et sculpteurs en vue, sorciers du marketing, chirurgiens plastiques, stars hollywoodiennes, ont fait fortune et se sont bâti sur les collines peuplées d'eucalyptus, face à l'océan, des villas en bois imposantes et sobres. Une grande partie brûlera une décennie plus tard, ravagée par l'incendie gigantesque qui, de San Diego à Malibu, embrasera deux cents kilomètres de côte.

Mais, en 1984, la vie tout entière de cette Californie-là est tournée en semaine

1. Maynard Smith, J. : The Effects of Temperature and of Egg Laying on the Longevity of *Drosophila subscora. J Exp Biol,* 35 : 832-842, 1958.

2. Maynard Smith, J. : A Theory of Aging. *Nature,* 184 : 956, 1959.

vers les affaires, et le reste du temps vers les *shopping centers* ou l'océan. Guère de place pour la recherche, qui a trouvé refuge plus au nord, à Los Angeles, dans deux institutions : l'université de Californie du Sud (USC), bouillon de culture prolifique et snobinard qui accueille des héritiers millionnaires en dollars, et la studieuse université de Californie à Los Angeles (UCLA). Ou carrément au sud avec la somptueuse université de San Diego qui déroule ses hectares de pelouse impeccable jusqu'aux falaises, et le célèbre Salk Institute, où Francis Crick, codécouvreur de la structure de l'ADN, explore les méandres de la conscience.

Pourtant, quelques chercheurs méritants, négligeant les tentations de la *beach life,* ont choisi la portion de côte du comté d'Orange, entre Los Angeles et San Diego, pour conduire des travaux de recherche fondamentale. Ils ont élu domicile à l'université d'Irvine, que quelques collines pelées, encore épargnées par les promoteurs (c'en est bien fini, hélas !), isolent alors des plages flamboyantes. Trop près du rivage, la pression conjuguée du soleil, des brises légères, des baleines qui croisent au printemps, des belles sculpturales en maillots fluo eût peut-être été insoutenable. Mais, à Irvine, le compromis est idéal. Les lignes austères du campus sont adoucies par les allées rectilignes bordées d'eucalyptus. Une atmosphère de bonne humeur studieuse règne un peu partout, comme dans les couloirs de la bibliothèque médicale où se croisent, les bras chargés de revues, des étudiants en short et des professeurs en austères costumes Brooks Brothers. Et l'on y hume en fin de journée un léger vent salé qui, mieux qu'une sonnerie, rappelle aux étudiants qu'une autre vie les attend autour des braseros allumés sur les plages. C'est dans ce lieu étrange, borné, à l'est, par l'autoroute la plus encombrée de la planète, et, à l'ouest, par les collines vert pâle qui plongent dans un océan paisible, que Michael Rose règne sur un bataillon de mouches très spéciales.

Comme beaucoup de ses confrères qui tentent de comprendre les mécanismes du vieillissement, Michael Rose, grand garçon au visage poupin couronné d'une boule de cheveux bouclés, est d'abord un spécialiste du sexe, entendez par là qu'il a longuement étudié le sexe des bactéries. Nous l'avons déjà rencontré dans ces pages, puisqu'il fut l'un des premiers à suggérer que la sexualité est une stratégie au service des gènes.

En 1976, alors âgé de 21 ans, Michael Rose se demandait s'il allait choisir Harvard ou l'université plus modeste du Sussex pour poursuivre ses études. C'est alors qu'il reçut une lettre du Dr Brian Charlesworth, de Sussex. « Je veux que vous veniez travailler sur l'évolution du vieillissement, disait en substance la lettre, parce que j'ai résolu la question du vieillissement. » Rose lui répondit qu'il n'en croyait pas un mot. Mais l'insistance de Charlesworth eut raison des réticences du jeune étudiant. « À cette époque, se souvient Michael Rose, peu de chercheurs s'orientaient vers la biologie du vieillissement car c'était le moyen le plus sûr pour un scientifique de plomber sa carrière. » Rose prit le chemin de Sussex et écouta Charlesworth.

L'idée de Charlesworth était qu'avant l'âge de la reproduction, la sélection naturelle favorisait la survie des individus en meilleure santé. Mais une fois passé l'âge de la reproduction, la sélection naturelle n'avait plus d'importance, et l'état de santé n'offrait plus d'avantage. En réfléchissant à la théorie de Charlesworth, Rose finit par se dire que le mieux était de la tester. Pour ce faire, il va tenter, en 1984, une démonstration qu'il a conçue pour qu'elle soit lumineuse. Si, comme le suggéraient de nombreuses observations, les animaux dont la maturation sexuelle est la plus tardive ont un avantage de longévité, alors, a-t-il conclu, il doit être possible d'augmenter la durée de vie en retardant l'âge de la reproduction. Problème. Il faut, pour tenter l'expérience, disposer d'un matériau biologique abondant, au taux de reproduction rapide.

Comme avec Maynard Smith, les mouches du fruit, ces bonnes vieilles drosophiles, feront une nouvelle fois l'affaire : adultes en onze jours, elles enfilent les générations à un rythme idéal pour constater des variations.

Rose commence par sélectionner une population de mouches, qu'il sépare en deux groupes. Le premier est libre de se reproduire dans les conditions habituelles. Dans le second, seuls sont sélectionnés les œufs pondus après que les femelles ont atteint l'âge de soixante-dix jours. Les mouches issues de ces œufs sont alors, elles aussi, soumises au même traitement : seuls leurs œufs pondus tardivement sont retenus. De génération en génération, les chercheurs récoltent des œufs de plus en plus tard, y compris de mouches encore fertiles à un âge où les mouches normales ont depuis longtemps cessé de vivre. Après quinze générations, le bilan est phénoménal : l'âge moyen et l'espérance de vie des femelles ont augmenté de 30 %, et ceux des mâles de 15 %[1].

Ce qui rend l'expérience de Michael Rose indiscutable, c'est qu'elle a été reproduite. À peu près à la même époque, en effet, d'autres chercheurs américains, travaillant de manière indépendante, ont obtenu des résultats identiques. À la vingt-cinquième génération, l'espérance de vie de leurs mouches avait même doublé, passant de quarante à quatre-vingts jours[2]. Plus surprenant : rien n'indique qu'une limite serait atteinte en poursuivant ces manipulations ! Des centaines de Jeanne Calment ailées : voilà ce que Michael Rose a obtenu en faisant reculer l'âge de la reproduction chez la drosophile ! « Je pense que j'ai produit de meilleures mouches, dit-il aujourd'hui. Elles sont supérieures sur le plan athlétique, elles ont une plus grande capacité de travail et une capacité accrue de survie au stress. La seule chose qu'elles font moins bien, c'est se reproduire à un âge précoce. »

La drosophile, avec son taux de reproduction fulgurant, offrait à Rose un terrain d'expérimentation idéal. Mais ces résultats peuvent-ils réellement éclairer sur le vieillissement humain ? Sont-ils transposables aux mammifères ? Pour le savoir, l'expérience devrait être renouvelée chez la souris, à condition de la conduire pendant dix à quinze années et de disposer d'un budget de recherche faramineux. À ce jour, aucune expérience de ce type n'a été réalisée. Pourtant, un autre chercheur américain va contourner la difficulté et trouver, à peu de frais et en quelques années à peine, le moyen de vérifier si, oui ou non, les découvertes de Michael Rose s'appliquent aux mammifères.

La vie cachée des opossums

Au moment où les articles de Michael Rose paraissent dans la presse scientifique, Steven Austad, un professeur de zoologie de l'université de l'Idaho, fait ses bagages pour la savane vénézuélienne. Il va s'y livrer à son passe-temps favori : un travail de détective sur les comportements sexuels des animaux.

Austad est déjà intarissable sur la sexualité des araignées, des oiseaux, des mammifères et même des cafards. À présent, dans la moiteur et la boue de la savane tropicale, il s'apprête à traquer les mœurs sexuelles d'un oiseau troglodyte. Il est accompagné de Melvin Sunquist, un biologiste du Smithsonian Institute de Washington, venu poser des colliers radio-émetteurs sur des renards mangeurs de crabes *(sic)*, histoire d'en apprendre plus sur l'intimité de ces sympathiques bêtes. Mais, très vite, l'expédition va prendre un tour inattendu. D'abord, les affaires de Sunquist vont mal. Chaque nuit, les pièges à renard qu'il a patiemment posés se remplissent

1. Rose, M. R. : Laboratory Evolution of Postponed Senescence in *Drosophilia melanogaster. Evolution,* 38 : 1004-1010, 1984.

2. Luckinbill, L. S. : Selection for Life Span in *Drosophilia melanogaster. Heredity,* 55 : 9-18, 1985.

certes, mais pas de renards. À la place, Sunquist fait une véritable razzia d'opossums, un marsupial répandu sur tout le continent américain, et qui *a priori* n'intéresse aucun des chercheurs. Les nuits se succèdent, les renards boudent, les opossums affluent, Sunquist est désespéré.

« Laisse tomber les renards, lui dit un jour Austad, pris de pitié. Intéresse-toi aux opossums. Il doit bien y avoir quelque chose d'intéressant à apprendre à leur sujet. » C'est ainsi que les colliers radio-émetteurs prévus pour les renards sont posés sur quelques dizaines de marsupiaux. Il ne s'est pas passé six semaines que déjà les chercheurs ont le sentiment que quelque chose ne tourne pas rond au royaume des opossums. Aucun ne paraît âgé de plus de deux ans. Des animaux capturés à dix-huit mois, en apparente bonne santé, sont retrouvés trois mois plus tard en totale décrépitude, perclus d'arthrose, infectés de parasites, atteints de cataracte, victimes de ce qui ressemble à un vieillissement brutal et accéléré. La curiosité d'Austad est piquée, d'autant que lui trotte en mémoire l'article original de Rose sur les mouches « centenaires ». « Peut-être, se dit-il, ai-je là l'occasion de vérifier que les mécanismes mis au jour par Rose sont applicables aux mammifères. »

Pour Austad, il n'y a qu'une explication au vieillissement rapide des opossums de la savane : « Leur environnement est particulièrement dangereux. Parce qu'ils sont lents, avec relativement peu de moyens de se défendre, les opossums peuvent être tués par tous les types de prédateurs, hiboux, coyotes, loups, chiens, cougars, chats sauvages et peut-être même automobiles. Si vous avez de grandes chances d'être tué par un prédateur dans les semaines ou les mois qui viennent, il ne sert à rien d'investir dans un système immunitaire efficace et fiable, ou dans un arsenal de défenses contre le vieillissement. Du point de vue de l'évolution, vous avez intérêt à vous reproduire copieusement, et le plus vite possible[1]. »

Au contraire, dans un environnement plus paisible, raisonne Austad, la longévité des opossums ne peut être qu'augmentée. Mais où trouver un tel environnement ? De retour aux États-Unis, le zoologiste se met en quête d'une île à opossums au large de la côte sud-est. Pourquoi une île ? « Les îles, explique-t-il, m'intéressaient parce que tous les spécialistes d'écologie savent qu'on y trouve peu ou pas du tout de prédateurs. En effet, pour vivre, les prédateurs ont besoin d'un approvisionnement constant en proies. Mais la plupart des populations qui pourraient jouer ce rôle sont trop réduites, ou elles ont des portées insuffisantes pour subvenir aux besoins de prédateurs. Si l'on suit ce raisonnement, l'environnement insulaire doit être moins dangereux que celui de la terre ferme, et si la théorie est correcte, les animaux qui vivent dans l'île devraient y avoir développé, au cours de leur évolution, un vieillissement plus lent[2]. »

Le paradis insulaire des opossums

Après quelques recherches, Austad découvre son paradis à opossums : l'île de Sapelo, à huit kilomètres des côtes de la Géorgie. Sapelo semble satisfaire à toutes les conditions. D'abord, elle abrite des opossums et aucun de leurs prédateurs familiers. Ensuite, elle est située suffisamment loin des côtes, de sorte que des opossums du continent n'ont pas pu y nager et mêler leurs gènes à ceux des animaux insulaires. Enfin, elle est apparue quatre mille ans plus tôt, ce qui permet de penser que la théorie d'un vieillissement plus lent a eu le temps de se réaliser.

Une fois qu'il a acquis la conviction que Sapelo répond à tous les critères, Austad s'installe sur l'île avec un petit véhicule et une cargaison de colliers radio-émetteurs

---

1. Austad, S. N. : *Why We Age*. John Wiley, New York (NY), p. 109-117, 1997.
2. Austad, S. N. : *op. cit.*, p. 109-117.

destinés à orner le cou de toutes les femelles sur lesquelles il pourra mettre la main. Il a décidé de privilégier les femelles, car il pourra, par la même occasion, marquer les petits qu'il découvrira peut-être dans leur poche et suivre ainsi leur développement. Comme tous les marsupiaux, les petits opossums, à peine nés, se hissent jusqu'à la poche maternelle où les attendent treize minuscules mamelles. Le voyage, d'à peine trois centimètres, est périlleux pour ces êtres minuscules (à peine plus gros qu'une fourmi) et de surcroît aveugles et sourds. Tous ne parviennent pas en lieu sûr : sur une portée de vingt à trente petits, seuls cinq à dix trouvent refuge dans la poche.

La première rencontre avec un opossum stupéfie le chercheur. L'animal déambule paisiblement au milieu d'une route en plein midi, et Austad le cueille sans difficulté : « Je n'avais jamais encore vu un opossum en balade à cette heure de la journée, se souvient-il. J'ai aussi noté que, contrairement aux animaux du continent qui dorment dans des galeries souterraines, les opossums de Sapelo s'assoupissent le plus souvent à même le sol. Ils ont perdu tous les réflexes d'adaptation à un univers de prédateurs. »

Un an suffit à Austad pour acquérir la conviction que son hypothèse est en bonne voie d'être vérifiée. Avec des portées de quatre à six petits, les opossums de Sapelo ont un taux de reproduction plus faible que ceux du continent, qui donnent naissance à six à neuf bébés à chaque portée. À l'issue de la deuxième année, le chercheur tient l'information qu'il cherchait : à Sapelo, l'opossum fait de vieux os. La longévité des animaux y est supérieure de 25 à 50 % à celle des cousins du continent. Des prélèvements faits sur les fibres des tendons confirment que le collagène des opossums insulaires – un entrelacs de fibres protéiques – connaît un vieillissement plus lent. Leur système reproducteur vieillit, lui aussi, moins vite. « Les opossums du continent connaissent rarement une seconde saison de reproduction, indique-t-il. Ceux qui y parviennent sont le plus souvent stériles ou donnent naissance à des portées d'avortons. Rien de cela sur l'île, où plus de la moitié des animaux connaît une deuxième saison de reproduction, avec une fertilité et une fécondité égales à celles de la première saison. » Pour Steven Austad, la mission « opossum » est accomplie[1].

Pour les biologistes de l'évolution, l'explication est évidente. Sur notre planète, les ressources dont dispose un organisme pour se maintenir en vie sont nécessairement limitées. On peut imaginer qu'un être vivant naît avec un capital énergétique potentiel, qu'il doit utiliser avec sagesse. Sous peine de dépérir ou d'être la proie des bactéries, des virus, du rayonnement solaire, il doit faire face à une multitude d'opérations biologiques gourmandes en énergie. Si l'on se place de son point de vue, il a tout intérêt à investir dans ces processus pour viser la survie à long terme. Mais si l'environnement est menaçant, cet investissement n'a pas de sens. Mieux vaut alors investir massivement dans les activités de reproduction.

L'énergie apparaît donc comme un facteur déterminant non seulement de la vie, mais de la longévité. Homme ou fourmi, libellule ou ver de terre, nous sommes des véhicules. Mais un véhicule, fût-il aussi minuscule qu'une bactérie, n'avance pas sans énergie. Où la trouver ? Comment l'utiliser ? Les premières cellules, les premiers arrangements du vivant ont couru après l'énergie-reine. La course continue aujourd'hui. Elle est au cœur même du phénomène du vieillissement.

---

1. Austad, S. N. : Retarded Senescence in an Insular Population of Virginia Opossums *(Didelphis virginiana). J Zool,* 229 : 695-708, 1993.

2. Holliday, R. : Understanding Ageing. *Phil Trans R Soc* London, 352 : 1793-1797, 1997.

L'ALLOCATION DES RESSOURCES D'ÉNERGIE DISPONIBLES CHEZ LES MAMMIFÈRES[1]

Fonctions de base	*Reproduction*	*Maintenance*
Synthèse biochimique	Gonades, gamètes, sexe	Cicatrisation
Métabolisme	Développement	Immunité
Respiration	Gestation	Renouvellement des protéines
Remplacement cellulaire	Allaitement	Défense contre les radicaux libres
Mouvement	Soin aux nouveau-nés	Réparation de l'ADN
Alimentation et digestion	Croissance	Élimination des toxiques
Excrétion		Stabilité des gènes
		Équilibre des systèmes biologiques
		Stockage de graisses de réserve

La course à l'énergie

La première crise de l'énergie

C'était il y a 2,5 à 3,5 milliards d'années, bien avant que l'oxygène soit présent en quantité dans l'atmosphère terrestre. Les premières cellules et leur cargaison de gènes barbotaient librement dans la soupe des origines. Autour d'elles flottaient des molécules et des fragments de molécules qui s'étaient constituées spontanément. On peut imaginer que les cellules n'étaient pas indifférentes à ces flottilles électroniques qui dérivaient à leur portée. Qu'elles ont très tôt pris l'habitude de les filtrer, de les évaluer, histoire de voir si l'on pouvait en tirer quelque chose d'utile, un avantage stratégique dans cette ère de compétition effrénée. La plupart de ces bouts d'atomes n'offraient pas grand intérêt. Après avoir été auscultés, ils étaient rejetés intacts, de la même manière qu'un pêcheur fait la grimace quand sa ligne remonte une vieille chaussure. D'autres étaient manipulés, bricolés, amputés : des bouts d'atomes restaient prisonniers de la cellule, ils serviraient bien à quelque réaction.

Mais, de temps en temps, une molécule sortait du lot, méritait une attention particulière. L'une de ces molécules stars qui apparurent dans la soupe cellulaire s'appelle ATP (adénosine triphosphate).

L'ATP : UNE PILE CELLULAIRE

Aux yeux des premières cellules, l'ATP offrait un physique extrêmement désirable. Elle est constituée de l'une des bases de l'ADN (l'adénine), associée à un sucre (ribose), lui-même relié à une queue composée de trois atomes de phosphore mis bout à bout. Jusque-là, rien d'extraordinaire. Mais voilà, la queue de phosphore est extrêmement instable. Le lien fragile qui unit les atomes de phosphore peut être sectionné par l'intervention d'une molécule d'eau. Cette réaction procure alors une denrée précieuse : l'énergie. L'ATP peut donc être comparée à une pile cellulaire.

1. Holliday, R. : Understanding Ageing. *Phil Trans R Soc* London, 352 : 1793-1797, 1997.

Avec la pile ATP, tout va changer. Un véhicule électrique abandonné sans batterie sur le bord d'une route a certes sa vie propre : il change d'aspect au fil des jours qui passent, perd sa peinture, se couvre de rouille, il peut servir d'abri aux petits animaux et aux mauvaises herbes. On peut même le pousser dans une pente et lui faire parcourir une petite distance. Mais si vous apportez une batterie neuve, l'existence de ce véhicule est transformée. Il devient autonome, transporte des passagers sur les plus grandes distances, peut rouler de nuit, tracter un autre véhicule.

L'intrusion de l'ATP dans la vie cellulaire peut s'apparenter à l'arrivée d'une batterie et d'un jerrican dans une voiture arrêtée en bord de route. Les cellules découvraient que l'énergie de l'ATP leur permettait de se livrer à toutes sortes d'opérations qui étaient auparavant hors de leur portée. L'arrivée de l'ATP fut saluée par les cellules comme peut l'être l'apparition d'une drogue parfaite dans une *rave party.* Les unes après les autres, les cellules devinrent accros. Et ce qui devait arriver arriva. Les stocks d'ATP furent prestement enlevés du milieu dans lequel baignaient les cellules. Bientôt, il n'y eut plus une seule molécule d'ATP libre. L'humanité en devenir vivait sa première crise de l'énergie.

Les taxis de Bamako

Imaginez que l'on équipe en voitures électriques les chauffeurs de taxis d'une ville comme Bamako, la capitale du Mali. Ce ne serait pas forcément la plus sage des décisions, car, dans ce pays, les coupures d'électricité sont fréquentes. Mais imaginons quand même qu'une société de taxi malienne, dans un souci de préservation de l'environnement, prenne une telle décision. Le premier jour, les chauffeurs font rouler leur nouveau véhicule et multiplient les courses, car la population est sensible à l'agrément de ces véhicules flambant neufs et silencieux. Pour les taxis concurrents, qui roulent dans de vieilles guimbardes fumantes, le coup est rude. L'arrivée de la batterie électrique s'est traduite par un avantage concurrentiel immédiat. Mais, le soir même, de retour au garage, c'est la catastrophe. La centrale qui alimente la ville a sauté. Impossible de recharger les batteries pour les préparer au lendemain.

Seul un chauffeur s'est montré ingénieux et prévoyant. Pendant que ses collègues raflaient les clients en ville, il s'est rendu avec son taxi à son domicile, une case misérable qui n'est pas alimentée en électricité. Il a versé un peu d'essence dans son vieux groupe électrogène, puis utilisé l'énergie de sa batterie toute neuve pour le réparer et le faire démarrer. Le lendemain, seul son véhicule, rechargé par le groupe électrogène, circulera. À chaque coupure, il bénéficiera d'un énorme avantage sur tous les autres véhicules.

De la même manière, dans notre marigot du début de la vie, pendant que les cellules-cigales goûtaient goulûment à l'ATP, en l'utilisant pour des profits immédiats, une minorité de cellules-fourmis s'était appliquée à réussir un tour de force : régénérer l'ATP, le recharger en phosphore, comme on recharge une batterie.

Ce tour de force a traversé les âges. Chacune des cellules de notre organisme sait l'accomplir. Pour y parvenir, elle a besoin de « dépenser » deux ATP et de consommer un peu de carburant sous la forme de molécules à base de carbone, comme le sucre. Avec ces ingrédients, elle est capable de fabriquer quatre ATP, soit doubler la mise initiale ! Il y a 3,5 milliards d'années, de nombreuses molécules à base de carbone et d'hydrogène, qui croisaient à portée des colonies cellulaires, ont pu servir de carburant. Les cellules qui les ont alors utilisées pour fabriquer de l'ATP ont acquis un avantage important sur leurs concurrentes du point de vue de l'évolution. Les gènes qu'elles abritaient se frottaient l'ADN de satisfaction. Mais leurs réjouissances allaient être de (relative) courte durée.

La fabrication de l'ATP entraînait des résidus, sous la forme d'hydrogène et de gaz carbonique, qui, faute de pouvoir être recyclés, étaient rejetés dans le milieu naturel. Il ne s'est pas passé longtemps avant que d'autres familles cellulaires concurrentes apprennent à produire elles-mêmes de l'ATP à partir d'hydrogène et de gaz carbonique. Une cohabitation muette allait s'installer entre les deux lignées, celles qui rejetaient hydrogène et gaz carbonique, et celles qui s'en emparaient aussitôt pour produire de l'énergie.

■ **Un étranger dans nos cellules**

Depuis l'aube des temps, toutes les espèces vivantes se livrent une compétition féroce pour la suprématie génétique. Mais il leur arrive d'élaborer des accords tacites. Par exemple, un étrange pacte lie les petits pois à une famille de bactéries. Celles-ci nichent en toute tranquillité dans des nodules ménagés dans les racines des pois, et la plante va même jusqu'à les approvisionner régulièrement en sucres. Il ne faut y voir aucune forme d'altruisme végétal. Car les bactéries sont simplement abritées et rémunérées en échange de leur travail : fixer l'azote dont les pois ont besoin pour leur croissance. Ce genre de pacte n'est pas unique. Certaines bactéries vivent dans le vagin de la femme sans en être chassées par le système immunitaire. Il y a une raison à cela : elles y produisent des acides qui s'opposent à la croissance de micro-organismes potentiellement dangereux dans le milieu vaginal, comme les levures.

Un pacte de ce type s'est probablement conclu entre les organismes primitifs qui rejetaient de l'hydrogène et du gaz carbonique, et ceux qui s'en régalaient. Les seconds dépendaient, pour leur survie, de l'activité des premiers. Ils s'en sont rapprochés, et, comme des corsaires lancés à l'abordage d'un navire ventru, leurs gènes ont fait le reste, tissant des connections de plus en plus étroites avec leurs voisins industrieux.

Ceux-ci ont-ils vu venir la menace ? Vraisemblablement pas. En l'espace d'un milliard d'années, ils ont été gobés, leur matériel génétique leur a été en partie confisqué. Mais l'hôte a pris soin de ne pas les faire complètement disparaître, afin de profiter de leur formidable savoir-faire : la production d'énergie. Nourrie par l'hôte, qui lui fournit les ingrédients dont elle a besoin, la petite structure qui subsiste a donc été mise au travail, cette fois au bénéfice de l'ensemble.

Cet étrange équipage est ce qui constitue aujourd'hui nos cellules[1]. En leur cœur subsistent de petites usines de production d'énergie, descendantes de ces bactéries. Vaillantes, efficaces, mais un peu primitives, on les appelle mitochondries. Elles sont ce qui nous fait vivre. Elles sont aussi ce pourquoi nous mourons. Mais patience.

Car, alors que les eaux étaient le siège de scènes d'annexion aussi insoutenables que celle qui vient de se dérouler sous vos yeux, l'atmosphère connaissait un phénoménal changement.

La seconde crise de l'énergie

À ce stade de notre retour aux sources de la vie et aux origines du vieillissement, presque tous les protagonistes ont fait leur entrée en scène. Ils nous sont maintenant familiers : tapis dans leurs cellules, les gènes construisent patiemment des véhicules de plus en plus performants, qui les conduiront encore plus loin. Leur dernière trouvaille, c'est l'annexion de ces petites centrales énergétiques qu'ils ont bien vite mises au pas pour produire à volonté de l'ATP. Le rideau peut s'ouvrir sur le personnage clé

1. Doolittle, W. : A Paradigm Gets Shifty. *Nature,* 392 : 15-16, 1998.

de cette saga, ou de ce drame, selon que l'on est curieux de nature ou foncièrement pessimiste. Ce nouveau venu, qui, pareil au dieu Janus, a deux visages, c'est l'oxygène.

La fabrication de l'ATP s'était démocratisée. Il ne s'agissait plus d'un tour de force réservé à l'élite, mais d'un mécanisme partagé par toutes les cellules qui avaient proliféré. Toutes, isolées ou en symbiose, puisaient dans le milieu ambiant le carburant qui leur était nécessaire. Au point que la pénurie finit par s'installer. Pour reprendre notre métaphore, on avait le générateur, on savait le faire fonctionner, mais voilà que l'essence venait à manquer. Le moment était favorable à un nouveau changement de paradigme. Les gènes qui sauraient équiper leurs véhicules d'un moyen de fabriquer de l'énergie sans faire appel au carburant organique s'assureraient un avantage déterminant.

Que pourrait faire notre chauffeur de taxi malien dans des circonstances où l'approvisionnement en essence de sa ville est compromis ? S'il est ingénieux et bricoleur, nul doute qu'il cherchera à domestiquer une énergie inépuisable dans son pays : le soleil. Construire sur le toit de sa case des panneaux solaires, les relier à des batteries, recharger ainsi son véhicule, voilà qui le sortirait de ce mauvais pas dans lequel un patron écolo et l'OPEP l'auraient conjointement mis.

C'est précisément ce que nos ancêtres cellules ont fait. Les cellules qui vivaient en surface faisaient déjà à l'époque appel à des pigments rudimentaires pour absorber les ultraviolets du soleil et s'en protéger. Elles ont réussi à coupler ce système d'antennes à un mécanisme de transport d'électrons. En convertissant directement l'énergie solaire en ATP, elles s'affranchissaient en même temps des risques de pénurie de carburant. Dans la course à l'évolution, elles prenaient un avantage décisif. Le règne végétal faisait ses premiers pas.

Il fallut peu de temps à ces nouvelles venues pour apprendre non seulement à fabriquer de l'ATP à partir de l'énergie solaire, mais aussi à fixer le gaz carbonique. Ce mécanisme d'une ingéniosité vertigineuse et d'une complexité abyssale s'appelle photosynthèse (cf. encadré).

Il allait tout simplement changer le monde. Car le résultat de la photosynthèse, c'est, bien sûr, de l'énergie sous la forme de précieuse ATP. C'est, bien sûr, de la matière organique. Mais c'est aussi de l'oxygène, un gaz quasi inconnu à cette époque, et qui va peu à peu constituer l'atmosphère telle que nous la connaissons.

LA PHOTOSYNTHÈSE, UN MIRACLE QUOTIDIEN

Chaque jour, les végétaux transforment la lumière visible du soleil en sucres, protéines et graisses. La lumière est composée de grains de lumière de diverses couleurs. Les grains verts sont réfléchis par la chlorophylle des feuilles : voilà pourquoi un feuillage nous apparaît vert. Les grains rouges et bleus sont, eux, absorbés. Ils excitent les électrons de la molécule de chlorophylle, ce qui a pour résultat de sectionner une molécule d'eau, avec dégagement d'hydrogène et formation d'une molécule riche en énergie qui a pour nom ATP. L'énergie physique de la lumière a été convertie en énergie chimique ! Grâce à l'énergie fournie par l'ATP, la plante peut alors fixer le carbone de l'atmosphère (contenu dans un gaz, le dioxyde de carbone) et l'hydrogène apporté par l'eau. En les assemblant, elle va fabriquer des sucres, des graisses et des protéines. Au terme de la réaction, la plante rejette de l'oxygène dans l'atmosphère. Le soleil reste la source absolue d'énergie, la source de vie. Une énergie domestiquée, transformée, stockée par les plantes et le plancton, qui ont trouvé, au début de la vie, le moyen extraordinaire de convertir un rayonnement lumineux en matière solide. Feuilles, tiges, racines, écorces, fleurs, fruits, tout est solaire !

Un traumatisme : l'oxygène

En plein été, un hectare de maïs produit chaque jour suffisamment d'oxygène pour subvenir aux besoins respiratoires de 325 personnes. On peut imaginer la transformation qu'a connue l'atmosphère lorsque, il y a 2,5 milliards d'années, des colonies entières de cellules se lancèrent ensemble dans la production effrénée de ce gaz jusqu'alors très rare. Pour les formes de vie qui s'essayaient à peupler la planète, l'oxygène n'était rien moins qu'un intrus, un gaz corrosif qui menaçait leur existence.

Une partie refusa le diktat imposé par l'oxygène : on trouve leurs descendants parmi les bactéries qui pratiquent la fermentation, un processus de fabrication de l'énergie qui s'accomplit en l'absence d'oxygène. Pour ces bactéries, l'exposition à l'oxygène est synonyme de condamnation à mort. D'autres organismes réussirent à faire de ce handicap un avantage concurrentiel. C'est à cette époque, en effet, que plusieurs familles de micro-organismes abandonnèrent la photosynthèse. Un nouveau gaz était là, certes délicat d'emploi, mais tellement pratique pour arracher des électrons à la matière organique, et fabriquer ainsi de l'énergie. Les mitochondries, devenues les centrales énergétiques des cellules qui les avaient absorbées, apprirent ainsi à jongler avec les enzymes et avec les électrons pour retirer le maximum d'ATP de la combustion des sucres, des graisses et des protéines que leurs propriétaires captaient. Au fil de l'évolution, elles s'acquittèrent de leur tâche avec un zèle redoutable, puisque la combustion d'une molécule de glucose conduit aujourd'hui à la production de trente-deux à trente-six molécules d'ATP !

L'oxygène se révélait une aubaine pour ceux qui avaient réussi à le domestiquer, pour les gènes qui avaient parié sur lui ! Il les plaçait à la tête d'un magot énergétique phénoménal. Bien sûr, au contraire des organismes qui avaient choisi la photosynthèse, les véhicules qui utilisaient l'oxygène dépendaient entièrement de la présence de carburants alimentaires en quantité suffisante. Mais pourquoi se faire du souci ? Précisément, l'autre versant de la vie sur Terre passait ses journées et ses nuits à fabriquer de délicieuses chaînes de sucre. Il suffisait de les capter, de les transformer un peu avant de les livrer aux mitochondries, qui les convertiraient prestement en énergie. À cet égard, l'irruption de l'oxygène avait donné naissance à une redoutable lignée de prédateurs, dont nous descendons. Glucose plus oxygène : l'équation se lit comme un bienfait pour les gènes. Mais pour ceux qui les portent, le compte est plus mitigé.

Le ver et le sucre

- **Laboratoire de génétique de l'École de médecine, Hôpital général du Massachusetts, Boston, États-Unis, 22 août 1997**

Gary Ruvkun est penché sur un petit récipient en verre dans lequel se tortillent une dizaine de vers transparents, pas plus longs qu'un millimètre. Les nématodes de Ruvkun, des *Caenorhabditis elegans*, sont depuis une semaine les vers les plus célèbres du monde. Non qu'ils soient particulièrement beaux, ou, pareils à des puces savantes, qu'ils soient capables de tours ou d'acrobaties. Non, ce qui les rend tellement spéciaux, c'est leur durée de vie. Hors le laboratoire de Ruvkun, une journée de vie passée à fouiller la terre à la recherche de bactéries est pour les nématodes de cette espèce une petite éternité, puisqu'elle équivaut à cinq années de vie humaine. Les vers ne dépassent généralement pas l'âge canonique de quatorze jours. Mais ceux de Gary Ruvkun, qu'il observe presque avec tendresse, sont âgés de quatre-vingts jours.

Les nématodes sont scrutés depuis près de trente ans parce qu'ils ont le pouvoir de suspendre le vieillissement de leur minuscule organisme. Dans les périodes de surpopulation, ou lorsque la nourriture vient à manquer, ils stockent de la graisse au niveau de l'intestin, arrêtent de s'alimenter et entrent dans une phase d'hibernation qui leur est propre, une période de vie au ralenti que les chercheurs ont baptisée « dauer » (terme allemand qui signifie « durée »). Cette phase peut durer plusieurs mois. Un peu comme si vous vous faisiez congeler et réveiller en 2299. Car les vers se réveillent. À l'issue de la période « dauer », ils reprennent le cours normal de leur vie, et meurent quatorze jours plus tard. Ce phénomène excitait l'intérêt des chercheurs, mais on en savait peu sur les mécanismes biologiques qui l'activent.

Un formidable pas avait été franchi en 1992 quand Cynthia Kenyon, une chercheuse de l'université de Californie (San Francisco), avait trempé plusieurs dizaines de nématodes dans un produit toxique pour l'ADN, le support du code génétique. Les tissus sexuels s'étaient imbibés du produit, et plusieurs erreurs s'étaient glissées dans le code génétique, qui avaient ensuite été transmises à la progéniture au moment de la reproduction. Cynthia Kenyon s'était retrouvée rapidement à la tête d'une petite armée de vers mutants. Elle avait alors commencé de compter scrupuleusement leurs jours sur Terre. Certains avaient vécu bien moins longtemps que les quatorze jours réglementaires. Mais d'autres avaient fait exploser le record : vingt-huit, voire quarante-deux jours de vie, soit deux à trois fois plus longtemps que la normale. En comparant le code génétique de ces Mathusalem à celui des vers normaux, Kenyon avait trouvé qu'il suffit d'altérer un gène seulement du ver, baptisé *daf-2,* pour obtenir des mutants de longue vie.

Gary Ruvkun avait pris l'enquête de Cynthia Kenyon là où elle l'avait arrêtée. Et, le 15 août 1997, il annonçait dans le journal *Science* qu'il avait percé le secret de ce fascinant gène[1].

« Chez le nématode, explique tranquillement Ruvkun, le gène *daf-2* fabrique une protéine destinée à recevoir une hormone. Cette hormone, on la connaît bien : c'est l'insuline, une molécule qui est sécrétée lorsqu'on s'alimente, en réponse à l'élévation de sucre dans le sang. » L'insuline donne l'ordre aux cellules de se saisir du sucre disponible. Elle le fait en se fixant sur une protéine de la cellule appelée récepteur, de la même manière qu'une clé va se loger dans une serrure. Le gène *daf-2* fabrique simplement l'équivalent du récepteur humain de l'insuline.

La découverte de Ruvkun montre que le mécanisme qui contrôle le métabolisme du sucre est très ancien. Sur l'arbre de l'évolution, en effet, les vers et les hommes ont emprunté des chemins divergents il y a 700 ou 800 millions d'années ! Mais cette découverte révèle surtout que le métabolisme – c'est-à-dire l'utilisation de l'énergie alimentaire – et le vieillissement sont intimement liés.

Un troisième facteur, que vous connaissez maintenant bien, leur est indissociable : la reproduction. En effet, en février 1998, Gary Ruvkun a montré que non seulement les mutations du gène *daf-2* augmentent la longévité, mais elles réduisent aussi la fertilité[2] ! Ainsi l'insuline serait-elle l'une des clés de la longévité, mais elle régulerait aussi la capacité reproductive !

En quittant Gary Ruvkun, nous avons une pensée pour les minuscules *Caenorhabditis elegans,* grâce auxquels les pièces du puzzle commencent de se mettre en place.

La modulation de la vitesse du vieillissement par l'alimentation est un mécanisme d'adaptation très ancien, qui permet aux mammifères de faire face aux

1. Kimura, K. : *daf-2* an Insulin Receptor-like Gene that Regulates Longevity and Diapause in *Caenorhabditis elegans. Science,* 277 : 942-946, 1997.
2. Tissenbaum, H. A. : An Insulin-like Signaling Pathway Affects both Longevity and Reproduction in *Caenorhabditis elegans. Genetics,* 148(2) : 703-717, 1998.

périodes de disette. Lorsque la nourriture est abondante, l'insuline est un aiguillon : elle indique aux cellules qu'elles ont carte blanche pour brûler des sucres sans tarder. L'organisme tout entier connaît un développement plus rapide, qui lui permet d'arriver à maturité sexuelle plus tôt et de faire plus vite ce pour quoi il est programmé : procréer et transmettre ses gènes. Dans les périodes de disette, il n'est plus question de procréation immédiate. L'organisme doit trouver les moyens de survivre en attendant des jours meilleurs. Cela ne peut se faire qu'en ralentissant le vieillissement naturel.

Quand les singes se serrent la ceinture

■ **Centre de recherche du Wisconsin sur les primates, université du Wisconsin, Madison, Wisconsin, États-Unis, mars 1998**

C'est l'heure du petit déjeuner au centre de recherche sur les primates de Madison. Damion, un singe rhésus de dix-huit ans, observe avec intérêt les techniciens remplir son auge. Puis il prend le temps de déguster son repas, picorant les meilleurs morceaux d'une main agile. Le rituel peut prendre quinze minutes. De l'autre côté de la pièce, dans une autre cage, Franz un autre singe rhésus, est, lui, extrêmement agité dès qu'apparaît la marmite réglementaire. À peine servi, il se rue sur sa pitance. En trois minutes, l'affaire est enlevée.

Franz et Damion sont deux des trente singes rhésus enrôlés depuis 1989 dans une étude destinée à nous aider à comprendre le mécanisme du vieillissement. Depuis neuf ans, Damion et quatorze de ses congénères reçoivent la quantité de nourriture qu'ils consommeraient dans des conditions normales : des glucides, des protéines, des graisses en quantité suffisante, soit à peu près 690 calories (kcal) par jour. Mais Franz et les singes restants, eux, reçoivent une ration calorique diminuée de 30 %. On leur donne aussi des compléments de vitamines et de minéraux pour prévenir des déficits. Le contraste entre les deux singes saute aux yeux. Autant Damion paraît grand et robuste, autant Franz est petit, efflanqué. Mais les apparences sont trompeuses.

FRANZ ET DAMION SUR LA BALANCE

	Damion	*Franz*
Consommation quotidienne de nourriture (kcal)	662	488
Poids (kg)	14	9
Tour de taille (cm)	60	41
Masse corporelle (kg/m^2)	47,6	34,2
Glycémie à jeun (mg/dl)	74	53
Insuline à jeun (mcml/ml)	44	10
Sensibilité à l'insuline (x 10^{-4})	1,8	9,1
Leptine (ng/ml)	5,8	1,0

L'étude en cours s'inspire des découvertes faites il y a plus de soixante ans aux États-Unis. En 1935, Clive McCay, un obscur vétérinaire qui travaillait à l'université Cornell, dans l'État de New York, rédigea et publia tranquillement un article scientifique qui allait bouleverser toutes les connaissances sur le vieillissement. Dans son article, McCay disait tout simplement qu'il avait trouvé le moyen d'allonger la vie de ses rats. Pour y parvenir, le chercheur ne leur avait donné aucune molécule miracle. Il ne leur avait greffé aucune glande. Il les avait tout bonnement mis au régime.

McCay s'intéressait essentiellement à la relation qui existe entre longévité et développement sexuel. Il avait noté, comme d'autres avant lui, que les espèces animales qui vivent le plus longtemps atteignent la puberté à un âge plus avancé que les espèces dont la longévité est plus courte. McCay savait aussi que les animaux bien nourris connaissent une puberté précoce, alors que, dans des conditions où la nourriture manque, la maturité sexuelle intervient beaucoup plus tard. Il avait donc décidé de mettre ses rats au régime.

McCay était tout sauf un pionnier des expériences de restriction calorique. D'autres chercheurs avaient suivi le même raisonnement, essayé d'affamer eux aussi leurs cobayes. Mais, jusque-là, toutes les tentatives pour augmenter la longévité maximale des animaux en réduisant leur alimentation avaient échoué. Certes, les rats mis au régime avaient eu un développement sexuel plus lent que leurs congénères ventripotents, mais ils n'avaient pas vécu plus longtemps.

En réalité, ils étaient bien souvent morts plus tôt. Un phénomène similaire peut être observé chez l'homme. Ainsi, dans plusieurs régions de Nouvelle-Guinée, où la ration calorique est faible, les femmes n'ont leurs premières règles qu'à l'âge de dix-huit ans, soit cinq ans plus tard que dans le monde occidental. Cependant, leur espérance de vie est inférieure à celle des femmes des pays développés.

Une chose distinguait McCay de ses prédécesseurs et contemporains qui s'essayaient à la restriction calorique : en plus d'être un bon vétérinaire, c'était un excellent nutritionniste. McCay connaissait la différence entre restriction calorique et malnutrition. Il savait que l'organisme peut se débrouiller avec un nombre de calories réduit, mais qu'il a un besoin absolu d'un minimum de vitamines, de minéraux, d'acides aminés, d'acides gras essentiels. Or, dans l'alimentation, les deux sont liés : moins il y a de calories, moins il y a de ces précieux nutriments. Pour résoudre cette apparente contradiction, McCay eut une idée simple mais géniale : il diminua les calories, mais donna des suppléments de vitamines, minéraux, acides aminés à ses rats. Les rats de laboratoire vivent généralement trois ans. Ceux de McCay célébrèrent leur quatrième anniversaire [1].

Une cure de jouvence

Les expériences de Clive McCay ont depuis été répétées des centaines de fois aussi bien chez des souris que chez des rats, mais aussi chez des invertébrés ou des poissons. Les résultats sont si prévisibles qu'ils en deviennent monotones ! Lorsque l'on réduit de 30 à 40 % le nombre de calories de ces animaux, ils vivent de 20 à 40 % plus longtemps que leurs congénères qui ont accès sans restriction à la nourriture (cf. tableau).

« Ils sont aussi en meilleure santé », précise Byung Pal Yu (université du Texas, San Antonio), qui conduit des études de restriction calorique chez le rongeur. « Les animaux ont moins de tumeurs. Contrairement à ce qu'on pourrait penser, ils ne

1. McCay, C. M. : The Effect of Retarded Growth upon the Length of the Lifespan and upon the Ultimate Body Size. *J Nutr*, 10 : 63-79, 1935.

sont pas affaiblis. Au contraire, ils sont aussi plus actifs et leur endurance est augmentée. Il n'existe à vrai dire que deux effets négatifs des régimes hypocaloriques : la cicatrisation est ralentie, et la tolérance au froid est plus faible. »

Les régimes hypocaloriques augmentent à la fois l'espérance de vie moyenne (un plus grand nombre d'animaux vivent plus longtemps que la moyenne habituelle) et la longévité maximale (la durée maximale de vie de l'espèce). Ces effets sont obtenus quels que soient les groupes alimentaires réduits : graisses, glucides, protéines, ce qui prouve bien que le nombre total de calories importe plus que leur origine.

Moins de calories, moins de maladies

Type de maladies	*Incidence chez les rongeurs nourris normalement*	*Incidence chez les rongeurs en régime hypocalorique*
Cancer mammaire	40 %	2 %
Cancer du poumon	60 %	30 %
Cancer du foie	64 %	0 %
Cancer du système lymphatique	65 %	10 %
Maladies rénales	100 %	36 %
Maladies vasculaires	63 %	17 %

L'étude conduite chez les primates dans le Wisconsin est cruciale en ce sens qu'elle doit permettre de dire si la restriction calorique permet aussi aux singes – et par extension aux hommes – de vivre plus longtemps. Un singe rhésus vit de trente à quarante ans en captivité, autant dire que de nombreuses années vont encore s'écouler avant d'avoir des certitudes. Mais il est possible, bien avant cette échéance, de se faire une idée des effets du programme de restriction calorique. Pour Franz et Damion, une moitié de la vie s'est déjà écoulée. Les voilà à l'âge où apparaissent généralement les premiers signes des maladies chroniques. Chaque jour, les singes sont soumis à une série de tests destinés à mesurer leur poids et leur taille, la densité de leurs os, les taux de divers marqueurs dans le sang. D'ores et déjà, des informations précieuses sur la physiologie et sur la santé respectives des deux groupes ont été recueillies.

Régime pour tous

	Régime normal		*Régime hypocalorique*	
Espèce	**Longévité moyenne**	**Longévité maximale**	**Longévité moyenne**	**Longévité maximale**
Rat	23 mois	33 mois	33 mois	47 mois
Guppy	33 mois	54 mois	46 mois	59 mois
Araignée	50 jours	100 jours	90 jours	139 jours
Daphnie	30 jours	42 jours	51 jours	60 jours
Protozoaire	7 jours	13 jours	13 jours	25 jours

Les singes mis au régime sont d'apparence plus frêle. « Chez eux, tout est plus petit », commente Joseph Kemnitz, l'un des responsables du programme. Leur taille est plus petite, leur poids inférieur de 30 %, leur densité osseuse réduite. Mais ils ont aussi tous les signes d'une santé optimale. Leur corps renferme moins de 10 % de graisses, contre 25 % chez leurs congénères de l'autre groupe. Leurs analyses de sang sont éloquentes : ils ont moins de tous les facteurs de risque cardio-vasculaire connus. Moins de pression artérielle, moins de cholestérol, moitié moins de triglycérides. Leurs taux de « bon » cholestérol (HDL) sont excellents. Ils ont aussi des taux plus élevés de l'hormone DHEA, dont le niveau diminue généralement avec l'âge, et qui est considérée comme un marqueur du vieillissement. Leur métabolisme (c'est-à-dire le nombre de calories brûlées chaque minute au repos pour assurer les besoins vitaux de l'existence comme le pouls, la température et la digestion) est aussi plus bas. Précisément, leur température corporelle est plus basse d'un demi à un degré et demi. On retrouve là un facteur important de la longévité : les mouches drosophiles élevées à température ambiante vivent moins longtemps que celles qui sont élevées à des températures plus basses.

Les singes au régime sont devenus d'extraordinaires machines capables d'extraire le maximum d'énergie du peu de nourriture qu'ils reçoivent. « Leur métabolisme a changé, explique George Roth (Institut national du vieillissement) qui conduit une expérience similaire aux Laboratoires Nathan W. Shock, à Baltimore (Maryland). Il ne sert plus une stratégie de croissance maximale et de reproduction rapide, mais une stratégie de survie. »

En apparence, ces résultats sont le signe que les régimes hypocaloriques permettent effectivement de ralentir le vieillissement chez les primates. Mais les spécialistes se refusent encore à faire des préconisations pour l'homme.

Malgré tout, certains n'ont pas attendu la fin des expériences sur les primates pour s'appliquer à eux-mêmes un régime restreint. Le plus célèbre d'entre eux est le gérontologue Roy Walford.

Sur les traces de Biosphere 2

« La nature, dit-il, nous a effectivement programmés pour faire des choix nutritionnels qui nous amènent le plus tôt possible à la maturité sexuelle, et nous conduisent à avoir autant de bébés que possible. C'est certainement bon pour la survie de l'espèce. Mais ce n'est pas bon pour la survie individuelle. Manger trop, cela raccourcit la vie et augmente le risque de maladies. Lorsqu'on laisse les rats manger à volonté, ils poussent plus vite, atteignent plus tôt la maturité sexuelle et ont plus de petits, mais ils meurent plus tôt, et connaissent plus de cancers[1]. »

Walford a connu les honneurs de la presse internationale avec l'expérience Biosphere 2, au cours de laquelle huit volontaires ont vécu pendant deux ans coupés du monde, dans un centre futuriste planté au milieu de l'Arizona, qui fait aujourd'hui partie du campus de Columbia University. L'expérience devait montrer qu'un groupe d'hommes et de femmes peut survivre en autarcie, totalement coupés du reste du monde. L'équipe produisait ses propres aliments. Mais les rendements ayant été faibles, chacun fut forcé de réduire sa ration. Walford fut précieux, en ce sens qu'il aida les membres de l'équipe à éviter la malnutrition, et qu'il en profita pour relever quelques marqueurs physiologiques courants.

---

1. *Life Extension,* p. 14-20, juin 1996.

Sur la base de l'expérience Biosphere 2 et de toutes les données engrangées autour de la restriction calorique, Walford est convaincu qu'en consommant une alimentation pauvre en calories, riche en éléments nutritifs, on peut vivre plus longtemps en meilleure santé. Il aime à répéter que la plupart des habitants de l'île d'Okinawa au Japon ont un régime pauvre en calories, mais peu de déficits vitaminiques et minéraux parce que les aliments qu'ils consomment sont nutritionnellement denses. On y compte quarante fois plus de centenaires que dans les autres îles japonaises.

Walford est engagé depuis plusieurs années dans une expérience personnelle de restriction calorique destinée à lui faire franchir le cap des cent quarante, voire des cent cinquante ans. Il mange peu (autour de 1 800 calories, soit de 200 à 1 000 calories de moins que les quantités recommandées pour un homme de son âge) et ne sélectionne que des aliments de haute valeur nutritionnelle.

À soixante-treize ans, Roy Walford est une excellente publicité pour son programme. Il en paraît vingt de moins. Son cholestérol total (qui ne dépasse pas 140), ses taux de sucre sanguin, d'insuline, d'hormones thyroïdiennes ont des valeurs que l'on trouve généralement chez des hommes d'une trentaine d'années. Des tendances identiques sont retrouvées dans les études qui ont porté sur des volontaires.

En 1994, des chercheurs néerlandais ont mis seize volontaires au régime, alors que huit autres recevaient une alimentation apportant une quantité normale de calories. L'expérience n'a duré que dix semaines, mais les chercheurs ont là aussi constaté une diminution importante du poids dans le groupe qui se nourrissait moins, diminution surtout due à la baisse des graisses corporelles. La pression artérielle a diminué, et le bon cholestérol était en hausse[1].

Roy Walford estime qu'une personne qui, dès l'âge de vingt ans, réduirait de 20 % sa consommation de calories pourrait atteindre cent quarante ans. Même en adoptant un régime hypocalorique au milieu de la vie, les bénéfices peuvent être substantiels, puisque, chez le rat, une telle stratégie prolonge la longévité maximale de 10 à 20 % et prévient l'apparition du cancer.

Roy Walford reçoit un important courrier : comment, lui demande-t-on, se lancer dans un tel programme ? La règle à suivre, répond-il, consiste à déterminer le poids que l'on pesait à vingt-cinq ans, puis à réduire les calories jusqu'à se stabiliser 10 à 25 % sous ce poids de référence.

Walford a déjà fait des émules, comme Brian Delaney, un étudiant en philosophie de trente-cinq ans, qui vit à Chicago. Depuis quatre ans, Delaney ne prend plus que deux repas par jour. Il a perdu sept kilos sur les soixante-quinze qu'il pesait au début de l'expérience. Il lui est arrivé d'être si maigre qu'on aurait cru qu'il avait le sida. Il se sent en pleine forme, bourré d'énergie, mais il lui arrive d'avoir le blues : « Je suis à fond dans ce truc de vie plus longue, avec l'idée d'atteindre cent vingt, cent trente ou cent cinquante ans, mais la perspective de vivre comme ça encore quatre-vingts ou quatre-vingt-dix ans n'est pas très enthousiasmante. » Et puis il y a le revers de la médaille : « Je crois bien que je préférerais ne pas être si maigre, dit-il. Ce n'est pas très sexy. »

Des vers et des hommes

La réponse des mammifères à la restriction d'énergie ne les précipite pas comme les nématodes dans un état de type « dauer », ni même dans une phase d'hiberna-

1. Velthuis-te Wierik, E. : Energy Restriction, a Useful Intervention to Retard Human Ageing? Results of a Feasibility Study. *Eur J Clin Nutr,* 48 : 138-148, 1994.

RESTRICTION CALORIQUE : ET SI VOUS LA PRATIQUIEZ DÉJÀ ?

Il est encore tôt pour faire des recommandations générales en matière d'apport calorique, mais nous sommes vraisemblablement tous plus ou moins engagés dans une expérience de restriction calorique, même si nous n'en sommes pas conscients. Depuis le début du siècle, le nombre de calories consommées quotidiennement dans les pays développés a fortement diminué. Parallèlement, l'espérance de vie a crû de manière sensible, et il est difficile de ne pas y voir une relation de cause à effet. Il existe cependant une différence majeure avec les expériences sur l'animal : eux reçoivent des suppléments de vitamines et de minéraux. Or, à moins de 1 800 kcal par jour (soit plus que ce qu'une Française consomme), il n'est plus possible d'assurer des apports optimaux en vitamines, minéraux, fibres, d'autant que la pollution, le tabac, le stress, l'usage de médicaments augmentent encore les besoins en ces nutriments. Toutes les études alimentaires le montrent bien : des déficits nombreux existent dans nos pays. Conclusion ? Nous vivons certes plus vieux, mais nous sommes aussi plus vulnérables vis-à-vis des maladies chroniques liées aux modes de vie modernes, comme le cancer, le diabète et les maladies cardio-vasculaires, contre lesquels contribuent à nous protéger les vitamines et les minéraux.

tion, mais les parallèles entre ces états sont saisissants. Les études génétiques chez *Caenorhabditis elegans* et la découverte du gène *daf-2* laissent à penser que la restriction calorique opère selon un mécanisme similaire à celui qui contrôle la phase « dauer ». Au centre de ce mécanisme commun, une vieille connaissance : l'insuline.

Chez l'animal, comme chez l'homme, le glucose (sucre) est l'énergie de base qui active le métabolisme. Lorsque du sucre est présent dans le sang, le pancréas sécrète de l'insuline pour signaler aux cellules qu'elles peuvent s'en saisir. Mais, avec l'âge, les cellules deviennent progressivement sourdes à la présence d'insuline. Du sucre s'accumule dans le sang, ce qui peut conduire à une forme de diabète. Le sucre en excès, même léger, est vécu comme un traumatisme par le corps tout entier.

Pourquoi ? En présence de sucre, les protéines qui constituent les tissus de l'organisme réagissent selon un mécanisme appelé glycation pour former des structures inertes que les biochimistes nomment AGE *(advanced glycation endproducts)*. Les AGE sont une mauvaise nouvelle pour les organes : ils détruisent ou endommagent les cellules des vaisseaux sanguins, des reins, des yeux, pour ne citer que ces trois-là. Plus il y a de glucose en circulation, plus il y a d'AGE, ce qui explique le vieillissement accéléré qui accompagne le diabète lorsqu'il est mal contrôlé.

Mais voilà, les animaux restreints en calories ont des taux de sucre sanguin bas. Dès 1989, Ed Masoro, un chercheur du Centre des sciences de la santé de l'université du Texas (San Antonio), a montré que les rats qui suivent un régime hypocalorique ont aussi beaucoup moins d'AGE que les rats qui s'alimentent librement. Ces animaux ont aussi une excellente sensibilité à l'insuline, ce qui veut dire qu'ils ont besoin de très peu d'insuline pour évacuer le sucre sanguin. Par rapport aux animaux qui s'alimentent librement, le niveau de leur insuline dans le sang est tout simplement divisé par deux. Un endocrinologue qui analyserait le sang des animaux restreints y verrait d'autres signes très particuliers. Par exemple, le niveau de leur hormone de croissance (GH) est lui aussi divisé par deux. Enfin, une autre hormone, l'IGF-1*(insulin-like growth factor)* est également diminuée.

Ces trois substances – insuline, GH et IGF-1 – sont des facteurs de croissance, c'est-à-dire qu'elles ont pour fonction (entre autres) de donner aux cellules l'ordre de se diviser, de proliférer et de grossir pour construire des tissus. La GH, par exemple, est sécrétée massivement dans l'enfance. Elle nous permet de grandir. Mais elle n'agit pas seule. Elle a besoin d'un messager cellulaire : c'est l'IGF-1. En réponse à la présence de GH, certains organes sécrètent de l'IGF-1, qui va alors déclencher les mécanismes de la croissance. Mais le niveau d'IGF-1 obéit aussi à la présence d'insuline. Plus la nourriture est abondante, plus il y a d'insuline, et plus il y a d'IGF-1 disponible pour activer la croissance de l'organisme[1].

La stratégie façonnée par les gènes au fil de l'évolution est limpide : à partir du carburant (aliments) se sont mis en place *via* insuline et IGF-1 toutes les conditions d'une croissance rapide, afin de parvenir le plus tôt possible à la maturité sexuelle.

Cette stratégie se trouve contrariée chez les animaux dont on réduit la ration calorique. Avec moins d'énergie disponible, ils sécrètent aussi moins d'insuline et moins d'IGF-1. La prolifération cellulaire est ralentie, la croissance freinée. Les rats et les singes qui suivent dès l'enfance un régime hypocalorique sont moins grands, moins massifs. Les rongeurs ont aussi deux fois moins de cancers lorsqu'on limite leur accès à la nourriture, ce qui est logique, puisque le cancer est favorisé par la prolifération cellulaire. Ils ont aussi moins de maladies cardio-vasculaires, car leurs artères conservent leur souplesse. L'insuline a en effet la fâcheuse tendance à stimuler les cellules des parois vasculaires pour qu'elles fabriquent plus de collagène, ce qui les rend moins souples.

Small is beautiful

Si les facteurs de croissance, qui favorisent grande taille et forte corpulence, nuisent à la longévité, les hommes et femmes de petite taille vivent-ils plus longtemps que leurs congénères les plus grands ? « On n'en sait rien, répond le Pr Richard Miller, qui dirige le centre de recherches gériatriques de l'université du Michigan (Detroit), car des études sérieuses n'ont jamais été conduites. Cependant, on sait que les chiens de petite taille survivent aux chiens de grande taille. Même les petites sauterelles vivent plus longtemps que les grosses. » Le Dr William Atchley, un chercheur de l'université de Caroline du Nord suit actuellement quinze lignées de souris : six sont des souris géantes, six des souris de taille réduite, et trois de taille moyenne. Atchley a déjà relevé que les souris les plus petites vivent bien plus longtemps que les autres : 941 jours en moyenne, alors que certaines souris géantes ne dépassent pas 350 jours. Il explore en ce moment le patrimoine génétique de ces souris, à la recherche de différences d'ordre hormonal.

De telles différences sont flagrantes chez les souris sur lesquelles Andrzej Bratke (université de l'Illinois du Sud, Carbondale) a choisi de se pencher. En apprenant que des confrères utilisaient deux lignées de souris naines pour les besoins de la recherche médicale, Bratke a eu l'idée d'étudier la durée de vie de ces animaux. Il a découvert qu'ils vivent en moyenne 50 à 75 % plus longtemps que des souris de taille habituelle. Il faut dire que ces mini-souris ne sont pas tout à fait normales. Les mutations génétiques qu'elles ont subies ont altéré le fonctionnement de leur hypophyse, ce qui les empêche de fabriquer des hormones de croissance, des hormones thyroïdiennes et d'autres hormones comme la prolactine.

1. Thissen, J.-P. : Nutritional Regulations of the Insulin-like Growth Factors. *Endocr Rev,* 15 : 80-101, 1994.

On peut penser qu'il n'est pas forcément judicieux, du point de vue de l'espérance de vie animale d'activer des facteurs de croissance, dès la conception, par une nourriture trop riche. Chez l'homme, les régimes très caloriques activent des facteurs de croissance dans le premier quart de la vie, mais ils ont un effet inverse dans le dernier quart de la vie, comme l'a établi le biochimiste américain et spécialiste du vieillissement Tyler Parr.[1]

Avec l'âge, les cellules répondent de moins en moins aux sollicitations de l'insuline. Du coup, l'organisme fabrique toujours plus de cette hormone dans le dessein de surmonter la résistance qu'elle rencontre. Il en résulte un excès chronique d'insuline qui affecte les cellules de l'hypophyse (une glande du cerveau) chargées de synthétiser l'hormone de croissance[2]. Cela expliquerait pourquoi les personnes âgées produisent beaucoup moins de GH que les jeunes adultes. Cette baisse affecte aussi le niveau d'IGF-1, qui diminue en dépit d'une élévation de l'insuline. Enfin, les cellules sont moins sensibles à la présence d'IGF-1, selon un mécanisme qui rappelle la résistance à l'insuline.

C'est ainsi qu'un régime alimentaire « riche » expose massivement à des facteurs de croissance dans la première partie de la vie, mais prive l'organisme de ces mêmes facteurs de croissance au moment de la vieillesse. Il y a là un mécanisme infiniment préjudiciable à la longévité.

En effet, les mammifères pourraient aisément s'accommoder d'une croissance physique moindre au début de l'existence, comme l'ont montré les expériences de restriction calorique. Et ce n'est pas tout. Il y a très certainement des avantages à ne pas épuiser trop vite les facteurs de croissance, à les conserver actifs pour la dernière partie de la vie. À ce moment-là, l'IGF-1 se révèle extrêmement importante pour le maintien de la masse musculaire et de la masse osseuse (si important pour l'autonomie des personnes âgées). L'IGF-1 améliore aussi… la sensibilité à l'insuline, selon un mécanisme de régulation « en boucle ».

D'autres bénéfices ont été révélés par des études récentes. Chez la personne âgée, il existe ainsi une corrélation entre les taux d'IGF-1 et la performance du système immunitaire[3], et plus généralement l'état de santé[4]. Chez les centenaires, plus le niveau d'IGF-1 est élevé, plus les capacités cognitives sont conservées[5]. Enfin, lorsque l'on donne des suppléments de GH à des adultes âgés de plus de soixante ans, ils connaissent un net rajeunissement, tant sur le plan physique que sur celui de l'équilibre mental[6].

Que se passe-t-il dans les régimes hypocaloriques ? Les animaux ont un taux d'IGF-1 bas au début de la vie, plus bas que celui d'animaux bien nourris, mais il décline ensuite beaucoup moins brusquement. Dans la seconde moitié de la vie, les cellules conservent une grande sensibilité à l'IGF-1 qui circule[7]. Tout l'organisme

1. Parr, T. : Insulin Exposure and Aging Theory. *Gerontology,* 43 : 182-200, 1997.

2. Yamashita, S. : Effect of Insulin on Rat Anterior Pituitary Cells. *Diabetes,* 35 : 440-447, 1986.

3. Krishnaraj, R. : Relationship Between Plasma IGF-1 Levels, *in Vitro* Correlates of Immunity, and Human Senescence. *Clin Immunol Immunopathol,* 88(3) : 264-270, 1998.

4. Janssen, J. A. : Serum Free and Total Insulin-like Growth Factor-I, Insulin-like Growth Factor Binding Protein-1 and Insulin-like Growth Factor Binding Protein-3 Levels in Healthy Elderly Individuals. Relation to Self-reported Quality of Health and Disability. *Gerontology,* 44(5) : 277-280, 1998.

5. Paolisso, G. : Serum Levels of Insulin-like Growth Factor-1 and IGF-Binding Protein-3 in Healthy Centenarians : Relationship with Plasma Leptin and Lipid Concentrations, Insulin Action, and Cognitive Function. *J Clin Endocrinol Metab,* 82(7) : 2204-2209, 1997.

6. Rudman, D. : Effects of Human Growth Hormone in Men over 60 Years Old. *N Engl J Med,* 323(1) : 1-6, 1990.

7. D'Costa A. P. : Moderate Caloric Restriction Increases Type 1 IGF Receptors and Protein Synthesis in Aging Rats. *Mech Ageing Dev,* 71 : 59-71, 1993.

bénéficie alors des facteurs de croissance, qui sont à cet âge associés à une meilleure santé, une meilleure immunité et une plus grande vitalité.

La chute du niveau d'insuline lors de la restriction calorique a une autre conséquence heureuse. Elle préserve la performance des mitochondries, qui sont, on l'a vu plus haut, nos centrales cellulaires de production d'énergie. Ces petites usines biochimiques noyées dans nos cellules fonctionnent à plein rendement chez l'enfant. Si leur performance ne faiblissait pas, nous pourrions probablement doubler, voire tripler l'espérance de vie actuelle ! Hélas ! au fur et à mesure des années qui passent, des anomalies apparaissent au sein des mitochondries. Usées, elles produisent alors de moins en moins d'énergie, ce qui explique notamment l'essoufflement des personnes âgées lors d'un effort modéré.

Ce déclin de la production d'énergie avec l'âge a plusieurs origines, la principale étant que la combustion des aliments s'accompagne de la libération de sous-produits très instables, très réactifs, qui percutent les mitochondries, les corrodent et finissent par les altérer définitivement. Nous ferons connaissance avec ces terroristes cellulaires dans le chapitre suivant.

La baisse des performances des mitochondries s'explique aussi par le fait qu'un niveau élevé d'insuline les prive d'un allié important, qui s'appelle acétyl-L-carnitine [1]. Cette substance peut être comparée à un conduit qui livrerait très régulièrement et très proprement du GPL à son moteur, celui-ci étant aussi capable de fonctionner (moins efficacement) à l'essence. Lorsque le transporteur est déficient, ce qui est le cas avec des taux élevés d'insuline, notre mitochondrie utilise moins le GPL que constituent les graisses. Des chercheurs ont montré qu'elle ne fonctionnait pas alors de manière optimale. Non seulement elle produit moins d'énergie, mais elle s'abîme plus vite. D'ailleurs, les mitochondries des rats âgés se comportent beaucoup mieux lorsque l'on donne aux animaux des suppléments d'acétyl-L-carnitine [2]. Ainsi, les régimes hypocaloriques sont bénéfiques, car moins d'insuline, c'est aussi plus d'acétyl-L-carnitine [3].

Les recherches sur le nématode et sur les primates nous entraînent au cœur des mécanismes intimes du vieillissement humain. Elles désignent clairement l'insuline comme l'un des responsables de notre croissance, mais aussi de notre déclin.

Les travaux en cours permettront peut-être un jour de bénéficier des avantages de la restriction calorique, sans en supporter les inconvénients. « Tout le monde aime manger, commente George Roth. C'est la raison pour laquelle nous travaillons d'arrache-pied sur les mécanismes de restriction calorique, parce que nous aimerions continuer de manger ! »

D'ores et déjà, les chercheurs étudient plusieurs stratégies pour vivre plus vieux sans avoir à se priver. On pourrait, bien sûr, utiliser des molécules qui agissent sur le système nerveux central en supprimant les sensations d'appétit. De telles molécules existent déjà, mais l'histoire récente nous a appris qu'elles sont plus ou moins sûres. Plus ambitieuse, l'idée de « tromper » les systèmes cellulaires sensibles à l'énergie, sans pour autant affecter l'appétit, fait lentement son chemin. « Si nous arrivons à dire à ces systèmes cellulaires qu'ils ne reçoivent pas assez de calories, alors qu'en fait ils en ont suffisamment, peut-être pourrons-nous activer les mécanismes de longé-

---

1. Hoppel, C. L. : Carnitine Metabolism in Normal-weight and Obese Human Subjects During Fasting. *Am J Physiol,* 238 : E409-E415, 1980.

2. Paradies, G. : The Effect of Aging and Acetyl-L-carnitine on the Activity of the Phosphate Carrier and on the Phospholipid Composition in Rat Heart Mitochondria. *Biochim Biophys Acta,* 1113 : 71-133, 1992.

3. Hoppel, C. L. : Carnitine Metabolism in Normal-weight and Obese Human Subjects During Fasting. *Am J Physiol,* 238 : E409-E415, 1980.

vité que nous observons chez les animaux placés sous restriction calorique », dit Donald Ingram, l'un des collaborateurs de Roth.

Ingram vient de lancer une série d'études dans lesquelles des rats sont alimentés avec un faux glucose. Ce sucre un peu particulier est transporté normalement aux cellules, mais son métabolisme est ensuite incomplet. Des résultats préliminaires montrent qu'un régime qui contient 0,4 % de ce sucre entraîne une diminution d'un demi-degré de la température corporelle, une chute de 30 % du taux d'insuline et une baisse de 10 % du poids. Cette expérience suggère qu'il est possible d'activer certains programmes cellulaires et d'en court-circuiter d'autres. « Nous cherchons, explique Ingram, l'équivalent chez le mammifère du gène qui place le nématode en phase « dauer ». Nous voulons activer un programme de longévité, sans réellement modifier la consommation alimentaire. »

En attendant ce jour, est-il envisageable d'utiliser directement les résultats de la recherche pour freiner un peu le vieillissement ? La réponse est... oui ! Par exemple, la piste du vieillissement par l'insuline nous permet de penser qu'en diminuant le niveau de cette hormone (sans modifier le nombre des calories consommées), on doit pouvoir augmenter la longévité.

C'est précisément ce qu'ont tenté des chercheurs en donnant un peu de chrome à des rats. Ils avaient de bonnes raisons d'agir ainsi. Le chrome est un minéral étonnant, qui facilite l'action de l'insuline : lorsque l'on consomme du chrome, il faut moins d'insuline pour sensibiliser les cellules. Le chrome est aussi l'un des micronutriments les plus sûrs. Dans cette expérience, les rats qui ont reçu une forme de chrome disponible dans le commerce (chrome picolinate) ont connu une durée de vie médiane supérieure de 36 % à celle des rats qui n'en prenaient pas[1] ! Des résultats similaires peuvent être en théorie attendus avec le sulfate de vanadium, un autre minéral qui augmente la sensibilité à l'insuline (lui aussi est disponible dans le commerce, mais on connaît moins ses effets à long terme) et même avec le magnésium.

On peut aussi augmenter la sensibilité des cellules musculaires à l'insuline en améliorant la fluidité de leurs membranes. Des membranes plus fluides se révèlent plus efficaces pour capter et transporter le sucre sanguin. Comment rendre des membranes plus fluides ? Tout simplement en mangeant régulièrement (deux ou trois fois par semaine) des acides gras à longues chaînes de la famille oméga 3, des graisses que l'on trouve dans les poissons gras (saumon, hareng, sardine, flétan, maquereau). Un tel régime améliore aussi bien la fluidité des membranes que la sensibilité à l'insuline chez le rat[2]. Cependant, ces graisses sont très sensibles à l'oxydation. En présence d'oxygène (il y en a partout dans l'organisme), elles peuvent donner naissance à des sous-produits toxiques, qui, eux-mêmes, accélèrent le vieillissement ! C'est la raison pour laquelle on conseille d'accompagner ces acides gras de la prise d'antioxydants comme la vitamine E. Quelle heureuse coïncidence ! Non seulement la vitamine E protège les acides gras à longues chaînes de l'oxydation, mais, en plus, elle augmente la sensibilité à l'insuline. Cette augmentation a été chiffrée : elle est de 20 % avec une prise quotidienne de 900 UI de vitamine E pendant quatre mois[3].

On peut, bien sûr, bannir de son alimentation tout ce qui fait bondir l'insuline, comme le font les aliments récréatifs (sucreries, gâteaux, chocolat, barres chocolatées).

1. Evans, G. W. : Chromium Picolinate Increases Longevity. *Age*, 15 : 134-136, 1992.

2. Borkman, M. : The Relation Between Insulin Sensitivity and the Fatty-acid Composition of Skeletal-muscle Phospholipids. *N Engl J Med*, 328 : 238-244, 1993.

3. Paolisso, G. : Pharmacological Doses of Vitamin E Improve Insulin Action in Healthy Subjects and Non-Insulin-Dependent Diabetic Patients. *Am J Clin Nutr*, 57 : 650-656, 1993.

Et, tant qu'on y est, remplacer les « aliments blancs » comme le pain et le riz blancs, les pâtes au blé raffiné, par leur équivalent « brun », c'est-à-dire non raffiné et riche de leurs vitamines, fibres et minéraux. Ces aliments et les nutriments qui les accompagnent aident à contrôler l'élévation du sucre sanguin, donc celle de l'insuline.

Si la restriction calorique paraît difficilement praticable, on peut tout de même ralentir le vieillissement en choisissant mieux ses aliments : « Rien qu'en changeant la qualité de ce que vous avalez, vous pouvez parvenir à satiété avec moins de calories, sans pour autant faire de la restriction calorique, indique Roy Walford. Par exemple, on a donné à des volontaires une alimentation typique du "régime cafétéria américain", du genre hamburger-frites-fromage-sucre. Lorsqu'on les laisse manger à volonté, les gens avalent alors facilement 3 000 calories. Mais si vous prenez les mêmes personnes et leur donnez un régime de haute qualité, et qu'elles peuvent également manger à volonté, elles se contentent spontanément de 2 500 calories. Donc, en mangeant mieux, vous pouvez d'emblée supprimer 500 calories de votre alimentation. »

Manger mieux, c'est aussi augmenter la part des fruits et légumes dans son alimentation. Ainsi, on limite fortement l'une des causes moléculaires du vieillissement : les radicaux libres.

Les radicaux libres

La dure loi du tennis

Laboratoire Donner, université de San Francisco à Berkeley, Californie, États-Unis, 6 novembre 1954

Lorsqu'il était lycéen à San Francisco dans les années 1930, Denham Harman avait un rêve : devenir joueur de tennis. Il admirait l'aisance de son frère sur un court, il aurait tant souhaité être son égal, mais il dut un jour admettre qu'il n'avait pas les qualités athlétiques qui font les grands joueurs. Au prix de longues séances d'entraînement, il réussit pourtant à se hisser au sixième rang des joueurs de son établissement. Ce fut le meilleur résultat de sa courte carrière de sportif, et il conservera toujours le vague regret de n'avoir pas fait une carrière de grand joueur de tennis. Est-ce une consolation ? Denham était naturellement doué pour la chimie. Au lycée, il n'y avait pas plus habile pour manipuler les becs Bunsen, manier les équations, imaginer la structure des molécules. Voilà comment on se retrouve au panthéon de la recherche scientifique plutôt que dans les annales de Wimbledon ou de Roland-Garros.

Alors que l'Amérique entrait à reculons dans la guerre, papa Harman avait joué de ses relations pour trouver au jeune Denham un emploi à la Shell, couplé avec la préparation d'un doctorat de chimie. De tels arrangements étaient fréquents, et les entreprises puisaient ensuite dans le vivier des jeunes diplômés pour renforcer leurs équipes. En bonne logique, à la fin de ses études, Harman avait intégré un laboratoire de recherche de l'entreprise pétrolière. Mais pas n'importe lequel. Celui auquel on l'avait affecté étudiait les réactions de l'oxygène sur des molécules à base de soufre ou de phosphore.

Il s'agissait là d'un tout nouveau champ d'étude pour la chimie organique, défriché dès 1929 par un chimiste autrichien du nom de Friedrich Adolf Paneth, qui avait identifié le caractère furtif et réactif de certaines molécules instables. Il les avait baptisées radicaux libres. Mais ce sont des chercheurs de l'Association des producteurs de caoutchouc britanniques qui avaient touché le jackpot, alors qu'ils tentaient de percer un mystère vieux comme le monde : le rancissement. À la fin des années 1930, en effet, aucun modèle existant ne rendait compte de manière satisfaisante des craquelures dans les vieux pneus, de la rouille sur un bout de métal, du brunissement d'une pomme tranchée, ou du goût désagréable du beurre laissé à l'air libre. Les chimistes britanniques avaient montré que ce phénomène est provoqué par des fragments d'atomes ou de molécules extrêmement instables, invisibles à l'œil nu, précisément celles identifiées par Paneth. Une fois initiés, les dégâts se propagent sans autre intervention extérieure, à la manière d'une réaction en chaîne. La découverte avait secoué les fondements de la chimie et conduit la Shell et d'autres industriels à bâtir des programmes de recherche pour en savoir plus sur ces fugaces radicaux libres et leurs applications possibles dans la synthèse de nouveaux matériaux.

Puis la fin de la guerre était venue. Chez les Harman, jeunes mariés, l'avenir s'annonçait sans surprise : Denham ferait une brillante carrière de chimiste. Mais il était dit que le scénario avait du plomb dans l'aile. Et ce, pas plus tard qu'un soir de décembre 1945, alors qu'il rentrait de son laboratoire à la Shell. « Mon épouse, raconte-t-il aujourd'hui, m'a montré un article du *New York Times,* écrit par William Laurence, l'éditeur scientifique du quotidien. Elle pensait que l'article m'intéresserait, et ce fut le cas. Il s'intitulait : “Demain vous serez plus jeune” et il y était question de tentatives pour augmenter la durée de vie. L'auteur faisait référence aux recherches d'Alexander Bogolomets de l'Institut de gérontologie de Kiev, en Ukraine, sur un “sérum antiréticulaire-cytotoxique”. Je n'ai pas tout compris, j'ignorais même le sens de certains des termes employés, mais je l'ai trouvé intéressant. »

L'article du *New York Times* avait laissé de graves séquelles. L'envie d'en savoir plus sur la finalité de l'existence, le pourquoi de la mort, taraudait tant Harman qu'en 1949 il dit adieu à la Shell et reprit le chemin de l'école. Il était déjà chimiste, il serait aussi médecin, et biologiste avec ça ! L'école de médecine de l'université Stanford avait donc accueilli ce jeune homme de trente-deux ans qui se posait beaucoup de questions, sur la réplication cellulaire, le cancer, la mort. Puis elle l'avait libéré cinq ans plus tard en l'adressant comme chercheur au laboratoire Donner de l'université de Berkeley. Les questions fondamentales sur l'existence l'y avaient suivi, avec peut-être plus d'insistance, compte tenu du temps libre que lui laissait son poste. Jusqu'à ce jour du 6 novembre 1954.

Il faut imaginer cet interne de trente-huit ans, assis à son bureau de Berkeley par un matin de novembre venteux comme ils peuvent l'être à San Francisco, la tête entre les mains, assez présomptueux pour se poser à nouveau une question qui obsède l'espèce humaine depuis qu'elle est dotée de conscience et croire qu'il pourra lui trouver seul une réponse : Pourquoi vieillit-on ? Il reprend le fil d'une logique patiemment tissée : puisque le vieillissement, se dit-il, est un phénomène universel, puisque tout vieillit et finit par mourir, il doit y avoir une cause commune. Mais où chercher ? À quoi se raccrocher ? Une nouvelle fois, il passe en revue ce qu'il sait de la biologie, tout ce qu'il a patiemment engrangé au cours de ses années d'études médicales.

Rien n'en sort, rien ne permet d'expliquer ce phénomène de lente et inexorable dégradation. Une perte de temps, assurément, que de continuer à chercher. Son regard se perd de l'autre côté de la vitre qui donne sur le campus. Et soudain, le laboratoire de la Shell est tout entier sur son bureau. Devant lui se déroulent à nouveau les expériences de force brute où l'oxygène, lâché à l'assaut de fragiles composés organiques, les percutait, les mutilait, les contraignait. Au-delà du craquèlement du caoutchouc, du rancissement des corps gras, de l'oxydation des composés soufrés, la

LES RADICAUX LIBRES : UNE RÉVOLUTION DANS LA CHIMIE

Pendant des décennies, la chimie fut assise sur des concepts bien sages et bien ordonnés. Les molécules étaient faites d'atomes. Les atomes contenaient un noyau. Autour du noyau gravitaient de minuscules particules appelées électrons. Ces électrons s'associaient toujours par deux dans leur trajectoire. Mais, à la fin des années 1930, des chimistes de l'Association des producteurs de caoutchouc britanniques révélèrent de sérieuses entorses à la règle de la parité des électrons. Au mépris des principes de la chimie, certains atomes et certaines molécules se promènent ouvertement avec un ou plusieurs électrons célibataires ! Ces mauvais élèves sont aussi de dangereux garnements, rendus très réactifs par leur particularité chimique. En effet, pour acquérir la stabilité qui leur manque, et donner un partenaire à leur électron solitaire, ils ont tendance à arracher un électron à des molécules bien tranquilles qui ne demandaient rien à personne, les transformant à leur tour en radical libre. Cette vampirisation crée une réaction en chaîne appelée oxydation, qui abîme de manière souvent irréversible la matière organique. Elle est à l'origine de la rouille, du rancissement des corps gras, des fissures dans le vieux caoutchouc. Au début des années 1940, l'existence des radicaux libres ne fait plus de doute pour les chimistes du monde entier, qui savent aussi qu'ils ont souvent leur origine dans des sous-produits de l'oxygène.

chimie de l'oxygène et de ses dérivés lui apparaît maintenant dans toutes ses implications biologiques, une histoire de vol d'électrons, un pillage violent, méthodique, inéluctable, qui dénature les molécules, les tord, les tue ou les transforme en prédateurs. Des prédateurs avides de nouveaux pillages, de nouvelles razzias d'électrons. Des prédateurs qu'on appelait, chez Shell, des radicaux libres…

Se pourrait-il que ces molécules réactives et instables qui s'attaquaient en laboratoire à la matière inerte délabrent de la même manière la matière vivante, les constituants du corps humain, jusqu'à organiser la dégradation sournoise et inéluctable des cellules, des organes, de l'organisme tout entier ? À peine s'est-il posé la question qu'Harman est sûr de la réponse. Sûr aussi d'avoir élucidé seul à son bureau, un matin de novembre 1954, le mystère du vieillissement. « Tout, dans la vie de chacun, est le fait du hasard », aime à répéter Denham Harman. Seul, en effet, un chimiste formé aux travaux sur les radicaux libres pouvait évoquer leur rôle dans le vieillissement biologique. Seul un biologiste pouvait immédiatement jauger, puis valider l'hypothèse. « Rétrospectivement, raconte-t-il, je réalise que j'étais dans une situation sans équivalent, avec un doctorat de chimie, quinze ans de travaux de laboratoire et un cursus superbe en biologie et en médecine. »

Avant d'exposer la théorie dans une revue scientifique, comme le veulent les usages, Denham Harman décide de la tester auprès d'autres chercheurs. « Pendant les deux premières semaines de décembre, j'ai fait le tour du campus de Berkeley, pour parler de mon idée et enregistrer les réactions. »

Elles ne sont pas bonnes : « On me disait, c'est intéressant, mais bien trop simple pour rendre compte d'un problème aussi complexe que le vieillissement. Je répondais que la chimie des radicaux libres n'est simple qu'en apparence, mais les gens haussaient les épaules. » De haussement d'épaules en froncement de sourcils, la théorie voit quand même le jour le 14 juillet 1955 sous la forme d'un article du Laboratoire des radiations de Californie. Le titre en est sobre, presque rébarbatif : « Vieillissement : une théorie basée sur la chimie des radicaux libres et des radiations. » Aux haussements d'épaules, aux froncements de sourcils s'ajoutent maintenant des bâillements.

Quelques mois plus tard, un article fondateur est soumis à trois journaux médicaux américains pour publication. Deux déclinent poliment la proposition : aucun des membres des comités de lecture n'a pu discerner, dans les concepts bizarres que présente Harman, s'il s'agit de recherche de pointe ou de plaisanterie. Le rédacteur en chef du *Journal of Gerontology,* dans un accès de grande bonté ou un excès éthylique, lui, accepte. L'article, qui tient en trois petites pages, paraît en 1956 dans une indifférence absolue[1]. Mais voilà, c'est fait : seize ans après avoir chahuté les lois de la chimie organique, les radicaux libres font leur entrée officielle dans le paysage de la biologie et de la recherche médicale. Ils n'en sortiront plus.

Car Denham Harman a vu juste. À peine son article original est-il publié qu'une équipe de chercheurs de l'université de Saint Louis (Missouri), équipée de matériel d'exploration sophistiqué, rapporte la présence de radicaux libres dans de la levure. Pour la première fois, la preuve existe que des radicaux sont présents dans un système biologique.

À tout moment, des radicaux libres se forment dans l'organisme (cf. encadré). Le simple fait de s'exposer à la lumière du jour génère un nombre conséquent de ces molécules réactives. Le simple fait de respirer, de s'alimenter, déclenche un orage cellulaire : chacune de nos cellules utilise quotidiennement mille milliards de molécules d'oxygène pour se procurer de l'énergie, mais une petite partie échappe à la combustion pour donner naissance à un radical libre. L'organisme fabrique même sciemment des radicaux libres ! Ces molécules sont si redoutables que certains de nos globules blancs, chargés de lutter contre les infections, sont passés maîtres dans l'art de les produire pour s'en servir comme armes. Grâce aux radicaux libres, ils liquident prestement des bactéries, des champignons, et neutralisent des virus. Mais les globules blancs jouent avec le feu, et la manipulation doit obéir à un contrôle très strict sous peine de se retourner contre ses utilisateurs. C'est précisément ce qui se passe chez les personnes qui souffrent d'inflammations chroniques, comme l'arthrite rhumatoïde. L'articulation est alors le siège d'une hyperactivité des globules blancs, qui déversent sans contrôle leurs radicaux libres, entretenant ainsi l'inflammation.

À ces sources naturelles, souvent inévitables, de radicaux libres, il faut ajouter toutes les autres, qui nous sont imposées par notre mode de vie ou par nos choix alimentaires. Tous les stress, qu'ils soient physiques ou émotionnels, s'accompagnent d'un excès de radicaux libres. Les niveaux de radicaux libres sont nettement plus élevés chez les citadins des grandes villes, exposés à la pollution atmosphérique. C'est également le cas chez les fumeurs, qu'ils soient actifs ou passifs : chaque bouffée de cigarette fait pénétrer 10^{15} (soit 10 suivi de 14 zéros) radicaux libres dans les poumons. Le bronzage intensif, l'abus des examens radiologiques augmentent aussi le niveau de radicaux libres. Les pesticides de l'eau ou des aliments, les viandes et poissons outrageusement grillés, les métaux lourds qui contaminent les eaux de distribution contribuent à une surcharge radicalaire. À la maison comme au bureau, les colles des moquettes, les laques, peintures, les produits désodorisants, l'ozone de la photocopieuse ajoutent leurs radicaux à ceux déjà présents naturellement dans l'organisme.

Plus étonnant : des substances dont l'organisme a un besoin crucial peuvent, dans certaines conditions, accélérer de manière dangereuse la formation de radicaux

1. Harman, D. : Aging : A Theory Based on Free Radical and Radiation Chemistry. *J Gerontol,* 11 : 298-300, 1956.

PORTRAIT DE RADICAUX LIBRES EN LIBERTÉ

Radical hydroxyle

Le rayonnement solaire fait pleuvoir sur Terre des rayons gamma. Lorsqu'ils ne sont pas arrêtés par la couche d'ozone, ils cassent littéralement les molécules d'eau contenues dans le corps pour donner le redoutable radical hydroxyle. Il peut aussi apparaître lors de l'exposition aux rayons X et aux radiations nucléaires.

Radical superoxyde

Ce n'est autre qu'un atome d'oxygène ayant reçu un électron supplémentaire. Il est dû à des incidents biochimiques dans la gestion de l'oxygène que nous respirons pour nos besoins en énergie. L'oxygène est en effet utilisé pour brûler les aliments, mais une partie (de 1 à 3 %) échappe à ce processus sous la forme de radical superoxyde. Il arrive aussi que l'organisme fabrique intentionnellement des radicaux superoxydes. Cette molécule sert en effet d'arme aux globules blancs du système immunitaire pour éliminer virus et bactéries. Mais la médaille a son revers : dans les inflammations chroniques, un grand nombre de ces globules blancs sont suractivés. Ils déversent alors des quantités considérables de superoxyde, qui contribue à entretenir ou à aggraver l'inflammation.

Radical peroxynitrite

En même temps qu'ils produisent du superoxyde, les globules blancs libèrent des molécules qui contiennent de l'azote. La rencontre donne naissance à un monstre : le radical peroxynitrite, particulièrement redoutable pour les protéines et les gènes. Le peroxynitrite est impliqué dans l'athérosclérose, les maladies neurodégénératives, l'arthrite rhumatoïde, les maladies inflammatoires de l'intestin (recto-colite hémorragique, maladie de Crohn).

Monoxyde d'azote

Ce radical libre, parfois néfaste, parfois indispensable, est produit par les cellules qui constituent la paroi des vaisseaux sanguins; il favorise alors la dilatation. Il est aussi sécrété par certaines cellules du cerveau : il jouerait là le rôle de messager chimique entre neurones.

Peroxyde d'hydrogène (non radical)

Certaines enzymes fabriquent du peroxyde d'hydrogène, une molécule qui ressemble à l'eau. Le peroxyde d'hydrogène n'est pas un radical libre, mais il peut donner naissance au radical hydroxyle.

Oxygène singulet (non radical)

Cette forme activée de l'oxygène est produite sous l'action des rayons ultraviolets, lors d'une exposition au soleil. Elle peut s'attaquer à l'ensemble des constituants de la cellule. Elle est à l'origine des rides, mais aussi des cancers de la peau.

libres. C'est le cas du fer et du cuivre. Le fer bénéficie pourtant d'une réputation flatteuse (une « santé de fer »). De fait, il est indispensable au transport de l'oxygène par l'hémoglobine. Si vous manquez de fer, vous risquez une forme d'anémie. Mais l'excès n'est pas plus favorable. Le fer en liberté peut conduire à l'apparition du radical hydroxyle, le plus dangereux des prédateurs. C'est la raison pour laquelle l'organisme use des plus grandes précautions pour assurer le transport du fer dont il a besoin. Celui-ci est séquestré par des protéines qui l'empêchent d'entrer dans des réactions chimiques indésirables. À condition de n'être pas saturées. C'est ce qui se passe, par exemple, chez les bébés prématurés de faible poids : leurs protéines de transport du fer sont saturées, et le fer devient alors capable de générer des radicaux libres.

Une fois lâchés dans le troupeau docile de la machinerie cellulaire ou tissulaire, les radicaux libres font un véritable festin, percutant et endommageant tout ce qu'ils rencontrent.

À ce jour, plus de cent maladies leur ont été attribuées. Lorsque la peau est surexposée au soleil, ses protéines de structure sont submergées par les radicaux libres ; elles se dégradent, et des rides apparaissent. Sous l'effet du soleil ou du tabac, les protéines qui composent le cristallin sont dénaturées : c'est la cataracte. Lorsque les protéines des poumons sont endommagées par les radicaux libres du tabac, elles perdent leur élasticité. La respiration devient difficile, l'emphysème s'installe.

Parmi les cibles favorites des radicaux libres figurent, bien sûr, les corps gras. En s'attaquant au cholestérol sanguin, qu'ils oxydent, les radicaux libres précipitent son dépôt le long des artères, jusqu'à former des plaques qui freinent le passage du sang vers le cœur : l'infarctus guette…

Mais ces prédateurs sont surtout redoutés pour leur capacité à atteindre, au cœur même de nos cellules, le support du code génétique, l'ADN. L'ADN d'une cellule essuie chaque jour environ dix mille attaques dues aux radicaux libres. Lorsque des lésions apparaissent sur les brins de l'ADN, elles doivent être aussitôt réparées, pour éviter que l'anomalie ne soit transmise aux cellules filles. Mais si la quantité des lésions est trop importante, ou si les systèmes de réparation sont eux-mêmes lésés, c'est un code génétique altéré qui va servir de modèle aux futures cellules. Ces cellules anormales, échappant aux systèmes de contrôle, peuvent alors proliférer et conduire au cancer. C'est ainsi que les radicaux libres sont à l'origine du cancer pulmonaire du fumeur, mais aussi du cancer du pancréas, du cancer de la plèvre après exposition aux fibres d'amiante, des cancers de la peau, des cancers du foie liés aux hépatites B et C, et de nombreux autres cancers.

Pour toutes ces mauvaises raisons, les radicaux libres posent un problème existentiel à toutes les formes de vie sur Terre. Des molécules capables de faire brunir un morceau de pomme, rancir une huile, rouiller une voiture, tuer une bactérie ne sont *a priori* pas très fréquentables par les éléments organiques fragiles qui constituent une plante, un insecte ou un mammifère. Pour les neutraliser, nos ancêtres ont développé des systèmes de défense qu'on appelle antioxydants et que nous découvrirons plus loin.

Peut-être aurions-nous pu, au prix d'un effort supplémentaire, nous protéger totalement des radicaux libres, et même réparer plus ou moins complètement leurs dégâts. Nous pourrions vivre ainsi des dizaines d'années, probablement faire d'ardents bicentenaires. Mais notre talon d'Achille, c'est une vieille connaissance, une petite inclusion cellulaire empruntée quelques centaines de millions d'années à une vie concurrente : la mitochondrie. Ces organismes capturés à l'aube des temps, asservis par nos cellules et condamnés à nous fournir l'énergie dont nous avons besoin pour vivre, exercent à retardement une sinistre vengeance. Ils sont la cible fragile des radicaux libres issus de la combustion des aliments. Ils sont largement responsables du vieillissement humain.

La vengeance des mitochondries

Les mitochondries produisent à peu près 90 % de toute l'énergie qui nous est nécessaire pour vivre. Qui dit énergie dit risque de radicaux libres, et c'est hélas ! le triste revers de la médaille. Les mitochondries fabriquent de l'énergie sous la forme d'ATP selon un mécanisme compliqué, qui met bien évidemment en jeu des éléments nutritifs et de l'oxygène. Au cours de ce processus, un flux d'électrons est transporté à travers la mitochondrie jusqu'à une enzyme qui les livre à l'oxygène et transforme ce dernier en eau. Bien. Mais, comme on l'a vu plus haut, un petit nombre d'électrons ne parvient jamais au bout du voyage. Ils vont se coller à l'oxygène pour donner un radical libre, le radical superoxyde. Barry Halliwell, un biochimiste britannique, les pratique depuis tant d'années dans son laboratoire du King's College de l'université de Londres qu'il s'est amusé à les compter. Il a ainsi calculé qu'un adulte moyen « fabrique » chaque année 2 kg de radical superoxyde !

La majorité des radicaux libres présents dans les cellules sont issus des réactions qui ont lieu dans les mitochondries. En nous donnant l'énergie dont nous avons besoin, ces centrales nous font aussi mourir à petit feu, un peu comme si une centrale nucléaire fournissait de l'électricité à une région, tout en laissant chaque jour des radiations s'échapper.

De la même manière que les ouvriers du nucléaire sont les plus exposés lors d'une fuite, la machinerie complexe des mitochondries est très vulnérable, parce qu'elle se trouve très près du site de production de l'énergie. Elle est bombardée en permanence par les radicaux libres, et ses composants sont peu à peu endommagés.

Certes, les mitochondries peuvent se réparer et se renouveler. Elles ont pour cela leur code génétique, un ADN qui leur est propre. Mais celui-ci est également très exposé aux radicaux libres, et pas aussi bien protégé que l'ADN de la cellule. Au fil du temps, il accumule des altérations, comme l'a montré depuis la première édition de ce livre une équipe de Caltech (Pasadena) dirigée par Guiseppe Attardi[1]. Cet ADN endommagé donne naissance à des composants de plus en plus défectueux. Un véritable cercle vicieux s'installe alors : la mitochondrie fournit de moins en moins d'énergie et de plus en plus de radicaux libres, et les dégâts s'amplifient et s'accumulent.

Rajindar Sohal et William Orr, deux chercheurs de l'Université méthodiste du Sud (Dallas, Texas) ont mis en évidence une production accrue de radicaux libres par les mitochondries de tous les animaux âgés qu'ils ont étudiés : vaches, porcs, rongeurs ou mouches. Plus la production de radicaux libres est rapide, plus la durée de vie moyenne et la durée de vie maximale sont diminuées. Très récemment, on s'est aperçu que les dégâts infligés à l'ADN des mitochondries pouvaient, avec l'âge, être tels que des pans entiers disparaissaient ! Ces pertes irréparables sont peut-être à l'origine de la diminution importante de la masse musculaire qui accompagne le vieillissement, et qu'on appelle sarcopénie. La sarcopénie, avec son cortège de faiblesses physiques, de risques de chute, précipite souvent le déclin des personnes âgées et les contraint à l'hospitalisation et à l'immobilisation.

Les mitochondries les plus vulnérables sont celles qui appartiennent aux cellules du cerveau, du cœur et des muscles. Au contraire des autres cellules de l'organisme, ces cellules très spécialisées ne se divisent plus (ou très peu pour les cellules du cerveau), une fois le développement de l'organe accompli. Pour comprendre

1. Michikawa, Y. : Aging-Dependent Large Accumulation of Point Mutations in the Human mtDNA Control Region for Replication. *Science*, 286 : 774-779, 1999.

pourquoi certaines de nos cellules, parmi les plus importantes, sont incapables de se régénérer, il faut faire un nouveau saut dans le passé, remonter quelques centaines de millions d'années en arrière.

Bien après que les organismes dont nous descendons eurent réduit les mitochondries en esclavage, il suffisait à nos ancêtres prédateurs d'attendre au fil de l'eau pour recevoir leur dose de carburant, sous la forme de matière organique à la dérive et d'oxygène. Mais l'époque était friande d'énergie. Alors les gènes ont trouvé mieux. Plus efficace. Plus radical. Ils ont introduit une sophistication suprême : le muscle. Le muscle, c'est le mouvement. Plus besoin d'attendre – parfois en vain – que la nourriture vienne à soi. Le muscle permet d'aller se servir quand le besoin s'en fait sentir. Mais le muscle seul n'a pas d'utilité. Ce n'est qu'un entrelacs de câbles reliés à des poulies et à des leviers. Il fallait lui donner vie, gérer ses contractions. Alors les gènes ont créé des cellules nerveuses. Les plantes n'ont besoin ni de muscles ni de cellules nerveuses parce qu'elles tirent leur énergie du soleil, mais les animaux, qui se nourrissent des plantes et d'autres animaux, ont tous développé un système musculaire et un système nerveux.

Il s'agissait d'une révolution. Jusqu'alors, les animaux multicellulaires étaient du genre rudimentaire. Les cellules de leur corps se reproduisaient sans limite. Surtout, elles étaient interchangeables, ce qui, d'une certaine manière, arrangeait bien des affaires. Dès que l'une d'entre elles était endommagée, elle était aussitôt remplacée. Ces animaux primitifs en tiraient un avantage personnel énorme : ils étaient potentiellement immortels. Avec l'avènement des muscles et des cellules nerveuses, un nouveau stade fut franchi. Pour la première fois, des cellules se spécialisaient pour accomplir des tâches très sophistiquées. Ce qui avait commencé comme une exception allait devenir la règle. Aujourd'hui, les cellules qui composent le corps humain sont spécialisées. Elles ont certes la même origine : fusion d'un ovule et d'un spermatozoïde, mais ensuite, elles se voient assigner un plan de développement précis. Il y aura des cellules du foie, d'autres de la peau, d'autres qui constitueront les cellules nerveuses. Une fois figées dans leur spécialité, ces cellules « différenciées » ne sont plus interchangeables. Une cellule du cristallin de l'œil ne peut pas assurer les fonctions d'une cellule de l'intestin.

En se spécialisant il y a plusieurs millions d'années, certaines cellules se sont figées dans leur développement. Ainsi, une fois à maturité, les cellules du cœur et les cellules des muscles ne se divisent plus. Celles du cerveau se divisent peu. Nous héritons dans ces organes d'un capital cellulaire qui ne se renouvellera pas ou peu, avec lequel il nous faut aller le plus loin possible.

Ce capital cellulaire nous parvient meublé de ses fidèles mitochondries productrices d'énergie. En équipant ces cellules de nombreuses centrales de production d'énergie, les gènes ont bien évidemment favorisé le développement rapide de l'organisme, au détriment de la longévité maximale. Tout au long de la vie, les mitochondries du cœur, du cerveau et des muscles sont amenées à jongler avec une quantité impressionnante d'oxygène pour extraire l'énergie des aliments. Plus que d'autres, elles sont soumises au bombardement intense des radicaux libres, et progressivement altérées. Le problème des cellules figées, c'est qu'elles ne peuvent pas renouveler leurs mitochondries abîmées aussi efficacement que les cellules qui se divisent, comme, par exemple, les cellules de l'intestin, qui les renouvellent chaque fois qu'elles se répliquent[1].

1. Miquel, J. : An Update on the Oxygen Stress-Mitochondrial Mutation Theory of Aging : Genetic and Evolutionary Implications. *Exp Gerontol,* 33 (1/2) : 113-126, 1998.

L'essoufflement des personnes âgées lorsqu'elles fournissent un effort, la perte de force et de masse musculaire qui accompagnent l'âge sont la conséquence directe d'une altération des mitochondries. Mais les dégâts vont souvent bien au-delà de la difficulté à grimper un escalier. Les maladies dégénératives du système nerveux (Alzheimer, Parkinson), les insuffisances cardiaques trouvent probablement leur origine dans une altération permanente et irréparable des mitochondries des cellules du cerveau, du cœur et des muscles.

Pour les mitochondries, le travail, ce n'est pas la santé !

Il existe un moyen de préserver les mitochondries des dégâts des radicaux libres : les mettre en vacances. Si vous mangez peu, la quantité de radicaux libres chute en proportion, les mitochondries s'en portent d'autant mieux. Bref, la mitochondrie ne s'use que si l'on s'en sert. De fait, les animaux mis au régime hypocalorique ont des mitochondries en bien meilleur état que ceux qui mangent à leur faim. La production d'énergie est plus efficace, la quantité de radicaux libres diminuée. Du même coup, l'ADN du noyau cellulaire, celui qui porte notre code génétique, baigne dans un véritable bain de jouvence. Les enzymes chargées de le réparer sont plus efficaces ; la réplication est plus fidèle, entachée de moins d'erreurs ; les gènes promoteurs de cancers sont mis sous l'éteignoir ; l'immunité générale de l'animal est augmentée[1]. « Tout régime qui augmente la durée de vie s'accompagne immanquablement d'une atténuation des dégâts oxydatifs », note Rajindar Sohal. Par exemple, on l'a vu, les mouches vivent plus longtemps si l'on ralentit leur métabolisme en les élevant à des températures basses.

Mais quelques exceptions semblent échapper à cette règle universelle. Ainsi, les pigeons ont le même métabolisme et le même poids que les rats. Mais les premiers peuvent dépasser le cap des trente ans, alors que la durée de vie des seconds atteint difficilement quatre ans ! Les blackbirds, les finches, les robins vivent entre dix et vingt ans. Un chaffinch en cage a vécu vingt-neuf ans. Et ne parlons pas des condors, ni des perroquets, qui peuvent atteindre soixante-dix ans. Si vous adoptez un jeune perroquet, vous le garderez certainement toute la vie (il y a là matière à réfléchir avant de plonger !). Plus que toute autre, l'histoire de l'ornithologue écossais George Dunnet témoigne de l'extraordinaire longévité de certains oiseaux.

Dunnet, un chercheur de l'université d'Aberdeen, a consacré la majeure partie de sa vie à l'étude des fulmars (des oiseaux proches des gulls) qui vivent dans les îles Orkney, au nord de l'Écosse. En 1950, au début de sa carrière, Dunnet a posé une bague à la patte d'un oiseau de l'île d'Eynhallow. La scène a été fixée sur une photo en noir et blanc : le jeune scientifique, cheveux épais et noirs, est agenouillé sur l'herbe ; il tient dans les mains l'oiseau qu'il vient de baguer.

En 1976, Dunnet est retourné sur l'île. Le volatile l'y attendait, toujours bagué. Une photo montre l'ornithologue et son oiseau, vingt-six ans après la première rencontre. L'oiseau n'a pas changé d'une plume. Mais on ne peut en dire autant du chercheur ! Son visage s'est empâté, son front s'est ridé, ses cheveux sont clairsemés et gris. En 1995, Dunnet a rendu une nouvelle visite à son oiseau. Sur la photo prise ce jour-là, c'est un vieux monsieur qui tend le bras à un fulmar placide et toujours aussi alerte !

1. Hart, R. W. : Evolution and Dietary Restriction. *Exp Gerontol,* 33 : 53-60, 1998.

POURQUOI ELLES NOUS ENTERRENT

Une Française vit en moyenne huit ans de plus que son compagnon. Et cela ne s'arrange pas, puisque l'écart était de six ans en 1935. Pourquoi ? D'abord, testostérone oblige, les hommes vivent plus dangereusement : ils sont plus souvent victimes d'accidents sportifs, de la route, du travail, mais aussi des guerres. Ils se préoccupent moins de leur santé, négligent la prévention, se soumettent moins docilement aux examens de contrôle et de dépistage. La testostérone favoriserait aussi l'augmentation du « mauvais » cholestérol (LDL), alors que les hormones féminines le feraient baisser, tout en maintenant le niveau du « bon » cholestérol (HDL) à un niveau favorable. Les radicaux libres ont aussi leur part d'explication. Ainsi, les femmes, qui perdent chaque mois du sang entre la puberté et la ménopause, sont moins surchargées en fer que les hommes, qui, de surcroît, consomment plus de viandes et de charcuteries. Or, l'excès de fer augmente le risque de maladies cardio-vasculaires et de cancers à tous âges. Par ailleurs, les femmes avalent moins de calories que les hommes, ce qui les expose à un niveau plus bas de radicaux. Enfin, de nombreux chercheurs, à l'instar de Thomas Perls (Harvard, Boston, Massachusetts), pensent que l'évolution favorise surtout la longévité féminine. « Plus une femme vieillit lentement, dit Thomas Perls, plus elle vit longtemps et plus elle aura d'enfants et pourra les élever. » L'évolution favoriserait les gènes de ces femmes-là. La situation de l'homme serait différente : « Comme dans toutes les espèces, et notamment celles qui sont proches de l'homme, le mâle joue un rôle moins important dans l'accompagnement de sa progéniture jusqu'à l'âge adulte, la survie des enfants dépend moins de la durée de vie du père que de celle de la mère. Ainsi, conclut Perls, la longévité féminine est la force qui détermine l'espérance de vie naturelle des hommes et des femmes. »

Ce fut, hélas ! la dernière visite de George Dunnet, mort cette année-là. Le fulmar a-t-il célébré l'an 2000 ? Grâce à Martyn Gorman, un collègue de Dunnett, le monde scientifique continuera de recevoir des nouvelles de l'oiseau qui ne vieillit pas. La courbe de survie de l'animal est hallucinante : il a 97 % de chances de vivre un an de plus, qu'il soit jeune ou vieux. En clair, le fait d'être plus vieux n'augmente pas sa probabilité de décès ! Un peu comme si le fulmar était suspendu dans une éternelle jeunesse.

Comment une telle chose est-elle possible ? Pour Rajindar Sohal, les oiseaux possèdent des « super-mitochondries » qui surpassent toutes les autres pour ce qui est de coupler la consommation d'oxygène à la production d'énergie. « Si nous possédions les mitochondries des oiseaux, dit le Pr Sohal, on peut prédire que notre espérance de vie serait beaucoup plus grande, elle serait plusieurs fois supérieure à ce qu'elle est aujourd'hui. » [1]

Ces mitochondries performantes produisent moins de radicaux libres et « fuient » beaucoup moins que celles des pauvres rats. D'autres mammifères volants bénéficient de ces mitochondries de luxe, comme la chauve-souris, qui vit probablement plus de trente ans, ou l'écureuil volant, dont la longévité est deux fois supérieure à celle de son cousin terrestre. L'équipe de Sohal vient d'ailleurs de montrer que les mitochondries des espèces qui vivent longtemps sont mieux équipées pour transporter les électrons.

1. Entretien avec Thierry Souccar, 26 avril 1999.

L'évolution explique bien ces différences biologiques entre espèces. Il ne sert à rien aux rongeurs, qui ont toutes les chances de périr rapidement sous les dents d'un prédateur, de se préoccuper de longévité. Il est plus utile pour l'espèce à laquelle ils appartiennent (et donc pour les gènes qu'ils portent) d'investir la totalité de l'énergie disponible dans la reproduction, avant qu'il ne soit trop tard.

Les animaux volants, eux, évoluent dans un environnement plus paisible que ceux qui se déplacent à quatre pattes. Ils peuvent se mettre hors de portée des prédateurs comme les chats ou les renards qui rôdent au ras des pâquerettes. Ils peuvent aussi se déplacer avec facilité vers les régions où la nourriture est plus abondante et la température plus clémente. Au cours de l'évolution, du fait de leur moindre vulnérabilité, ces animaux se sont affranchis de la contrainte de précipiter l'acte de reproduction (les fulmars, pour les prendre à nouveau à témoin, se reproduisent tranquillement tout au long de l'existence). Ils ont pu économiser une partie conséquente de leurs ressources vitales et l'investir dans un mécanisme sophistiqué de production d'énergie, des procédures de réparation des dégâts causés à l'ADN. Mais aussi dans des systèmes biologiques qui piègent les radicaux libres, les neutralisent pour les empêcher d'accomplir leurs terribles méfaits. Ces systèmes de survie, qui s'opposent à l'oxydation des composants de l'organisme, s'appellent très logiquement des systèmes antioxydants.

Les antioxydants : le corps leur dit merci

« Nous avons besoin d'antioxydants parce que l'oxygène est un poison et qu'il faut contrer ses effets toxiques », dit Barry Halliwell du King's College, à Londres. Pour survivre à ce poison, toutes les espèces vivantes ont été contraintes de développer des moyens de défense qui protègent leurs constituants ou de rechercher dans leur alimentation des molécules qui pourraient jouer ce rôle.

Longtemps avant Denham Harman, les plantes connaissaient bien les radicaux libres. Les plantes se sont adjoint un arsenal de gènes qui leur permet de synthétiser plus de six cents molécules colorées appelées caroténoïdes. Cent millions de tonnes de ces minuscules substances sont fabriquées chaque année sur la planète.

Les caroténoïdes permettent aux plantes d'accomplir la photosynthèse, un processus au cours duquel l'énergie solaire est transformée en énergie chimique. Dans le même temps, ils protègent la plante de la destruction par les radicaux libres. Sans caroténoïdes, les plantes n'auraient pu utiliser l'énergie solaire et auraient été irrémédiablement grillées sur place. Les caroténoïdes sont les antennes des plantes : ils acheminent l'énergie lumineuse vers les centres de la photosynthèse, où la chlorophylle doit en prendre réception. Mais il arrive que le système s'emballe ! Surexcitée, la chlorophylle peut se combiner à de l'oxygène pour donner un radical libre, l'oxygène singulet. C'est l'incendie, un vrai drame végétal, car l'oxygène singulet peut détruire les membranes des cellules. Mais les caroténoïdes vont prendre en charge l'oxygène singulet et le stabiliser. Une seule molécule de bêta-carotène peut ainsi neutraliser jusqu'à mille molécules d'oxygène singulet avant d'être irréversiblement détruite.

Les plantes du commencement de la vie n'étaient pas au bout de leurs peines. Comment protéger du rancissement les graisses de nos membranes ? se demandaient-elles dans leur langage de plantes. Il leur fallait une molécule bien particulière, capable de s'ancrer dans toute la profondeur de la membrane, en laissant affleurer à la surface un groupement chimique à base d'hydrogène, un atome dont les radicaux libres sont friands parce qu'il comporte un seul électron. Un radical qui passerait par

Antioxydants de l'organisme	Fonction	Localisation
Superoxyde dismutase (SOD) à base de zinc et cuivre	Enzyme. Neutralise les radicaux superoxydes en les transformant en peroxyde d'hydrogène	Cellules, circulation
Superoxyde dismutase (SOD) à base de manganèse	Enzyme. Neutralise les radicaux superoxydes en les transformant en peroxyde d'hydrogène	Mitochondries (centrales énergétiques de la cellule)
Catalase (à base de fer)	Enzyme. Neutralise les peroxydes d'hydrogène en les transformant en eau et oxygène	Peroxysomes
Glutathion peroxydase (à base de sélénium)	Enzyme. Neutralise les peroxydes d'hydrogène en les transformant en eau et oxygène	Cytosol, mitochondries
Transferrine	Protéine. Transporte le fer	Plasma
Lactoferrine	Protéine. Transporte le fer	Sécrétions
Cerruloplasmine	Protéine. Transporte le cuivre	
Acide urique	Neutralise les radicaux libres dans les compartiments extra-cellulaires	Sang
Albumine	Protéine. Neutralise les radicaux libres	Sang
Glutathion	Protéine. Neutralise les radicaux libres. Détoxifiant	Cellule
Acide alpha-lipoïque		
Coenzyme Q10		Mitochondries
Mélatonine		

Antioxydants synthétiques	Fonction
EDTA	Minimise la concentration des formes réactives des minéraux (fer, cuivre, manganèse) qui peuvent donner naissance à des radicaux libres
BHT	
BHA	
Déprényl	

Antioxydants de l'alimentation	Fonction	Sources
Vitamine C	Réagit avec les radicaux libres dans le plasma (sang) et à l'intérieur des cellules. Régénère la vitamine E et le bêta-carotène	Fruits, légumes
Vitamine E	Réagit avec les radicaux libres dans les milieux gras. Protège les membranes, les graisses circulantes, et les protéines	Germe de blé, noix, amandes
Caroténoïdes (Bêta-carotène, lutéine, zéaxanthine, lycopène, etc.)	Réagissent avec les radicaux libres dans les milieux gras. Protègent les membranes, les graisses circulantes, et les protéines	Légumes à feuilles vert sombre, carottes, tomates, brocolis, agrumes
Polyphénols dont flavonoïdes	Réagissent avec les radicaux libres dans les milieux aqueux et/ou gras. Protègent la vitamine C	Fruits, légumes
Terpènes		Épices, aromates
Sélénium, fer, zinc, manganèse, cuivre	Composants des enzymes antioxydantes	Viandes, végétaux
Sélénium		Viandes, poissons, fruits de mer, œufs, champignons, ail, noix
Zinc		Viandes rouges, poissons, fruits de mer, céréales, légumes secs
Cystéine		
Acide phytique	Minimise la concentration des formes réactives des minéraux (fer, cuivre, manganèse) qui peuvent donner naissance à des radicaux libres	Céréales complètes
Sulforaphane	Favorise la formation d'enzymes détoxifiantes qui s'opposent à la formation du radical superoxyde	Légumes crucifères (brocolis, choux, choux de Bruxelles, choucroute)

là goberait l'atome d'hydrogène, et, rassasié, arrêterait là sa razzia. Eh bien, ce piège à radicaux libres, les gènes des plantes ont fini par le fabriquer. C'est la vitamine E, le protecteur universel des corps gras.

Nos lointains ancêtres, eux, n'étaient pas conçus pour utiliser directement l'énergie solaire, mais plutôt le produit de sa conversion chimique par les plantes, qu'elles stockent sous la forme de sucres de réserve. Pour brûler ces sucres après les avoir ingurgités, cependant, nos ancêtres avaient besoin d'un allié qui allait se révéler encombrant : l'oxygène. Pendant des centaines de millions d'années, la cohabitation avec l'oxygène fut sans ombre, ou presque. Dans l'océan des origines, la concentration de ce gaz était faible, tout juste suffisante pour soutenir la vie qui y barbotait. Les gènes avaient façonné des animaux marins adaptés à ces conditions, sans s'embarrasser de les doter de systèmes sophistiqués de défense contre les radicaux libres. Et les millions d'années s'écoulaient, tout ce petit monde évoluait tranquillement, passant peu à peu au stade de poisson, puis à celui de tétrapode – une espèce de grenouille. Mais voilà, c'est bien connu, là où les poissons se contentent de leur condition de poisson, les tétrapodes n'en font qu'à leur tête, ils sont incorrigibles. L'attrait de l'inconnu, le désir peut-être de tester leurs pattes flambant neuves fut le plus fort.

Il y a 425 millions d'années, des aventuriers tétrapodes décidèrent donc d'explorer l'étrange univers solide qu'ils entrevoyaient là où s'arrêtait l'eau. Ils abordèrent la terre ferme. Ce fut l'hécatombe, la première extinction de masse, bien avant celle des dinosaures. Confrontés à une concentration d'oxygène plus de quarante fois supérieure à celle qui régnait dans l'eau, ils furent progressivement (en l'espace de 50 millions d'années, tout de même) décimés par les radicaux libres. À peine naissante, la vie sur Terre allait-elle disparaître ? Dieu merci, non. Car, sous la pression d'un environnement aussi agressif, un petit groupe parvint à exprimer un gène qui, à partir du glucose, permet de fabriquer un puissant antiradicaux libres que chacun connaît : la vitamine C[1]. Cette substance allait leur sauver la vie, et la nôtre par la même occasion puisque nous descendons de ces survivants.

La vitamine C, les caroténoïdes, la vitamine E et d'autres substances qui protègent les organismes vivants de l'oxydation par les radicaux libres sont très logiquement appelés antioxydants. Ces substances, que l'homme trouve dans son alimentation, réagissent directement avec les radicaux libres pour arrêter leur progression. Mais il arrive que cet arsenal défensif soit débordé. Il est alors complété par une série d'enzymes, ou, si vous préférez, de grosses protéines qui ont pour mission de neutraliser les radicaux libres qui s'aventureraient dans la cellule.

Au fil de l'évolution, nos gènes ont été contraints de fabriquer ces enzymes antioxydantes, pour assurer la survie du véhicule qu'ils avaient conçu (nous, en l'occurrence). À cet égard, l'histoire des tétrapodes a une suite. Car si nous avons depuis perdu notre jolie couleur verte et nos pattes palmées – ce qui est quand même plus pratique pour conduire une voiture, tenir une fourchette, ou écrire le livre que vous tenez entre les mains –, nous avons aussi perdu la capacité génétique de fabriquer de la vitamine C. Eh oui, l'homme est, avec les primates, le cochon d'Inde, la chauve-souris et certains passereaux, le seul être vivant qui doit, pour se protéger efficacement des radicaux libres, se procurer jour après jour sa vitamine C dans l'alimentation.

Pourquoi avoir renoncé à ce qui apparaît comme un atout indispensable à la survie ? En réalité, alors que l'espèce humaine perdait la synthèse de la vitamine C il y a plusieurs millions d'années, elle gagnait probablement un autre gène : celui qui permet de fabriquer une enzyme antioxydante majeure, la superoxyde dismutase

1. Nandi, A : Evolutionary Significance of Vitamin C Biosynthesis in Terrestrial Vertebrates. *Free Rad Biol Med*, 22(6) : 1047-1054, 1997.

(SOD). La SOD ne remplaçait pas la vitamine C, mais elle améliorait de manière spectaculaire la protection contre les radicaux libres. Irwin Stone, un biochimiste américain, a émis l'hypothèse que cette transition s'est effectuée à une époque où l'espèce se nourrissait essentiellement de végétaux et recevait donc par son alimentation des quantités importantes de vitamine C. Déjà équipée de la faculté de produire la SOD, une branche mutante aurait peu à peu « éteint » son gène vitamine C, devenu inutile dans cette surabondance de baies, fruits et légumes. Cette branche mutante aurait aussitôt acquis un avantage sur les autres branches de l'espèce, car la synthèse de la vitamine C constitue un vrai fardeau pour les organismes qui la réalisent. Débarrassés de leur charge, ces mutants auraient peu à peu supplanté leurs cousins, et nous voilà, nous les héritiers, aujourd'hui obligés de consommer chaque jour un peu de salade, une orange, un jus de fruit pour obtenir notre ration de vitamine C.

La SOD n'a été découverte que récemment. En 1968, McCord et Fridovich, deux scientifiques américains, ont montré que cette enzyme a pour tâche principale de neutraliser le radical superoxyde. La SOD et les autres enzymes antioxydantes se saisissent en effet des radicaux libres qui leur tombent entre les pattes et les transforment en molécules moins réactives. Mais ces enzymes ont une particularité : elles sont incapables de fonctionner sans l'aide de minéraux, tels le zinc, le cuivre, le manganèse, le sélénium, le fer. Ceux-ci jouent un peu le rôle de « clés de contact », nécessaires pour mettre les enzymes en action. Voilà pourquoi il est indispensable de se procurer chaque jour un peu de ces minéraux dans l'alimentation, même si bien d'autres substances, qu'elles soient apportées par l'alimentation ou synthétisées par l'organisme, complètent l'arsenal antiradicaux libres (cf. encadré p. 78-79).

Et voilà qui nous ramène à Michael Rose et son bataillon de mouches « centenaires » de l'université d'Irvine. Rose ne se contente pas de produire des mouches Mathusalem, il cherche à savoir ce qui les rend si résistantes. Il a donc commencé d'analyser les gènes impliqués dans l'allongement spectaculaire de la vie des mouches expérimentales. Ils sont peu nombreux : 100 au maximum sur les 14 000 que compte la drosophile. Rose pense que 3 à 8 de ces 100 gènes sont particulièrement importants, et il a déjà identifié 2 d'entre eux, 2 gènes dont l'homme possède l'équivalent. Le premier de ces gènes est celui de la SOD. Quant au second, il refuse pour l'instant d'en révéler l'identité, car il a déposé un brevet pour en exploiter les applications !

Serait-ce celui qu'explorent des chercheurs de l'université Columbia, aux États-Unis ? Le 13 mai 1999, Martin Chalfie et James Taub ont montré que la catalase – une autre enzyme antioxydante qui neutralise le peroxyde d'hydrogène – gouverne la longévité du nématode *C. elegans*. En effet, 2 au moins des gènes déjà associés à une augmentation de la longévité de ce ver agissent, selon les chercheurs, en activant le gène qui permet au ver de fabriquer la catalase. « Nos travaux, écrivent les auteurs, indiquent que le contrôle des radicaux libres est un déterminant important de la longévité. »[1]

De la théorie à la pratique

Il ne suffit pas d'avoir une bonne théorie du vieillissement. Encore faut-il l'étayer par l'expérimentation. Si les radicaux libres sont responsables du vieillissement et des

1. Taub, J. : A Cytosolic Catalase is Needed to Extend Adult Lifespan. *C. elegans daf-C and clk-1 Mutants. Nature*, 399 : 162-166, 1999.

maladies qui l'accompagnent, il doit être possible, se dit un jour Harman, d'augmenter la durée de vie en améliorant les défenses antioxydantes.

Dès 1957, il se procure un composé étudié par la Commission américaine à l'énergie atomique pour ses effets protecteurs sur les radiations, et l'inclut dans l'alimentation d'une lignée de souris. Le résultat est spectaculaire : les souris qui ont reçu le composé vivent 20 % plus longtemps que les autres. Rapporté à l'homme, cela reviendrait à faire passer l'espérance de vie à la naissance de soixante-quinze à quatre-vingt-dix ans. Dès lors, les souris du laboratoire de Harman et d'autres laboratoires vont voir leur pitance agrémentée de substances plus ou moins ragoûtantes, censées les conduire à un âge canonique. La vitamine C, passe encore, ce n'est pas la plus désagréable, mais que dire du 2-mercaptoéthanol à l'odeur insupportable ?

Bon an mal an, les souris vont donc ingurgiter du glutathion, du butyl-hydroxytoluène (BHT), de la vitamine E, de la thioproline, de la santoquine et de la phénylbutinitrone. Les résultats sont variables, pour de nombreuses raisons, la principale étant que les antioxydants pris oralement ne parviennent pas toujours aux sites les plus sensibles à des concentrations suffisantes[1]. Une autre raison est que des quantités massives ont parfois un effet inverse à celui recherché. Par exemple, le BHT se révèle toxique pour la souris. Et un excès d'antioxydants peut affecter le rendement des mitochondries.

Mais, en 1968, Harman réussit à faire passer la durée de vie moyenne de souris mâles de 24,5 à 31,6 mois en rajoutant du 2-mercaptoéthanol à leur nourriture. La vitamine E, elle, augmente modestement la longévité moyenne, de 5 % environ. Mais la vitamine C n'apporte pas d'amélioration, probablement parce que les rongeurs n'ont pas attendu les expériences de ce type pour la synthétiser. Si plusieurs antioxydants se sont révélés capables d'augmenter la durée de vie moyenne des souris, à ce jour seuls trois antioxydants ont eu une influence sur leur longévité maximale.

La distinction a son importance. Chez l'homme, l'espérance moyenne de vie à la naissance est de l'ordre de soixante-quinze/quatre-vingts ans, mais la durée maximale de vie est estimée à cent vingt ans. Dans nos pays développés, seuls un à deux pour cent des enfants meurent avant l'âge de vingt-huit ans. La plupart des survivants n'atteint pas l'âge de cent ans, et aucun ne dépasse cent quinze à cent vingt ans. Si les antioxydants augmentent l'espérance de vie, ils le font vraisemblablement en diminuant le risque de mourir de maladies comme le cancer ou les troubles coronariens. À la fin des années 1960, sur la base des résultats enregistrés chez l'animal, Denham Harman avait suggéré que la prise régulière d'antioxydants pouvait permettre de vivre de dix à quinze ans de plus, c'est-à-dire atteindre l'âge de quatre-vingt-cinq ans. Mais existe-t-il seulement des preuves chez l'homme qu'il en est ainsi ?

Et l'homme dans tout ça ?

Jeffrey Blumberg est assis plutôt inconfortablement dans le petit salon sombre d'un hôtel londonien. Il est 8 h 30, un matin de juin blafard. Nous l'avons convié au petit déjeuner, mais, tout entier à son sujet, il n'a touché ni à son thé, ni à son pain complet, ni à ses fruits, si bien que son estomac criera probablement famine tout à l'heure, lors de la conférence qu'il doit tenir au King's College sur le vieillis-

1. Carson, J. C. : A Consideration of Some Notable Aging Theories. *Exp Gerontol,* 33 : 127-134, 1998.

sement. Son visage austère, encadré par une barbe coupée court, ne le laisse pas deviner, mais l'homme est un passionné. C'est l'une des raisons pour lesquelles il nous est éminemment sympathique, une autre étant que le professeur Blumberg est considéré comme l'un des meilleurs spécialistes mondiaux des antioxydants.

Avec lui, entre deux cuillerées de céréales complètes, nous retraçons la courte histoire des essais humains avec les antioxydants. La période faste d'abord, lorsque, étude après étude, tous les résultats apportaient de l'eau au moulin qu'avait édifié Denham Harman. Au début des années 1990, l'épidémiologie nous avait en effet appris que les personnes qui ont les taux les plus élevés d'antioxydants dans le sang ont un risque de maladies coronariennes et de cancer réduits. Par exemple, l'étude de Bâle avait enrôlé près de trois mille hommes. On leur avait prélevé un peu de sang au début de l'étude et mesuré les concentrations de plusieurs antioxydants. Puis le groupe avait été suivi pendant douze ans, au cours desquels 163 décès cardio-vasculaires avaient été enregistrés. Les chercheurs avaient alors tenté d'établir des corrélations entre ces décès et les taux d'antioxydants dont ils disposaient. Ils avaient trouvé que les hommes avec les taux de bêta-carotène et de vitamine C les plus bas ont un risque cardio-vasculaire multiplié par deux[1].

En 1992, Gladys Block, professeur à l'université de Californie (Berkeley), analysait les résultats de 246 études épidémiologiques où le risque de cancer était rapporté à la consommation de fruits et de légumes, riches en antioxydants. Elle concluait que les gros consommateurs de fruits et de légumes ont un risque de cancer divisé par deux par rapport à ceux qui consomment peu de végétaux. De tous les cancers étudiés, seuls ceux du sein et de la prostate paraissaient échapper à la règle[2].

Des chercheurs de l'université de Dartmouth (New Hampshire), aux États-Unis, ont suivi une population pendant plus de dix ans. L'une des choses qui leur sont apparues est que les survivants, au terme de l'étude, étaient plus nombreux dans le groupe dont les taux de bêta-carotène étaient les plus élevés. Le bêta-carotène était ici vraisemblablement un indicateur de la quantité de fruits et légumes dans l'alimentation. Une autre grande étude conduite à Harvard a révélé que ceux qui consomment le plus de vitamine C (par l'alimentation ou les compléments) ont la capacité pulmonaire la plus grande, c'est-à-dire le volume d'air expiré en une seconde. Cette étude était importante, parce que le déclin de la fonction pulmonaire chez la personne âgée est l'un des signes qui prédisent le mieux la mortalité.

La même année était parue dans le journal de référence *Epidemiology* l'étude de James Enstrom, de l'université de Californie, montrant que les consommateurs masculins de suppléments de vitamine C (500 mg par jour y compris l'apport alimentaire) vivent six ans de plus que les autres[3]. En mai 1993, un coup de tonnerre venu de Harvard (Boston, Massachusetts) braquait les projecteurs sur la vitamine E. Une étude épidémiologique portant sur 87 245 femmes et 39 910 hommes révélait que l'usage de suppléments de vitamine E pendant plus de deux ans conduit à un risque coronarien réduit de 41 % chez les premières[4], et 37 % chez les seconds[5].

---

1. Gey, K. F. : Status of Carotene and Vitamin C is Associated with Higher Mortality from Ischemic Heart Disease and Stroke : Basel Prospective Study. *Clin Invest,* 71(1) : 3-6, 1993.
2. Glock, G. : Fruit, Vegetables and Cancer Prevention : A Review of the Epidemiological Evidence. *Nutr Cancer,* 18(1) : 1-29, 1992.
3. Enstrom, J. : Vitamin C Intake and Mortality Among a Sample of the United States Population. *Epidemiology,* 3(3) : 194-202, 1992.
4. Stampfer, J. : Vitamin E Consumption and the Risk of Coronary Disease in Women. *N Eng J Med,* 328(20) : 1444-1449, 1993.
5. Rimm, E. : Vitamin E Consumption and the Risk of Coronary Disease in Men. *N Eng J Med,* 328(20) : 1450-1457, 1993.

DE L'ÉPIDÉMIOLOGIE À L'INTERVENTION

L'épidémiologie permet d'établir des corrélations entre un mode de vie et un état de santé. Par exemple, l'épidémiologie nous dit que les gros consommateurs de vitamine C ont un faible risque de cancer de l'estomac. Cela a été prouvé de deux manières. Lorsque l'on interroge des malades souffrant de ce cancer sur leurs pratiques alimentaires des années précédentes et que l'on compare leurs réponses à celles de personnes en bonne santé, on voit apparaître de très grandes différences dans la consommation de vitamine C. Une autre approche consiste à analyser les comportements alimentaires d'une population en bonne santé, puis à observer l'évolution de la santé de cette population pendant plusieurs années. Là encore, ceux qui développent un cancer de l'estomac sont ceux qui consommaient le moins de vitamine C. Si l'épidémiologie permet de révéler des corrélations, l'étude d'intervention est un peu considérée comme la Rolls de la preuve scientifique. Pour démontrer par une étude d'intervention que la vitamine C protège bien du cancer de l'estomac, il faudrait donner chaque jour pendant plusieurs années un comprimé de vitamine C à un groupe de personnes en bonne santé (recevant peu de vitamine C par l'alimentation), tandis qu'un groupe similaire prendrait un placebo. À l'issue de l'étude, on compterait le nombre de cancers de l'estomac dans chaque groupe. En pratique, les études d'intervention ne sont pas toujours réalisables. D'abord parce qu'un nutriment – comme la vitamine C – ne se comporte pas comme un médicament de synthèse étranger à l'organisme, puisqu'il existe dans l'alimentation quotidienne. Ensuite parce que ces études, qui nécessitent un grand nombre de participants, sont extrêmement coûteuses. Enfin parce qu'elles ne sont pas toujours réalisables ni éthiques. Malgré tout, de nombreuses études d'intervention nutritionnelle sont en cours partout dans le monde, comme en France, l'étude Suvimax dont les résultats seront connus en 2002.

Comme pour clore en beauté cette belle série, paraissait le 15 septembre 1993 dans le *Journal of the National Cancer Institute* les résultats de la toute première étude d'intervention ayant testé des suppléments d'antioxydants à grande échelle (cf. encadré).

L'étude d'intervention de septembre 1993 avait été conduite pendant cinq années en Chine, dans une région particulièrement touchée par le cancer de l'œsophage. Ses résultats sonnaient comme une formidable confirmation du potentiel des antioxydants. Grâce à des compléments quotidiens de bêta-carotène, vitamine E et sélénium, la mortalité totale avait été réduite de 15 %[1]. Un vent d'euphorie soufflait alors sur la recherche en nutrition et gonflait les voiles qui pousseraient les antioxydants, croyait-on, vers des résultats encore plus spectaculaires.

Mais il s'était passé sept mois à peine que le vent avait brusquement tourné à l'aigre avec la publication des résultats d'une étude menée en Finlande. L'Institut national du cancer des États-Unis l'avait mise sur pied en 1985 en supposant que des suppléments antioxydants pourraient empêcher des cancers du poumon de se déclarer dans une population de gros fumeurs. Ainsi serait apportée la preuve, dans les

1. Blot : Nutrition Intervention Trials in Linxian, China : Supplementation with Specific Vitamin/Mineral Combinations, Cancer Incidence and Disease-Specific Mortality in the General Population. *J Nat Cancer Inst,* 85(18) : 1483-1491, 1993.

conditions expérimentales les plus défavorables, que les antioxydants s'opposent aux mécanismes qui conduisent au cancer. Près de 30 000 hommes âgés de cinquante à soixante-neuf ans avaient donc été recrutés. Une partie avait reçu de la vitamine E et/ou du bêta-carotène, l'autre un placebo. Commencée en 1985, l'étude fut prématurément arrêtée. Les résultats, rendus publics en avril 1994, étaient en effet catastrophiques. Dans le groupe de fumeurs qui avait pris du bêta-carotène, le nombre de cancers du poumon aurait logiquement dû diminuer. En réalité, il avait grimpé de 28 %. La mortalité, elle, avait fait un bond de 17 %[1] !

Un silence de mort accompagna la publication des résultats. Puis ce fut la curée. La presse d'abord se déchaîna. D'éminents « spécialistes » vinrent nous expliquer que rien ne remplacerait une nourriture « variée et équilibrée », sans que l'on sache d'ailleurs très bien ce que ce terme recouvre. Il fallait au plus vite, ajoutaient-ils, se détourner des compléments alimentaires qui non seulement avaient démontré leur inefficacité, mais se révélaient de surcroît dangereux. En France, des voix s'élevèrent même pour réclamer que les vitamines et les minéraux soient délivrés sur ordonnance.

Dans la tourmente, certains – peu nombreux – gardaient pourtant leur calme. Jeffrey Blumberg fut l'un des rares à prendre la plume et la parole pour s'opposer au pessimisme ambiant. Bien sûr, disait-il en substance, quelque chose avait dérapé dans l'étude finlandaise. Il fallait trouver quoi, mais surtout garder à l'esprit qu'une étude, fût-elle d'intervention, ne peut anéantir les milliers de résultats positifs fournis par l'épidémiologie et par la recherche expérimentale.

L'étude ATBC allait être l'occasion malheureuse pour les chercheurs du monde entier de réviser la chimie des antioxydants. Ces molécules piègent les radicaux libres, mais, dans certaines conditions, elles peuvent elles-mêmes s'oxyder et devenir source de radicaux libres. C'est ce qui était arrivé au bêta-carotène. Lorsqu'il est donné seul, en l'absence d'autres antioxydants, il devient pro-oxydant dans les régions où l'oxygène est abondant, comme les poumons... Mais ces dérapages sont prévenus en l'associant à d'autres antioxydants.

« Nous avons aujourd'hui la certitude, explique Jeffrey Blumberg, que les antioxydants peuvent avoir un impact considérable sur les maladies liées à l'âge, comme le cancer, les maladies cardio- et cérébro-vasculaires. Aujourd'hui, les premiers symptômes de ces maladies apparaissent vers cinquante-soixante ans. Notre objectif, celui des chercheurs qui travaillent sur les antioxydants et la nutrition, c'est de "compresser" ces maladies pour qu'elles apparaissent le plus tard possible, dans les dernières années de la vie. Nous parlons ici d'une extension non pas nécessairement de l'espérance de vie, mais bien de l'espérance de santé. Les études récentes montrent bien que les antioxydants ont un rôle clé à jouer si l'on veut atteindre cet objectif. Prenez la cataracte. Aux États-Unis, l'opération de la cataracte est le geste chirurgical le plus commun. Eh bien, une étude a montré récemment que les personnes qui ont pris des suppléments de vitamine C pendant plus de dix ans ont une diminution de 83 % du risque de cataracte. Et la semaine dernière, dans le *Journal of Ophtalmology*, des résultats similaires ont été observés avec la prise de vitamine E, un autre antioxydant. Pour le cancer et les maladies cardio-vasculaires aussi, les preuves s'accumulent, même si très peu d'études cliniques ont été conduites. L'étude finlandaise a trouvé une réduction importante du risque de cancer de la prostate par les suppléments de vitamine E.

1. The Alpha-tocopherol, Beta-carotene Cancer Prevention Study Group : The Effect of Vitamin E and Beta-carotene on the Incidence of Lung Cancer and Other Cancers in Male Smokers. *N Eng J Med*, 330(15) : 1029-1035, 1994.

– Précisément, intervient Thierry Souccar pour laisser au professeur Blumberg le temps d'avaler une gorgée de thé, une autre étude clinique vient de révéler que le risque de ce cancer est réduit de 63 % chez des hommes qui ont pris pendant quatre ans et demi un supplément de 200 mcg/j de sélénium. Les autres cancers sont, eux aussi, diminués de moitié !

– Les antioxydants peuvent aussi jouer un rôle dans la prévention des maladies neurologiques dégénératives, reprend Jeffrey Blumberg. C'est une idée très nouvelle, mais nous avons récemment reçu l'information que des suppléments de vitamine E sont encore plus efficaces que des médicaments pour ralentir la progression de la maladie chez les patients atteints d'Alzheimer.

– Quelles sont les autres bonnes surprises à attendre de la recherche sur les antioxydants ?

– Eh bien, nous nous intéressons à l'immunité. Une étude de Harvard a suivi des médecins américains pendant douze ans. Une partie prenait chaque jour une pilule placebo, une autre prenait une gélule contenant du bêta-carotène. Mes collègues de Tufts ont regardé les effets du bêta-carotène sur l'activité de cellules du système immunitaire qu'on appelle *natural killer* (NK). Ces cellules sont très importantes pour contenir les cellules cancéreuses. Ils ont trouvé que, dans le groupe placebo, chez les plus de soixante-cinq ans, il y a une diminution de la capacité de ces cellules NK à réagir. Cela n'est pas nouveau : on observe un déclin de l'activité des NK avec l'âge. Et pourtant, dans le groupe qui prenait du bêta-carotène, on n'observait pas ce déclin de la fonction immunitaire. Nous pensons que les antioxydants permettent de maintenir le système immunitaire avec l'âge.

» C'est important, dans la mesure où, chez les personnes âgées dont le système immunitaire est peu réactif, la mortalité totale est double, la mortalité par cancers trois fois plus élevée, et le risque de pneumonie, lui aussi, trois fois plus grand. Récemment, des études chez la souris ont montré que, lorsqu'il n'y a pas assez de vitamine E ou de sélénium, certains virus deviennent encore plus virulents, plus agressifs. C'est une idée intéressante, à savoir que la malnutrition en soi permet à un agent infectieux de causer encore plus de dégâts.

» De notre côté, nous nous sommes intéressés à la vitamine E, parce qu'une étude française avait relevé les taux de vitamine E dans une population et observé que les personnes dont les taux sont les plus élevés ont bien moins d'épisodes infectieux que les autres. Alors, nous avons monté une étude où nous avons donné pendant plusieurs mois à un groupe de personnes âgées en bonne santé soit un placebo, soit différentes doses de vitamine E, à savoir 60, 200 ou 800 unités internationales (UI). Puis nous avons mesuré la réaction du système immunitaire à des agressions de différents types. Par rapport au placebo, nous avons constaté des améliorations très importantes dans les groupes qui prenaient de la vitamine E. En réalité, certains des participants avaient soixante-dix ans, mais, à regarder les données, on aurait pu croire qu'ils en avaient trente de moins !

» Il semble bien qu'avec la vitamine E on rajeunit le système immunitaire ! Ou plutôt, nous découvrons quelles sont les doses optimales de vitamine E pour éviter le déclin de l'immunité. Je voudrais ajouter que nous n'avons pas vu de grandes différences entre une dose de 200 UI et une dose de 800 UI, ce qui suggère un effet de seuil à 200 UI.

» Une autre information notable concerne la réponse aux vaccins. Il y a dans tous les pays des campagnes d'information en faveur de la vaccination contre la grippe, en particulier pour les personnes âgées. C'est une bonne chose. Mais ce que les gens ne savent pas, ce que les campagnes ne vous disent pas, c'est que, parmi les personnes âgées vaccinées, 80 % ne présentent aucune réponse à l'immunisation.

Seul un quart des vaccinés est « séropositif », donc susceptible d'être protégé. Eh bien, avec la vitamine E à 200 UI, nous avons multiplié par deux le taux de réponse au vaccin, nous avons permis à ces gens-là de fabriquer des anticorps en quantité suffisante.

– Avez-vous observé moins d'épisodes infectieux chez les personnes qui prenaient de la vitamine E ?

– L'étude n'a pas duré assez longtemps pour nous permettre de collecter une information assez fiable. Nous avons tout de même observé une baisse des infections dans ce groupe, mais pas significative sur le plan statistique, ce qui n'a rien d'étonnant pour une étude si courte. Mais, il y a quelques années, Rajit Chandra a conduit une étude au cours de laquelle les participants ont pris pendant un an un complexe de vitamines et minéraux comprenant des antioxydants. Il a trouvé comme nous une augmentation de l'immunité, mais surtout, au bout d'un an, une réduction de 50 % du nombre de jours de maladies infectieuses, et aussi une diminution de moitié de l'usage d'antibiotiques. »

L'irrésistible montée des antioxydants

La pratique qui consiste à prendre des compléments en sus de l'alimentation est née aux États-Unis.

L'idée que des substances simples et naturelles peuvent prévenir le vieillissement a tout de suite plu aux Américains, d'autant que les substances en question ne leur étaient pas inconnues. En 1936, un inventeur du nom de James Ingoldsby fut le premier à mettre à la disposition du public des comprimés de vitamines pures. Ingoldsby avait fait fortune en vendant aux petits Américains des *magic rocks,* ces pierres colorées que l'on trouve toujours aujourd'hui, et qui, une fois plongées dans l'eau, forment des cristaux aux teintes intenses. La vitamine C avait été récemment découverte et synthétisée. Aux yeux du grand public, il s'agissait d'un nutriment un peu magique, qui guérissait le scorbut, et peut-être plus encore. Ingoldsby eut l'idée saugrenue de proposer au grand public de la vitamine C pure en comprimés. Le premier comprimé apportait 100 mg d'acide ascorbique. Cette innovation fut très mal vécue par la communauté médicale, qui considérait à l'époque la vitamine C comme « extrêmement dangereuse ».

À peu près au même moment, une jeune biochimiste californienne s'attachait à populariser une nutrition débarrassée de son folklore. Adelle Davis avait reçu un doctorat de biochimie de l'université de Californie (USC, Los Angeles) avant de mettre activement ses connaissances en nutrition au service des médecins des hôpitaux Bellevue et Fordham de New York. La renommée aidant, Adelle Davis fut recrutée comme nutritionniste par deux cliniques de Los Angeles. Après avoir amélioré les habitudes alimentaires de plus de vingt mille patients, elle décida de se consacrer à sa famille et à l'écriture de livres. Dans ses nombreux ouvrages (*Let's Cook it Right,* en 1947, *Let's Have Healthy Children,* en 1951, *Let's Eat Right to Keep Fit,* en 1954, et *Let's Get Well,* en 1965), Adelle Davis eut le grand mérite de montrer au grand public combien la nutrition est assise sur une recherche scientifique impeccable. La première, elle se fit l'avocate de la prise de compléments de vitamines pour compenser les « calories vides » qui constituaient l'ordinaire des Américains. Très au fait des résultats de la recherche, qu'elle savait vulgariser avec maestria, elle disait souvent : « Il est étrange que, plus on en apprend sur les moyens de se constituer une bonne santé, moins les Américains sont en bonne santé. » Construisant sur les résultats d'études scientifiques, Adelle Davis avait imaginé des associations de produits et des dosages qu'elle recommandait dans ses livres, mais que le grand public peinait à trouver dans le commerce. Ingoldsby et d'autres eurent l'idée de traduire physiquement les préconisations de Davis. Ses livres se vendant par millions, Adelle Davis ouvrit indirectement la voie de ce qui allait devenir le premier marché mondial des compléments alimentaires.

L'année même où Adelle Davis publiait son premier livre, deux médecins canadiens, les frères Evan et Wilfred Shute, mettaient en librairie un livre au titre énigmatique *(Le Cœur, la Vitamine E, et autres considérations du même genre).* La vitamine E avait été synthétisée dix ans plus tôt, et tout le monde ignorait encore à quoi elle pouvait réellement servir (au point qu'il faudra attendre 1968 pour que les autorités américaines reconnaissent qu'elle est essentielle à la santé). Les frères Shute, eux, lui avaient trouvé sans tarder une utilisation, puisqu'ils soutenaient que cette substance anodine peut prévenir et soigner les maladies cardiaques, la gangrène des diabétiques, et bien d'autres maladies, ainsi que le promettait le titre de leur étrange livre. Si les bûchers avaient encore été dressés dans la région, nul doute que les frères Shute auraient fait un excellent combustible, et leurs livres avec. Mis au ban de la communauté médicale, ils virent leurs articles et leurs études systématiquement refusés à la publication par les journaux qui avaient pignon sur rue. Wilfred Shute, qui avait le sang chaud, lança son propre journal scientifique, puis, excédé par les attaques dont il continuait d'être l'objet, il en appela directement au public nord-américain, en lui conseillant de ne plus écouter les conseils des médecins et de consommer plutôt chaque jour des gélules de vitamine E en prévention des maladies coronariennes. Il faudra attendre 1993 et l'étude de Harvard pour apprendre que les nombreux Américains qui avaient suivi les conseils iconoclastes de Wilfred avaient connu infiniment moins d'accidents cardiaques que les autres.

La subversion est-elle canadienne ? Au début des années 1950, alors que les frères Shute entamaient un long bras de fer avec les autorités médicales nord-américaines, deux de leurs compatriotes, les docteurs Abram Hoffer et Humphry Osmond, investissaient le champ de la médecine psychiatrique avec pour seule arme une vitamine du groupe B – la niacine, qu'ils administraient à doses élevées à des patients schizophrènes. Peu à peu, le protocole en vint à inclure de la vitamine C, elle aussi à dose élevée. Ces expériences restèrent largement confidentielles, jusqu'au milieu des années 1950 lorsque Hoffer et Osmond rapportèrent que la vitamine B3, en plus d'améliorer les schizophrènes, possède un effet calmant dans l'arthrose et fait reculer le cholestérol. Les médecins dressèrent alors l'oreille, et, en 1955, une étude confirma que la vitamine B3 diminue le cholestérol pour un coût négligeable (c'est sans doute la raison pour laquelle elle est introuvable en France, alors que coexistent une bonne dizaine de médicaments hypocholestérolémiants hors de prix). L'histoire de la B3 connut un tournant en 1960, quand Hoffer fit la connaissance de Bill Wilson, cofondateur et président de l'association des Alcooliques anonymes. Il lui décrivit les bons résultats obtenus avec les mégadoses de vitamines chez les schizophrènes, dont certains étaient alcooliques. Wilson se montra très intéressé, et s'embarqua aussitôt dans un traitement à base de niacine, à raison de 3 g par jour.

Quelques jours plus tard, il déclara à Hoffer que la fatigue et la dépression qui l'handicapaient depuis des années avaient disparu. À l'initiative de Wilson, la niacine commença de circuler chez les alcooliques de l'association, et les témoignages favorables suivirent. Persuadé de son efficacité, le président des Alcooliques anonymes se mit à rêver pour cette surprenante vitamine d'un grand dessein national. En homme de marketing avisé, il considérait que le nom de niacine – bien trop obscur – serait le principal obstacle à sa diffusion. Il interrogea Hoffer sur les origines de la vitamine. Les vitamines du groupe B avaient été numérotées dans l'ordre de leur découverte : celle-là était la troisième ; elle avait donc logiquement reçu le nom de B3. Mais, en 1955, elle avait été débaptisée au profit de niacine. Bill décida que le terme de B3 était plus approprié. Il publia une brochure à l'intention des médecins américains, l'intitula : « Le traitement à la vitamine B3 » et la distribua à plusieurs dizaines de milliers d'exemplaires. L'initiative de Bill Wilson fut très peu appréciée des médecins qui siégeaient au bureau des Alcooliques anonymes, mais elle devait contribuer à populariser encore l'usage de vitamines aux États-Unis.

Ce qui nous mène droit à Linus Pauling, déjà croisé dans ces pages alors qu'il cherchait à percer les secrets de l'ADN. Sans les travaux d'Hoffer et d'Osmond, sans le battage habile de Wilson, Pauling ne se serait probablement jamais intéressé aux vitamines, et à la plus populaire d'entre elles, la vitamine C. Ce grand chimiste s'était vu décerner le prix Nobel de sa spécialité en 1954 pour sa contribution à la découverte des protéines. Ami d'Albert Einstein, inlassable militant de la paix et champion de l'interdiction des expériences nucléaires, Linus Pauling avait refait le voyage de Suède huit ans plus tard pour y recevoir le prix Nobel de la paix (ce qui fait de lui le seul homme ayant reçu à deux reprises le Nobel à titre individuel). Pendant des années, Pauling s'était consacré à la recherche fondamentale. Il abordait cette nouvelle partie de sa vie avec le désir de s'atteler à quelque chose qui pourrait améliorer concrètement la santé et le bien-être de ses congénères. Il choisit de s'intéresser aux bases biochimiques des troubles mentaux et se vit décerner une bourse de recherches par la Fondation Ford et l'Institut national de la santé mentale des États-Unis. C'est à cette époque qu'il entendit parler de la vitamine B3 et des travaux qu'Abram Hoffer lui consacrait au Canada.

Linus Pauling, qui ignorait presque tout de la nutrition, fut stupéfait d'apprendre que des molécules aussi triviales que les vitamines peuvent, à doses infinitésimales, préserver la santé, et, à doses élevées, présenter un intérêt dans certaines maladies. Il se rapprocha de Hoffer, dont il étudia dans le détail les traitements. Mais, plus que la vitamine B3, c'est la vitamine C qui attira son œil de chimiste. La vitamine C avait été intensivement étudiée au cours des décennies 1940 et 1950. On lui avait découvert des propriétés de cicatrisant et, à très haute dose, d'anti-infectieux. Puis les antibiotiques et les molécules de synthèse étaient arrivés, et l'intérêt pour la vitamine C avait pâli. Les études s'étaient taries. La vitamine C avait, de l'avis de tous, son avenir derrière elle. Mais Pauling jugea – à raison – que cette molécule n'avait pas livré tous ses secrets. Il prit conseil auprès d'Albert Szent-Györgyi, qui l'avait découverte en 1928, ce qui lui avait valu un prix Nobel. Szent-Györgyi encouragea Pauling à explorer le potentiel de la vitamine C, et le rassura sur l'innocuité des traitements avec des doses massives (il fut convaincant, si l'on en juge par les 18 grammes de vitamine C que Pauling avala quotidiennement jusqu'à la fin de sa vie !).

La vitamine C offrait à Linus Pauling une tribune à sa mesure : un domaine scientifique en friche, où tout restait à faire, et surtout l'irrésistible parfum de la cause perdue. L'odeur de la poudre attirait ce formidable bagarreur. Dix ans plus tôt, il avait affronté le sénateur Joseph McCarthy, qui, à la tête de sa commission d'enquête sur les activités antiaméricaines, s'efforçait de purger les milieux intellectuels de tout ce qui pouvait ressembler à un « communiste, un crypto-communiste ou un théoricien du marxisme ». Pauling n'était rien de tout cela, mais, devant la commission, il n'avait pu s'empêcher d'en rajouter sur ses vues progressistes, maniant tant et si bien l'ambiguïté et la provocation que son passeport lui avait été confisqué. Avec la vitamine C, le grand Pauling tenait le moyen de retrouver les élans du cœur. Il y avait eu la brillante chevauchée dans l'intimité de la matière, puis l'exaltante croisade antinucléaire. La vitamine C le séduisait infiniment parce qu'il pressentait qu'à travers elle se réaliserait une synthèse : jusqu'ici, Pauling le chimiste avait précédé ou suivi Pauling l'activiste. Dorénavant, les deux se côtoieraient. Ainsi, après s'être plongé dans une analyse minutieuse des résultats d'études conduits sur les vitamines, il mit tout son prestige au service de la cause de la nutrition, au point de désoler certains de ses amis les plus conservateurs. À sa mort, en 1994, l'un de ses amis, Max Perutz, lui-même chercheur de renom, se lamentait en ces termes : « Pour moi, il est tragique que [la vitamine C] soit devenue l'une des préoccupations majeures de Pauling au cours des vingt-cinq dernières années de sa vie, et qu'elle ait gâté sa grande réputation de chimiste. »

Le 19 avril 1968, le pauvre Max Perutz avait donc manqué s'étrangler en découvrant dans la prestigieuse revue *Science* un article signé de Linus Pauling, intitulé « Psychiatrie orthomoléculaire ». Le Prix Nobel y expliquait qu'il est possible d'améliorer la santé en modifiant la quantité de vitamines, minéraux, acides aminés dans l'organisme, jusqu'à obtenir une concentration optimale. En publiant son article dans l'un des bastions de la recherche orthodoxe et dans un domaine où seuls les médecins avaient coutume de s'aventurer, Pauling ouvrait les hostilités. Et comme si le message n'était pas suffisamment clair, les livres destinés au grand public suivirent. Retenons-en deux, qui furent autant de déclarations de guerre à la médecine conventionnelle : *La Vitamine C et le rhume,* dans lequel Pauling affirme benoîtement que la vitamine C peut prévenir ou accélérer la guérison des rhumes, et *Cancer et vitamine C,* où il rendait compte de ses propres études de supplémentation de malades du cancer avec de la vitamine C.

Au cours des années 1970 et 1980, la polémique débordait régulièrement les colonnes des journaux médicaux, ricochait dans la grande presse, assurait l'audience des *talk shows* télévisés. Pauling avait réussi son hold-up. On le traitait d'escroc à propos du rhume (à tort), on critiquait ses résultats sur le cancer (à juste titre) ; il rendait coup pour coup, sèchement, avec hargne et précision, multipliant les droits de réponse, usant de son prestige de double Prix Nobel pour forcer les pages « courrier » des journaux scientifiques. Le public adorait. Les sympathisants de Pauling, adeptes des mégadoses de vitamine C, se recrutaient chez les écolos et les contestataires de tous poils, les pionniers du *New Age* naissant, les végétariens, les futurs yuppies nutritionnellement corrects. Ils rejoignaient dans leur ferveur consommatrice d'autres bataillons hétéroclites : le gros peloton des mères de famille de l'ère Adelle Davis, converties aux aliments complets et aux bienfaits des vitamines du groupe B, les cadres inquiets pour leur cœur, et qui s'étaient montrés perméables aux messages pro-vitamine E de Wilfred Shute, mais aussi les hippies et ex-hippies californiens qui se shootaient à la vitamine B3 dans l'espoir de sauver leur cerveau de l'abus de drogues et de champignons mexicains, sans parler des alcooliques, les anonymes et les autres. Devançant les besoins de cet énorme segment de la population, une industrie était née, avec ses fabricants, ses réseaux de boutiques, ses publications spécialisées, ses associations et ses groupes de pression.

Aujourd'hui, un Américain sur deux consomme des compléments de vitamines, dont une grande partie d'antioxydants. Pour cela, ils ont dépensé en 1997 plus de 30 milliards de francs. « En pure perte ! » raillent certains médecins français. Voire. Mais, en 1997, un événement majeur s'est produit aux États-Unis. Pour la première fois depuis la dernière guerre, le nombre des nouveaux cas de cancers a baissé dans un pays occidental. Oui, les États-Unis, si souvent dénigrés pour leur bouffe et leurs vitamines, voient aujourd'hui le poids du cancer baisser ! L'alimentation étant le premier facteur de risque de cancer, il faut bien se résoudre aux hypothèses qui fâchent : « Pour moi, il ne fait pas de doute que la généralisation des antioxydants dans la population américaine est à l'origine de ces meilleurs résultats », commente

Denham Harman. Plusieurs études le suggèrent. Par exemple, une étude publiée en octobre 1998 a montré que les femmes qui ont pris pendant quinze ans un complément de multivitamines ont un risque de cancer du côlon réduit de... 75 % ! L'étude portait sur 88 756 Américaines et sur le deuxième cancer le plus fréquent dans les pays développés.

Au moment où paraissait l'étude américaine, un rapport concluait que le cancer continue de progresser en France. Et le gouvernement réclamait une peine de six ans de prison contre un chef d'entreprise du Mans. Son crime ? Importer des vitamines.

Vers une théorie unifiée du vieillissement

Pourquoi vieillit-on ? Vous avez désormais en main tous les éléments pour répondre à la question que vous vous posiez avant d'entreprendre la lecture de ce livre. Voici en tout cas comment les auteurs de ce livre interprètent les données de la recherche. Voici notre vision des raisons du vieillissement humain, des mécanismes qui le provoquent et des moyens de le ralentir.

Tout en bas de l'échelle de la vie se trouve le duplicateur, un brin d'ADN préhistorique (probablement ARN), apparu il y a quatre milliards d'années, un gène que Richard Dawkins qualifie d'« égoïste ». Ce gène égoïste n'a qu'une stratégie, ou plutôt un comportement : disséminer des copies. Se reproduire à l'infini. À la suite du premier duplicateur, d'autres variantes du gène égoïste ont rapidement fait leur apparition.

La grande famille de l'ADN (l'ensemble du matériel génétique qui compose le vivant) est virtuellement immortelle. Pour le rester, les membres de la famille sont engagés dans des situations qui mêlent compétition (prédation) et coopération (sexualité).

Les premières cellules sont apparues lorsque les gènes ont réussi à fabriquer des protéines, et réalisé aussitôt qu'un rempart de matières protéiques constituait une protection plus avantageuse. C'était la fin du gène nu. L'idée du sexe est probablement venue rapidement aux premières cellules. Échanger du matériel génétique, c'était favoriser la dissémination et réparer les dégâts infligés à l'ADN par l'environnement.

La sexualité est devenue un acte essentiel de la vie

Les gènes ont peu à peu façonné des véhicules constitués de cellules germinales, et d'un corps ou soma. Au début, ce corps était composé de cellules non spécialisées, capables de se remplacer mutuellement. Ainsi, toute cellule du corps, lorsqu'elle était endommagée ou perdue, pouvait être remplacée. Ces organismes étaient potentiellement immortels.

Avec l'apparition de l'oxygène et la présence en abondance de carburant, les gènes ont conçu des véhicules de plus en plus sophistiqués, dotés de mouvement et de systèmes intelligents pour les faire fonctionner, ainsi que d'un atout essentiel, la mémoire. Ces véhicules aux fonctions spécialisées ont développé de plus en plus de cellules, elles-mêmes spécialisées, incapables de divisions ultérieures. Elles étaient associées à des organelles productrices d'énergie : les mitochondries.

L'apparition de l'oxygène a donné un avantage considérable aux gènes des organismes qui utilisaient ce gaz pour produire de l'énergie, mais elle marque aussi l'apparition du vieillissement tel que nous le connaissons.

En effet, les organismes vont s'équiper de signaux biologiques pour utiliser au mieux les carburants disponibles, comme l'insuline. Ce facteur de croissance active la prolifération cellulaire et l'utilisation d'énergie au détriment d'une démarche plus économe. De plus, l'oxygène va se révéler toxique pour tous les composants organiques, parce qu'il donne naissance aux radicaux libres, un facteur d'érosion lente.

L'évolution aurait pu mettre au point des mécanismes antivieillissement, conçus pour protéger efficacement l'organisme des dégâts de l'oxygène. Par exemple, en installant des systèmes de protection et de réparation cellulaires ultrasophistiqués. Mais comme les ressources énergétiques sont limitées, cela n'aurait pu être accompli qu'au prix d'un ralentissement du fonctionnement global de l'organisme, donc au détriment de la croissance. On comprend que cette option n'a pas été retenue, ou, si elle a été retenue, elle a disparu. L'évolution a favorisé les organismes qui ont axé leurs ressources sur un développement rapide, toujours pour arriver le plus tôt possible à maturité sexuelle.

Une autre manière d'éliminer le vieillissement eût été d'équiper les organismes d'un double de chaque organe et de réparer l'un pendant que l'autre fonctionne ! Ainsi, il y aurait eu deux systèmes cardio-vasculaires et deux cerveaux. Mais, pour le cerveau, se serait posé le problème de la duplication des informations et de la conservation de la mémoire. Sans compter que la question de l'allocation des ressources n'aurait pu être éliminée.

Nous vieillissons parce que l'oxygène nous inflige des dégâts et que nos outils de maintenance se révèlent incapables de préserver les structures et les fonctions normales de nos cellules et de nos tissus. Les outils de maintenance sont à leur maximum d'efficacité jusqu'à l'âge de la maturité sexuelle, parce que les gènes que nous abritons prennent soin de leur véhicule tant qu'il ne s'est pas reproduit. Puis la protection et les réparations deviennent de plus en plus aléatoires. Le vieillissement biologique commence à la puberté.

Notre durée maximale de vie est supérieure à celle de la plupart des êtres vivants parce que nous évoluons dans un milieu moins risqué que celui des autres espèces. En particulier, la mortalité annuelle de l'être humain est basse. Cette particularité nous a permis d'allouer plus de ressources aux fonctions de protection et de réparation, et moins aux fonctions de reproduction. À l'inverse, les espèces à durée de vie courte investissent massivement dans la reproduction précoce, et peu dans la protection contre les radicaux libres.

Cinq stratégies s'offrent à nous pour allonger la vie

Les deux premières consistent à « piéger » les gènes. L'espèce humaine pourrait, de manière concertée, retarder de génération en génération l'âge de la reproduction, à la manière des mouches de Michael Rose. Cette démarche obligerait les gènes que nous abritons à prolonger les fonctions de maintenance jusqu'à cet âge tardif. Elle entraînerait chez la femme un âge plus avancé d'apparition de la ménopause, de la même manière qu'elle permet aux mouches de Michael Rose de pondre plus tard dans la vie. Comme la longévité féminine est probablement la force qui tire l'espérance de vie des deux sexes, la longévité humaine en serait allongée d'autant.

Une étude publiée en 1997 par Thomas Perls, un chercheur de Harvard déjà rencontré dans les pages précédentes, a trouvé que près de 20 % des femmes qui atteignent l'âge de 100 ans ont eu un enfant après 40 ans, alors que cet événement concerne moins de 6 % des femmes qui n'ont vécu que 73 ans[1]. Cette étude ne montre pas qu'en ayant un enfant tard, on bénéficie d'un plus en terme d'espérance de vie, mais plutôt qu'il y a là un indicateur suggérant que ces centenaires sont porteuses de gènes qui permettent au système reproductif de vieillir plus lentement.

Une autre étude, publiée le 24 décembre 1998 dans le journal scientifique *Nature*, suggère que les femmes qui ont un premier enfant tard dans la vie et qui donnent naissance à peu d'enfants vivent plus longtemps que les autres ! L'étude a été conduite par Tom Kirkwood (université de Manchester, Royaume-Uni) à partir de – tenez-vous bien – 1 300 ans d'archives généalogiques de l'aristocratie britannique. Il a trouvé que l'âge moyen de la mère à la première grossesse était bas chez les femmes mortes jeunes, et élevé chez celles qui avaient vécu le plus longtemps. Ainsi, les femmes mortes avant trente ans avaient eu leur premier enfant à dix-neuf ou vingt ans en moyenne, tandis que celles mortes après quatre-vingt-dix ans l'avaient eu à vingt-sept ans[2].

Cette stratégie est déjà utilisée. Pour des raisons probablement culturelles, nous faisons, dans les pays occidentaux au moins, nos enfants de plus en plus tard.

La deuxième stratégie consiste à comprimer en permanence le niveau du facteur de croissance que constitue l'insuline. Cela peut être fait en réduisant dans l'alimentation les sucres rapides, en favorisant les glucides complexes comme les céréales complètes, et en augmentant les apports des nutriments qui améliorent la sensibilité à l'insuline : magnésium, chrome, vitamine E, acides gras essentiels et en pratiquant un exercice d'endurance régulier.

La troisième stratégie conduit à pratiquer une forme de restriction calorique, en sélectionnant parmi les aliments consommés régulièrement ceux qui contiennent le plus de composants protecteurs pour le moins de calories et en dégustant les autres en petite quantité, pour le plaisir.

La quatrième stratégie, c'est, bien sûr, de faire la part belle aux aliments riches en substances protectrices contre les radicaux libres, et prendre des compléments antioxydants pour limiter les dégâts des radicaux libres.

Elle est longuement détaillée dans la quatrième partie de ce livre.

La cinquième – conjuguée aux précédentes elle en augmente l'efficacité – consiste à diminuer notre exposition aux accélérateurs du vieillissement comme les excès d'aliments blancs (sucre, céréales racinées...) le tabac, les polluants, les excès de fer, l'usure par le stress et autres voleurs d'années, voleurs de vie.

---

1. Perls, T. T. : Middle-Aged Mothers Live Longer. *Nature*, 389 : 133, 1997.

2. Westendorp, R. G. : Human Longevity at the Cost of Reproductive Success. *Nature*, 396(6713) : 743-6, 1998.

VOLEURS D'ANNÉES, VOLEURS DE VIE

Ils sont invisibles, ils accomplissent leurs méfaits en silence. Ils font partie de votre quotidien depuis si longtemps que vous ne leur prêtez plus d'attention. Il arrive même que vous ignoriez jusqu'à leur existence. Qui a entendu parler des VOC ? Qui connaît le bisphénol ?

Pourtant, sans bruit ni douleur, ils se nourrissent de votre vitalité, épuisent votre énergie, éraflent l'intimité de vos organes. Ces prédateurs familiers se repaissent du temps qui vous est imparti sur cette Terre. Ce sont des voleurs discrets. Une minute de vie par-ci, une heure par-là. Au final, le compte fait froid au dos : ce sont une, deux, trois années qui vous feront défaut si vous n'y prenez garde.

Depuis peu, la science a démasqué ces voleurs d'années. Ce chapitre vous dit comment éviter les moins connus d'entre eux, et surtout comment les combattre.

Les tueurs en habits blancs

C'est l'un des contes les plus connus des enfants. Partis chercher des fraises dans le bois, le petit Hänsel et sa sœur Gretel sont surpris par la nuit. Le lendemain, ils découvrent dans une clairière un château à l'allure sympathique. Jugez-en plutôt : le toit est fait de pain d'épices, les fenêtres de sucre, les murs de chocolat et autres sucreries ! Hänsel n'y résiste pas. Pendant qu'il s'attaque au toit à pleines dents, Gretel déguste les fenêtres. Les deux enfants ignorent qu'ils grignotent tout simplement la maison de la sorcière Massepain, une ogresse qui attire les enfants avec des friandises avant de les brûler dans un four magique d'où ils sortent transformés en statue de massepain.

Écrit en 1812 par les frères Grimm, *Hänsel et Gretel* a des accents étrangement réalistes. Certes, Hänsel et Gretel parviendront à échapper à la funeste sorcière et à son piège de sucre. Mais c'est une fin heureuse pour conte d'enfants. Dans la réalité, l'histoire du sucre – et des aliments raffinés – est pavée de drames. Celui des centaines de milliers de Noirs réduits à l'esclavage par les empires sucriers du Nouveau Monde. Celui des milliers de marins et de soldats sacrifiés, dans des guerres lointaines, aux intérêts des lobbies du sucre. Celui des centaines de milliers de victimes du béribéri, une maladie provoquée par la carence en vitamine B_1 et qui se développa en Asie au siècle dernier, avec la pratique qui consistait à débarrasser le riz de son écorce, pour en faire du riz blanc. Celui, enfin, des millions d'accros aux petits cubes blancs, aux barres chocolatées, aux sodas. Pour eux, la sorcière Massepain est toujours bien vivante. Seules ses méthodes ont changé.

Pendant près de quatre millions d'années, l'humanité n'a connu aucun des aliments blancs : sucre, aliments sucrés ou raffinés (pain, pâtes, riz blanc, gâteaux, etc.). L'homme a survécu, s'est épanoui, a colonisé son espace sans eux. Aucun des plus vieux textes connus n'en fait mention.

L'irrésistible expansion de la canne à sucre

Le sucre, par exemple, est si complètement absent de l'histoire de l'humanité que les Grecs d'Alexandre le Grand, lorsqu'ils atteignent l'Indus en 325 avant J.-C., n'ont pas de mot pour décrire le jus de la canne dont les habitants de la région occidentale de l'Inde font grand cas. Nearchus, l'amiral d'Alexandre le Grand, parle d'une « espèce de miel » qui pousse dans des plantes. D'où vient la canne à sucre ? Probablement de Nouvelle-Guinée. Sa culture s'est diffusée dans les îles d'Océanie à partir du XVe siècle avant J.-C., avant d'atteindre l'Inde, où se fit la rencontre avec les soldats d'Alexandre. Au VIe siècle après J.-C., la canne à sucre est cultivée dans l'Empire perse, puis elle gagne progressivement le pourtour méditerranéen. Ce sont les savants perses de l'école de médecine et de pharmacologie de l'université de Djondisapour qui ont les premiers mis au point un procédé d'extraction et de raffinage du sucre de canne. Stabilisé et solidifié, le sucre peut partir à la conquête du monde.

À l'effondrement de l'Empire perse, sous les coups de boutoir des armées arabes, l'Islam fait main basse sur de précieux trésors. Parmi eux, la technique de raffinage du sucre. Car cette denrée est devenue une source appréciable de devises. Les Chinois l'importent à grands frais. Le sucre est alors paré de toutes les vertus. Ne lui prête-t-on pas le pouvoir de guérir la peste ? Les croisades vont à leur tour exposer l'Occident aux douceurs de la canne à sucre. En Palestine, celle-ci est surtout cultivée autour de Jéricho. Sur les traces des armées chrétiennes, elle franchit la Méditerranée, s'implante en Crète, puis en Sicile. La dernière grande croisade prend fin en 1204. Mais déjà le sucre est devenu un enjeu économique majeur. En 1306, le pape Clément V est sollicité pour une ultime expédition guerrière en Palestine par ce qui apparaît comme le tout premier lobby sucrier. « Sur les terres du Sultan, écrivent les va-t-en-guerre, le sucre pousse en grande quantité et les sultans en retirent revenus et taxes importants. Si les chrétiens pouvaient saisir ces terres, un coup fatal serait porté au sultan. »

La croisade du sucre n'aura pas lieu, mais les financiers italiens, espagnols et surtout portugais, ont pris le relais des soldats. Avec brio. Grâce à eux, au XVe siècle, la canne à sucre gagne les îles de l'Atlantique : Madère, les Açores, les Canaries. L'Europe peut s'ouvrir tout entière au sucre, qui mord sur un domaine jusqu'ici alloué au miel. La langue française garde les empreintes de cette progression, comme le montre Jean Meyer dans sa très documentée *Histoire du sucre* : « sucrer » fait son apparition dans notre langue au XVe siècle, « sucrerie » en 1658.

À partir du XVe siècle, le sucre de canne fait et défait des fortunes, justifie tous les moyens, toutes les aventures, y compris les plus injustifiables. La culture pressante de la canne bouleverse l'équilibre économique des îles de la Méditerranée, provoque des famines. « Car la calamité, avec la canne à sucre, écrit Fernand Braudel, c'est que, là où elle occupe le sol, elle interdit toute culture intercalaire et restreint donc automatiquement l'espace des cultures vivrières normales. Dévastatrice des équilibres anciens, cette nouvelle venue est d'autant plus dangereuse qu'elle est soutenue par un capitalisme puissant. » Dans la bataille qui l'oppose au miel, le sucre a un inconvénient : son goût. Il faut donc l'imposer sur le front du prix. Produire toujours plus, à un coût toujours plus bas. La stratégie va se révéler payante, mais elle signe dans le même temps la condamnation à mort de millions d'êtres humains. « Il n'est pas exagéré, note l'historien britannique Noel Derr, de dire que le commerce des esclaves a porté sur 20 millions d'Africains, dont les deux tiers sont imputables au sucre. »

Douleur noire et douceur blanche

La culture de la canne à sucre est gourmande en main-d'œuvre. Les Perses avaient les premiers tourné la difficulté avec des esclaves venus d'Afrique. Les Portugais, qui, au XVe siècle, règnent sur ce marché florissant vont adopter les bonnes vieilles recettes. Écoutons Fernand Braudel : « Et c'est lui [le sucre] aussi, finalement, qui a imposé la solution de la main-d'œuvre servile, l'esclavage des Berbères de la côte africaine que razziaient les corsaires chrétiens venus des Canaries, et surtout l'esclavage des Noirs de Guinée et d'Angola qui allait [...] atteindre les rives du grand continent américain. » Dès 1570, le Brésil est le siège de grandes plantations sucrières qui se développent hors des contraintes des îles méditerranéennes. Les Indiens, les premiers, sont réduits à l'esclavage. Pour échapper au travail forcé, ils fuient vers l'intérieur des terres ou trouvent une protection relative auprès des Jésuites. Les négriers vont alors ratisser l'Afrique noire.

De 1601 à 1700, le Brésil importe près de 600 000 esclaves noirs. Mais le Brésil n'est plus seul à s'intéresser à cette main-d'œuvre docile, robuste et pas chère. Au XVIIe siècle, les Antilles françaises, hollandaises et anglaises se convertissent à leur tour aux plantations de canne à sucre. D'abord timidement. Le 21 juin 1670, Colbert a donné le signal d'une stratégie mûrie en haut lieu. En trente ans, près de 160 000 esclaves noirs vont débarquer dans les possessions françaises pour que les plantations se développent. À Saint-Christophe, à la Guadeloupe, à la Martinique ou à Grenade, on souffre et on meurt pour le sucre.

Déjà, l'argent du sucre pèse lourd. Au XVIe et surtout au XVIIIe siècle, les grandes plantations des Antilles viennent au secours de la balance des comptes française. Sur terre, le sucre est probablement l'enjeu majeur des guerres de Hollande (1672-1679), de la Ligue d'Augsbourg (1702-1713) et de la succession d'Espagne (1702-1713). Sur mer, les précieuses cargaisons des bateaux hollandais et anglais arraisonnés par les corsaires français, surtout pendant la guerre de la Ligue d'Augsbourg, trouvent immédiatement preneurs sur le marché intérieur. Grâce à cet afflux, le sucre change de statut. Ce n'est plus la denrée de luxe ou le « médicament » réservé à une élite, mais un produit recherché par la bourgeoisie montante.

La politique du sucre

Dès 1713, la demande est si ferme que la production et le commerce du sucre attirent en masse capitaux et vocations. Il faut dire que les revenus du sucre sont tels que seuls l'or et l'argent rivalisent encore avec le minéral blanc. Les grands armateurs de Nantes traitent de front le commerce des esclaves et celui du sucre, tant les deux activités sont liées. Au XVIIIe siècle, la majorité de la flotte de négoce française est affectée au transport du sucre et/ou des esclaves. Bordeaux et Le Havre doivent au sucre leur essor spectaculaire.

Il ne faut pas s'étonner que le sucre dicte sa loi aux politiques, comme le montre Jean Meyer. En 1763, lors du traité de Paris, Choiseul, dont la flotte vient d'être sévèrement défaite au terme de la guerre de Sept Ans, abandonne le Canada pour pouvoir conserver les îles des Antilles qui fournissent le sucre. « Vous savez, Sire, se justifie-t-il auprès du roi, depuis cent ans, toutes les guerres ont été menées pour des raisons commerciales. » La métropole approuve chaudement le lâchage du Canada : Voltaire se félicite de la perte de « ces quelques arpents de neige » au profit des archipels des Antilles, si riches. Même la campagne napoléonienne d'Égypte, en 1796, est « d'intention sucrière » ! Napoléon craignait que l'indépendance américaine ne fît tache d'huile dans les Antilles. Il voyait dans l'Égypte une solution de remplacement pour la culture de la canne à sucre...

À cette époque, l'Angleterre est à la fois la première nation productrice de sucre, mais aussi la première consommatrice, et, bien sûr, la première nation négrière. Les échos de la révolte des Noirs de Saint-Domingue, réprimée dans le sang par Napoléon (et soutenue par les Anglais), vont aboutir à la création, la même année à Londres, d'une association qui milite activement contre le commerce du sucre. L'Anti-Saccharite Society appelle au boycott, seul moyen, selon elle, d'obtenir l'interdiction de l'esclavage. À la fin du XVIIIe siècle, le message fait son chemin. Les entreprises des Indes orientales, rapporte William Dufty dans *Sugar Blues,* capitalisent sur l'émergence de cette bonne conscience pour en faire un slogan publicitaire : « Sucre des Indes orientales. Fabriqué sans esclaves », annonce un importateur. « En achetant pendant vingt et un mois du sucre des Indes orientales plutôt que des Indes occidentales [les Antilles], poursuit la réclame, une famille qui utilise 5 livres de sucre par semaine préviendra l'esclavage ou le meurtre d'un être humain. » En 1838, l'Angleterre abolit l'esclavage dans ses colonies. Dix ans plus tard, les colonies françaises libèrent, elles aussi, leurs esclaves noirs.

L'abolition de l'esclavage en Europe coïncide avec la montée en puissance d'une alternative à la canne à sucre. Dès la fin du XVIIIe siècle, le chimiste français François Charles Achard extrait du sucre de la betterave, sous l'autorité intéressée du roi de Prusse Frédéric-Guillaume II. Les victoires napoléoniennes ramènent Achard dans l'Hexagone, et son procédé est amélioré en 1812 par Benjamin Delessert (qui s'associera plus tard à Louis Say, dont le nom a marqué l'industrie sucrière française). Napoléon, qui voit dans la betterave le moyen de s'affranchir du blocus anglais sur les mers, décore Delessert de la Légion d'honneur le 2 janvier de la même année. Le 12 janvier, un décret impérial exempte pendant quatre ans de toutes taxes « les fabricants qui produiront au moins 10 000 kg de sucre brut de 1812 à 1813 ». En 1845, la betterave française fournit à peine 35 000 tonnes de sucre. Mais, dix ans plus tard, la production dépasse les 100 000 tonnes. La betterave ne va cesser de se développer, encouragée par une demande intérieure vigoureuse. La consommation annuelle de sucre par Français double entre 1845 et 1866, passant de 3,6 à 7 kg.

Ceux qui goûtent au sucre semblent ne plus pouvoir s'en passer. Dès cette époque, les producteurs et les commerçants sont conscients de ce phénomène de dépendance que les scientifiques expliquent très bien aujourd'hui. Le sucre coûte encore cher, mais pour « ferrer » de nouveaux clients, on n'hésite pas à recourir à des campagnes d'échantillonnage, surtout destinées aux enfants. Dans son livre *Autobiographie,* l'écrivain Mark Twain se souvient de ses visites à l'épicier de sa petite ville du Missouri : « Un garçon qui achetait pour 5 ou 10 cents de marchandise avait droit à une demi-poignée de sucre. » Un « accro » de plus !

La maladie des riches et des célèbres

En 1674, l'Angleterre importe 8 000 tonnes de sucre, un chiffre en augmentation constante depuis deux siècles. Cette année-là, le médecin d'Oxford, Thomas Willis, rend compte d'une nouvelle maladie qui affecte un nombre toujours croissant de ses

Consommation de sucre en France par personne et par an	
1789	0,5 kg maxi
1845	3,6 kg
1858	4,3 kg
1861	6,4 kg
1866	7,06 kg
1871	7,8 kg (Paris : 10 kg)
1885-1894	12 kg
1900	16 kg
1920-1924	24 kg
1942	1 kg
1950	25 kg
1960	30 kg
1974	34 kg
1980	36 kg
1994	35 kg

clients riches et célèbres. Leur urine, écrit Willis, possède une saveur sucrée. Willis n'est pas le premier à observer les ravages du diabète. Les descriptions, avant lui, sont rares, mais elles épousent fidèlement la route du sucre.

Au IVe siècle avant J.-C., alors que l'Inde est le plus grand centre de production de canne à sucre, des médecins indiens constatent que des fourmis se pressent autour de l'urine des diabétiques. La maladie s'appelle alors *Madhumeha*. Au cours du Ier siècle après J.-C., la canne à sucre est présente sur le pourtour méditerranéen. Arateus de Cappadoce, qui vit en Asie Mineure, détaille alors une condition rare qui affecte certains de ses concitoyens : il lui donne le nom de *diabète* (en grec : excès d'urine). Le diabète vient de faire son apparition dans la région. Comment en est-on sûr ? Hippocrate, qui vivait quatre cents ans avant J.-C., et auquel pas une maladie de ses contemporains n'a échappé, n'a jamais décrit un seul cas de diabète. Au VIIe siècle après J.-C., le diabète fait son apparition en Chine sur les traces des importations de sucre. Les symptômes en sont parfaitement décrits par le médecin Chen Chhuan.

En Europe, la maladie paraît progresser au cours des siècles, de pair avec la consommation de sucre, même si les chiffres précis manquent. Dans *Sugar Blues,* William Dufty cite les statistiques du Danemark, l'un des rares pays à avoir conservé des données de santé précises depuis le milieu du XIXe siècle. En voici un résumé éloquent :

Consommation de sucre et mortalité par diabète au Danemark

Année	*Consommation annuelle de sucre par habitant (kg)*	*Taux de mortalité due au diabète (pour 100 000 habitants)*
1880	15	1,8
1911	40	8
1934	56	18,9

En France, le diabète non insulino-dépendant toucherait 1,5 million de personnes, pour un coût annuel supérieur à 13 milliards de francs ! On connaît mal son évolution depuis le début du siècle. Il a fortement progressé jusqu'au début des années 1980, et le nombre de diabétiques a même doublé entre 1970 et 1980, passant de 1 à 2,4 % de la population. Mais les résultats d'une étude conduite entre 1980 et 1991 font apparaître une grande stabilité du nombre de diabétiques non insulino-dépendants. Comme par hasard, la consommation annuelle de sucre est passée de 16 à 33 kg par personne entre 1900 et 1970. Mais, depuis, elle est stable...

De telles corrélations éveillent le soupçon, mais elles ne sont, bien évidemment, pas recevables scientifiquement. Seule une analyse fine d'études bien conduites, tant chez l'homme que chez l'animal, peut dédouaner le sucre et les autres aliments raffinés qui font grimper l'insuline : pain, pâtes, riz... ou les condamner.

Des aliments blancs au diabète

Pendant des décennies, les sucriers ont nié toute implication du sucre dans le diabète. Cette position s'est révélée intenable au regard d'études récentes. Aujourd'hui, l'industrie admet à demi mot que le sucre pourrait n'être un facteur déclenchant que sur un terrain déjà prédisposé : la faute aux gènes.

Les deux études les plus importantes et les plus rigoureuses conduites sur le sujet ont été rendues publiques au cours de l'année 1997.

En 1986, l'équipe d'épidémiologistes de l'École de médecine de l'université Harvard dirigée par le docteur Walter Willett a recueilli des informations sur les pratiques alimentaires de 42 759 hommes âgés de quarante à soixante-quinze ans, et 65 173 femmes âgées de quarante à soixante-cinq ans. Ces hommes et ces femmes, dont aucun ne souffrait de diabète au début de l'étude, ont été suivis pendant six ans. À ce moment, 523 cas de diabète non insulino-dépendant avaient été diagnostiqués chez les hommes et 915 cas chez les femmes. Les chercheurs ont identifié sans peine le principal facteur de risque alimentaire, et, chose remarquable, il est identique dans les deux groupes. Celles et ceux dont le régime alimentaire comporte le plus d'aliments blancs et sucrés ont un risque de diabète augmenté de 50 %. Ces deux études ont également fait apparaître un facteur protecteur : les fibres des céréales, qui diminuent ce risque de 30 %. Lorsque deux conditions néfastes sont réunies : « aliments blancs » plus « faible consommation de fibres », le risque de diabète est multiplié par 2,17 chez les hommes et 2,5 chez les femmes[1, 2].

Comment le sucre et les aliments blancs conduisent-ils au diabète ? Les sucres raffinés et les amidons digestibles provoquent de brusques et vertigineuses montées du glucose sanguin : on dit que leur index glycémique est élevé. Ces poussées de sucre entraînent la production d'insuline par le pancréas. Celle-ci donne l'ordre aux cellules de capter le sucre sanguin. Mais il arrive que les cellules restent sourdes aux

1. Salmeron, J. : Dietary Fiber, Glycemic Load, and Risk of NIDDM in Men. *Diabetes Care,* 20 (4) : 545-550, 1997.

2. Salmeron, J. : Dietary Fiber, Glycemic Load and Risk of Non-Insulin-Dependent Diabetes Mellitus in Women. *J Am Med Ass,* 277 : 472-477, 1997.

sollicitations de l'hormone. Ce phénomène de désensibilisation cellulaire s'appelle résistance à l'insuline, et il apparaît quelques années avant la déclaration d'un diabète surtout chez les personnes sédentaires. Il s'accompagne d'un autre signe inquiétant : l'élévation chronique du niveau de sucre dans le sang, en partie due à l'absence de fibres. Pour la faire baisser, il faut de grandes quantités d'insuline. Alors s'installe un cycle pervers. Le pancréas produit toujours plus d'une insuline… de moins en moins efficace, du fait de la résistance des cellules. Le sucre sanguin est de moins en moins bien évacué. Le glucose à haute dose provoquant des lésions par l'intermédiaire des radicaux libres, des dégâts irréversibles sont infligés au pancréas[1]. Le diabète est alors inéluctable[2].

Les aliments blancs, sucrés, raffinés constituent une forme de perversion non seulement des pratiques alimentaires humaines, mais aussi des systèmes biologiques de production d'énergie. Et ils s'accompagnent généralement d'un recul de la part des fibres. De la même manière que les fumeurs mangent spontanément moins de fruits et de légumes, pourtant riches en nutriments protecteurs, les personnes qui consomment des régimes riches en aliments blancs se détournent des fibres, reçoivent moins de vitamines et de minéraux et globalement plus de calories[3]. Les écoliers gros consommateurs de sucreries mangent très peu de fruits et légumes[4].

Aujourd'hui, le diabète et l'obésité augmentent dans toutes les sociétés ethniques traditionnelles qui se convertissent aux aliments blancs de l'homme blanc. Une étude récente chez les Indiens du Canada met à nouveau en cause un régime riche en sucres simples, pauvre en fibres et riche en graisses. Les aborigènes d'Australie ne connaissaient pas le diabète. Aujourd'hui, 50 % de la population sont touchés. Selon des projections récentes, l'Afrique pourrait connaître d'ici à 2010 une augmentation de 360 % du nombre des diabétiques, l'Asie de 270 %, l'ex-URSS de 100 %.

L'obésité a longtemps été considérée comme un facteur isolé de risque du diabète. Cette vision commode permettait de ne pas se poser de questions qui fâchent, du genre : les facteurs alimentaires jouent-ils un rôle dans l'apparition de l'obésité des futurs diabétiques ? Hélas ! depuis novembre 1996, on est à peu près certain que l'alimentation, et non l'obésité, est la cause réelle des troubles qui conduisent au diabète. Chez le rat en bonne santé, en effet, un régime riche en sucres raffinés ou en sucres raffinés et en graisses entraîne l'apparition d'une sécrétion excessive d'insuline et d'une résistance à l'insuline avant même que l'obésité s'installe[5], [6].

Une étude japonaise conduite auprès de 2 215 hommes âgés de vingt-trois à soixante-neuf ans a trouvé les signes précurseurs d'une intolérance au glucose (symptôme de résistance à l'insuline) chez un volontaire sur deux. Ces hommes à risque

---

1. Leahy, J. L. : Beta-cell Disfunction Induced by Chronic Hyperglycemia. *Diabetes Care,* 15 : 442-455, 1992.

2. De Fronzo, R. A. : Pathogenesis of NIDDM. *Diabetes Care,* 15 : 318-368, 1992.

3. Heaton, K. W. : Not Just Fibre – The Nutritional Consequences of Refined Carbohydrate Foods. *Hum Nutr Clin Nutr,* 37(1) : 31-35, 1983.

4. Ruano Ruano, I. : Eating and Life Style Habits in Primary School Student Population from Mataro (Barcelona) Associated With Consumption of Sugar and TV Watching. *Rev Esp Salud Publica,* 71(5) : 487-498, 1997.

5. Toida, S. : Effect of High Sucrose Feeding on Fat Accumulation in the Male Wistar Rat. *Obes Res,* 4(6) : 561-568, 14 : 777-779, 1996.

6. Barnard, J. : Diet-induced Insulin Resistance Precedes Other Aspects of the Metabolic Syndrome. *J Appl Physiol,* 84(4) : 1311-1315, 1998.

de diabète partageaient un trait commun : la consommation quotidienne de trois tasses au moins de café sucré. Ceux qui ne souffraient pas de surpoids avaient de surcroît une attirance particulière pour le sucré [1].

L'ombre du cancer

Rudolf Kaaks, nutritionniste et épidémiologiste au Centre international de recherche sur le cancer (Circ, Lyon) se souvient s'être interrogé pour la première fois en 1990 sur le rôle éventuel de l'insuline dans l'incidence du cancer du côlon. Il venait de participer à deux études épidémiologiques dont les résultats l'avaient alerté. La première enquête, conduite à Marseille, avait trouvé que les habitudes alimentaires des personnes porteuses de polypes du côlon – une lésion qui peut conduire au cancer – différaient de celles des personnes saines sur un seul point : elles consommaient plus de sucre et de confiseries. La seconde étude, menée en Belgique, avait révélé que les patients atteints de cancer du côlon consomment plus d'aliments sucrés – et de féculents.

Ces résultats s'inscrivaient dans une constellation assez dense de conclusions similaires. Depuis 1975, les effets d'une consommation importante de sucre ou d'aliments sucrés sur le risque de cancer colorectal ont été évalués par 32 enquêtes épidémiologiques. La majorité d'entre elles (23) trouvent un risque accru avec une consommation plus élevée de ces aliments. Pour le Dr Edward Giovannucci, un membre de l'École de santé publique de Harvard (Boston, Massachusetts), « le sucre et les aliments sucrés ne sont pas des carcinogènes, mais ils pourraient bien contribuer au cancer du côlon dans la mesure où ils détournent d'une alimentation protectrice, favorisent l'obésité, et augmentent la charge glycémique et la sécrétion d'insuline ».

Edward Giovannucci est, avec Rudolf Kaaks et Gail McKeown-Eyssen (université de Toronto), l'un des premiers à avoir exploré le lien entre insuline et cancer. En 1995, il a émis l'hypothèse, dans un article publié par le journal *Cancer Cause and Control*, qu'un excès de cette hormone favorise le cancer du côlon. Depuis, plusieurs études aussi bien expérimentales qu'épidémiologiques sont venues renforcer ses soupçons, et ceux des autres chercheurs. En 1997, une étude italienne a mis en évidence un risque de cancer augmenté chez les gros consommateurs de pain blanc et de pâtes [2]. Au même moment, une étude publiée par l'université de l'Utah (Salt Lake City) établissait que les aliments à index glycémique élevé font courir un risque de cancer d'autant plus grand que l'on est sédentaire et que l'on consomme peu de fibres [3]. « Les obèses, les sédentaires sont résistants à l'insuline, analyse Giovannucci. Lorsque cette résistance se double d'une charge glycémique élevée par suite de mauvais choix alimentaires, les niveaux d'insuline deviennent excessifs. Or, l'insuline favorise la prolifération des cellules épithéliales du côlon. Elle accélère aussi la division des cellules cancéreuses. » Pour autant, Edward Giovannucci reconnaît qu'il n'est toujours pas prouvé que les aliments à index glycémique élevé sont impliqués dans

---

1. Watanabe, M. : Association of Borderline Glucose Tolerance to Dietary Intakes and Life Style-cross Sectional Study of Urban Male Workers Examined at the Annual Health Examination. *Nippon Koshu Eisei Zasshi,* 40(10) : 969-980, 1993.

2. Franceschi, S. : Food Groups and Risk of Colorectal Cancer in Italy. *Int J Cancer,* 72(1) : 56-61, 1997.

3. Slattery, M. L. : Dietary Sugar and Colon Cancer. *Cancer Epidemiol Biomarkers Prev,* 6(9) : 677-685, 1997.

SUCRES : UN FORMIDABLE ACCÉLÉRATEUR DU VIEILLISSEMENT

Lorsque l'on ajoute du sucre dans l'alimentation des rongeurs, dans des proportions qui reflètent nos régimes modernes, leur durée de vie est raccourcie de 10 % en moyenne[1]. Si l'on applique ces résultats de laboratoire à l'homme, on en déduit qu'une maman qui donne trop de sucre à son enfant ne lui fait pas vraiment un cadeau. Les sucres contribuent au vieillissement accéléré en faisant peser une charge supplémentaire et inutile sur les mitochondries, qui sont nos centrales énergétiques cellulaires. L'énergie produite à partir des aliments récréatifs ne sert à rien, sauf à augmenter le niveau des radicaux libres, et donc vieillir prématurément. La consommation de ces aliments s'accompagne aussi d'une augmentation du taux de sucre dans le sang. Celle-ci est à l'origine de phénomènes de glycation, au cours desquels sucre et protéines réagissent ensemble pour former des composés rigides, insolubles, qui sont une source supplémentaire de radicaux libres. Ce processus est exacerbé chez les diabétiques. On peut limiter la glycation en prenant des suppléments de vitamines B1 (sous la forme de thiamine pyrophosphate) et B6 (pyridoxamine)[2], mais il est bien sûr préférable de manger peu de confiseries. L'excès de sucre peut aussi entraîner une élévation des triglycérides dans le sang, un facteur indépendant du risque cardio-vasculaire. Dans une étude récente, le docteur William Grant (NASA Research Center, Hampton, Virginie) chiffre à 150 000 le nombre de décès cardiaques annuels directement liés à la consommation de sucre aux États-Unis. Chez la femme, le sucre serait même le premier facteur nutritionnel de risque cardio-vasculaire, devant les graisses animales. Mais ces travaux demandent confirmation.

le cancer du côlon. Les études en cours devraient permettre d'y voir plus clair. Le chercheur américain va publier d'ailleurs au printemps 1999 une étude qui montre que les diabétiques sont plus souvent victimes de cancer du côlon que les non-diabétiques.

À Lyon, Rudolf Kaaks est lui aussi lancé sur la piste de l'insuline. Il vient de publier les résultats d'une étude sur le risque de cancer de l'estomac dans deux provinces belges[3]. Ce risque apparaît multiplié par deux chez les gros consommateurs de sucres simples. « Je pense, dit-il, que l'insuline va de plus en plus apparaître comme un facteur de risque de cancers dont l'incidence est élevée dans les pays développés. » Un taux d'insuline à jeun élevé s'accompagne d'un taux élevé d'IGF-1 *(insulin-like growth factor-1)* biodisponible, un facteur de croissance déjà impliqué dans les cancers du sein et de la prostate, et qui pourrait l'être dans le cancer du côlon. *Via* l'IGF-1, l'insuline augmente les taux d'œstrogènes libres, mis en cause dans les cancers du sein et de l'endomètre.

Pour Rudolf Kaaks, la résistance à l'insuline, caractéristique d'un mode de vie occidental marqué par la sédentarité, l'excès de graisses saturées, de protéines animales et de glucides raffinés, pourrait donc expliquer la flambée de certains cancers

---

1. Mlekusch, W. : A Glucose-rich Diet Shortens Longevity of Mice. *Mech Ageing Dev*, 1996, 92(1) : 43-51.
2. Booth, A. A. : In Vitro Kinetic Studies of Formation of Antigenic Advanced Glycation End Products (AGEs). Novel Inhibition of Post-Amadori Glycation Pathways. *J Biol Chem,* 272(9) : 5430-5437, 1997.
3. Kaaks, R. : Nutrient Intake Patterns and Gastric Cancer : a Case-control Study in Belgium. *Int J Cancer,* 78(4) : 415-420, 1998.

par un impact direct sur les taux sanguins de plusieurs hormones[1]. Dans le cadre d'une étude prospective sur le cancer, Rudolf Kaaks et Elio Riboli – qui dirige l'unité Nutrition et cancer – ont déjà commencé de rechercher une association éventuelle entre l'insuline à jeun et les cas de cancer du côlon. Selon des résultats encore préliminaires, l'hyperinsulinémie serait bien associée à un risque accru de cancer.

Dans la première partie de ce livre, les expériences sur le nématode ont inspiré une stratégie de longue vie, qui passe par la compression des taux d'insuline et par l'amélioration de la sensibilité des cellules à son action. Cette stratégie peut être mise en œuvre pour aider à prévenir le cancer du côlon et le diabète non insulino-dépendant. Elle est d'une simplicité désarmante. Elle consiste à réduire la part des graisses saturées dans l'alimentation, à peu sucrer thé et café, à limiter les confiseries et les boissons sucrées de type soda, à remplacer les aliments blancs par leur équivalent complet. Il faut également consommer des aliments riches en magnésium et pratiquer un minimum d'exercice physique. Des conseils alimentaires précis vous sont proposés dans la troisième partie de ce livre.

Les plastiques ont-ils un sexe ?

Pendant des années, les dentistes ont posé dans la bouche de leurs patients des amalgames contenant un mélange de métaux dont la moitié de mercure. L'initiative était fâcheuse, dans la mesure où le mercure est un métal toxique. S'échappant de l'amalgame sous forme de vapeurs, il peut provoquer un large éventail de troubles neuropsychologiques. En France, de nombreux médecins se sont émus de cette situation, une association s'est créée et la presse s'est mobilisée à partir de 1997 pour promouvoir des alternatives plus sûres, comme les résines composites.

Mais ni les médecins ni la presse ne vous ont dit que le remède risque d'être aussi détestable que le mal.

Les résines dentaires renferment souvent des quantités appréciables d'une substance de synthèse appelée bisphénol A (BPA). En 1996, Ana Soto, un professeur de biologie de l'université Tufts (Boston), a trouvé de petites quantités de BPA dans la bouche de patients qui venaient de recevoir des composites[2].

Ana Soto ne se serait pas intéressée au BPA si, trois ans plus tôt, David Feldman, un chercheur de l'université de Californie (Stanford) qui menait des recherches sur la présence d'hormones dans la levure, n'était tombé nez à nez avec une hormone d'un genre nouveau.

Feldman avait isolé dans de la levure des récepteurs du type de ceux destinés à accueillir une hormone femelle. Maintenant qu'il avait les récepteurs, il restait à trouver l'hormone correspondante. Il poussa un cri de joie un matin, en découvrant qu'une substance se liait effectivement au récepteur comme une clé se loge dans une serrure ! Mais, après vérification, il dut déchanter : l'hormone femelle qu'il venait d'identifier n'était pas celle de la levure, mais une substance qui s'était échappée des

1. Kaars, R. : Nutrition, Hormones and Breast Cancer : Is Insulin the Missing Link ? *Cancer Cause Control*, 7/6 : 605-625, 1996.

2. Sonneschein, C. : An Updated Review of Environmental Estrogen and Androgen Mimics and Antagonists. *J Steroid Biochem Mol Biol,* 65 (1-6) : 143-150, 1998.

DES HORMONES UNIVERSELLES

Tous les animaux, hommes compris, fabriquent et sécrètent des hormones qui leur sont indispensables pour réguler les mécanismes cellulaires, produire des protéines, permettre la différenciation sexuelle ou encore grandir. Si surprenant que cela puisse paraître, ces substances sont restées identiques d'une espèce à l'autre : l'œstradiol, une hormone femelle (œstrogène), participe à l'apparition des caractéristiques sexuelles féminines aussi bien chez la souris que dans l'espèce humaine. L'environnement lui-même est riche de substances apparentées à nos hormones. Les plantes fabriquent des phyto-œstrogènes. Par exemple, des cas d'infertilité ont été rapportés chez des troupeaux de moutons qui se nourrissaient de trèfles. Le soja, le fenouil, et même le raisin contiennent des quantités appréciables de phyto-œstrogènes. Mais, chez l'homme, de tels composés pourraient avoir des effets bénéfiques sur les symptômes de la ménopause, sur la prévention de l'ostéoporose et sur la prévention de certains cancers (sein, prostate).

récipients en polycarbonate (la matière plastique dont sont faits les biberons) que le laboratoire utilisait pour stériliser l'eau. Cette substance, qui se comportait comme une hormone femelle, était du BPA.

Le BPA et ses dérivés sont l'un des produits stars de l'industrie chimique. En 1998, plus de 800 millions de tonnes ont été fabriqués aux États-Unis. Il faut dire que les fabricants de résines ne sont pas les seuls utilisateurs de BPA.

Si vous examinez l'intérieur d'une boîte de conserve ou d'une boîte de soda ou de bière, vous remarquerez que le métal est recouvert d'un mince film transparent ou légèrement jaune. Ce film, composé de résines époxydes, renferme très souvent du BPA, dans des proportions qui vont de 0,2 à 30 %[1]. Le BPA peut migrer dans les aliments au cours d'opérations de stérilisation à haute température, du type de celles qui sont mises en œuvre dans la conserve de légumes. En 1995, une étude a trouvé des taux élevés de BPA dans le jus de boîtes de petits pois[2].

Le fait que des substances de synthèse présentes dans l'environnement se comportent comme des hormones n'est pas une nouveauté. En ce qui concerne le BPA, cette propriété est connue depuis... 1938. Mais elle n'inquiétait pas outre mesure, parce que l'on considérait que les doses ingérées quotidiennement sont infimes et que leur action hormonale était trop faible pour avoir un effet physiologique. Le BPA, par exemple, est 10 000 fois moins puissant que les hormones femelles œstradiol et œstriol. Mais les certitudes ont fait place aux inquiétudes après que Frederick Vom Saal, un spécialiste des hormones de l'université du Missouri (Columbia), eut décidé d'aller y voir de plus près.

En 1997, Vom Saal a donné pendant six jours à des souris gestantes une alimentation contenant du BPA à des concentrations quotidiennes très faibles (2 et 20 mcg/kg de poids corporel). À la surprise générale, cette exposition pourtant modérée et brève a produit des effets marquants. L'exposition de la mère aux doses hautes

1. Henriks-Eckerman, M. L. : Glycidyl Ethers in Epoxy Resin Products. *Työterveyslaitoksen Tutkimuksia,* 4(1) : 41-46, 1986.

2. Brotons, J. A. : Xenoestrogens Released from Lacquer Coatings in Food Cans. *Environmental Health Perspectives,* 103 : 608-612, 1995.

HORMONES ENVIRONNEMENTALES SYNTHÉTIQUES

1. Effets hormonaux établis

- *Organohalogènes*
  Dioxines, PCB, PBB, octachlorostyrène, hexachlorobenzène, pentachlorophénol
- *Pesticides*
  2,4,5-T, 2,4-D, alachlore, aldicarbe, amitrole, atrazine, bénomyl, bêta-HCH, carbaryl, chlordane, cyperméthrine, DBCP, DDT et métabolites, dicofol, dieldrine, endosulfan, esfenvalérate, lindane, heptachlor, h-époxyde, kelthane, képone, mancozèbe, manèbe, méthomyl, méthoxychlor, métirame, métribuzine, mirex, oxychlordane, perméthrine, pyréthroïdes de synthèse, toxaphène, transnonachlor, trifluraline, vinclozoline, zinèbe, zirame
- Penta- à nonyl-phénols
- Bisphénol A
- *Phtalates*
  Butyl benzyl phtalate (BBP), dicyclohexyl phtalate (DCP), diéthyl phtalate (DEP), di(2-éthylhexyl) phtalate (DEHP), di-n-butyl phtalate (DBP), di-n-pentyl phtalate (DPP), dipropyl phtalate (DPrP)
  Styrène dimères et trimères
  Benzo(a)pyrène
- MÉTAUX LOURDS
  Cadmium, plomb, mercure

2. Effets hormonaux suspectés

2,4-dichlorophénol
Di (2-éthylhexyl) adipate (DEHA)
Benzophénone
N-butyl benzène
4-nitrotoluène **E**

a entraîné chez le rejeton mâle une réduction importante de la taille des épididymes, des organes du testicule qui jouent un rôle important dans la maturation des spermatozoïdes. À l'âge adulte, les souris ont connu une diminution de 20 % de la production de sperme[1].

Bien qu'infimes, les doses de BPA données dans cette étude sont, toutes proportions gardées, probablement supérieures à celles que l'homme trouve dans sa nourriture[2], mais il faut garder à l'esprit que le BPA n'est qu'une des dizaines de substances

1. Von Saal, F. : A Physiologically Based Approach to the Study of Bisphenol A and Other Estrogenic Chemicals on the Size of Reproductive Organs, Daily Sperm Production and Behavior. *Toxicol Industrial Health,* 14 : 239-260, 1998.
2. *Society of the Plastics Industry : Potential Exposure to Bisphenol A from Epoxy Can Coatings.* Society of the Plastics Industry, Washington, DC, 1996.

à effet hormonal que l'industrie chimique a mises au point, et qui, pour des raisons diverses, se retrouvent dans notre bouche. Leurs effets peuvent s'additionner : par exemple, l'action hormonale du BPA peut renforcer celle d'autres composés chimiques trouvés dans les détergents [1].

Les hormones naturelles agissent en se liant à un récepteur spécifique dans la cellule. Le couple hormone/récepteur va alors actionner certains gènes de l'ADN et lancer la production de protéines ou d'enzymes ou simplement ordonner à la cellule de se diviser. Les hormones naturelles ont cependant une durée de vie courte, et ne s'accumulent pas dans le corps, si bien que leurs effets sont généralement limités. À l'inverse, les substances de synthèse ont une durée de vie plus longue dans l'organisme et peuvent s'accumuler dans les tissus adipeux, car elles sont fréquemment lipophiles, c'est-à-dire qu'elles ont une affinité pour les graisses. Stockées au fil des ans, ces substances peuvent être brusquement libérées lors d'un régime amaigrissant, d'un stress, mais aussi pendant la grossesse et l'allaitement.

Les hormones environnementales de synthèse peuvent interférer avec les hormones naturelles de multiples manières. Par exemple, le DDT, un pesticide interdit en France, peut se lier au récepteur destiné à recevoir l'hormone femelle et donner aux cellules l'ordre de se multiplier. Un autre pesticide, la vinclozoline, occupe le récepteur destiné à recevoir l'hormone mâle testostérone : il en bloque l'accès, empêchant la testostérone d'agir. Les rats mâles exposés *in utero* à la vinclozoline développent plus tard des mamelles et deviennent hermaphrodites !

Chez l'animal, ces substances hormonales peuvent déséquilibrer le système endocrinien et avoir des conséquences sérieuses en particulier pendant le développement (depuis la conception jusqu'à l'âge de maturation sexuelle). Tout le monde connaît la triste histoire des alligators du lac Apopka (Floride), qui ont été exposés à des doses massives de DDT en 1980, à la suite d'un accident survenu dans une usine de produits chimiques. Les rejetons ont souffert de féminisation avec anomalies des ovaires chez les femelles, et anomalies testiculaires chez les mâles.

En Grande-Bretagne, des poissons mâles qui vivaient au voisinage d'égouts présentaient des anomalies des organes sexuels. Leur foie produisait une protéine, la vitellogénine, habituellement synthétisée par les femelles. Les chercheurs ont examiné vingt polluants organiques présents dans les eaux usées : la moitié d'entre eux se sont révélés capables de se lier au récepteur de l'hormone femelle œstradiol [2]. Des analyses ultérieures ont montré que des substances qui entrent dans la fabrication des plastiques se comportaient effectivement comme des hormones femelles. Leurs effets étaient cumulatifs.

De très nombreuses observations de ce type et des études expérimentales bien conduites permettent de conclure que, dans plusieurs espèces, l'exposition de l'embryon, du fœtus et/ou des rejetons à des contaminants qui miment l'action des hormones affecte la fertilité, produit des altérations des organes génitaux et du développement sexuel (cryptorchidisme) et pourrait favoriser l'apparition de cancers hormonaux. Or, plusieurs études récentes montrent que la densité en spermatozoïdes du sperme diminue depuis 1938. La dernière en date a été publiée en novembre 1997 : elle confirme le déclin de la qualité du sperme depuis soixante ans aux États-Unis et en Europe, mais pas dans les pays en voie de développement. Aux

---

1. Harries, J. E. : *Effects of Trace Organics in Fish.* Report to the Department of Environment, Foundation for Water Research, The Listons, Liston Road, Marlow Bucks SL7 1 FD, Great Britain. Report No FR/D 0022, 1995.

2. Jobling, S. : A Variety of Environmentally Persistent Chemicals, Including Some Phthalate Plasticizers, Are Weakly Estrogenic. *Environ Health Perspect,* 103 (6) 582-587, 1995.

« CERTAINS PRODUITS ALTÈRENT LE DÉVELOPPEMENT DE MANIÈRE IRRÉVERSIBLE »

Un entretien avec Frederick Vom Saal (université du Missouri)

Selon un rapport récent de l'Agence de protection de l'environnement des États-Unis, il n'est pas prouvé que des substances chimiques de synthèse ont un effet hormonal chez l'homme.

FREDERICK VON SAAL : Il n'a pas été prouvé non plus de manière absolue que le tabac est responsable de dizaines de milliers de décès chaque année. Mais nous possédons un faisceau d'arguments pour dire que le tabac est dangereux. La plupart des pesticides et des autres molécules de synthèse n'ont jamais été évalués pour leurs effets sur la santé. Le poids de la preuve pèse sur le public : on considère que ces produits peuvent continuer d'être utilisés tant que la population n'est pas gravement affectée. Cela n'est pas acceptable en matière de santé publique, alors même que nous possédons des preuves sur l'animal. Combien de fois devez-vous recommencer une expérience avant que l'industrie, qui gagne des milliards de dollars avec un produit dangereux, accepte de le retirer du marché ? La seule preuve que les industriels acceptent, c'est la mort des gens.

Qui est le plus menacé par ces molécules ?

F. VON S. : Le fœtus. Certains produits peuvent perturber le système endocrinien et altérer de manière irréversible le développement des organes. Nous pensons que ces produits sont dangereux quelle que soit leur concentration : il n'y a pas d'effet de seuil. Quel niveau de risque êtes-vous prêt à accepter pour votre bébé ? Acceptez-vous qu'il ait plus tard 20 ou 30 % de spermatozoïdes en moins ? Que l'utérus de votre fille soit légèrement anormal ? Que le quotient intellectuel de vos enfants soit inférieur au vôtre de 6 points ? Aucune de ces anomalies n'empêche un individu de fonctionner, mais il vivra sans la qualité de vie à laquelle il aurait pu prétendre.

Les quantités de pesticides que nous ingérons sont infimes. Comment pourraient-elles perturber des mécanismes hormonaux ?

F. VON S. : L'idée même d'une dose sûre de produits chimiques est fondée sur le principe que le système endocrinien est éteint pendant que ces produits sont dans le corps. C'est faux. La quantité d'hormone femelle dans un organisme en développement, homme ou souris, se situe déjà au-dessus du seuil à partir duquel des effets apparaissent. Nous avons montré que le système embryonnaire de la souris est sensible à la présence de 0,11 pg/ml d'hormone femelle (œstradiol) supplémentaire, une quantité infime. À ces doses apparaissent des anomalies de la prostate. C'est vrai pour l'œstradiol, et c'est vrai pour les produits chimiques. Les résultats de quatre laboratoires différents montrent que les sensibilités des souris et des hommes sont identiques. Un milliardième de gramme d'un produit hormono-sensible peut endommager un fœtus, chez l'animal comme chez l'homme. De telles quantités se trouvent dans la nourriture.

États-Unis, la densité du sperme a baissé de 1,5 % par an. En Europe, la chute est plus impressionnante : 3,1 % par an[1].

Les travaux de Frederick Von Saal montrent pour la première fois qu'il suffit de quantités très faibles de ces substances hormonales synthétiques pour altérer de manière définitive l'appareil reproducteur mâle des mammifères (cf. interview).

Comme le suggèrent les expériences sur la souris, l'impact des hormones synthétiques pourrait être particulièrement déterminant dans les premières années, voire dans les premiers mois de la vie au moment où se déterminent les caractères sexuels. On sait que la plupart de ces produits peuvent s'accumuler dans l'organisme de la mère et atteindre l'embryon. Ils peuvent aussi être transmis par le lait maternel.

L'inquiétude existe aussi pour les biberons fabriqués en polycarbonate, qui font l'objet de stérilisations multiples et de conditions d'utilisation extrêmes. En septembre 1997, des chercheurs de la Food and Drug Administration des États-Unis ont trouvé que les biberons en polycarbonate contenaient des doses importantes de BPA libre par gramme de plastique. Des tests de température qui simulent les conditions de stérilisation ont montré que les biberons relarguent 5 % de ce BPA. Cependant, une étude conduite la même année en Grande-Bretagne n'a pas trouvé de BPA dans des aliments préparés en biberons[2].

Hormis le BPA, l'industrie chimique a mis au point des dizaines de substances dont on découvre aujourd'hui qu'elles miment les hormones. Ces intrus entrent dans la composition de pesticides, de plastiques, de détergents, de transformateurs électriques, voire de médicaments.

Ainsi, les phtalates sont employés pour rendre plus souples les plastiques à base de PVC. Les phtalates ont tendance à s'accumuler dans les tissus adipeux. Ils peuvent provoquer diverses altérations des fonctions de reproduction chez l'animal. Les effets sur l'homme sont moins connus, mais on sait que l'exposition de sperme humain à deux de ces molécules affecte de manière significative la mobilité des spermatozoïdes[3]. On les trouve dans certains bouchons et adhésifs, tels ceux utilisés pour sceller à la chaleur les opercules de yaourts ou de bouteilles de lait, dans l'encre employée pour l'impression des plastiques, papiers et cartons d'emballage et, plus inquiétant, dans des jouets pour enfants fabriqués en PVC souple. Ces jouets sont constamment mis en bouche par les jeunes enfants. Le 24 avril 1998, le Comité scientifique de la toxicité, de l'écotoxicité et de l'environnement de la Commission européenne a reconnu que « les valeurs de migration des phtalates des articles de puériculture et des jouets pouvaient être dépassées dans certains cas ».

Jusqu'à une époque récente, les phtalates entraient dans la composition des emballages plastiques alimentaires (bouteilles, par exemple), et se trouvaient au contact direct des aliments. De l'aveu du directeur de l'un des plus grands laboratoires spécialisés français, « nous avons tous bouffé des phtalates pendant des années ». Les aliments contiennent moins de phtalates qu'autrefois, mais les phtalates n'ont pas complètement disparu[4]. On en a retrouvé en 1996 dans des laits artificiels pour bébés vendus en Grande-Bretagne.

---

1. Swan, S. H. : Have Sperm Densities Declined? A Reanalysis of Global Trend Data. *Environmental Health Perspectives,* 105 : 1228-1232, 1997.
2. Montfort, K. A. : Investigations into the Potential Degradation of Polycarbonate Baby Bottles During Sterilization With Consequent Release of Bisphenol A. *Food Addit Contam,* 14(6-7) : 737-740, 1997.
3. Fredricsson, B. : Human Sperm Motility Is Affected by Plasticizers and Diesel Particle Extracts. *Pharmacol Toxicol,* 72(2) : 128-133, 1993.
4. MAFF : *Phtalates in paper and board packaging.* FSIS, 60, 1995.

Des études menées en 1995 par le ministère de l'Agriculture de ce pays ont révélé la présence de phtalates à doses élevées dans des aliments enrobés dans du plastique imprimé comme les chips et les fromages, mais aussi dans des gâteaux, des barres chocolatées, des snacks et des corps gras enveloppés dans du papier imprimé[1]. La société Mars a d'ailleurs décidé d'éliminer les phtalates de ses emballages. En France, des valeurs de migration supérieures aux seuils en vigueur ont été décelées par les laboratoires agréés dans des aliments gras au contact d'emballages imprimés : opercules pour desserts lactés, par exemple. Les revêtements externes des feuilles d'aluminium qui recouvrent beurre et margarine peuvent aussi contenir des phtalates[2]. Ces substances sont susceptibles de passer sur le revêtement interne – donc au contact de l'aliment – au cours du stockage (les feuilles sont stockées en rouleaux serrés)[3].

La migration des phtalates (et celle de la benzophénone, un composé ajouté aux encres d'impression) est facilitée par la chaleur. On peut la limiter en évitant de chauffer au micro-ondes des aliments contenus dans des récipients de plastique.

Au total, on considère qu'un adulte reçoit de 0,1 à 0,8 mg de phtalates par jour. Dans les cas extrêmes, les doses vont de 0,4 à 1,6 mg/j. Le DEHP, le phtalate le plus souvent retrouvé, par exemple, apparaît dans l'alimentation à la dose de 0,3 mg/personne/jour. Ce niveau d'ingestion est dix fois inférieur à la valeur maximale tolérable retenue par le Comité technique européen (SCF), mais celle-ci ne tient pas compte des effets biologiques à faibles doses, tels qu'ils ont été mis en évidence par Vom Saal.

Les soupçons qui portent sur les phtalates ont conduit les industriels à les éliminer des plastiques destinés au contact alimentaire. Ils ont été remplacés par une autre famille de produits, les adipates. On en sait encore très peu sur ces molécules. Mais l'une d'elles, le DEHA, est d'ores et déjà suspecté de se comporter comme un imposteur endocrinien[4]. Le DEHA est employé dans la fabrication des films plastiques souples à usage ménager et commercial. Les premiers renferment environ 20 % de DEHA, les seconds un peu plus, car ils sont plus épais[5].

Le DEHA quitte les films plastiques pour se retrouver à doses variables dans les aliments préemballés. On avale surtout du DEHA avec les viandes non cuites, les portions de poulet cuit[6]. Sans surprise, les plats cuisinés, les sandwiches et les fromages contiennent les valeurs les plus élevées de DEHA[7], jusqu'à 310 mg/kg dans une étude canadienne[8]. Une étude danoise a trouvé que du fromage emballé pourtant dans un film PVC réputé « basse migration » peut conduire à une consommation de DEHA égale ou supérieure à la dose journalière admissible européenne de 0,3 mg/kg de poids corporel[9]. Les valeurs de migration s'élèvent systématiquement avec la chaleur[10].

---

1. Castle, L. : Migration of Plasticizers from Printing Ink into Foods. *Food Addit Contam,* 6(4) : 437-443, 1989.
2. Page, B. D. : Studies into the Transfer and Migration of Phtalate Esters from Aluminium Foil-paper Laminates to Butter and Margarine. *Food Addit Contam,* 9(3) : 197-212, 1992.
3. *Id., ibid.*
4. Lyons, G. *Phtalates in the Environment.* World Wildlife Fund UK (Londres), 1995.
5. Maff : Composition of Films Used to Wrap Food. *FSIS,* 25/02/1994.
6. Castle, L. : Migration from Plasticized Films into Foods. 2. Migration of Di-(2-ethylhexyl)adipate from PVC Films Used for Retail Food Packaging. *Food Addit Contam,* 4(4) : 399-406, 1987.
7. *Id., ibid.*
8. Page, B. D. : The Occurrence of Phtalate Ester and Di-2-ethylhexyl Adipate Plasticizers in Canadian Packaging and Food Sampled in 1985-1989 : a Survey. *Food Addit Contam,* 12(1) : 129-151, 1995.
9. Petersen, J. H. : PVC Cling Film in Contact with Cheese : Health Aspects Related to Global Migration and Specific Migration of DEHA. *Food Addit Contam,* 12(2) : 245-253, 1995.
10. Page, B. D. : The Occurrence of Phtalate Ester and Di-2-ethylhexyl Adipate Plasticizers in Canadian Packaging and Food Sampled in 1985-1989 : a Survey. *Food Addit Contam,* 12(1) : 129-151, 1995.

PESTICIDES : ILS SONT PARTOUT

Depuis 1945, des quantités de pesticides toujours plus importantes ont été répandues chaque année dans l'environnement mondial : plus de 2 kg par personne et par an aux États-Unis en 1996. En France, par exemple, le blé tendre reçoit en moyenne 8,5 traitements par récolte. Des analyses conduites en 1995 sur 3 532 fruits et légumes vendus en France montrent que les limites de résidus sont fréquemment dépassées et que des molécules interdites continuent d'être utilisées. Près d'une laitue sur trois n'est pas conforme pour ce qui concerne les résidus. Les baies et petits fruits, les légumes racines ne sont pas conformes dans 20 % des cas. De 13 à 14 % des légumes feuillus et des légumes tiges sont dans cette situation. Les pomelos sont systématiquement traités à la diphényle, produit interdit, pour lequel l'administration française ne possède pas de dossier toxicologique. Une enquête portant sur la présence de pesticides organochlorés dans les produits laitiers laisse songeur : 16 % des échantillons contiennent du DDT, produit banni depuis des années, mais qui est particulièrement rémanent.

Des résidus sont aussi retrouvés dans l'air, l'eau potable, et même les eaux côtières ! Ainsi, Jacek Tronczynski, de l'Ifremer (Nantes), estime qu'au cours de l'année 1994-1995 le Rhône a déversé plus de 14 tonnes de triazines (un désherbant du maïs) dans son estuaire.

Les médicaments ne sont pas en reste. Le lindane, un insecticide organochloré classé « toxique » soupçonné d'être cancérogène, est interdit d'usage agricole depuis juillet 1998. Mais il entre toujours dans la composition de plusieurs médicaments dermatologiques antiparasitaires administrés contre la gale et les poux (donc le plus souvent à des enfants et même à des bébés, que l'on saupoudre avec le produit dont il est prouvé qu'il passe à travers la peau). D'autres médicaments de la même classe font appel au malathion, qui appartient à la classe des pesticides organophosphorés, accusés de provoquer des troubles neurologiques et neuropsychologiques chez les agriculteurs. Plusieurs laboratoires pharmaceutiques utilisent aussi des pyréthrinoides, une classe d'insecticides soupçonnés de perturber le système hormonal.

Enfin, les principes actifs des insecticides ménagers ne sont soumis en France à aucune procédure d'homologation. Le DDT est interdit d'usage agricole, mais, en théorie, rien n'interdit sa présence dans un insecticide. Les insecticides en poudre et en aérosol du marché font largement appel aux pyréthrinoïdes. On trouve aussi du carbaryl (classé « nocif » pour l'homme) et, plus inquiétant, du dichlorvos, un organophosphoré toxique qui, « par inhalation, ingestion ou pénétration cutanée, peut entraîner des risques graves, aigus ou chroniques, et même la mort. »

Selon une étude de l'Agence nationale de l'alimentation du Danemark, 60 % des films déclarés aptes au contact alimentaire ont donné à la chaleur des taux de migration de DEHA trop élevées par rapport aux limites réglementaires. 77 % des films au contact d'aliments gras étaient déclarés « inacceptables » par les chercheurs[1]. Là encore, il est fortement déconseillé d'utiliser des récipients en plastique ou des films de plastique au contact d'aliments destinés au micro-ondes.

Les plastiques contiennent d'autres molécules à action hormonale, comme le

1. Petersen, J. H. : Migration from PVC Cling Films Compared with their Field of Application. *Food Addit Contam,* 14(4) : 345-353, 1997.

styrène ou les alkylphénols. Des analyses chez des ouvriers de l'industrie du plastique exposés à de l'acétone et à du styrène ont un taux plus élevé d'anomalies des spermatozoïdes que des personnes non exposées[1]. Les alkylphénols, eux, sont surtout massivement employés par les fabricants de détergents. Ces détergents n'ont pas d'action hormonale directe, mais ils relâchent des alkylphénols libres au moment du traitement des eaux usées.

On trouve des composés hormonaux aux endroits les plus inattendus. Par exemple, le monoxynol est utilisé comme principe actif dans des ovules spermicides que l'on insère dans le vagin. Il est également employé comme lubrifiant pour les préservatifs.

De très nombreux pesticides se comportent comme des hormones. L'un d'eux, le pentachlorophénol (PCP), est un insecticide et fongicide, utilisé pour protéger le bois. Les dérivés du PCP sont extrêmement toxiques pour les végétaux, ils sont employés comme défoliants dans certains pays. En France, le PCP est interdit d'usage agricole. Le PCP lui-même contient fréquemment des contaminants parfois plus toxiques que le produit d'origine : dioxines, hexachlorobenzène[2]. Du fait du traitement du bois, le PCP peut se retrouver dans les papiers et cartons d'emballage. Dans une étude britannique de 1997, du PCP a été retrouvé dans 36 échantillons de papiers et cartons sur 403. Dans 13 échantillons, les taux relevés étaient supérieurs à 100 mcg/kg. Les aliments, eux, n'ont révélé aucune trace de PCP, mais seuls 5 échantillons ont été analysés.

En France, des analyses pratiquées à la demande des industriels font apparaître la présence de PCP dans certains emballages issus de fibres recyclées à des taux pouvant atteindre 200 mcg/kg.

L'exposition à des pesticides a été mise en cause, puisque des troubles de ce type ont déjà été relevés chez des ouvriers agricoles exposés à certaines de ces substances, mais des chercheurs français et néerlandais ont eu l'idée d'examiner l'évolution de la densité de spermatozoïdes chez des chevaux, d'une part, et des bovins, d'autre part, exposés naturellement à des concentrations importantes de pesticides. Ces études n'ont pas trouvé de diminution du nombre des spermatozoïdes chez ces animaux.

Les dioxines et PCB sont, eux aussi, capables de se comporter comme des hormones. Les dioxines se forment lors d'opérations d'incinération de déchets. Les PCB *(polychlorinated biphenyls)* sont des substances de synthèse stables à la chaleur, inflammables. Des années 1930 à la fin des années 1970, elles ont été massivement employées dans les centrales électriques, les pylônes, mais aussi les terminaux électriques d'immeubles, les appareils électroménagers, les téléviseurs, les enseignes fluorescentes. Dispersés dans l'environnement à la suite de feux de forêts et d'habitations, les PCB peuvent en se consumant donner naissance à des dioxines !

Cancers à toutes doses

Les cancers hormono-dépendants, qui affectent le testicule, la prostate et le sein progressent de manière importante dans tous les pays développés. Le cancer du testicule, par exemple, est le cancer le plus répandu en Europe chez l'homme jeune. En France, le nombre de nouveaux cas augmente de 4 % par an depuis 1974. Le cancer

---

1. Jelnes, J. E. : Semen Quality in Workers Producing Reinforced Plastic. *Reprod Toxicol,* 2 : 209-212, 1988.
2. Ecobichon, D. : Toxic Effects of Pesticides. *In :* Doull, J : *Toxicology. The Basic Science of Poisons.* Macmillan Publishing Company, New York (New York), 1991.

du testicule est devenu le premier chez l'homme jeune (de 6 à 8 cas pour 100 000 par an) dans la plupart des pays de l'hémisphère Nord. « En France, il augmente de 5 % par an ; l'incidence y a doublé depuis huit ans, elle est particulièrement forte dans le Bas-Rhin », indique Guy Hédelin chercheur au laboratoire d'épidémiologie et de santé publique (Strasbourg), qui vient de rassembler les données concernant plusieurs pays européens. Les progrès du dépistage n'expliquent qu'en partie l'augmentation des cas de cancers hormono-dépendants. Et les efforts pour comprendre les causes de ces cancers se sont jusqu'ici révélés décevants.

Mais des épidémiologistes comme Dimitrio Trichopoulos (Harvard Medical School, Boston), Hans-Olov Adami et Anders Ekbom (Karolinska Institute, Stockholm) ont récemment émis l'hypothèse que ces cancers sont issus de l'activité excessive de facteurs de croissance tôt dans la vie, peut-être même *in utero,* lorsque les systèmes hormonaux se mettent en place. Cette hypothèse rencontre un grand intérêt chez les spécialistes de ces cancers.

Les chercheurs savent depuis longtemps que certaines hormones femelles (œstrogènes) stimulent la prolifération cellulaire et peuvent endommager l'ADN (support du code génétique), deux événements susceptibles de conduire au cancer. Ils savent aussi que les cellules mammaires sont vulnérables lorsqu'elles ne se sont pas encore spécialisées, pour produire du lait, par exemple. Certaines de ces cellules ne se différencient qu'au moment de la première grossesse : les femmes qui connaissent une grossesse précoce ont d'ailleurs un risque de cancer réduit. Or, la période de la vie où les taux d'œstrogènes circulants sont élevés et les cellules les moins différenciées est la période intra-utérine. Trichopoulos a donc fait l'hypothèse que là pouvait se trouver l'origine du cancer.

Plusieurs travaux suggèrent que les femmes dont les taux d'œstrogènes sont élevés pendant la grossesse donnent naissance à des bébés plus gros. Existerait-il dès lors une relation entre le poids de naissance et le risque de cancer ? Pour le savoir, Trichopoulos a fait appel aux registres de naissances suédois, tenus avec précision depuis 1874, mais aussi aux données recueillies dans la gigantesque étude américaine des infirmières. Et voici ce qu'il a trouvé : plus le placenta – le principal producteur d'œstrogène – est lourd, plus le risque de cancer plus tard est élevé. Et aussi ceci : par rapport aux bébés de 2,5 kg et moins, les bébés de 4 kg ont un risque augmenté de 60 %.

Cela suggère qu'il existe un lien entre facteurs de croissance de type hormonal au début de la vie et cancer du sein. Il serait donc logique que les femmes qui n'ont pas été exposées à des facteurs de croissance aient un risque réduit. Ces femmes sont assez facilement identifiables : en effet, leurs glandes mammaires contiennent moins de cellules, et leur poitrine est menue. Comment savoir si les femmes qui sont dans ce cas sont moins souvent touchées par le cancer du sein ? Les chercheurs l'ont vérifié d'une manière un peu surprenante : ils ont analysé les statistiques de la maladie chez les femmes qui ont reçu des implants de silicone ! De fait, cette population a un risque de cancer divisé par deux.

S'il se vérifie que des facteurs de croissance sont à l'œuvre dès le début de la vie, reste à savoir pourquoi un cancer comme le cancer du sein est en augmentation importante depuis le début du siècle dans les pays développés. Les chercheurs font valoir qu'avec l'augmentation du tour de poitrine (constatée par les fabricants de vêtements), la taille (hauteur) moyenne a, elle aussi, progressé. Or, la taille est elle aussi liée à l'amplitude de facteurs de croissance. L'évolution de la taille irait donc dans la mauvaise direction.

Les pistes ouvertes par Trichopoulos autorisent un regard nouveau sur une autre maladie galopante, le cancer de la prostate. Là aussi, des facteurs de croissance semblent à l'œuvre, même si les preuves sont moins solides. Une stature élevée apparaît être un facteur de risque, et une étude récente a mis en cause chez l'homme adulte les taux d'IGF-1 *(insulin-like grown factor-1),* le médiateur de l'hormone de croissance, l'hormone qui nous fait grandir dans l'enfance et l'adolescence. Et l'on sait que les œstrogènes sont impliqués dans le cancer de la prostate.

À côté des hormones naturelles, comme les œstrogènes, nous sommes exposés à une large gamme d'hormones étrangères : hormones végétales (phyto-œstrogènes), mais aussi hormones synthétiques issues de la fabrication des plastiques, des pesticides ou des détergents. Ces substances ont des effets radicalement divergents sur le risque de cancer. Les phyto-œstrogènes que nous trouvons dans les aliments (épices, aromates, soja, céréales, etc.) réduisent globalement les risques de cancer, selon plusieurs mécanismes. Certes, ils se lient aux récepteurs des hormones femelles, mais c'est pour ralentir leur activité et freiner la multiplication cellulaire. Les phyto-œstrogènes des céréales piègent les substances toxiques dans les matières fécales, réduisent la durée du transit et diminuent probablement la quantité globale des hormones (naturelles et synthétiques) disponibles. La génistéine, une phyto-hormone du soja, empêche les cellules cancéreuses d'essaimer. Avec d'autres phyto-œstrogènes, elle se comporte comme un antioxydant, donc un protecteur de l'ADN.

Rien de cela n'est vrai avec la plupart des produits chimiques à action hormonale. Ces substances de synthèse ont tendance à s'accumuler dans l'organisme. Elles peuvent se lier aux récepteurs de nos hormones et déclencher une croissance cellulaire aberrante. Par exemple, le DDT augmente de manière importante la prolifération de cellules cancéreuses du sein. C'est aussi le cas d'un additif autorisé dans l'alimentation, l'érythrosine (E127)[1]. Notre quotidien est fait de rencontres non pas avec une ou deux, mais avec des dizaines de ces substances, qui s'associent, par exemple, sous forme de résidus dans les aliments. Ana Soto (université Tufts, Boston) a testé quelques-uns de ces composés chimiques sur la croissance de cellules cancéreuses. À titre individuel, ils se sont montrés faiblement actifs. Mais lorsqu'elle les a associés ainsi qu'on les rencontre dans l'environnement, elle a eu la surprise de voir que leurs effets étaient multipliés[2]. De la même manière, des substances qui se comportent comme des hormones faibles sont mille fois plus puissantes lorsqu'elles sont mélangées[3].

Frederick Vom Saal estime que le risque posé par les facteurs de croissance naturels de l'organisme est considérablement augmenté par l'exposition précoce aux substances hormonales de synthèse, y compris à doses faibles. Chez la fille, ils renforceraient l'action des œstrogènes reçus pendant la grossesse, créant une sensibilisation persistante. Chez le garçon, ils créeraient aussi une imprégnation, qui rendrait des cellules comme celles de la prostate plus sensibles à l'action des œstrogènes naturels.

De 1978 à 1982, Walter Rogan, un chercheur des Instituts nationaux de la Santé (Research Triangle Park, Caroline du Nord), a mesuré les taux de DDT et de PCB dans le sang et le lait de centaines de femmes enceintes. Le sang fœtal a, lui aussi, été analysé. Depuis, Rogan suit l'évolution de six cents enfants dont les mères ont été exposées à ces polluants. Des résultats préliminaires suggèrent que les filles nées des femmes qui ont reçu les doses les plus élevées de ces substances hormonales arrivent

1. Dees, C. : Estrogenic and DNA-damaging Activity of Red Dye # 3 in Human Breast Cancer Cells. *Environ Health Perspec,* S3 : 625-632, 1997.

2. Soto, A. M. : Developing a Marker of Exposure to Xenoestrogen Mixtures in Human Serum. *Environ Health Perspec,* S3 : 647-654, 1997.

3. Arnold, S. F. : Synergistic Activation of Estrogen Receptor with Combinations of Environmental Chemicals. *Science,* 272 (5267) : 1489, 1996.

près d'un an plus tôt à l'âge de la puberté. Or, de très nombreuses études montrent que plus l'âge de la puberté intervient tôt, plus le risque de cancer est élevé.

De son côté, l'équipe de Frederick Vom Saal a découvert en 1997 que l'administration de doses faibles de bisphénol A (BPA) à des souris pendant la grossesse affecte de manière définitive la prostate des rejetons mâles. Le poids de celle-ci augmente de plus de 35 %[1].

L'exposition aux œstrogènes, naturels ou de synthèse, pourrait aussi augmenter le risque de cancer du testicule. Une étude suédoise a récemment établi que les employés de l'industrie du plastique et du PVC ont un risque accru de cancer du testicule : il est multiplié par dix[2]. Des expériences animales conduites par John McLachlan (Tulane University, New Orleans) montrent que les rats mâles exposés *in utero* à un agent chimique œstrogénique (diéthylstilbestrol, ou DES) souffrent d'anomalies des organes génitaux pouvant conduire à des cancers des testicules. Richard Sharpe (Medical Research Center, Édimbourg) a mis en cause des agents antiandrogènes, c'est-à-dire des antihormones mâles. Les pesticides sont suspectés, car ils peuvent agir tant comme œstrogènes (DDT) que comme antiandrogènes (DDE, produit de dégradation du DDT). « L'exposition aux pesticides organochlorés tôt dans la vie peut avoir des effets similaires à ceux observés lors d'une exposition au DES chez le rat », affirme Frederick Vom Saal.

Indépendamment de leurs effets hormonaux, de nombreuses molécules de synthèse comme les pesticides ou les additifs sont toxiques pour les gènes, c'est-à-dire qu'ils sont capables d'altérer le patrimoine génétique des organismes vivants (ADN). Lors d'une mutation, il se crée un changement dans la séquence d'ADN ; si ce changement n'est pas réparé, la cellule, en se divisant, donnera naissance à une cellule anormale, qui constitue un pas vers le cancer. Toutes ces molécules peuvent être dégradées dans l'environnement ou par la digestion, et donner naissance à des sous-produits dont on ignore tout, ou presque, et qui peuvent se révéler encore plus toxiques que les molécules mères ! Ainsi, le désherbant atrazine n'est pas cancérogène en soi, mais il le devient lorsqu'il est absorbé par la plante. Le bénomyl, un fongicide, est toxique, mais il disparaît des tissus végétaux en quelques jours. « Cependant, note Marco de Bertoldi (université d'Udine, Italie), son produit de dégradation – le méthyl benzamidazol carbamate – reste présent dans les fruits et légumes plusieurs semaines après le traitement et nos tests montrent qu'il est deux fois plus toxique que le bénomyl. »

Les toxicologues ont longtemps affirmé que les pesticides se comportent comme d'autres substances dangereuses pour l'homme : plus les doses sont élevées, plus le risque est grand. Les études de toxicologie fixent donc, pour les pesticides autorisés, des limites maximales de résidus (LMR) dans les produits alimentaires et des doses journalières admissibles (DJA). En deçà des valeurs de seuil, dit la théorie, le risque serait nul ou infime. Mais pour de nombreux spécialistes, comme le docteur Samuel Epstein (université de l'Illinois), il est impossible de fixer un seuil minimal de résidus d'hormones naturelles ou artificielles. « Des concentrations faibles peuvent stimuler les tissus, alors que des concentrations élevées peuvent avoir un effet inverse », explique Frederick Vom Saal.

---

1. Nagel, S. : Relative Binding Affinity-Serum Modified Access (RBA-SMA) Assay Predicts the Relative *in Vivo* Bioactivity of the Xenoestrogens Bisphenol A and Octylphenol. *Environmental Health Perspectives*, 195 (1) : 70-76, 1997.

2. Hardell, L. : *International Journal of Cancer*, 73 : 828, 1998.

ADDITIFS : L'ADDITION PEUT ÊTRE SALÉE

Les additifs suivants sont autorisés en France. Pourtant, ils se sont tous révélés potentiellement cancérogènes dans des études sur bactéries, sur l'animal et même sur l'homme. Beaucoup sont d'ailleurs interdits à l'étranger. Pour ne pas avaler d'additifs, il faut éviter les aliments récréatifs (confiseries, sodas) et choisir des aliments peu transformés : yaourt nature plutôt que yaourt aux fruits, pommes de terre plutôt que purée reconstituée, etc.

Code	Désignation	Présent notamment dans	Commentaires
E104	Jaune de quinoléine (colorant)	Confitures, boissons avec et sans alcool (y compris sirop),confiserie	Interdit aux É.-U. et en Australie
E110	Jaune orangé sunset (colorant)	Confitures, confiserie	
E124	Ponceau 4R (colorant rouge)	Saucisse de chorizo	Interdit aux É.-U.
E127	Érythrosine (colorant rouge)	Cerises pour cocktails, cerises confites, bigarreaux au sirop et pour cocktails de fruits	
E128	Rouge 2G (colorant)	Viande de burgers	Interdit aux É.-U. et en Australie
E131	Bleu patenté V (colorant)	Confiserie, glaces	Interdit aux É.-U. et en Australie
E132	Indigotine (colorant bleu)	Confiserie, glaces	
E133	Bleu brillant FCF (colorant)	Confiserie, glaces	
E230	Biphényle (conservateur)	Traitement en surface des agrumes	Interdit en Australie
E231/E232	Orthophénylphénol (conservateur)	Traitement en surface des agrumes	Interdit aux É.-U. et en Australie
E233	Thiabendazole (conservateur)	Traitement en surface des agrumes	Interdit en Australie
E249 à E252	Nitrates et nitrites (conservateurs)	Charcuterie et salaisons, foie gras, fromages	
E320	Butylhydroxyanisole (BHA) (conservateur)	Soupes déshydratées, sauces, chewing-gums, huiles de friture	
E950	Acésulfame K (édulcorant)	Chewing-gums, desserts, micro-confiserie pour l'haleine, sodas	
E952	Cyclamate (édulcorant)	Chewing-gums, desserts, micro-confiserie pour l'haleine, sodas	Interdit aux É.-U. et au Royaume-Uni

L'ennemi intérieur

C'est une pollution insidieuse, dont on ne parle pas. Elle ne mobilise aucun capteur d'air. Elle ne fait pas la une des journaux en été. Elle se fout des pastilles vertes. Elle se cache derrière une myriade de symptômes diffus : irritation des yeux, enrouement, maux de gorge et de tête, troubles de l'attention, irascibilité, qu'on a tôt fait de mettre sur le compte de la fatigue ou du surmenage. Elle est indiscutablement une cause de vieillissement prématuré. Elle est à l'origine de milliers de cas d'asthme, de cancers, de décès prématurés. Derrière ce voleur d'années, qui soupçonnerait la photocopieuse du bureau ? La belle moquette du salon ? Les vêtements ramenés du pressing ? Le désodorisant boisé des toilettes ? L'insecticide pulvérisé dans la chambre des enfants ?

Chacun de ces objets quotidiens est la source de dizaines de molécules pernicieuses, noyées dans l'air ambiant, et qui répondent au nom de « composés organiques volatiles » (VOC). Les VOC s'épanouissent un peu partout, et, bien sûr, dans les endroits confinés. On en trouve dans les cabines des avions, où ils se marient aux relents de carburant et de lubrifiants, mais aussi dans les voitures neuves. Accrocher au rétroviseur un petit cèdre ou un feu tricolore désodorisants, faire luire les plastiques intérieurs avec un produit d'entretien ne font qu'ajouter à la soupe chimique déjà dense qui baigne vos organes et ceux de vos enfants. Que vous les invitiez chez vous, que vous leur donniez rendez-vous au bureau ou que vous les emmeniez en voyage, les VOC ont lentement, mais sûrement, raison de votre énergie et de votre santé.

Les VOC ont très peu fait parler d'eux jusqu'en 1973. Mais crise pétrolière oblige, l'industrie du bâtiment s'est convertie à la préservation de l'énergie. Maisons et immeubles sont devenus des lieux clos, imperméables. Dans le même temps, la vogue des matériaux de synthèse a fait reculer les matériaux traditionnels comme le bois et la pierre. En l'espace de quelques années, lieux de vie et lieux de travail sont devenus de gigantesques aquariums pour soupe chimique. L'alerte a été donnée en 1989 quand, en août, l'Agence de protection de l'environnement des États-Unis (EPA) a publié un rapport sur la qualité de l'air dans dix bureaux ouverts au public. Les résultats ont fait l'effet d'une douche froide : plus de neuf cents composés organiques volatiles avaient été identifiés, certains à des concentrations cent fois supérieures à la normale. Le rapport concluait sur un commentaire inquiétant : « La pollution de l'air intérieur représente une portion majeure de l'exposition du public à la pollution atmosphérique et pourrait poser des risques pour la santé, aussi bien aigus que chroniques. »

Depuis, l'EPA a renoncé au conditionnel. Elle estime aujourd'hui que la pollution atmosphérique intérieure coûte chaque année à la collectivité américaine plusieurs dizaines de milliards de dollars en frais médicaux et jours de travail perdus.

Les moquettes et peintures figurent parmi les principales sources de pollution de l'atmosphère intérieure. Aux États-Unis, des moquettes sont posées dans 97 % des salons, 85 % des salles à manger, 95 % des chambres à coucher, 91 % des couloirs. Les moquettes relarguent du formaldéhyde, un composé toxique particulièrement persistant, qui provoque des irritations des muqueuses et des cancers de la cavité nasale chez l'animal. Le formaldéhyde entre dans la composition de colles, de mousses d'isolation, de panneaux de particules ou d'agglomérés, de sacs d'emballage en papier, de tissus démaquillants, de serviettes en papier. Avec d'autres VOC comme les alkanes, on le trouve dans de nombreuses peintures. Plus de 90 % des VOC d'une peinture sont émis au cours des dix à douze heures qui suivent l'application, et leur densité peut alors dépasser 10 g/m [3]. Le formaldéhyde des moquettes ou des peintures est fortement suspecté d'être à l'origine de nombreux cas d'asthme et d'une aggravation de ses symptômes. Une étude européenne a trouvé plus de deux fois plus de cas d'asthme dans les foyers dans lesquels des travaux de peinture au formaldéhyde avaient été effectués récemment [1].

Les peintures à l'eau émettent moins de VOC, mais les composés qu'elles contiennent – aldéhydes, biocides, éthers de glycol et autres solvants – sont aussi plus réactifs [2].

Le benzène, un autre composé toxique, est un solvant largement employé dans la fabrication de l'essence, des encres, des huiles, des peintures, des plastiques, des lessives et même des médicaments. À la maison, les boules de naphtaline dégagent un cousin du benzène, le p-dichlorobenzène. Le benzène provoque des irritations de l'œil et de la peau. C'est aussi un mutagène, responsable de leucémies, que l'on retrouve dans les flacons de déodorants utilisés dans les toilettes.

Aux VOC des moquettes et des peintures s'ajoutent ceux contenus dans la fumée de tabac, d'autant qu'il s'agit, pour deux d'entre eux, des mêmes : formaldéhyde et benzène ! Dans les bureaux, les fumeurs actifs et passifs en respirent de telles quantités que l'on dose très facilement le benzène dans leurs urines [3]. La fumée de cigarette contribue activement à la surcharge atmosphérique des espaces fumeurs en VOC cancérogènes, tels le polonium-210 et les hydrocarbures polycycliques aromatiques (PAH), responsables de nombreux cancers du poumon. La fumée renferme aussi du chrome (qui n'est pas le même que celui vendu comme complément alimentaire), du cadmium et du nickel, trois minéraux redoutables pour les poumons. Mais les chercheurs estiment que la palme de la toxicité des lieux enfumés revient sans conteste à deux nitrosamines (NNN et NNK). Ces tueuses exercent leur talent sur tous les terrains : cancers du poumon, bien sûr, mais aussi de la bouche, du larynx, du pharynx et même de l'œsophage. Enfin, la liste des VOC du tabac ne serait pas complète sans la présence d'amines hétérocycliques aromatiques (AHA) comme la 2-naphtylamine, à laquelle on doit la plupart des cancers de la vessie.

Les vêtements rapportés du pressing sont chargés de perchloréthylène, qui diffuse ensuite dans toute la maison. Le perchloréthylène et le trichloréthylène se trouvent également dans les encres d'impression, les peintures, laques, vernis et les adhésifs. Les souris exposées au trichloréthylène développent des tumeurs du foie.

Les parfums et désodorisants d'intérieur vous administrent une véritable leçon de chimie. Grâce à eux, vos cellules apprennent à jongler avec benzaldéhyde (huile synthétique), phényléthanone (parfum synthétique à l'orange), triméthyl cyclohexanone (parfum de violette et de cèdre) pour ne citer que ceux-là. S'y ajoutent les molécules naturelles de votre parfum favori : limonène, terpinène, camphène, alphapinène, nonénal, iso-menthone, menthol. Et, pour couronner le tout, le corps humain contribue lui aussi à l'encombrement de l'air, en dégageant de l'acétone et de l'isoprène !

---

1. Wieslander, G. : Asthma and the Indoor Environment : the Significance of Emission of Formaldehyde and Volatile Organic Compounds from Newly Painted Indoor Surfaces. *Int Arch Occup Environ Health,* 69(2) : 115-24, 1997.

2. Wieslander, G. : Airway Symptoms Among House Painters in Relation to Exposure to Volatile Organic Compounds (VOCS). A Longitudinal Study. *Ann Occup Hyg,* 41(2) : 155-66, 1997.

3. Hung, I. F. : Simultaneous Determination of Benzene, Toluene, Ethylbenzene, and Xylenes in Urine by Thermal Desorption-gas Chromatography. *J Chromatogr B Biomed Sci Appl,* 706(2) : 352-7, 1998.

Serez-vous surpris d'apprendre que l'eau peut être une source appréciable de VOC ? Le traitement de l'eau fait appel à de nombreux agents chimiques comme le bromoforme ou le trihalométhane, qui n'attendent qu'une occasion pour se transformer en VOC, sans compter quelques contaminants[1]. L'eau est fréquemment aseptisée avec du chlore, lequel donne naissance à du chloroforme qui diffuse dans l'air au moment de la distribution. Lors d'une douche de dix à vingt minutes, des quantités importantes de chloroforme peuvent être inhalées ou absorbées par la peau et contribuer à un risque de cancer accru[2]. Une étude américaine de 1998 a calculé que le coût sanitaire des composés volatiles organiques de l'eau potable atteint 330 millions de dollars par an. Ces VOC seraient responsables de maladies et de troubles divers parmi lesquels : malformations fœtales, troubles de la fonction urinaire, diabète, eczéma et maladies de la peau, anémies, troubles de la diction et de l'ouïe chez les enfants de moins de dix ans, et mort subite[3]. Encore les chercheurs reconnaissent-ils que leur estimation est probablement en deçà de la réalité.

SOURCES D'ÉMISSIONS CHIMIQUES[4]

	Formaldéhyde	*Xylène Toluène*	*Benzène*	*Trichloréthylène*	*Chloroforme*	*Ammoniac*	*Alcools*	*Acétone*
Adhésifs	×	×	×				×	
Bioeffluents (humains entre autres)		×				×		
Cosmétiques							×	×
Eau traitée au chlore					×			
Faux plafonds	×	×	×				×	
Fumée de tabac	×		×					
Liquides correcteurs								×
Mobilier	×							
Moquettes	×						×	
Panneaux particules	×	×	×				×	
Peintures	×	×	×				×	
Photocopieurs		×	×	×		×		
Pressing	×							
Produits d'entretien						×		
Revêtements intérieurs	×	×	×				×	
Revêtements de murs		×	×					
Sacs papier	×							
Tissus	×							
Vernis	×	×	×				×	

1. Kuo, H. W. : VOC Concentration in Taiwan's Household Drinking Water. *Sci Total Environ,* 208(1-2) : 41-47, 1997.
2. Kuo, H. W. : Estimates of Cancer Risk from Chloroform Exposure During Showering in Taiwan. *Sci Total Environ,* 218(1) : 1-7, 1998.
3. Lybarger, J. A. : Medical Costs and Lost Productivity from Health Conditions at Volatile Organic Compound-Contaminated Superfund Sites. *Environ Res,* 79(1) : 9-19, 1998.
4. Wolverton, B. : *How to Grow Fresh Air.* Penguin, New York (NY, USA), 1997.

Les VOC ne sont qu'un déguisement de plus pour de vieux maraudeurs que vous connaissez maintenant très bien : les radicaux libres. Les choses se passent à peu près ainsi. À l'extérieur du bureau, sous l'action de la lumière du soleil, le dioxyde d'azote, un polluant atmosphérique, donne naissance au monoxyde d'azote et à des atomes d'oxygène. Ceux-ci réagissent avec des molécules d'oxygène pour former de l'ozone, responsable du voile bleu-gris qui s'abat sur les grandes villes à la belle saison. L'ozone est toxique pour les plantes et pour les animaux. Ce gaz provoque des irritations des yeux, de la gorge, des altérations sérieuses de l'appareil respiratoire, une destruction rapide des antioxydants qui protègent les poumons, comme la vitamine C. Chaque année, la pollution par l'ozone est responsable de milliers de décès prématurés.

Mais le sombre cycle de l'ozone n'en est qu'à ses débuts. À l'intérieur, l'ozone réagit rapidement avec les VOC pour former la pire espèce des radicaux libres, le radical hydroxyle. Ce voleur de vie est composé d'un atome d'hydrogène associé à un atome d'oxygène garni d'un électron supplémentaire. C'est un prédateur redoutable, responsable du vieillissement accéléré de l'organisme et d'une bonne dizaine de maladies chroniques parmi lesquelles l'athérosclérose, le cancer ou certaines maladies neurologiques. Au bureau, la production de radical hydroxyle est amplifiée, même en l'absence de pollution majeure par l'ozone. En effet, les photocopieurs sont une excellente source d'ozone ! Helen Schields, un chercheur américain, estime que un mètre cube d'air intérieur contient mille milliards de radicaux hydroxyles !

Les radicaux hydroxyles s'en prennent à leur tour à la soupe chimique ambiante, dépeçant, écartelant, faisant exploser les molécules qu'ils rencontrent. Alors apparaissent d'autres radicaux libres et des composés tout aussi indésirables, comme le formaldéhyde et l'acide formique. Alors que les radicaux hydroxyles sont responsables de dommages insidieux, silencieux, formaldéhyde et acide formique seraient à l'origine de l'irritation des muqueuses dont se plaignent souvent les occupants des bureaux.

Que faire pour se protéger de cette douche chimique permanente ? On peut, bien sûr, limiter les sources de VOC : choisir chez soi des matériaux inertes, attendre avant d'habiter des lieux fraîchement peints, aérer les vêtements nettoyés à sec avant de les suspendre dans une armoire, bannir la cigarette au bureau et à la maison, etc. Mais l'une des solutions les plus radicales nous vient directement de l'espace.

La NASA contre les VOC

Dans les années 1970, la NASA en savait encore très peu sur la chimie des VOC, mais ses ingénieurs n'ignoraient pas qu'un espace aussi restreint et confiné qu'une cabine spatiale peut rapidement devenir irrespirable. Et que dire des futures bases que la NASA envisage toujours de construire sur la Lune ou à son voisinage ? Le centre spatial John C. Stennis, dans le Missouri, fut chargé de trouver une solution au problème. L'un des responsables, le docteur Bill Wolverton, ne s'embarrassa ni de théories ni d'équations. Il se dit simplement que les plantes avaient constitué un élément essentiel de l'évolution en transformant une atmosphère terrestre chargée de composés toxiques (des VOC déjà !) en un écosystème capable d'abriter les formes de vie avancées qui la peuplent aujourd'hui. Bien sûr, il ne s'agissait pas pour la NASA de décorer les bases spatiales de plantes d'appartement au gré des goûts des astronautes, mais de mener des études très sérieuses sur la capacité de certaines plantes à recycler les VOC les plus dangereux. Ces études ont abouti. Wolverton a montré que cinquante plantes au moins peuvent gober les VOC les plus coriaces, à la maison ou

Dix solutions vertes contre les VOC

Plante	*Molécules absorbées*
Aglaonema *(Aglaonema modestum)*	Formaldéhyde
Ficus *(Ficus robusta)*	Formaldéhyde
Spathiphyllum *(Spathiphyllum « mauna loa »)*	Xylène, formaldéhyde
Dracaena *(Dracaena marginata)*	Xylène, formaldéhyde
Lierre *(Hedera helix)*	Formaldéhyde, trichloréthylène, benzène
Chrysanthème *(Chrysanthemum morifolium)*	Formaldéhyde, benzène
Phalangère *(Chlorophytum comosum)*	Xylène, formaldéhyde
Sansevière *(Sansevieria laurentii)*	Xylène/toluène
Kentia *(Howea forsteriana)*	Formaldéhyde, benzène
Dieffenbachia *(Dieffenbachia compacta)*	Xylène/toluène Formaldéhyde

au bureau. On peut aujourd'hui visiter un prototype de la future base ornée de ses plantes dévoreuses de VOC : ce « Biohome » du centre John C. Stennis a reçu cent mille visiteurs en 1997.

La même année, Wolverton a publié un guide qui permet de choisir les plantes les plus efficaces contre la pollution par les VOC[1].

La présence massive de VOC chez soi ou au bureau est une motivation supplémentaire pour adopter une alimentation riche en antioxydants et pour prendre des compléments de vitamines C et E, caroténoïdes, sélénium. Le professeur Frank Kelly (Saint Thomas Hospital, Londres) a montré que les poumons sont recouverts d'un fluide riche en vitamine C et autres antioxydants. La vitamine C a pour rôle de neutraliser les toxines comme l'ozone et les VOC avant qu'elles n'endommagent les poumons. Mais la vitamine C est détruite en faisant son travail. Lorsque la vitamine C a disparu (ce qui est notamment le cas dans les poumons des asthmatiques), l'organe n'est plus protégé et les premiers dégâts apparaissent. À l'inverse, plusieurs études ont montré que des suppléments de vitamine C diminuent aussi bien la constriction des bronches que leur réactivité.

1. *Id., ibid.*

Les sorciers

Depuis l'aube des temps, la quête de l'immortalité a occupé bien des énergies, et un livre entier ne suffirait pas à en faire le récit. Ce chapitre vous invite à la rencontre des démarches humaines les plus insolites, et souvent les plus vaines.

L'algue de Gilgamesh

La quête de l'immortalité commence en 2700 avant J.-C. avec l'épopée de Gilgamesh. Héros de la tradition mésopotamienne, Gilgamesh n'était pas le premier venu, puisque les tablettes retrouvées à Ninive en 612 avant J.-C. le décrivent comme mi-dieu, mi-homme, ce qui ne lui conférait cependant aucune espèce d'avantage en termes de longévité. Être de chair et de sang, Gilgamesh vieillissait avec ses contemporains.

Mais Gilgamesh était bien trop occupé à tyranniser le peuple de la puissante Uruk – la fière cité qu'il avait bâtie et qui prospérait dans ce qui est aujourd'hui l'Irak – pour se trouver saisi d'angoisse existentielle à l'idée du temps qui passe. Les habitants d'Uruk, eux, n'étaient pas plus concernés par la marche inexorable des saisons, trop préoccupés qu'ils étaient par les frasques de Gilgamesh, telle cette épouvantable habitude qu'il avait de se faire apporter les vierges de la cité avant leur union pour, le premier, en déguster les fruits. Un jour, les citadins, excédés, en appelèrent au Dieu-Ciel, Anu. Anu eut l'idée de créer un être doué d'une force colossale, Enkidu, destiné à rivaliser avec Gilgamesh dans les jeux brutaux qu'il affectionnait, et détourner ainsi la pression qu'il faisait peser sur la vie de la cité.

Bien vu, mais le stratagème d'Anu prit un tour particulier. Pour avoir goûté aux plaisirs terrestres, en l'occurrence ceux offerts par la douce et appétissante Shamhat, Enkidu perdit une grande partie de sa force avant même de se mesurer à Gilgamesh. Le jour de l'affrontement, il dut s'avouer vaincu, et, pas rancunier, se prit d'amitié pour le valeureux roi. Un duo légendaire était né. La camaraderie et l'ambiance virile aidant, les deux amis se prirent à rêver d'aventures épiques, de conquêtes fabuleuses, de voyages mémorables. Une expédition les mena dans la légendaire forêt de Cèdres, dont l'accès était gardé par Humbaba le Terrible, à la sinistre réputation. Au terme d'un combat incertain, les deux héros terrassèrent le Terrible. Cet épisode valeureux attira l'attention de la déesse Ishtar, fille d'Anu, une intrigante un peu nymphomane, qui offrit à Gilgamesh de devenir sa maîtresse. Mais le héros, qui n'ignorait rien de la réputation de croqueuse d'hommes de la déesse, repoussa ses avances.

Ishtar le prit très mal. Elle supplia son papa, en guise de représailles, de lâcher sur Uruk le Taureau du Paradis, une bête monstrueuse ignorante des bonnes manières. Anu, qui ne savait rien refuser à sa chère enfant, lâcha donc le Taureau.

La gigantesque bête était campée devant les remparts d'Uruk. Chaque fois que le taureau expirait par les naseaux, son souffle puissant fendait le sol de vertigineux abysses, dans lesquels s'abîmaient les malheureux habitants de la ville. Mais Gilgamesh et Enkidu décidèrent qu'il ne s'agissait après tout que d'un très gros bovin, certes irascible, mais un bovin tout de même. Sur ce, ils se précipitèrent sur lui et lui tranchèrent la gorge. Ishtar assista à la scène, incrédule et blême de rage. Pour ajouter à sa confusion, Enkidu crut malin d'arracher l'une des cuisses du Taureau et de la lui lancer au visage. « Ton tour ne tardera pas à venir », lui dit-il, ou quelque chose d'approchant. Quelques mots de trop. Peu de temps après, Enkidu tomba malade. Après l'épisode humiliant du Taureau du Paradis, les dieux s'étaient réunis et avaient décidé que quelqu'un devrait payer pour la mort d'Humbaba et pour celle du Taureau du Paradis. Enkidu serait celui-là. Il rendit l'âme après douze jours de souffrance et d'hallucinations.

Gilgamesh fut inconsolable. « À quoi sert de vivre ? » se lamentait-il. Lui d'ordinaire tiré à quatre épingles commença de se négliger. Il ne se lavait plus, laissait sa barbe noire envahir son visage. Les psychiatres ont aujourd'hui un terme pour décrire son état : dépression. Certes, la disparition de son ami lui pesait. Mais, moins que la compassion, c'était la révélation de son propre état de mortel qui lui était devenue insupportable. Comme son ami défunt, il disparaîtrait un jour, lui aussi, à jamais de cette terre qu'il aimait tant. Cette seule pensée le remplissait de terreur. Il en conclut que la vie ne vaut la peine d'être vécue que si elle est sans fin. C'est ainsi que Gilgamesh entreprit le plus périlleux des voyages de son ère, celui qui menait au bout du monde, là où se rejoignent toutes les rivières. Là vivaient le vieux Utnapishtim et sa femme, les deux seuls mortels auxquels les dieux avaient accordé la vie éternelle. Le vieux sage était le roi du monde avant le grand déluge qui avait rayé de la Terre la plupart des espèces vivantes, et lui et sa femme avaient été les seuls êtres humains épargnés par la catastrophe.

Après un périlleux voyage semé d'embûches, Gilgamesh parvint enfin jusqu'à Utnapishtim. « Quel est le secret de la vie éternelle ? » demanda-t-il au patriarche. On ne lève pas un tel secret sans quelque précaution. « Si Gilgamesh, répondit le vieil homme, peut rester éveillé six jours et sept nuits, alors il connaîtra le secret et sera, lui aussi, immortel. » Mais, épuisé par son périple, Gilgamesh s'endormit presque aussitôt. L'immortalité lui échappait, et il en fut si bouleversé que Mme Utnapishtim, attendrie, sut trouver les mots pour convaincre son époux de lui accorder un lot de consolation. Soit. À la place de la vie éternelle, Utnapishtim lui offrit de rajeunir grâce à une plante secrète, qui poussait au fond de l'océan. Le valeureux Gilgamesh lia une pierre à son pied, plongea dans les flots et parvint à cueillir la plante magique. Mais, de vieillards immortels en plantes surnaturelles, c'en était visiblement trop pour son cortex d'humanoïde cartésien. Rendu méfiant, il décida de repousser à plus tard la consommation de la plante qu'il avait pêchée. Il trouverait bien à Uruk un vieillard docile pour tester les effets de ce végétal inconnu. Gilgamesh reprit la longue route qui le ramenait à Uruk. Une route interminable : en chemin, il s'arrêta pour un petit somme. Pendant qu'il dormait, un serpent se glissa à son côté et lui subtilisa la précieuse plante. À son réveil, fou de douleur, le roi d'Uruk tomba à genoux et pleura :

Pour qui ai-je travaillé ?
Pour qui ai-je voyagé ?

Pour qui ai-je souffert ?
Je n'ai absolument rien gagné pour moi-même
Je n'ai favorisé que le serpent, le lion qui rampe.

Le comte de Saint-Germain

Le comte de Saint-Germain, personnage aux mille vies, baroudeur de l'éther, fit irruption sur la scène parisienne en 1750. Ses origines restent confuses, mais les historiens supposent qu'il fut l'enfant illégitime de Marie-Anne de Pfalz-Neubourg – laquelle avait épousé le 4 mai 1690 le roi d'Espagne Charles II – et de Juan-Thomas Enriquez de Cabrera, comte de Melgar, onzième et dernier amirante de Castille. Ces précisions, si intéressantes soient-elles, doivent être regardées avec suspicion, puisque le comte de Saint-Germain laissait entendre qu'il était immortel, et que les auteurs de ce livre n'ont aucune raison d'en douter.

Venant d'Allemagne, le comte avait été présenté en 1750 par le duc de Choiseul à Mme de Pompadour, qui le recommanda chaudement au roi Louis XV. C'est ainsi que le comte de Saint-Germain devint un élément nécessaire aux distractions de la cour. On y louait son érudition, sa conversation, ses grandes manières. On s'extasiait de sa fortune, qui semblait sans limites, et dont il donnait à voir les pierres précieuses les plus fines et les plus variées. On lui prêtait l'art de faire des diamants, et certains racontaient qu'il possédait la pierre philosophale des alchimistes. Mais la renommée du comte devait surtout à cet élixir de longue vie qu'il avait, disait-on, mis au point et qui le protégeait selon tous les témoignages des outrages du temps. Le comte entretenait savamment la légende qui courait sur lui, sans que l'on puisse aujourd'hui l'accuser de charlatanisme. Fin connaisseur de l'histoire, il avait surtout l'art de faire revivre jusque dans les détails les plus infimes des événements vieux parfois de plusieurs siècles, mettant en scène François Ier, Charles Quint ou Henri IV. Souvent, rapportant un mot de quelque roi du passé, il laissait tomber avec une distraction calculée : « Le roi se tourna vers moi et me dit... » avant de se reprendre hâtivement, comme on le fait après une confidence lâchée par mégarde : « Le roi dit au duc... » Des témoignages troublants de ses contemporains lui venaient opportunément en aide. Mme de Pompadour lui demanda un jour : « Comment était fait François Ier ? C'est un roi que j'aurais aimé. – Aussi était-il très aimable », répondit le comte, avant d'évoquer la personne du roi, son allure, son caractère, enrichissant le portrait de mille touches. Puis, emporté par son récit, il fit revivre Marie Stuart, Marguerite de Valois et d'autres personnages de la cour, à la manière d'un familier qui les a connus dans leur intimité.

La Pompadour était sous le charme : « Il semble que vous ayez vu tout cela ! – J'ai beaucoup de mémoire, répondit le comte, et j'ai beaucoup lu l'histoire de France ; quelquefois je m'amuse, non pas à faire croire, mais à laisser croire que j'ai vécu dans les plus anciens temps. – Mais vous ne dites pas votre âge et vous vous donnez pour fort vieux. La comtesse de Gergy, qui était, il y a cinquante ans je crois, ambassadrice à Venise, dit vous y avoir connu tel que vous êtes aujourd'hui. – Il est vrai, madame, que j'ai connu il y a longtemps Mme de Gergy. – Mais suivant ce qu'elle dit, vous auriez plus de cent ans à présent ? – Cela n'est pas impossible, dit le comte de Saint-Germain en riant, mais il est possible que cette dame, que je respecte, radote. – Vous lui avez donné, poursuivit Mme de Pompadour, un élixir surprenant par ses effets. Elle prétend qu'elle a longtemps paru n'avoir que vingt-quatre ans.

Pourquoi n'en donneriez-vous pas un au roi ? – Ah ! madame, que je m'avise de donner au roi une drogue inconnue ? Il faudrait que je fusse fou ! »

Hors le périmètre feutré de la cour, Saint-Germain abandonnait le clair-obscur qui entourait ses propos pour se jouer de la crédulité des salons bourgeois où l'on buvait ses paroles. Rapportant un événement du temps de Charles Quint, il affirmait alors sans détour avoir assisté à la scène. Il confia un jour au baron de Gleichen : « Ces bêtes de Parisiens croient que j'ai cinq cents ans, et je les confirme dans cette idée, puisque je vois que cela leur fait tant plaisir. Ce n'est pas que je sois infiniment plus vieux que je n'y parais. » La chimie le passionnait et il était passé maître dans l'art de confectionner des poudres, fond de teint, cosmétiques. Surtout, il se tenait à l'écart des excès de table et passait pour se plier à une hygiène de vie rigoureuse. Le baron Gleichen le décrit ainsi : « Monsieur de Saint-Germain vivait d'un grand régime, se purgeait avec des follicules de séné qu'il arrangeait lui-même et voilà tout ce qu'il conseillait à ses amis qui le consultaient sur ce qu'il fallait faire pour vivre longtemps. De plus, il ne buvait jamais en mangeant. »

Pour avoir trempé à son corps défendant dans une vague intrigue, cet énigmatique personnage quitta brutalement la cour de France en 1760, sous la menace d'un emprisonnement réclamé par son ancien protecteur, le duc de Choiseul, alors ministre de la Guerre. Il s'établit en Angleterre, puis sillonna l'Europe, se faisant alternativement passer pour un général russe ou pour un prince hongrois. On le crut mort, en 1780, en Allemagne. La précaution est importante.

Car, près de deux siècles plus tard, le comte de Saint-Germain, celui-là même qui avait ébloui la cour de Louis XV et celle des rois qui l'avaient précédé, ce flamboyant et mystérieux personnage nous fit à nouveau l'honneur de sa visite. Réapparu dans la jet-set parisienne des années 1970, le comte de Saint-Germain se faisait aussi appeler Richard Chanfray. La chanteuse Dalida tomba sous le charme d'un si extraordinaire voyageur, et, en 1973, Saint-Germain-Chanfray aménagea dans la grande maison qu'occupait la star à Montmartre. C'est alors qu'intervint un événement extraordinaire. Rien, ni la fantastique vitalité dont il avait fait preuve au cours des siècles ni les vertus de son élixir magique ne pouvaient le préserver du traumatisme qui guette tout être, fût-il hors du commun, lorsqu'il est soumis du matin au soir à ce genre de ritournelle :

> Adieu Monsieur j'avais du cœur, darladirladada
> Elle a deux champs et un tracteur, darladirladada
> Et moi je n'ai que mes deux mains, darladirladada
> Pour semer le vent et le grain, darladirladada,
> etc.

Le comte de Saint-Germain préféra se suicider en 1983.

Les sorciers de la bourse

En ce mois de mars 1916, le docteur Franck Lydston est rayonnant. Jamais, confie-t-il à ses proches, il ne s'est senti dans une forme aussi éblouissante. À ceux qui lui demandent son secret le chirurgien de Chicago n'hésite pas à montrer... ses testicules. Un observateur minutieux peut alors compter les deux bourses réglementaires, auxquelles se trouve accolée une grosseur insolite. À cinquante-quatre ans, désireux de retrouver l'énergie de sa jeunesse, Lydston s'est greffé un morceau de testicule prélevé sur un autre être humain : « Je suis, dit-il alors, convaincu de la valeur des implants de glande sexuelle, notamment pour augmenter l'efficacité physique et plus particulièrement l'efficacité physio-sexuelle. »

La notoriété de Lydston grimpe rapidement. Ses premiers patients sont des hommes victimes d'accidents traumatiques, puis de plus en plus d'hommes d'âge moyen désireux de retrouver jeunesse et virilité se pressent à son cabinet. Les organes sains sont prélevés sur de jeunes hommes qui ont succombé à un accident, ou sur des criminels qu'on a fait griller sur la chaise électrique. On achemine les testicules dans de la glace jusqu'à la clinique de Lydston, qui les greffe alors sur le patient.

Le succès rencontré par la procédure et les espoirs suscités furent tels que des cliniques s'ouvrirent un peu partout aux États-Unis pour répondre à la demande. Les administrations pénitenciaires, qui disposaient d'un solide réservoir de condamnés à mort ou de « volontaires », ne voulurent pas être en reste. À la prison de San Quentin, en Californie, les médecins se lancèrent dans une frénésie de greffes génitales en tout genre sous le prétexte de faire avancer la science et de soigner une longue liste de maladies parmi lesquelles la démence sénile, l'asthme, les allergies, les rhumatismes et même l'acné. Des organes mâles furent ainsi cousus non seulement sur des prisonniers hommes, mais aussi sur des femmes. Lorsque les volontaires castrats, rendus méfiants, se firent rares, on imagina de mutiler des boucs, des ours, ou encore des cerfs pour utiliser leurs organes comme greffons.

L'idée de faire appel à l'inépuisable réservoir des animaux de la ferme parut absolument géniale à John Romulus Brinkley, un élégant praticien du Kansas, titulaire d'un douteux diplôme d'études médicales. Belle gueule, beau parleur, doté d'un sens inné du marketing, Brinkley eut, dès 1917, le pressentiment que le marché naissant de la greffe de testicules pouvait le rendre riche et célèbre. Peu désireux de s'embarrasser des aléas d'un approvisionnement d'organes humains, Brinkley se tourna vers les éleveurs de chèvres, alors l'une des richesses du Kansas, pour se fournir en boucs. Depuis l'Antiquité, une réputation flatteuse entoure ces animaux, et elle n'est pas étrangère au succès fulgurant que devaient connaître Brinkley et ses méthodes. Les premiers clients furent des notables locaux vieillissants. L'arrivée d'un patient à la clinique était saluée par un concert de bêlements qui provenait du troupeau que Brinkley entretenait dans un enclos attenant à l'établissement. Le client y était conduit pour y choisir son bouc. Il repartait quelques jours plus tard avec les testicules de l'animal en complément des siens propres, délesté cependant de la somme de 750 dollars. Brinkley jugea vite le Kansas bien trop étriqué pour ses ambitions. En *businessman* clairvoyant, il se mit à faire de la publicité dans les journaux d'autres États, mais aussi sur les ondes des radios naissantes. Les messages parlaient à la part de mal-être qui accompagne l'âge : « Contre l'impuissance, la démence, l'artériosclérose, les troubles de la prostate, l'hypertension, les maladies de la peau, et pour prolonger la vie et régénérer le corps tout entier, je ne connais rien d'équivalent à la transplantation de glandes. » Le succès de Brinkley frappait les imaginations, et, peu à peu, des cliniques concurrentes virent le jour dans tout le pays. D'une côte à l'autre, on pouvait à tout moment se faire greffer des testicules de bouc.

Tandis que Brinkley faisait régner la terreur chez les boucs de l'Arkansas, ceux de la région de Chicago connaissaient une existence préservée du stress d'être un jour plus légers de quelques dizaines de grammes. L'hôpital de la ville y pratiquait comme ailleurs les greffes de testicules, mais le docteur Max Thorek, qui y officiait, avait choisi un matériau à ses yeux plus adéquat : le testicule de singe. À l'inverse de Brinkley, Thorek était un biologiste reconnu, qui avait clairement identifié le rôle crucial des hormones sexuelles et leur potentiel dans le traitement des troubles de la sexualité. De 1919 à 1923, Thorek pratiqua 97 greffes de testicules de singe sur des patients, rapportant une amélioration dans près de 60 % des cas. Mais la notoriété de Thorek fut rapidement éclipsée par le savoir-faire d'un autre détrousseur de singes, le Français Serge Voronoff.

Né en Russie le 10 juillet 1866, Voronoff vient à Paris à l'âge de dix-huit ans pour y mener des études médicales. Elles sont brillantes. Les professeurs ont remarqué ce jeune homme mince, séduisant, avide d'apprendre, animé d'une grande énergie et d'une étonnante capacité de travail. La médecine française a besoin d'individus de ce calibre. On le pousse à demander la nationalité française – qu'il obtient en 1895 –, puis à s'établir au Caire, en Égypte, pour y contrer l'influence anglo-saxonne. Chaudement recommandé par son maître, le professeur Péan, Voronoff voit se dérouler sous ses pas un tapis digne des Mille et Une Nuits. À trente ans à peine, Serge Voronoff est chirurgien et médecin conseiller du khédive !

Mais l'homme n'est pas de nature à se laisser bercer par les douceurs des nuits cairotes. Tour à tour, il crée une société savante, un hôpital privé – dont il fera plus tard don à la ville –, une école d'infirmières où l'enseignement est gratuit, un journal de médecine. Il trouve le temps de rédiger de nombreux ouvrages dans lesquels les opérations gynécologiques occupent une bonne place. Il a conservé toute sa curiosité et se tient, à distance, au courant des nouvelles techniques et découvertes qui transforment la médecine. Mme Voronoff, de santé fragile, n'a pas supporté le climat égyptien. Elle vit seule à Paris. Le couple tangue. Pour le sauver, Serge s'arrache à son œuvre égyptienne et rentre en France en 1910. La pratique clinique lui fait horreur. L'homme est défricheur. Justement, à New York, le grand médecin français Alexis Carrel vient de mettre au point une technique de suture des petits vaisseaux sanguins qui rend possible la greffe des membres et des organes. Greffer ! Remplacer à l'envi ce qui n'est plus fonctionnel, voilà une promesse exaltante ! Voronoff ne veut pas greffer des os, non. Il laisse cela aux autres, aux besogneux du bistouri. Lui s'intéresse aux « glandes à sécrétion interne et externe ». Il se rend à New York, au Rockefeller Institute, pour prendre le conseil du maître lui-même, Alexis Carrel, qui deviendra son ami. De retour en France, il installe à la hâte un laboratoire de pointe à Nice. Comme il faut bien commencer par quelque chose, ce seront les ovaires...

En 1912, Serge Voronoff présente officiellement à ses pairs les résultats de ses travaux. Il a prélevé des ovaires sur des brebis, puis les a implantés sur d'autres brebis. Le succès, affirme-t-il, est total. Un an plus tard, il présente même l'agneau né d'une brebis greffée. Au ministère de l'Instruction publique, on est suffoqué. Et on débloque aussitôt la somme de 4 000 francs pour permettre au docteur Voronoff de poursuivre ses fascinantes recherches. Mais au-delà des brebis, c'est bien à ses semblables que pense Serge Voronoff lorsqu'il affine ses techniques de greffes de glandes. En 1913, on lui soumet un cas à la mesure de son ambition, un jeune enfant atteint d'insuffisance thyroïdienne. À cette époque, les hormones thyroïdiennes restent à découvrir. Il faut greffer, et, pour cela, il faut de la thyroïde, bien saine et bien fraîche, indique lourdement Voronoff aux parents éplorés, en lorgnant leur thyroïde. Pas nous, se récrient les parents, effrayés ! Alors Voronoff offre une solution : la thyroïde de singe, l'animal le plus proche de l'homme. Le 5 décembre 1913, Serge Voronoff prélève la thyroïde d'un grand singe et la greffe sur son jeune patient. La renommée du chirurgien ne cesse de grandir.

Mais la guerre éclate. L'heure est à la mobilisation de toutes les énergies, de tous les talents. Serge Voronoff s'installe à Bordeaux, dans l'hôpital pour blessés de guerre financé par la Russie. Il y opère sans relâche les os fracassés par les obus. On lui confie les cas désespérés, pour lesquels la greffe est nécessaire. Quand il ne peut prélever un os sain sur le blessé lui-même, il le fait sur ses voisins de chambre. Et quand c'est impossible, il se tourne, comme pour la thyroïde, vers nos lointains cousins les singes. En avril 1916, il pratique sur un blessé la première greffe d'os de singe. L'animal a été gracieusement fourni par le Jardin des Plantes, à Paris. La greffe échoue, mais Voronoff est persuadé que l'avenir des bras et des jambes des poilus se trouve dans le singe. Comme aucun autre singe n'est disponible en France, il écrit au gouverneur du Gabon. Sur place, six singes sont réquisitionnés pour l'effort de guerre, jetés dans un bateau et expédiés sur le sol français. Hélas ! ils meurent en cours de route... Ça tombe bien, Voronoff est las des greffes d'os. Un nouveau et grand dessein l'habite. Il veut se consacrer aux moyens de « rajeunir un organisme affaibli, vieilli et d'augmenter son énergie vitale, sa vigueur ».

Peut-être est-il guidé par un vrai sentiment de patriote, par le souci de l'intérêt national. En cette année 1917, la France est un pays peuplé de femmes seules, de soldats mal en point et d'hommes trop âgés pour partir au front. La Première Guerre s'achève sur une hécatombe qui pèse lourd sur l'avenir du pays. Les énergies sont devenues une denrée rare, alors même que les efforts de reconstruction s'annoncent immenses et qu'un sursaut de natalité paraît à tous indispensable. Voronoff croit alors sincèrement que ses recherches permettront de restaurer la vigueur physique et sexuelle des Français vieillissants. Dans les champs, des bras flétris et amaigris par l'âge pourront à nouveau manier la faux, et dans les chambres, des septuagénaires féconder les ventres offerts des jeunes veuves !

Mais où puiser cette vie ? Voronoff est convaincu que les testicules sont un « stimulant de l'énergie vitale ». Il se fonde pour cela sur ses propres observations des eunuques du Caire, qu'il décrira ainsi dans un livre paru en 1920 : « Figures glabres, blafardes, joues pendantes qui leur donnent l'aspect d'une vieille femme. Obèses pour la plupart, ils ont des formes arrondies et souvent des seins volumineux. Les chairs sont flasques et leur musculature amoindrie. [...] La vigueur des corps étant très diminuée, ils sont incapables de fournir un travail nécessitant un effort d'une certaine durée. [...] La déchéance physique paraît atteindre tous les organes [1]. » Mais la théorie doit trouver confirmation. De retour à Paris, dans un laboratoire du Collège de France qu'il dirige, il pratique ses premières expérimentations. Les cobayes seront des boucs et des béliers, cent vingt au total, que l'on installe dans les écuries que possède alors le Collège de France au Parc des Princes. Le geste est simple en apparence : prélever des testicules sur de jeunes animaux, les greffer sur des mâles châtrés ou sur de vieilles bêtes en fin de vie et attendre que la force et la jeunesse leur reviennent. Les premiers essais sont décourageants. Voronoff les attribue au fait que des testicules entiers ont été greffés. Peu à peu, il en vient à la certitude que, pour réussir, la greffe doit utiliser quatre à six languettes d'un demi-centimètre d'épaisseur, que l'on implante dans les bourses.

Les résultats sont présentés le 8 octobre 1919 au Congrès français de chirurgie, à Paris. Voronoff tient l'assistance en haleine : « L'un [des vieux béliers], le numéro 12, m'a été amené dans un état lamentable. [...] Âgé de douze à quatorze ans, ce qui correspond à quatre-vingts ou quatre-vingt-dix ans chez l'homme, il tremblait sur ses jambes, était atteint d'une incontinence d'urine [...] et donnait l'impression d'animal épuisé par l'âge bien près du terme de sa vie. » Greffé le 7 mai 1918, le bélier est « complètement transformé, assure le chirurgien. Plus d'incontinence d'urine, plus de tremblement de jambes, plus d'aspect craintif. Le corps lui-même est devenu magnifique, l'allure est vive, agressive ».

Avec l'absolution de ses pairs, Voronoff peut passer aux choses sérieuses : greffer

1. Voronoff, S. : *Vivre – Étude des moyens de relever l'énergie vitale et de prolonger la vie.* Grasset, Paris, 1920.

ses congénères. Pourtant, un problème se pose, de taille. Pour pouvoir greffer, il lui faut des testicules. La loi interdit de prélever les organes des décédés. Alors on fait appel au volontariat rémunéré. Des blessés de guerre sont contactés, quand ils ne se portent pas candidats tout seuls, tel ce soldat qui écrit à Voronoff : « Comme blessé à l'épine dorsale [paralysé] et ne sachant plus utiliser ces glandes moi-même, je sais qu'il y a des vieux qui voudraient bien se faire rajeunir de ce côté. Si monsieur le docteur trouvait un acheteur pour mes parties, je le prierai de me faire connaître son offre. » Mais les « vieux » proposent trop peu pour que les donneurs acceptent de se séparer de leurs attributs. Une nouvelle fois, les singes vont offrir une solution.

Le 12 juin 1920, Serge Voronoff réalise la première greffe de testicule de singe sur un homme qui avait abandonné quelques années plus tôt ses testicules dans des séquelles de tuberculose. « Je lui ai greffé sous anesthésie locale un testicule de singe cynocéphale divisé en quatre morceaux, explique alors Voronoff. J'ai ouvert à gauche et à droite les bourses vides et j'y ai introduit les deux fragments. » L'opération est un échec. Mais les greffes suivantes se passent au mieux. Peu à peu, la liste d'attente s'allonge. Il faut en hâte trouver des animaux.

Les cirques fournissent les premiers contingents, mais le filon se tarit vite. Les missionnaires de la Congrégation du Saint-Esprit, qui sillonnent l'Afrique noire pour y prêcher la bonne parole, sont alors sollicités pour se livrer à un trafic de singes ! Le supérieur de la congrégation n'hésite pas une seconde, si l'on en croit un journaliste : « Je crois, docteur, que vous êtes dans le vrai, dit-il à Voronoff. Savez-vous que l'Église est d'accord avec vous sur l'importance que les glandes génitales ont sur le développement des facultés intellectuelles ? Un homme châtré ne peut être prêtre et cela en vertu d'une décision prise dès 1640 dans un concile. [...] Un des membres de ma congrégation, le prêtre Maurice, va partir incessamment pour la Guinée. Je vais lui donner mission de vous rapporter [...] le plus grand nombre de singes possible[1]. » Les chimpanzés capturés en Afrique sont expédiés dans une « ferme de singes » que Voronoff a établie dans le midi de la France près de la frontière italienne. Ils y sont mis en situation de se reproduire, et un « hôpital pour singes » sera même construit sur place !

Les spécimens les plus robustes sont conduits à Paris pour y être opérés. Mais au moment d'approcher le scalpel, les animaux se montrent rétifs. « J'ai vu des chimpanzés il y a quelques années, raconte l'un des collaborateurs de Voronoff, amenés par le [cirque] Barnum qui les livrait, arriver à la maison de santé, tenus en laisse, serrant la main à tous aimablement, mais qu'il a été impossible d'amener à la cage d'anesthésie, tellement ils semblaient avoir une intuition de la spoliation anatomique dont ils allaient être l'objet. » Il faut les endormir par surprise. Les interventions, simultanées, se déroulent dans la même salle d'opération, animal et homme anesthésiés étant allongés côte à côte. Une toilette complète est pratiquée aussi bien sur le patient que sur le singe, dont on rase soigneusement les bourses et le haut des cuisses avant de désinfecter toute la région. Puis un chirurgien prélève un testicule chez le singe, tandis qu'un autre chirurgien incise le scrotum du patient. Les greffons sont alors mis en place, et la plaie suturée. Le patient est autorisé à quitter la clinique une semaine plus tard. Les suites opératoires sont généralement sans gravité : fièvre passagère, hématomes. Il arrive même qu'elles soient heureuses. L'un des opérés adresse aux chirurgiens une lettre de remerciements : « Je portais un suspensoir parce que les testicules pendaient entre les jambes. Il n'en est plus ainsi. » Surtout, les patients font état d'un nouveau bien-être, qui s'accompagne d'un regain d'énergie et de force. La mémoire est ravivée, de même que le désir sexuel, tandis que l'im-

1. Ghilini, H. : *Le Secret du docteur Voronoff.* Fasquelle, Paris, 1926.

puissance n'est plus qu'un mauvais souvenir, comme en témoigne le cas exemplaire de sir Arthur Evelyn Liardet, un fonctionnaire britannique âgé de soixante-quatorze ans.

On lui greffe, le 2 février 1921, le testicule droit d'un singe cynocéphale. La transformation est stupéfiante. Des photos prises quelques mois après le montrent traversant au pas de course son jardin, grimpant quatre à quatre les marches d'un escalier ou encore tenant une chaise à bout de bras ! La presse lui rend visite, comme ce journaliste qui rapporte, émerveillé, sa rencontre : « Êtes-vous fort ? lui demandai-je. Pour toute réponse, il me tendit sa main ouverte, saisit la mienne, et sur une traction de son bras, me força presque à me lever de mon siège. Puis d'un geste familier aux jeunes gens sportifs, il contracta son biceps. Ce vieillard avait le bras musclé d'un jeune homme. – Je lis même sans lunettes, me confia-t-il. Je pense facilement ; mon cerveau lent et obscur a été remis à neuf. [...] Au moment de ma greffe – et disant ces paroles, M. Liardet se tourne vers sa femme qui était présente et assistait à notre entretien – depuis douze ans j'avais cessé d'être un homme. Cela n'est plus qu'un mauvais souvenir aujourd'hui et j'ai avec ma femme de nouveau les mêmes rapports qu'il y a trente ans. [...] Je suis debout presque toute la journée et sans fatigue. [...] J'étais ridé, mon visage est plein et ferme. J'avais des rhumatismes : je n'en ai plus depuis un an et demi. [...] Je fais du cheval, de la bicyclette, je monte sans fatigue les escaliers et, tenez, le plus curieux, sur ma tête, qui était entièrement chauve, il repousse des cheveux ! Je suis un jeune homme de soixante-seize ans ! » Sir Liardet exhibe volontiers sa jeunesse retrouvée dans les congrès médicaux auxquels le convie Voronoff. Cabotin, il arpente gaillardement la scène, saisit la canne dont il s'aidait autrefois pour marcher et esquisse quelques moulinets, à la manière d'un escrimeur. Effet assuré. Malheureusement, le patient anglais trépasse en 1923, victime de son attrait immodéré pour la bouteille.

Privé de son meilleur attaché de presse, Serge Voronoff voit malgré tout ses affaires prospérer. Un écrivain célèbre, qui souhaite garder l'anonymat, fait savoir que l'intervention l'a assurément rajeuni de dix ans. Mais sa principale satisfaction, Serge Voronoff la retire de l'intervention qu'il effectue sur l'un de ses frères, en novembre 1927. L'ambassadeur d'Union soviétique est personnellement intervenu pour qu'il puisse se rendre à Paris. Serge Voronoff est péniblement impressionné par l'aspect de l'homme qu'il accueille : « À soixante-cinq ans, il paraissait un vieillard déprimé, figure sillonnée de profondes rides, expression triste des yeux, corps affaissé. » À cela s'ajoute « un affaiblissement général, asthénie profonde, sensation qu'on est vieux... ». Après l'intervention, les nouvelles d'URSS sont bonnes : « Reprise des forces, travail facile, moral excellent. » Enfin, une photo parvient à Paris en 1931. Serge Voronoff ne cache pas sa joie : « Évidemment, c'était mon frère, c'étaient bien ses traits ; mais quel changement prodigieux ! [...] Il donnait l'impression d'une telle force, d'une telle énergie !... Et qu'étaient devenus ses rides profondes, ses yeux tristes ? »

Et puisque les résultats sur l'homme sont probants, Voronoff offre aux femmes de bénéficier, elles aussi, des avantages de la chirurgie du rajeunissement, grâce aux greffes d'ovaires de femelles chimpanzés. Sa première patiente a soixante-quatre ans. Elle est greffée en juin 1924. Six mois plus tard, c'est la métamorphose : « Sa taille, rapporte Voronoff, s'est redressée, ses mouvements sont devenus plus vifs, sa figure a perdu ce masque de douleur qui la vieillissait tant. » Les exploits de Serge Voronoff trouvent un écho au-delà des frontières. Une riche Brésilienne fera même le voyage de Paris : « Mon mari, dit-elle, m'a quittée parce qu'il m'a trouvée trop vieille et alors j'ai pris le premier bateau pour me faire rajeunir par la greffe. » Pour Serge Voronoff, qu'il s'agisse d'hommes ou de femmes, il ne faisait aucun doute qu'il avait trouvé avec les greffes de glandes le moyen d'allonger de manière spectaculaire la vie de ses contemporains. S'exprimant en octobre 1925 dans le journal *Scientific American*, il déclarait : « Si l'on considère qu'une année de la vie d'un bélier est équivalente à six années de la vie d'un homme, alors on peut estimer que les greffes [de testicules de singe] peuvent allonger la vie de trente à quarante ans. Nous ignorons encore les résultats que nous allons obtenir, puisque nous n'avons commencé les greffes qu'il y a cinq ans. Quand un homme aura atteint l'âge de cent vingt-cinq ans, nous aurons fait un pas vers l'abolition du grand âge. »

Dès 1924, un autre grand dessein l'habite : contribuer au redressement économique de son pays. La France importe chaque année de la laine pour faire face à ses besoins. Or, les vieux béliers qui ont reçu des testicules d'animaux plus jeunes ne produisent-ils pas plus de laine qu'auparavant ? Et quelle laine ! Fine, souple, un matériau de premier choix. Pour Voronoff, la démonstration est évidente : les greffes de testicules peuvent régler le problème des importations de laine. Il se fait fort de créer une nouvelle race à la laine plus abondante en greffant des béliers, puis en greffant à nouveau leur progéniture mâle. Georges Nouvion, le directeur de la Société algérienne d'agriculture, est séduit par la proposition. Il invite en 1924 Voronoff à exercer ses talents auprès des béliers des colonies. L'expérience est concluante, si l'on en juge par les rapports des éleveurs. Des béliers, on passe alors aux vieux taureaux. Les greffes testiculaires peuvent-elles raviver leur ardeur ? En mars 1924, le taureau Jacky, un animal âgé de dix-sept ans, famélique, épuisé, indifférent aux choses du sexe, reçoit le testicule d'un taureau de deux ans. Trois mois plus tard, M. Nouvion en personne écrit à Serge Voronoff pour l'informer que l'expérience a réussi au-delà de toute espérance : « On a présenté [au taureau Jacky] ces jours derniers une vache en chaleur et il l'a saillie quatre fois dans la matinée, ce qui n'est pas ordinaire ! Depuis, il continue à faire la monte. » En réalité, si l'on en croit les éleveurs algériens, la greffe a fait de Jacky une vraie bête de sexe, une machine insatiable, capable de mettre à genoux tout un cheptel. Car voici ce qu'écrit M. Nouvion le 20 mars 1925 : « Jacky n'a pas depuis la greffe interrompu ses fonctions de reproducteur. J'ai fait relever le cahier de saillies qui est tenu à la ferme depuis le mois de janvier dernier :

- La vache Grisette a été saillie par lui quatre fois le 19 janvier et trois fois le 9 février.
- La vache Négresse a été saillie par lui une fois le 20 janvier, une fois le 4 février, deux fois le 5 février.
- La vache Mandarine a été saillie par lui une fois le 20 janvier.
- La vache Bichette a été saillie par lui trois fois le 24 janvier.
- La vache Zohra a été saillie par lui trois fois le 26 janvier. »

Tout au long des années 1920, les travaux de Voronoff et d'autres comme Thorek furent généralement considérés avec bienveillance par la communauté scientifique. En Grande-Bretagne, la « transplantation de testicules » eut la faveur des plus grands journaux médicaux avant – suprême consécration – d'être, en 1924, le thème principal de la conférence annuelle du Collège royal de chirurgie. « Les greffes de testicules, écrivait alors le prestigieux *British Medical Journal*, méritent d'être considérées avec sérieux. »

Le grand public puisait dans ces étranges expérimentations une inépuisable inspiration de blagues plus ou moins salaces, et les expériences étaient pain bénit pour les humoristes comme George Bernard Shaw, qui disait que « l'homme restera ce qu'il est en dépit de tous les efforts de Voronoff pour en faire un bon singe ».

La bonne fortune des sorciers de la bourse dura tout juste deux décennies. Une époque tourbillonnante, excessive, touchait à sa fin. Avec le traumatisme de la grande dépression en 1929 et son cortège de licenciements, de misère et de famine, la quête de l'immortalité n'apparaîtrait bientôt plus que comme une extravagance déplacée. En Grande-Bretagne et aux États-Unis, les associations de défense des animaux s'indignaient déjà que des animaux vivants soient mutilés pour satisfaire les fantasmes de richissimes septuagénaires. Au Maroc, un vétérinaire du nom d'Henri Velu avait tenté de reproduire les expériences de Voronoff sur les boucs âgés. Armé d'un microscope, il rapporta qu'aucune des cellules greffées n'avait survécu. Voronoff s'empressa de jeter la suspicion sur les procédures de Velu, mais le doute était semé. En 1927, une commission d'experts européens se rendit en Algérie pour examiner les boucs que Voronoff avait prétendument rajeunis. Si une partie des scientifiques fut favorablement impressionnée par ce qu'on lui donna à voir, les délégués britanniques se montrèrent extrêmement critiques à propos des conditions dans lesquelles les expériences avaient été menées, déplorant les critères de sélection des animaux et le flou qui entourait les relevés postopératoires. De retour dans leur pays, ils déclarèrent qu'il n'existait toujours pas de preuves que les transplantations de testicules aient une quelconque efficacité. Voronoff manqua s'en étrangler, mais un vent mauvais s'opposait partout à la progression des greffeurs d'organes.

Fortement contestées dès 1935, les greffes se ralentirent, d'autant que l'on savait dorénavant synthétiser la testostérone.

Aux États-Unis aussi, le vent avait tourné. En 1929, le Conseil de l'ordre des médecins du Kansas avait dénoncé les pratiques charlatanesques de John Brinkley et obtenu la fermeture de sa clinique. Les boucs américains respiraient, mais pas pour longtemps. Brinkley transféra aussitôt ses activités en Arkansas, un État jugé plus conciliant. Mais ce n'était qu'un sursaut dans une dégringolade qui, dans tous les pays, affectait les sorciers de la bourse. Les uns après les autres, les patients portaient leurs cicatrices inutiles, leurs lambeaux de chair de bouc et leurs testicules de singe en justice, réclamant des indemnisations conséquentes. Une vague de faillites emporta les cliniques luxueuses où les célébrités se pressaient à peine quelques années plus tôt.

Comme ses confrères, John Brinkley vit ses affaires péricliter, jusqu'à déposer son bilan au début de la Seconde Guerre mondiale. Mais le diable avait de l'astuce à revendre. Après avoir, quinze ans plus tôt, été l'un des pionniers de la publicité radiophonique, il fut dès 1941 l'un des premiers à reconnaître et à exploiter le potentiel commercial de la distribution nationale du courrier. C'est ainsi que plus de trois cent mille Américains reçurent par la poste une proposition commerciale au terme de laquelle « Doc » John Brinkley leur offrait de retrouver la vigueur de leur jeunesse par la greffe de testicules de bouc. Il devait récolter près de 12 millions de dollars dans ce qui tenait plus de l'escroquerie que d'un *come-back* médical, avant d'être traîné en justice par l'administration postale pour publicité mensongère, et de mourir un peu plus tard des suites d'une mauvaise gangrène.

Serge Voronoff, qui était de confession juive, quitta la France en 1939 pour se réfugier aux États-Unis. Il y donna de nombreuses conférences, continuant de défendre pied à pied les greffes testiculaires en dépit des témoignages négatifs qui s'accumulaient. Selon lui, les échecs étaient dus à un mauvais choix de singes. Il rentra en France en 1945 pour se consacrer à l'écriture d'essais médicaux. Il mourut en 1951 et fut inhumé dans sa propriété de Grimaldi, celle-là même qui avait abrité tant de singes venus d'Afrique. Mais de la ferme et des hôpitaux de singes il ne restait plus rien : un bombardement les avait rasés pendant la guerre.

En attendant le dégel

Son rabbin lui promettait, après la mort, la vie éternelle. Juste récompense pour une vie de dur labeur et d'observance religieuse stricte. Mais Paul Garfield, quatre-vingts ans, était sceptique : « Moi, j'aimerais que la vie continue. Mais personne ne sait ce qui nous attend de l'autre côté. Si Dieu existe, tant mieux. Mais à titre de précaution, je préfère me mettre entre les mains de la science. » C'est ainsi qu'un beau jour de mars 1994 le VRP à la retraite a confié à Alcor, une organisation sans but lucratif installée en Arizona, la responsabilité de congeler sa tête après sa mort, dans l'espoir qu'un jour, le progrès aidant, d'autres scientifiques lui redonnent vie et lui construisent un corps tout neuf.

Ils sont 416 – la plupart Américains – à avoir souhaité, entiers ou pas, de passer après leur mort un bout d'éternité plongés dans de l'azote liquide à – 196 °C, quelque part dans la banlieue de Scottsdale (Arizona), le siège d'Alcor.

Au téléphone, l'accueil est bref. Au journaliste qui cherche confirmation une voix caverneuse répond : « Oui, c'est bien ici qu'on congèle les gens. » Sur place, l'organisation semble donner dans la discrétion : pas d'itinéraire fléché, pas d'enseigne raccoleuse, si bien qu'après avoir scrupuleusement suivi l'itinéraire indiqué par téléphone, on échoue immanquablement sur le tarmac d'un terrain d'aviation inexplicablement construit en plein milieu de l'avenue.

En réalité, la discrétion n'est qu'apparente : la couturière ratatinée qui tient boutique à deux blocs de là n'ignore rien des activités d'Alcor et vous remet prestement sur les rails. Pour Brian Shock, le manager d'Alcor, il est important que le voisinage ne soit pas tenu dans l'ignorance : « Les gens se font vite des idées fausses sur nos activités; mieux vaut leur expliquer. Quand nous nous sommes installés en Arizona, nous avons tout dit aux autorités. Nous aurions dû faire de même avec la municipalité de Riverside, du temps où nous étions basés en Californie. » *Flash back*. Au début des années 1990, l'État de Californie décide de se débarrasser d'Alcor, à la réputation encombrante. Motif invoqué : la cryonie est illégale. Plus ennuyeux : un médecin légiste accuse la compagnie d'avoir poussé le zèle jusqu'à congeler Dora Kent, une adhérente de quatre-vingt-trois ans, avant qu'elle ait poussé le dernier soupir. Alcor se défend, gagne ses procès, conserve même la garde de Dora congelée. « Nous avons fini par quitter Riverside en 1994, mais c'est à cause du risque de tremblement de terre », précise Shock.

Tout Alcor tient donc dans un bâtiment de crépi rose un peu fané. Là sont conservés les treize corps et les vingt-deux têtes (délicatement appelées « neuropatients ») des premiers clients disparus. Passé le choc de la forte odeur de formol qui flotte dans le hall d'entrée, on peut détailler leurs visages dans la galerie de portraits qui court le long des murs grisâtres. Il y a là Fred Chamberlain, le père des fondateurs d'Alcor, Fred et Linda. Pionniers du mouvement cryonique, ils ont créé la société en 1972. Fred junior y conserve son père depuis sa mort, survenue en 1976. Linda y a placé sa mère en 1990. Plus loin, impossible de manquer le sourire à jamais figé du producteur de télévision Dick Claire, ou le masque de douleur d'Ed Kuhrt, l'un des tout premiers clients d'Alcor, mort d'un cancer du poumon le 8 février 1997. Jerry Leaf, un chirurgien californien, avait, lui, rejoint Alcor dans les années 1980. Jerry n'a eu de cesse d'affiner les procédures d'intervention et de congélation. Il ignorait qu'il serait l'un des premiers à les tester : la mort l'a surpris en 1992 et son regard soucieux interroge le visiteur.

Grâce à Jerry, les techniciens d'Alcor sont formés à une course contre la montre d'un genre particulier : « Nous devons intervenir avant que le processus dégénératif qui suit le décès ne soit trop avancé. Dans la mesure du possible, nous voulons être à l'hôpital avant que le patient soit déclaré cliniquement mort. » L'équipe Alcor opère alors une forme de ressuscitation cardio-pulmonaire qui a pour but d'évacuer l'oxygène restant dans les poumons et de restaurer la circulation. Tout mort qu'il est, le patient se voit prescrire des médicaments : anticoagulants, antiradicaux libres, avant d'être plongé dans un conteneur rempli de glace. Il est ensuite conduit à la morgue la plus proche où son sang lui est retiré pour être remplacé par une solution cryopréservatrice. Autrefois, les techniciens d'Alcor coupaient sur place les têtes des patients qui avaient conclu le contrat minimal *(head only)*. Depuis peu, l'opération est réalisée au siège d'Alcor : « Il n'était pas toujours facile d'expliquer aux compagnies aériennes et aux douaniers pourquoi on voyageait avec une tête coupée », raconte Brian Shock.

Une fois au bercail, les défunts ne sont pas pour autant assurés du repos. Ils sont certes confortablement installés sur un lit de glace, mais c'est pour que les chirurgiens ouvrent leur cage thoracique, enfilent des canules dans l'aorte (l'artère qui alimente le corps en sang oxygéné) et y fassent circuler une solution à base de glycérol, l'antigel en quelque sorte. « Lorsque l'on congèle des tissus, des cristaux de glace se forment entre les cellules et peuvent les endommager, explique Brian Shock. La solution que nous utilisons prend la place de l'eau, ce qui permet de minimiser les dégâts. » La congélation proprement dite peut alors commencer : le patient est immergé pendant trente-six heures dans un bain de glace et de silicone, jusqu'à atteindre la température de – 79 °C. La dernière étape se déroule sur une période de sept à dix jours : elle consiste à porter le corps ou la tête à la température de – 196 °C grâce à l'azote liquide. « À ce moment, commente Brian Shock, le client acquiert la consistance du verre. Il faut infiniment de prudence pour le manipuler. » Les patients peuvent enfin rejoindre, entiers si possible, leur lieu d'hibernation : l'un des six conteneurs en acier de 3 mètres de haut, remplis d'azote, dans lesquels ils devront cohabiter avec des locataires plus anciens.

Le plus délicat consistera, bien sûr, à les en faire sortir. Le contrat prévient d'ailleurs qu'il est « impossible de savoir si les patients [...] seront un jour ramenés à la vie ». Cependant, Alcor conserve pour chaque patient un dossier médical complet, qui donne des informations sur les causes du décès et ses circonstances, mais aussi un important dossier biographique. Serviront-ils un jour ? Michelle Olga Visser, un chercheur de l'université de Prétoria, en Afrique du Sud, a fait souffler un vent d'espoir lorsqu'elle a annoncé en 1996 qu'elle avait congelé un cœur de rat et qu'elle l'avait fait repartir en le ramenant à température ambiante. Qualifié de « mauvaise science-fiction », son article a été rejeté par la revue de référence *Cryobiology*.

Quelques mois plus tard, le 1er février 1997, Mme Visser est venue présenter ses travaux au Festival de technologie cryonique qu'organisait Alcor en Arizona. Devant une assistance tout entière acquise à la cause, elle a détaillé le programme du lendemain : « Nous allons congeler un cœur de rat, le réchauffer et le faire battre. » Le 2 février, donc, un cœur fut plongé pendant vingt minutes par le chercheur dans de l'azote liquide. Malheureusement, une fois ramené à 37 °C, il refusa obstinément de battre. « J'ai fait cette expérience des dizaines de fois », a dit Mme Visser comme pour se persuader que les rats américains lui jouaient un mauvais tour. Cet après-midi-là, quatre nouvelles tentatives échouèrent. « Je suis sûre d'avoir détecté un mouvement du ventricule dans la première expérience », a assuré Mme Visser alors que le public, dépité, se dispersait.

Ces déboires n'entament en rien l'enthousiasme de Paul Garfield, qui a pourtant choisi la difficulté, en ne faisant congeler que sa tête. « Je n'ai pas de formation scien-

« ON DEVRAIT ARRIVER À CONGELER SANS DÉGÂTS DES ÊTRES HUMAINS »

Pour Pierre Boutron, un scientifique du CNRS de Grenoble spécialiste de la conservation par le froid, les expériences d'Alcor relèvent encore de la science-fiction. Peut-être plus pour longtemps.

Aujourd'hui, le défi que les *cryonics* tentent de relever n'est plus jugé hors de portée par les scientifiques : « On devrait, dit Pierre Boutron, arriver à congeler sans dégâts des mammifères, voire des êtres humains. Mais, pour cela, il faudrait donner à la recherche plus de moyens. » Cet optimisme tempéré s'appuie sur les résultats spectaculaires obtenus depuis vingt ans.

On congèle des cellules humaines isolées en suspension, des spermatozoïdes et des embryons, de la peau, des artères, des valves cardiaques. Gregory Fahy (Bethesda, Maryland, États-Unis) a refroidi des reins de lapin à –32 °C, avant de les réchauffer et de les réimplanter avec succès sur des animaux dont le second rein avait été enlevé. Des chercheurs de Rochester (New York) ont refroidi des cœurs de rat à –10 °C ; 86 % d'entre eux sont repartis. Des grenouilles entières ont même été gelées sans trop de dégâts : « Mais on ne sait congeler que les animaux qui supportent naturellement le froid », dit Pierre Boutron. Comme la salamandre sibérienne, qui s'accommode plutôt bien d'un hiver passé à –35 °C. « Ces animaux, explique Pierre Boutron, fabriquent eux-mêmes des substances antigel, les cryoprotecteurs, qui abaissent la température de cristallisation de l'eau. » Dès 1957, des chercheurs canadiens ont ainsi pu congeler pendant dix-neuf jours, à –55 °C, des larves de cynips, un insecte qui fabrique naturellement du glycérol et du sorbitol.

Outre le glycérol ou le diméthylsulfoxide (DMSO), la cryobiologie utilise des cryoprotecteurs – proposés par Pierre Boutron – comme le 2,3-butane-diol, le diéthylformamide, ou le 1,2-propanediol. De nombreux enfants sont nés d'embryons congelés dans ce dernier produit.

Les cellules humaines vivent dans un milieu salé. Pendant la congélation, de la glace pure se forme à l'extérieur. La concentration en sel augmente dans la solution résiduelle, et les cellules ont tendance à se contracter par osmose. Leur survie dépend de la vitesse de refroidissement : si elle est trop lente, la cellule se vide de son eau, se ratatine et meurt. À vitesse trop élevée, la cellule n'a pas le temps de se contracter : des cristaux se forment à l'intérieur et déchirent les membranes. Entre les deux, existent des vitesses optimales : les cellules survivent.

S'il est assez facile de congeler des cellules en suspension, il en va autrement pour un organe ou un tissu vivants : impossible de refroidir à la même vitesse l'intérieur et l'extérieur. Les cellules elles-mêmes peuvent demander des vitesses différentes. Surtout, la glace formée à l'extérieur des cellules, mais à l'intérieur des organes, inoffensive pour des cellules isolées, devient nocive pour des tissus : les capillaires peuvent ainsi éclater comme des tuyaux en hiver. Pour éviter la formation de glace et préserver l'organe, la solution de cryoprotecteur doit être suffisamment concentrée ; les tissus sont alors vitrifiés. Problème : plus la concentration est forte, plus la solution est toxique. « Ainsi, résume Pierre Boutron, quand Alcor utilisait du glycérol à 30 %, les tissus étaient endommagés par le gel ; avec leur solution à 75 %, ils seront vitrifiés si le glycérol est uniformément réparti, mais le produit est probablement toxique. »

Bref, pour les 35 corps et têtes de Scottsdale, il est déjà trop tard. Pour les 416 clients en attente, l'aventure continue.

tifique, se justifie-t-il, mais j'ai acquis la conviction, en lisant pendant quatre ans des articles et des revues, qu'une technologie future permettrait de reconstituer un corps complet, qu'il s'agisse de clonage ou de nanotechnologie. » Paul Garfield, qui vit modestement dans une caravane près de Phoenix, admet cependant que son choix obéit surtout à des contraintes économiques : « Je n'avais pas les moyens de payer les 120 000 dollars qui sont demandés pour la conservation d'un corps tout entier. La tête ne me revenait qu'à 50 000 dollars. » Bon pied, bon œil, Paul a passé les fêtes de fin d'année chez ses enfants. La discussion a, bien sûr, porté sur sa décision d'être congelé, une issue vivement contestée par la famille. Mais il n'en a cure : « J'adore la vie. Ce que m'offre Alcor, c'est d'adoucir l'idée même de la mort, c'est de parier sur une deuxième chance. »

Paul Garfield rejoindra un jour Fred Chamberlain, Dick Claire, Ed Kuhrt et Jerry Leaf dans l'intimité des silos d'azote liquide. Pour lui, pour les 416 autres membres, Alcor s'apprête à s'agrandir. Et la place ne manque pas, du côté de Phoenix, comme Brian Shock nous le fait savoir au moment de nous séparer : « Nous serions, dit-il en souriant, heureux de pouvoir faire un jour quelque chose pour vous. »

Brrrrr !

MANUEL DU BIEN-VIEILLIR

CONSEILS GÉNÉRAUX

Alimentation

Manger avec plaisir

• On se préparera aux repas en mettant de côté les soucis de la journée (par quelques minutes d'exercice physique, une douche ou un bain, une conversation avec un proche, quelques histoires drôles…).

• On mangera dans un cadre agréable (on soignera la décoration : jolie nappe, fleurs, assiettes et couverts choisis, plats bien présentés, sur fond musical ou en silence selon le goût).

• On s'assoira de manière confortable, bien calé sur sa chaise.

• On prendra les repas avec des gens de bonne compagnie.

• On prendra le temps de manger (regarder, sentir, déguster, manger lentement, mâcher, ne pas hésiter à reposer son couvert sur la table…).

• On veillera à ne pas se forcer à terminer son assiette et encore moins le plat.

• On préférera une activité physique, ludique, sociale, sensuelle, artistique… plutôt que de se distendre l'estomac comme remède à la solitude, à l'ennui, à l'anxiété ou à la déprime.

Varier ses plaisirs de manière à choisir les aliments les plus riches en composants protecteurs et les plus pauvres en composants accélérateurs du vieillissement

Catégories d'aliments ou de composants protecteurs	Catégories d'aliments ou de composants accélérateurs du vieillissement
Graisses insaturées Oméga 3	Graisses saturées (en excès)
Graisses mono-insaturées	Graisses trans
Sucres lents	Sucres rapides (en excès)
Aliments riches en arginine, ornithine et polyamines	Aliments riches en lysine (en excès)
Aliments riches en acides aminés soufrés	
Sulfates	Nitrates
Potassium	Sodium (en excès)
Calcium	Chlorures ou chlore
Magnésium	Phosphore (en excès)
Zinc	Fer (en excès) Cuivre (en excès)
Sélénium Silicium	Métaux lourds

Autres composants protecteurs
Vitamine C
Vitamine E
Bêta-carotène
Lycopène
Lutéine/zéaxanthine
Vitamine PP
Vitamine B9
Vitamine B12
Vitamine B6
Vitamine B1
Flavonoïdes
Sulforaphane
Ferments vivants (bifidus, lactobacillus...)

EXEMPLES D'ALIMENTS À COMPOSANTS PROTECTEURS	EXEMPLES D'ALIMENTS À COMPOSANTS ACCÉLÉRATEURS DU VIEILLISSEMENT SI CONSOMMÉS EN EXCÈS
Graisses insaturées oméga 3 Poissons gras (saumon, truite de mer, flétan, rouget barbet, turbot, hareng, maquereau, sardine...), huile de lin, huile de cameline, huile de colza, laitue, pâte à tartiner au colza (Primevère), soja et dérivés, noix.	***Graisses saturées*** Cervelle, lard, rillettes, pâté de porc, saucisse, saucisson, côtes et entrecôtes, sauces à base de beurre, crème fraîche, beurre, huiles d'arachide, de palme, de palmiste, de nombreux fromages, fritures, noix de coco, chocolat, crèmes glacées, pâtisseries et viennoiseries au beurre et à la crème.
Graisses mono-insaturées Huile de colza, huile d'olive, olive, amande, noix de Macadamia, foie gras, confit d'oie ou de canard, avocat.	***Graisses trans*** Margarines hydrogénées, huiles pressées à chaud, fritures, produits laitiers, tous aliments industriels contenant ces ingrédients.
Sucres lents Pain complet au levain, pain aux céréales, céréales complètes, légumineuses, féculents.	***Sucres rapides*** Confiseries, confitures, boissons sucrées, desserts sucrés, miel, pain blanc, biscottes.
Aliments riches en arginine, ornithine et polyamines Oléagineux, crucifères, légumineuses, légumineuses germées, soja et dérivés, maïs, thé vert.	***Aliments riches en lysine*** Viandes, fromages, produits laitiers.
Aliments riches en acides aminés soufrés Fruits de mer, poissons, œufs, canard, asperge, poireau, crucifères, oignon, ail.	
Sulfates Eaux d'Hépar, de Contrex, Vittel, Orée du Bois, Saint-Amand, Wattwiller, Dax, La Française.	***Nitrates/nitrites*** Eaux de légumes de régions polluées par des excès d'engrais, charcuteries.
Potassium Fruits secs, oléagineux, fruits : en particulier banane, légumineuses, soja, légumes, céréales complètes.	***Sodium*** Sel de table, jambon et autres aliments fumés, jambon et autres charcuteries industrielles, roquefort, fromages industriels, bouillons, soupes en sachets, conserves, plats précuisinés, beurre salé, eau adoucie, sauce soja, anchois, aliments marinés dans du sel.
Calcium Eaux d'Hépar, de Contrex, Badoit, Vittel, Rozana, Saint-Antonin, Wattwiller, Saint-Alban, César, Source Vernière, Nessel, La Française, Ferrarelle, Arvie, Quézac, Orée du Bois, lait de soja enrichi en calcium, gruyère, emmenthal, comté, beaufort, cantal, parmesan, yaourts, crucifères, betterave, sardines entières, amande, noix, noix du Brésil.	***Chlorures ou chlore*** Sel de table, tous aliments et boissons salés (*voir* sodium), eau du robinet.

Magnésium
La plupart des eaux riches en calcium, soja, oléagineux, céréales complètes, légumineuses, légumes verts, poissons, bigorneaux, bulots.

Zinc
Coquillages, crustacés, poissons, viandes, foie, pâté de foie, foie gras, œufs, gingembre.

Sélénium
Noix du Brésil, poissons, fruits de mer, viandes, foie, céréales, poivron rouge, cèpe, ail. (Les teneurs dépendent de la richesse des sols en sélénium, très variable d'une région à l'autre.)

Silicium
Céréales complètes, cartilages, eaux minérales, bière.

Phosphore
Produits laitiers, aliments et boissons industriels, levure de bière.

Fer
Boudin noir, pigeon, foie, viandes rouges, céréales et autres aliments industriellement enrichis en fer.

Cuivre
Foie de porc, foie de jeunes animaux, rognons, cervelle, noix de cajou.

Métaux lourds
(plomb, cadmium, mercure, aluminium, arsenic, etc.)
Eau du robinet, brochet, requin, espadon, thon, rognons, alcools conservés dans carafe en cristal.

Autres composants protecteurs

- Vitamine C : goyave, papaye, mangue, kiwi, cassis, fruits rouges, agrumes, poivron, crucifères, épinard, cresson, persil.
- Vitamine E : noisettes, amandes.
- Bêta-carotène : carotte, épinard et autres légumes verts, potiron, patate douce, abricot, pêche jaune, melon.
- Lycopène : sauce tomate, tomate cuite, papaye, pamplemousse rose, pastèque.
- Lutéine/zéaxanthine : brocoli et autres crucifères, légumes verts, maïs.
- Vitamine PP : foie, viandes blanches, poissons, céréales complètes, légumineuses, poivron.
- Vitamine B9 : épinard, cresson, mâche, asperge, crudités, légumes verts, légumineuses, foie, viandes, œufs.
- Vitamine B12 : foie, poissons, viandes, œufs.
- Vitamine B6 : foie, viandes, poissons, céréales complètes, légumineuses, crucifères, banane.
- Vitamine B1 : pain complet au levain, céréales complètes, légumineuses, oléagineux, porc et autres viandes, foie, poissons.
- Flavonoïdes : myrtille, cassis, mûre, cerise, raisin, agrumes et autres fruits, légumes, laitue, crucifères, poivron, oignon, sarrasin, thé vert, vin rouge.
- Sulforaphane : pousses de brocoli, brocoli, pousses de chou-fleur, chou de Bruxelles, choucroute, autres crucifères.
- Ferments vivants : yaourts au *Bifidus*, yaourts au *Lactobacillus*, choucroute, tempeh.

Formes de consommation d'aliments ou de boissons particulièrement riches en composants ralentisseurs du vieillissement

- Fruits frais : entiers, en salade, dans les salades composées, pressés, dans les cocktails, frappés, en coulis, en compotes cuites *a minima,* en gaspacho, marinés (dans du vin, d'autres alcools, du citron...), ajoutés aux céréales complètes, aux yaourts, sur les tartes (rajoutés à la fin de la cuisson)...
- Légumes frais : en amuse-gueule à tremper dans une sauce, en crudités, en salade, dans les salades composées, pressés, en gaspacho, en soupe cuite *a minima,* en purée cuite *a minima,* dans les crêpes, sur les pizzas, en accompagnement de viande ou de poisson, dans les omelettes...
- Eaux minérales : boissons froides, boissons chaudes, soupes, à utiliser pour détremper les amandes ou les noisettes, pour faire cuire les aliments qui absorbent l'eau (féculents, légumineuses)...
- Crucifères (brocoli, chou de Bruxelles, chou-fleur, romanesco, chou blanc, chou rouge, chou frisé, chou chinois) : frais en salade, en salade composée à partir des produits frais ou cuits, légumes cuits, en purée, en purée mixte (avec des pommes de terre...), en choucroute de mer, chou farci.
- Soja : lait de soja enrichi en calcium dans les céréales, les soupes, les purées, à la place du lait dans la quasi-totalité des recettes, dans les milk shakes, dans les yaourts au soja, tofu ou tempeh à mixer dans les purées, les farces...
- céréales : pain complet au levain, pain « aux céréales », pain de seigle, fougasse aux olives, pain « essénien », taboulé, couscous, salade composée à base de riz, flocons d'avoine, flocons de sarrasin, semoule de riz, semoule de blé, dans du lait de soja chaud enrichi en calcium (petit déjeuner), dans la soupe, riz complet, riz Basmati, riz Kamut, quinoa, crêpes (froment, sarrasin), tartes, gâteaux (cuits *a minima*).
- Oléagineux (amande, noix, noisette, noix de cajou, noix du Brésil, noix de Macadamia, noix de Pécan) : entiers, mélangés, fragmentés : en amuse-gueule, en snack, dans une salade composée, avec des légumes, avec des féculents, dans une salade de fruits, dans les tartes, les gâteaux. En poudre : sur les salades, les pâtes, les crêpes, les desserts, etc. En purée : tartinés sur les crêpes, avec des céréales, mélangés aux yaourts, etc. En lait : amandes.

  Les amandes et les noisettes, détrempées dans de l'eau minéralisée, retrouvent une fraîcheur comparable à celle du fruit cueilli sur l'arbre.
- Yaourts : biologiques ou fermiers, confectionnés à partir de lait de vache, de brebis ou de soja, fermentés au *Bifidus*, au *Lactobacillus acidophilus* ou *casei,* avec des fruits frais, avec une compote cuite *a minima,* avec un coulis, avec des oléagineux entiers, en poudre ou en purée ; en sauce (salades, féculents, légumineuses...), avec de l'huile de colza, ou de lin, avec une purée de tomate, basilic, etc. ; à boire, glacés...
- Aromates. L'excès de sel, de poivre, de moutarde et d'épices agressives (paprika, chili, harissa, curry...) est déconseillé. Leur préférer : ail, oignon, échalote, persil, coriandre, sauge, thym, basilic, menthe, estragon, ciboulette, gingembre, curcuma, safran, cannelle, sarriette, romarin, marjolaine, serpolet.
- Thé. Préférer le thé vert ou un mélange de thé vert et de thé noir. Préparer le thé avec une eau fortement (Hépar, Contrex) ou moyennement minéralisée

(Vittel). Ne pas ajouter de lait, cela rend les composants protecteurs du thé inabsorbables. Si le thé est riche en théine (excitante), si l'on est sensible à la théine (spasmophilie, stress, déficit magnésien, arythmie cardiaque...), si l'on en boit tard dans la journée, on choisira des thés verts déthéinés ou très pauvres en théine. On peut aussi les faire infuser une minute dans de l'eau du robinet, jeter et réinfuser dans de l'eau minérale. Si l'on manque de fer, le thé doit être consommé à distance des repas riches en fer (déjeuner, dîner), donc au petit déjeuner ou au goûter. Si l'on a une surcharge en fer, il est recommandé de boire du thé au déjeuner et au dîner. Attention : le thé peut aggraver un déficit en folates (vitamine B9). Les grands buveurs de thé devraient faire doser leur vitamine B9 tous les trois ans jusqu'à soixante ans, tous les deux ans ensuite.

- Vin. Préférer les vins rouges, plus riches en flavonoïdes que les vins blancs, champagnes, apéritifs, digestifs. La quantité optimale de vin rouge n'est pas encore bien définie. Elle varie en fonction des sexes (la femme est généralement plus sensible que l'homme aux effets de l'alcool), des terrains génétiques, des circonstances et de l'âge. Il semble souhaitable de boire environ 20 cl au déjeuner et 15 cl au dîner, c'est-à-dire une demi-bouteille par jour et moins le soir que le midi pour contribuer au ralentissement du métabolisme pendant le sommeil (l'une des clés du bien vieillir).

  Si l'on sent que l'on a trop bu, on mangera suffisamment, en particulier des fruits, et on boira beaucoup de boissons non alcoolisées (jusqu'à trois ou quatre fois ce que l'on a bu en vin).

  Les contre-indications à la consommation d'alcool sont : les ulcères de l'estomac, la gastrite, la gastro-entérite, la candidose intestinale ou autres « dysbioses », l'intolérance alimentaire, l'hémochromatose (absorption anormale du fer), les maladies hépatiques.

  Des allergies (asthme, rhinite, eczéma) sont souvent associées à des intolérances alimentaires dues à une inflammation des muqueuses digestives et aggravées par l'effet vasodilatateur de l'alcool. On réduira fortement les boissons alcoolisées au premier trimestre de la grossesse, lorsqu'une concentration mentale est nécessaire (conduite d'un véhicule, épreuve sportive, passage d'un examen, etc.), lorsqu'il existe un risque de dépendance (dysfonction sérotoninergique non équilibrée), de certaines épilepsies, de narcolepsie (endormissements diurnes). En cas d'apnée du sommeil, il faut éviter le vin au dîner. Enfin l'alcool peut aggraver des problèmes de retours veineux, d'hémorroïdes ou un excès de triglycérides.

Préparer les aliments de manière à conserver l'intégrité des composants protecteurs, à en augmenter l'assimilation et à ne pas produire de composants toxiques, accélérateurs du vieillissement

Pour préserver les vitamines détruites par la chaleur **(en particulier C et B)**, ainsi que les minéraux qui sont solubles dans l'eau, il est nécessaire d'utiliser, chaque fois que possible, les fruits et légumes frais ou surgelés.

– On préférera à tout autre mode de cuisson la cuisson vapeur *a minima ;*

– en cas de détrempage ou de cuisson obligatoire dans l'eau (légumineuses, féculents), on utilisera, chaque fois que possible, une eau fortement minéralisée et l'on cuira les aliments *al dente* (pour les soupes, par exemple).

Pour mieux absorber le calcium et le magnésium :

- on évitera les graisses saturées et l'on optera pour les yaourts, le gruyère, le comté, l'emmenthal, le cantal, le beaufort et le parmesan de préférence aux autres produits laitiers ;
- on évitera les excès de phosphore en choisissant des aliments dont la source de calcium est non laitière (eau minéralisée, lait de soja enrichi en calcium, crucifères, betterave, sardines entières, amande...) ;
- on optimisera les apports en vitamine D (foie de poisson, lumière solaire, apports médicamenteux systématiques chez l'enfant et la personne âgée).

Pour mieux absorber le fer (si l'on en manque) :

- on consommera un aliment ou une boisson riches en vitamine C ou un complément nutritionnel en contenant à la fin du repas (notons que la vitamine C et le fer ne doivent jamais être associés dans un complément nutritionnel) ;
- on évitera de boire du thé (que l'on peut prendre au petit déjeuner ou au goûter, à distance du repas riche en fer).

À l'inverse, si l'on a une surcharge en fer, susceptible d'accélérer le vieillissement – ce qui est le cas de beaucoup d'individus et notamment des hommes et de beaucoup de femmes après la ménopause –, on réduira sa consommation d'aliments riches en fer et l'on boira du thé à la fin du déjeuner et du dîner.

Pour mieux absorber le zinc (le plus difficile à absorber de tous les nutriments) :

- on évitera l'association, au cours d'un même repas, d'aliments riches en fibres d'acide phytique (pain au son, pain complet, tous produits au son, maïs, germes de soja) ; l'absorption du zinc semble être facilitée par le vin et par les protéines riches en acides aminés soufrés qui, fort heureusement, se trouvent souvent déjà dans les aliments riches en zinc. Le pain au levain, même complet, ne réduit pas l'absorption du zinc.

Pour mieux absorber les caroténoïdes (bêta-carotène, lycopène, lutéine, etc.) :

- on favorisera leur absorption en faisant cuire carottes, tomates, brocolis, épinards, abricots, pêches jaunes et en ajoutant des corps gras : de l'huile (de colza, lin, pâte à tartiner au colza fondue), pour les légumes et des oléagineux (amandes, noisettes, etc.), pour les fruits cuits, compotes, tartes...

Pour mieux absorber les acides gras poly-insaturés (détruits par la chaleur excessive et par certains traitements) :

- on ne fera jamais cuire les margarines prêtes à tartiner ou les huiles au colza, tournesol, etc. ;
- on utilisera des margarines non hydrogénées (sans acides gras trans) ;
- on utilisera des huiles d'assaisonnement pressées à froid, biologiques et en bouteilles de verre opaque ou en flacon de métal vitrifié.

Pour cuire les aliments, on utilisera exclusivement des huiles (qui peuvent être, au départ, raffinées et pressées à chaud), huile d'olive, d'arachide ou de palme, en prenant garde de ne jamais les faire fumer.

Pour préparer les poissons gras (saumon, truite de mer, flétan, rouget barbet, turbot, hareng, maquereau, sardine), achetés frais en filets ou surgelés (après décongélation) :

- on les fera mariner (de 3 à 24 heures) dans du citron, du vin, de l'huile, de la purée d'ananas ou de papaye ;
- ou on les fera cuire à la vapeur 5 minutes ;
- ou on les fera pocher dans un court-bouillon de 10 à 15 minutes à feu éteint (quand l'eau frémit, mettre le poisson, couper le feu et couvrir).

On évitera les autres modes de préparation.
Les sardines peuvent être consommées marinées ou en boîte, à l'huile d'olive, de préférence entières.

On fera cuire les viandes à la poêle, ou au four, à la température la plus basse possible (longtemps si elles doivent être cuites à cœur comme le porc) :

- on évitera de carboniser et même de roussir viandes et poissons (les molécules qui en résultent font partie des plus puissants accélérateurs du vieillissement). Lorsque l'on vous sert une viande ou un poisson trop cuits, il est toujours possible de couper la partie indésirable ;
- on évitera de récupérer le jus de cuisson des viandes pour faire des sauces (il contient des composés toxiques) ;
- on proscrira la cuisson sur barbecue horizontal. Cet appareil, qui reçoit sur ses braises les graisses fondues et renvoie une fumée toxique, devrait tout simplement être interdit. Il vaut mieux utiliser un barbecue vertical qui évite ce phénomène (à condition de cuire la viande *a minima*) ;
- le caramélisé, la croûte brunie du pain ou des viennoiseries, les fonds de tarte ou de pizza parfois noircis, les biscottes et les biscuits marrons, les flocons de maïs et autres céréales grillées sont probablement beaucoup moins dangereux que le « trop cuit » des viandes et des poissons, mais leur accumulation, la vie durant, contribue probablement aussi aux processus du vieillissement.

Répartir ses prises alimentaires en trois repas au moins (cinq repas aux deux extrémités de la vie) : un petit déjeuner et un déjeuner riches en calories et en protéines, un dîner léger riche en sucres lents, pris aussi tôt que possible dans la soirée

Répartir ses prises alimentaires dans la journée permet de :

- réduire le travail digestif, vasculaire et cardiaque effectué pour traiter le volume du repas ;
- éviter pesanteur gastrique et somnolence ;
- mieux digérer ;
- éviter le passage dans le côlon d'un excès d'aliments non digérés qui peuvent fermenter ;
- éviter de saturer les mécanismes d'absorption ;
- réduire la montée du taux de graisses circulant dans le sang (particulièrement dangereuses pour les artères après le repas) ;

– réduire la montée du taux de sucre dans le sang (facteur de « glycation », un accélérateur du vieillissement) ;
– réduire le travail des glandes endocrines comme le pancréas ;
– diminuer l'encombrement des circuits métaboliques, d'assimilation et de production d'énergie (plus ces circuits sont encombrés, plus la proportion de sucres et de graisses qui forment des radicaux libres augmente) ;
– augmenter le rendement énergétique du repas (la quantité d'énergie produite par calorie ingérée) ;
– réduire le stockage des graisses dans le tissu adipeux ;
– améliorer le traitement (élimination, neutralisation) des polluants et toxiques présents dans les aliments ;
– bénéficier (pour les repas du matin) de l'énergie rapidement dégagée par les protéines et de leur effet dynamisant cérébral ;
– profiter (pour les repas du soir) de la capacité des glucides complexes à constituer une énergie de réserve pour tenir jusqu'au lendemain, à ralentir l'activité cérébrale et à réduire l'intensité du métabolisme pendant la nuit (pouls, température corporelle, etc.), élément essentiel du contrôle de la vitesse du vieillissement.

Quantités et fréquences recommandées

Les quantités et les fréquences que nous indiquons donnent un ordre d'idées. Il ne s'agit pas de faire de la nourriture une obsession, de compter les calories, de ne jamais faire d'exception… Il s'agit tout bonnement d'harmoniser ses goûts et ses habitudes avec les informations qui permettent d'optimiser sa santé et son vieillissement.

Par ailleurs, ces conseils généraux méritent d'être adaptés non seulement en fonction de chacun (antécédents familiaux, terrain génétique, facteurs de risque, passé nutritionnel, environnements professionnel et personnel, mode de vie, etc.), mais aussi des circonstances (âge, intensité de l'activité physique, degré de stress, saison, etc.).

	ACCEPTABLE	SOUHAITABLE
Nombre de repas	*Trois repas par jour*	*Cinq repas par jour*
Petit déjeuner	15 % des calories	25 % des calories
Déjeuner	40 %	45 %
Dîner	45 %	30 %
Heure du dîner (pour un coucher à 23 h)	20 h	18 h 30
Protéines :		
– Petit déjeuner	+	+++
– Déjeuner	++	+++
– Dîner	++	+

	ACCEPTABLE	SOUHAITABLE
Glucides, complexes		
– Déjeuner / Petit déjeuner	+ à +++	++
– Dîner	++	+++
Crudités	1 par jour	2 par jour
Salade verte	1 jour sur 2	1 par jour
Légumes verts	1 jour sur 2	1 par jour
Tranche de pain complet	1 par jour	2 par jour
Céréales	1 jour sur 2	1 par jour
Légumineuses ou féculents	1 jour sur 2	1 par jour
Yaourts	1 par jour	3 par jour
Fruits frais (ou cuits *a minima*)	3 par jour	5 par jour
Oléagineux	équivalent de 6 amandes ou noisettes	équivalent de 12 amandes ou noisettes
Eaux minéralisées (y compris boissons chaudes, soupes)	1 l par jour	1,5 l par jour
Thé		5 tasses par jour
Vin		de 30 à 40 cl par jour

EN PARTICULIER	
Fruits ou légumes orange	1 fois par jour
Fruits ou légumes rouges	1 fois par jour
Fruits ou légumes violets ou noirs	1 fois par jour
Crucifères	de 3 à 7 fois par semaine
Oignons	de 3 à 7 fois par semaine
Ail	de 3 à 7 fois par semaine
Aromates antioxydants (gingembre, curcuma, romarin, etc.)	1 fois par jour
Huile de colza en assaisonnement (ou mieux, 2/3 d'huile de colza ou d'olive mélangés à 1/3 d'huile de lin ou d'huile de cameline)	2 cuillerées à soupe par jour

	Acceptable	Souhaitable
Poissons gras	2 fois par semaine	3 fois par semaine
Coquillage ou crustacés	1 fois par semaine	2 fois par semaine
Poisson maigre	1 fois par semaine	2 fois par semaine
Œufs biologiques ou fermiers	3 ou 4 par semaine (sur 1 ou 2 repas)	3 ou 4 par semaine (sur 1 ou 2 repas)
Viandes blanches	1 fois par semaine	2 fois par semaine
Viandes rouges (coupes maigres) Hommes : jusqu'à 18 ans Femmes : jusqu'à 50 ans	2 ou 3 fois par semaine	de 3 à 5 fois par semaine
Hommes : après 18 ans Femmes : après 50 ans	de 0 à 2 fois par semaine	1 fois par semaine
Foie de bête élevée en plein air (sauf chez la femme en préparation de grossesse ou au premier trimestre de la grossesse où la fréquence doit être réduite à une fois par mois)	1 fois par semaine	2 fois par semaine
Mélange de céréales et de légumineuses (protéines végétales à la place des protéines animales)	2 ou 3 fois par semaine	de 3 à 7 fois par semaine

Vitamines, minéraux et autres compléments nutritionnels

Les raisons de recourir aux compléments nutritionnels

Notre consommation calorique s'est progressivement réduite de moitié en un siècle du fait de la diminution de nos dépenses physiques liée aux progrès technologiques :

- réduction considérable du temps de travail ;
- mécanisation des tâches lourdes ;
- moyens de transport personnels et collectifs ;
- électrification et mécanisation des tâches ménagères ;
- distribution de l'eau dans les maisons ;
- suppression du besoin d'apporter plusieurs fois par jour du bois ou du charbon jusqu'à la cheminée ou au poêle, etc.

La consommation calorique moyenne est de 2 624 calories par jour pour l'homme et de 1 794 calories pour la femme. Il est devenu techniquement impossible d'obtenir par une alimentation, même parfaite, les quantités quotidiennes optimales de certaines vitamines et de certains minéraux.

On mange aussi beaucoup moins de céréales et de légumes secs (« nourriture paysanne, nourriture du pauvre ») qu'avant et beaucoup plus de protéines animales : viandes et produits laitiers (« nourriture bourgeoise ou noble, nourriture du riche ») ; or, les premiers apportent des calories beaucoup plus riches en composants protecteurs, qui freinent le vieillissement, tandis que les seconds sont plus riches en composants défavorables, accélérateurs du vieillissement.

L'industrialisation de l'agriculture, l'épuisement des sols, les pesticides, le raffinage, la mise en poudre, le découpage, le pré-épluchage, la pasteurisation, l'irradiation, l'ionisation, la précuisson, les stockages prolongés, et même l'emballage aggravent parfois considérablement l'appauvrissement des aliments végétaux en vitamines et en minéraux. C'est aussi le cas de l'élevage en batterie, de l'alimentation artificielle et même du transport et de l'abattage des animaux dans des conditions stressantes.

Avec l'âge, la réduction des apports caloriques s'accentue : pour les hommes, de 2 624 calories entre dix-huit et trente ans à 1 794 calories à partir de soixante-cinq ans, pour les femmes, de 1 804 à 1 513 calories.

Avec l'âge, les capacités d'absorption par la muqueuse digestive du calcium, du zinc, des vitamines B9, B12 et E diminuent jusqu'à la moitié des capacités d'absorption du jeune.

Avec l'âge, la peau s'affine et se révèle de moins en moins capable de fabriquer, au soleil, de la vitamine D.

Avec l'âge diminuent aussi la diffusion des nutriments par la circulation sanguine, leur passage à travers les milieux intermédiaires (tissu « conjonctif » ou de liaison), leur transport à travers les membranes cellulaires, de plus en plus rigides, leur efficacité à l'intérieur des cellules encombrées de déchets (taches de vieillesse), où les outils biochimiques qui nous permettent de fonctionner sont altérés.

Avec l'âge, la fréquence des maladies, et donc des prises de médicaments, augmente, or les médicaments ont presque tous des effets négatifs sur l'assimilation des vitamines et des minéraux.

Alors pourquoi ne pas consommer plus de calories ?

Parce que nous augmenterions les risques de surpoids, de maladies cardio-vasculaires, de certains cancers et d'accélération du vieillissement.

Moins nous consommons de calories, moins nous produisons de radicaux libres et plus nous ralentissons notre vitesse de vieillissement, plus nous réduisons nos risques de voir apparaître l'une de ces maladies dont la fréquence augmente de manière spectaculaire avec l'âge : maladies cardio-vasculaires, cancers, cataracte, dégénérescence cérébrale…

Un minimum de calories (probablement autour de 22 calories par kg) est indispensable, et le premier réflexe de bon sens est de les choisir parmi les aliments riches en minéraux, en vitamines et en autres composants protecteurs. Mais, pour atteindre la quantité minimale acceptable de certains nutriments protecteurs, comme la vitamine E, il faudrait au moins deux fois plus de calories. Cela nous amènerait à ingurgiter trop de composants indésirables, à commencer par les calories elles-mêmes. Par ailleurs, les aliments riches en vitamine E contiennent aussi des acides gras polyinsaturés que la vitamine E protège de l'oxydation. Plus on consomme de ces acides gras, plus on a besoin de vitamine E. On ne s'en sort pas. Les compléments nutritionnels qui apportent les vitamines, les minéraux et autres composants protecteurs sans calories permettent de pallier ces limites techniques de l'alimentation, afin d'éviter les déficits et les carences sans avoir à consommer quotidiennement des quantités encombrantes d'aliments.

On donne de la vitamine D aux enfants pour prévenir le rachitisme, des compléments aux femmes enceintes, de l'iode à travers le sel de table à l'ensemble de la population et, depuis quelques années, du calcium et de la vitamine D aux personnes du troisième âge, mais ces pratiques sont insuffisantes et ne permettent pas de prévenir les déficits en de nombreux minéraux et vitamines comme le calcium, le magnésium, le zinc, le sélénium, la vitamine E, les caroténoïdes, la vitamine B6, etc. Chez les personnes âgées qui subissent des pollutions dans leur environnement, qui sont stressées, fument ou consomment trop d'alcool ou de médicaments, cela conduit à de véritables carences.

Ces déficits, et encore plus les carences, accélèrent le vieillissement, rendent les individus plus vulnérables aux agents infectieux, aux toxiques, au stress, et majorent les risques de maladies.

Par ailleurs, les « apports nutritionnels conseillés » pour ne pas être atteint du scorbut ou du béribéri sont conçus pour une personne « idéalement saine », qui n'est pas en croissance, pas sportive, pas surmenée ni stressée, pas polluée, pas fumeuse, pas infectée, pas malade, pas médicamentée, pas enceinte, pas âgée, etc.

De très nombreuses situations banales entraînent une surutilisation de vitamines et/ou de minéraux :

- le sport : le magnésium, les vitamines B1, C et E ;
- le stress : le magnésium, les vitamines B6 et C ;
- la pollution, le tabac, l'excès d'alcool : les vitamines C, E, B, les caroténoïdes et les acides aminés soufrés ;
- la croissance, la grossesse, l'âge, les infections et de nombreuses maladies (pour presque tous les vitamines et minéraux).

Il est très difficile de changer ses habitudes pour compenser ces surutilisations, qui s'ajoutent aux limites techniques quotidiennes de l'alimentation.

L'hiver, les besoins en vitamines C et D sont plus importants ; or l'alimentation en cette saison est plus pauvre en ces vitamines.

Lorsque l'on a des soucis, on n'est pas forcément capable de doubler son apport magnésien par de l'eau minérale ou des céréales complètes.

Lorsque l'on attrape un rhume ou que l'on consomme de l'aspirine pour un mal de tête, il n'est pas évident de tripler sa consommation de kiwis.

Au-delà des adaptations alimentaires judicieuses que l'on peut réaliser dans une situation donnée, les compléments nutritionnels ont l'avantage d'une flexibilité et d'une précision incomparables.

Par ailleurs, non seulement les apports conseillés en vitamines et en minéraux devraient être adaptés aux différentes circonstances de la vie, mais ils devraient déjà, au départ, être adaptés aux différentes personnes que nous sommes.

De par notre héritage familial, de par notre génétique, nos besoins méritent d'être personnalisés.

Le stress entraîne une surutilisation de magnésium, mais pas avec la même intensité chez tout le monde. 18 % d'entre nous (porteurs du groupe HLA B35) naissent « sensibles », plus réactifs au bruit, aux changements quels qu'ils soient dans l'environnement, car – comme l'ont montré le pharmacologue Jean-Georges Henrotte et le prix Nobel Jean Dausset – cette population retient mal le magnésium dans les cellules. Lorsque le déficit magnésien non compensé entraîne des contractures musculaires, des maux de tête, des douleurs abdominales, on appelle cela la spasmophilie. Ces 18 % de la population sensibles devraient bénéficier d'apports personnalisés en magnésium et en substances qui freinent la perte de ce minéral (comme la taurine et les vitamines antioxydantes). Plus des deux tiers d'entre eux seraient protégés d'un vieillissement accéléré – particulièrement net au niveau cérébral – par des apports alimentaires optimisés et par des compléments quotidiens à adapter en fonction de l'intensité circonstancielle du stress.

Une proportion plus faible d'entre nous, 1 %, connaît, dès la naissance, un fonctionnement peu efficace du métabolisme des acides aminés soufrés, ce qui mène à un taux sanguin trop élevé d'homocystéine, à des risques augmentés de phlébite, d'embolie pulmonaire, d'accidents vasculaires cérébraux. La prise de compléments de vitamines B (en particulier B9) régularise ce fonctionnement et annule l'augmentation de ces risques.

Beaucoup plus célèbre est l'élévation du cholestérol qui peut, elle aussi, être d'origine génétique. La prescription de médicaments, si elle est nécessaire, devrait toujours être accompagnée de la prescription d'un complexe fortement dosé en antioxydants (vitamines E et C, caroténoïdes et sélénium), car ce sont les graisses oxydées qui sont les plus dangereuses pour les artères.

Plus banal... le surpoids, qui a souvent une composante héréditaire, augmente les besoins en ces précieux antioxydants, en tout cas ceux qui sont solubles dans les graisses, comme la vitamine E et les caroténoïdes, car le tissu adipeux, plus volumineux, en piège une plus grande quantité, laissant le reste du corps vulnérable à l'oxydation et à l'accélération du vieillissement.

L'alimentation n'étant pas capable d'apporter la quantité quotidienne de vitamine E nécessaire à une personne qui ne présente pas ces facteurs de risque, on peut d'autant moins s'en remettre à elle pour prévenir les déficits chez une personne qui n'a pas cette chance.

Les apports nutritionnels conseillés actuellement ne tiennent compte ni de l'individualité biochimique ni de la variation des besoins, en fonction des circonstances de la vie. Il faudrait les ajuster afin d'éviter la baisse des réserves de notre organisme en vitamines et en minéraux, et le ralentissement des opérations dont dépendent notre énergie, notre fonctionnement intellectuel, notre adaptation au stress, nos défenses anti-infectieuses, etc. Cela permettrait de prévenir les déficits. **Mais, au-delà des déficits, qui contribuent à nous rendre vulnérables aux polluants, aux toxiques, à l'excès de soleil, aux radicaux libres et autres accélérateurs du vieillissement, qui contribuent à réduire notre capacité à réparer les dégâts qu'ils nous causent, qui préparent le déclin de nos capacités avec l'âge et installent ces maladies qu'on appelle « dégénératives » (car elles sont étroitement associées à la sénescence...)**, l'une des avancées majeures de ces dernières années a été l'accumulation d'études montrant les bénéfices de la prise de vitamines et de minéraux, en particulier antioxydants, à des doses parfois multiples des doses nutritionnelles conseillées jusqu'à présent pour éviter les carences. Ces doses peuvent réduire les phénomènes d'oxydation caractéristiques du vieillissement et diminuer le risque de maladies liées à l'âge (maladies cardio-vasculaires, cancers, cataracte...), et même allonger la durée de vie.

Dans l'état actuel des connaissances, les quantités quotidiennes optimales de vitamines pour une personne ne présentant pas de facteur de risque sont :

- de 500 mg à 1 g de vitamine C ;
- de 100 à 200 mg de vitamine E naturelle ;
- de 10 à 15 mg de bêta-carotène ;
- de 10 à 15 mg de lycopène ;
- de 75 à 200 mcg de sélénium.

Mais la synthèse des études disponibles indique aussi que l'impact de la prise d'un complexe antioxydant n'est probablement pas plus important que :

- l'adoption d'habitudes alimentaires judicieuses (« bonnes calories » riches en composants protecteurs, minimum de calories, en particulier au dîner) ;
- l'évitement des toxiques majeurs (protéines animales trop cuites, excès de fer, excès d'alcool, tabac, pollution intense, en particulier dans l'environnement professionnel) ;
- la pratique d'activités physiques régulières et variées ;
- une bonne adaptation au stress, et une vie affectivement, sexuellement, socialement, culturellement gratifiante où la curiosité, l'appréciation de la beauté, l'humour, le goût de la communication et l'engagement personnel prédominent.

C'est l'intégration de toutes ces dimensions qui donne à notre configuration génétique et à la personne qui en est l'aboutissement l'opportunité d'un épanouissement maximal dans la santé et dans la durée.

Conditions de la bonne utilisation des compléments nutritionnels

Le fer peut manquer chez les enfants en croissance rapide, chez les femmes qui ont des règles abondantes, les femmes enceintes, les végétariens, mais il apparaît plus souvent de façon excessive chez les hommes et chez les femmes après la ménopause. Or, le fer peut facilement se détacher des protéines qui le gardent en réserve ou le transportent. Une fois détaché, c'est un redoutable agent pro-oxydant. C'est-à-dire qu'il fait le contraire d'un antioxydant. Il augmente la formation des radicaux libres qui nous font « rouiller et rancir sur pied », c'est-à-dire vieillir.

Peut-on se protéger des dangers du fer par les vitamines et les minéraux antioxydants ? La réponse est non, car le fer déclenche la formation d'un radical libre si corrosif qu'il percute et endommage la première molécule venue. Ce radical libre ne vit que quelques milliardièmes de seconde et ne parcourt qu'une distance infime. Il faudrait placer une molécule antioxydante à côté de chaque molécule de l'organisme pour nous protéger. C'est impossible. La seule manière de se protéger des excès de fer, du vieillissement accéléré et de l'augmentation des risques de maladies cardiovasculaires, de cancers, de maladie de Parkinson qu'ils peuvent induire est de ne pas manger trop de viande rouge, de ne pas prendre de complément nutritionnel contenant du fer (sauf lorsqu'il existe un déficit avéré par des dosages biologiques), de boire du thé qui réduit son absorption et de saigner (ce dont bénéficient naturellement les femmes, jusqu'à la ménopause, ou les donneurs de sang).

Le cuivre peut être encore plus agressif que le fer, et son déficit est encore plus rare.

Si l'on associe dans un complément nutritionnel du fer ou du cuivre avec des vitamines antioxydantes, celles-ci s'oxydent et forment des radicaux libres, c'est-à-dire que le complexe entier peut devenir pro-oxydant, qu'il peut accélérer le vieillissement au lieu de le freiner.

La chélation des minéraux ne prévient-elle pas cette interaction négative ?

Non, car la lumière, la chaleur, l'oxygène, la vitamine C, les radicaux libres eux-mêmes peuvent détacher le fer ou le cuivre des chélateurs.

Par ailleurs, le fer s'oppose à l'absorption du zinc.

Pour toutes ces raisons, les compléments minéro-vitaminiques contenant du fer ou du cuivre sont devenus inacceptables.

En cas seulement de déficit avéré, on peut avoir à prendre du fer et du cuivre, mais indépendamment l'un de l'autre et à distance des autres minéraux et vitamines.

La forme sous laquelle se trouvent les minéraux dans les compléments nutritionnels est importante pour que ceux-ci soient bien absorbés. Dans l'état actuel des connaissances, on préférera le glycérophosphate de magnésium, l'une des seules formes qui ne donnent pratiquement jamais de diarrhées, et le citrate de zinc, une forme physiologique que l'on retrouve dans le lait maternel.

La vitamine A peut augmenter le risque de malformation chez le fœtus au cours du premier trimestre de la grossesse. Cette vitamine est captée par le foie et ne peut pas jouer le rôle antioxydant que joue le bêta-carotène (celui-ci pouvant se transformer en vitamine A selon les besoins, il est plus intéressant de choisir un complément nutritionnel qui contient ce caroténoïde).

S'il y a peu d'arguments scientifiques soutenant le choix des vitamines naturelles par rapport aux vitamines synthétiques, il faut noter une exception : la vitamine E synthétique peut faire chuter le taux sanguin d'une substance cousine, le gamma-tocophérol, qui apparaît essentiel à la lutte contre certains polluants et oxydants azotés difficiles à contrôler.

Dans les complexes antioxydants plus dosés, la présence de bêta-carotène est essentielle, mais celle d'autres caroténoïdes (comme le lycopène : le pigment rouge de la tomate) semble encore plus importante. Que ce soit dans des complexes de base ou des complexes antioxydants, les vitamines et les minéraux – à condition qu'ils soient compatibles – sont plus efficaces ensemble qu'isolés. Ils agissent en synergie ou, plus simplement, « en famille ».

En pratique

On distingue cinq types principaux de complexes :

- les compléments minéro-vitaminiques (auxquels s'ajoutent parfois certains acides gras et des acides aminés) purement nutritionnels qui sont destinés à pallier, au jour le jour, les limites « techniques » de l'alimentation ;
- les complexes antioxydants contenant des vitamines et des minéraux plus dosés, à visée préventive, destinés à ralentir la vitesse du vieillissement et à réduire le risque des pathologies associées à l'âge ;
- les compléments contenant d'autres substances protectrices le plus souvent non essentielles à la nutrition, comme les flavonoïdes ;
- les complexes synergiques ou les présentations unitaires (ne contenant qu'un seul minéral ou qu'une seule vitamine), généralement plus dosés que les complexes nutritionnels, conçus pour corriger des déficits diagnostiqués par les examens cliniques, biologiques et parfois complémentaires ;
- les complexes synergiques ou les présentations unitaires, parfois encore plus dosés, à administrer éventuellement par une autre voie que la voie orale et qui peuvent être utilisés à des fins thérapeutiques, comme des médicaments, même en dehors de tout déficit nutritionnel.

Les compléments nutritionnels de base doivent être formulés de la manière suivante :

- ensemble des vitamines (sauf A) ;
- si la vitamine D n'est pas présente chez l'enfant, chez la femme à partir de cinquante-cinq ans, chez l'homme à partir de soixante-cinq ans, elle doit être

ajoutée à la dose d'au moins 800 UI par jour, sans dépasser 2 000 UI par jour (à ce niveau, la toxicité est possible et un contrôle médical souhaitable) ;
- la vitamine K présente un intérêt pour le tissu osseux, mais ne peut être utilisée en cas de prise de médicament antivitamine K ;
- la vitamine E doit être prise sous forme naturelle ;
- le bêta-carotène remplace la vitamine A ;
- pas de fer ;
- pas de cuivre ;
- pas de manganèse ;
- pas de fluor ;
- pas de vanadium ;
- l'ensemble des minéraux protecteurs et compatibles, susceptibles d'être insuffisamment apportés par l'alimentation : il s'agit, dans les pays européens, du zinc, du sélénium, du magnésium, du calcium et probablement du silicium. De manière moins sûre, le chrome et le molybdène.

La formulation doit tenir compte de la fréquence des manques de la population à partir des enquêtes alimentaires (la richesse ou la pauvreté des sols, les habitudes culturelles, etc., influent sur cette fréquence), des besoins spécifiques de chaque grand groupe : enfants, femmes, femmes enceintes, hommes, seniors de cinquante à soixante-cinq ans, seniors au-delà de soixante-cinq ans. Les besoins en vitamines et en minéraux de l'homme et de la femme, qui divergent avant la ménopause, se rapprochent de plus en plus avec l'âge.

Contrairement à ce que l'on pensait autrefois – des cures ponctuelles de compléments alimentaires seraient suffisantes, étant donné qu'une alimentation variée est censée apporter tout ce qu'il nous faut –, ces compléments de base ont pour rôle d'apporter ce qu'une alimentation optimale s'est révélée incapable de fournir au jour le jour. Ils accompagnent donc les repas et agissent en synergie avec leurs composants et, comme les repas eux-mêmes, doivent être pris tout au long de l'année. Ce sont des « compléments nutritionnels ».

Si le petit déjeuner ne comporte aucune graisse (beurre ou pâte à tartiner, yaourt entier, oléagineux, etc.), il est préférable de les prendre au déjeuner (pour ceux qui ne risquent pas de les oublier s'ils mangent hors de chez eux) et/ou au dîner, car les composants solubles dans les graisses, comme la vitamine E et les caroténoïdes, seront beaucoup mieux absorbés.

L'excès de certaines fibres (phytates), comme celles du pain complet ou au son, peut réduire l'absorption des minéraux, en particulier le zinc, déjà difficile à absorber. Il vaut mieux choisir du pain complet, mais au levain pour éviter cet effet négatif.

Ces compléments alimentaires sont destinés à se mélanger et à agir avec les aliments. Il ne faut pas les prendre l'estomac vide, car ils peuvent provoquer des nausées, mais les absorber dans la seconde moitié ou à la fin des repas.

Le nombre des comprimés (ou de cuillerées à café, les formes destinées aux plus petits étant liquides) peut être augmenté, parfois doublé, rarement triplé, et uniquement s'il y a augmentation des besoins : poussée de croissance, épreuve sportive, surmenage, infection, traumatisme, maladie, convalescence, amaigrissement, etc.

Pour répondre aux besoins particuliers liés à la configuration génétique, aux antécédents familiaux, aux facteurs de risque, à un mode de vie spécifique (alimentation végétarienne, stress chronique, environnement professionnel pollué, sollicitation intellectuelle intense...), à une maladie ou à un traitement, il est rare que tous les vitamines et les minéraux soient concernés... On préfère associer au complément nutritionnel de base le complexe synergique plus ciblé ou une présentation unitaire. Dans ces cas, il est souvent utile de procéder de temps en temps à des dosages, car l'évaluation des apports par le bilan alimentaire, la mesure des besoins et des déficits éventuels par l'interrogatoire et par l'examen clinique ne permettent pas un ajustement suffisamment précis des quantités de vitamines et/ou de minéraux à absorber pour compléter les conseils alimentaires.

Si l'on désire aller au-delà de la simple nutrition, il est légitime d'intégrer dans une démarche active, préventive et globale de réduction de la vitesse du vieillissement, des déclins des fonctions associées à la sénescence et de diminution des risques de maladies liées à l'âge, la prise d'un complexe antioxydant qui devrait contenir de 500 mg à 1 g de vitamine C, de 100 à 200 mg de vitamine E naturelle, de 6 à 15 mg de bêta-carotène, de 6 à 15 mg de lycopène et de 75 à 200 mcg de sélénium. Ce complexe devrait être pris à la fin d'un repas contenant des graisses en une ou deux fois.

À partir de quel âge est-il souhaitable de prendre un tel complexe ?

Il n'est pas possible de répondre scientifiquement à cette question pour l'ensemble de la population. Certains déclins, comme ceux de l'acuité visuelle ou du débit sanguin cérébral, commencent dès l'adolescence, d'autres apparaissent plus tard. Lorsque l'on réalise des bilans incluant des marqueurs de la vitesse du vieillissement des différents types de molécules qui nous composent – les graisses (MDA), les protéines (carbonyls) ou les acides nucléiques des gènes (8OHDG) –, on est étonné de trouver chez beaucoup de jeunes (de vingt-cinq à quarante ans), des élévations qui sont loin d'être toujours expliquées par le tabac, la pollution ou un stress intense. Disons empiriquement qu'à partir de trente-cinq/quarante ans, tout le monde semble commencer à subir un certain degré de corrosion moléculaire. Certains d'entre nous voient ce phénomène apparaître de manière plus précoce ou plus intense, à cause de l'exposition à divers accélérateurs de vieillissement ou d'une prédisposition génétique.

En cas de vitesse excessive du vieillissement ou de facteur de risque, l'ensemble du programme alimentaire, environnemental, d'activité physique, de gestion du stress, etc., doit être renforcé proportionnellement à leur intensité. Il est essentiel, dans ce cas, de contrôler l'évolution des marqueurs biologiques d'oxydation.

On peut avoir recours à d'autres compléments nutritionnels, synergiques ou unitaires, contenant, par exemple, de la vitamine C, du gamma-tocophérol (une autre forme de vitamine E), du nicotinamide (une forme de vitamine B3 qui participe à la réparation des gènes), de l'acide pantothénique (ou vitamine B5), de la biotine (qui améliore la tolérance au glucose), des acides aminés soufrés (précurseurs du glutathion, un puissant protecteur cellulaire, antiradicalaire et antitoxique), de la carnitine ou de l'acétylcarnitine (qui participe à la production d'énergie et protège les structures cérébrales), de la taurine et du magnésium (qui protègent de stress trop intenses ou de certains polluants), du coenzyme Q10, une substance qui améliore le rendement énergétique de nos cellules et réduit la corrosion due à la fuite des radicaux libres, de l'acide alpha-lipoïque, une autre molécule antioxydante proche de la vitamine B1, qui apparaît capable d'épargner et de remonter le niveau de l'ensemble des autres antioxydants... ou des compléments qui ne semblent pas faire partie des circuits habituels de notre biochimie, comme les très nombreux flavonoïdes (on en a identifié plusieurs milliers), la lutéine, un pigment caroténoïde jaune protecteur de la rétine, ou le sulforaphane, que l'on trouve concentré dans les extraits de germe de

QUELS SONT LES ÉLÉMENTS QUI PEUVENT FAIRE SOUPÇONNER DES RISQUES DE VITESSE EXCESSIVE DU VIEILLISSEMENT ?

- Décès de parents de sexe féminin avant quatre-vingts ans ;
- décès de parents de sexe masculin avant soixante-quinze ans ;
- antécédents familiaux de maladies cardio-vasculaires, de cancer, de cataracte, de dégénérescence maculaire, de presbyacousie, de maladie de Parkinson ou d'Alzheimer ;
- pour les femmes, antécédents familiaux de ménopause précoce ou ménopause précoce (avant cinquante ans) ;
- tabagisme ;
- excès d'alcool ;
- exposition à des polluants dans l'environnement professionnel ou de vie ;
- exposition excessive au soleil ou multiplication des coups de soleil ;
- consommation importante de calories, en particulier au dîner ;
- consommation fréquente de protéines animales (viandes et poissons) grillées au barbecue, très cuites ou noircies ;
- consommation importante de graisses saturées (abats, charcuterie, côtes, entrecôtes, beurre, fromages gras, lait, sauces riches, fritures, etc.) ;
- consommation rare de poissons gras (moins d'une fois par semaine) ;
- consommation faible de fruits et légumes frais (moins d'une fois par jour) ;
- sédentarité (moins de 2 heures d'activité physique intense par semaine) ;
- vie stressante ou spasmophilie non équilibrée ;
- absence de vie affective, sexuelle, sociale, culturelle ou créative gratifiante ;
- peau sèche et/ou tachetée de pigments ;
- rigidité des articulations ;
- surpoids de type androïde (au-dessus de la taille) ;
- fréquence cardiaque au repos supérieure à 75 par minute ;
- température corporelle diurne supérieure à 37,5 °C ;
- apnée du sommeil ;
- hypertension artérielle (tension diastolique supérieure à 9) ;
- cholestérol élevé (supérieur à 2,80 g/l avant 40 ans) et retour du cholestérol inefficace (LpA1) inférieur à 0,50 g/l ;
- Lp(a) élevée (supérieure à 300 mg/l) ;
- diabète ou prédiabète ;
- acide urique supérieur à 70 mg/l ;
- homocystéine supérieure à 10 micromoles/l ;
- ferritine supérieure à 200 ng/ml et coefficient de saturation de la transferrine supérieur à 40 % ;
- MDA (malonedialdéhyde : marqueur de l'oxydation des graisses) supérieur à 65 microgrammes/l ;
- carbonyls (marqueur de l'oxydation des protéines) supérieur à 1,2 nanomole/mg ;
- 80HDG (8-oxo-déoxyguanosine : marqueur de l'oxydation des acides nucléiques des gènes) supérieur à 350 picomoles par kg dans les urines de 24 heures ;
- vitamine E inférieure à 10 mg/l ;
- caroténoïdes plasmatiques totaux inférieurs à 2 mg/l ;
- coenzyme Q10 inférieur à 0,5 mg/l ;
- sélénium plasmatique inférieur à 70 microgrammes/l ;
- magnésium globulaire inférieur à 50 mg/l ;
- zinc globulaire inférieur à 10 mg/l ;
- créatinine urinaire (reflet de la masse musculaire) inférieure à 1 000 mg par 24 heures ;
- sulfate de DHEA inférieur à 2 000 nanomoles/l.

brocoli et qui a l'extraordinaire propriété de stimuler nos défenses naturelles contre les toxiques, en particulier des toxiques mutagènes, c'est-à-dire capables d'endommager nos gènes, d'accélérer le vieillissement et d'initier des cancers.

Cette troisième catégorie de compléments peut être utilisée, soit pour augmenter l'efficacité des complexes antioxydants que l'on peut déjà qualifier de « classiques », contre les phénomènes globaux du vieillissement, soit pour renforcer la personne par rapport à des points faibles particuliers : la vulnérabilité au stress, par exemple, l'attirance pour le tabac ou l'alcool, l'environnement pollué, les risques cardio-vasculaires, de cancers, de cataracte, de dégénérescence maculaire ou cérébrale, l'intolérance au glucose, etc.

Ces compléments doivent être pris en fin de repas, en association avec les aliments avec lesquels ils agissent. Selon la vitesse du vieillissement et l'existence d'autres facteurs de risque, ils peuvent être pris, comme les complexes antioxydants, à partir de trente-cinq/quarante ans, voire plus tard. Plus on avance en âge, plus la corrosion moléculaire s'intensifie et plus on peut avoir à augmenter l'intensité de l'ensemble des mesures de protection.

Si l'on est plus âgé et que l'on se demande si cela vaut encore la peine d'entamer un tel programme, la réponse est oui, indubitablement. Des études montrent que de tels programmes mis en œuvre chez des octogénaires, voire des nonagénaires, non seulement sont capables de freiner la vitesse du vieillissement, mais entraînent une réversion partielle des déclins tissulaires (masse musculaire, densité osseuse, etc.) ou fonctionnels (mémoire, défense, anti-infectieuses, etc.). Autrement dit, c'est un rajeunissement que l'on peut mesurer par les dosages biologiques, par la densitométrie osseuse, par des tests de force musculaire et psychologiques…, et qui est ressenti par la personne concernée et tout à fait visible pour l'entourage.

Mais plus tôt ce programme est commencé (dès l'enfance en ce qui concerne l'alimentation, les toxiques, les compléments nutritionnels de base, la gestion du stress… et dès la trentaine pour les complexes antioxydants), plus son impact sur la fatalité génétique du vieillissement a des chances d'être important.

Plus tard il est entrepris et plus les phénomènes de corrosion moléculaire qui se traduisent par des pertes de tissu (os, muscles, peau, cerveau…), des altérations cellulaires, des baisses de capacité (locomotrice, visuelle, auditive, intellectuelle…) et des risques de maladies liées à l'âge sont avancés et plus les leviers employés pour renverser la vapeur doivent être puissants. On entre alors dans le domaine thérapeutique, où l'on est souvent amené à ajouter au programme alimentaire des exercices physiques et intellectuels, des hormones, et, souvent, des médicaments (les hormones et certains médicaments ont aussi une place dans l'arsenal préventif, l'exemple le plus connu étant celui du traitement œstro-progestatif de la ménopause).

Avant d'en arriver aux interventions thérapeutiques qui concernent la cinquième et dernière catégorie de complexes ou de présentations unitaires de minéraux, vitamines, acides aminés, acides gras et autres composants, il est essentiel de signaler que les déficits en vitamines, minéraux, en certains acides gras et même en certains acides aminés sont étonnamment fréquents, même chez les jeunes. La fréquence de ces déficits est d'autant plus élevée que l'on avance en âge (et cela concerne la quatrième catégorie de complexes ou de présentations unitaires à visée correctrice).

Fréquence des manques d'apports en vitamines et minéraux selon les enquêtes alimentaires

Vitamine E	100 %
Vitamine D	90 %
Zinc	80 %
Vitamine B6	80 %
Magnésium	60 %
Vitamine B1	60 %
Vitamine B9	50 %

(en pourcentage de la population)

Bêta-carotène	apport moyen 4 mg par jour (apport conseillé de 6 à 15 mg par jour)
Sélénium	apport moyen 45 mcg par jour (apport conseillé de 70 à 150 mcg par jour)
Iode	apport moyen 100 mcg par jour (apport conseillé de 150 à 200 mcg par jour)

Ordre de probabilité des déficits selon les dosages biologiques

Minéraux	*Vitamines*	*Acides gras*	*Acides aminés*
Magnésium	Caroténoïdes	Alpha-linolénique	
Calcium	Vitamine E		
Potassium/sodium	Vitamine D	Gamma-linolénique	
Zinc	Vitamine C		Arginine/lysine
Sélénium	Vitamine B6		
	Vitamine B9		Cystéine
	Vitamine B1	EPA	Méthionine
Silicium	Vitamine B12	DHA	Taurine
			Tryptophane
Fer	Vitamine K		Tyrosine
Chrome	Vitamine PP		Carnitine
			Glutamine
	Biotine		

Contrairement aux carences sévères dont les tableaux cliniques spectaculaires, comme ceux du scorbut, du béribéri, de la pellagre, du rachitisme et de l'anémie ont été décrits au début du siècle, et qui ne touchent que de rares fractions des populations des pays développés (personnes âgées hospitalisées, malades, grands buveurs, grands fumeurs, milieux particulièrement défavorisés...), les déficits associés à des réserves tissulaires insuffisantes, à des taux sanguins ou cellulaires abaissés, à des ralentissements de fonctions, à une vulnérabilité aux agents infectieux, toxiques, au stress, à une réduction de la capacité à réparer les dégâts faits à l'organisme, à une vitesse de vieillissement accélérée et à des risques fortement augmentés de contracter de nombreuses maladies, en particulier celles qui se constituent à long terme avec l'âge, sont extrêmement fréquents, au point que l'on peut difficilement trouver des personnes qui en sont exemptes.

Non seulement les manques en vitamine E, caroténoïdes, vitamine B6, zinc, sélénium touchent la quasi-totalité de la population, mais de nombreux facteurs comme le stress ou la pollution augmentent leur utilisation, et le défaut d'un nutriment peut aggraver le déficit d'un autre. Par exemple, la vitamine D, dont manquent la presque totalité des personnes âgées, est nécessaire à l'absorption du calcium, dont les apports sont déjà insuffisants, ce qui accroît d'autant les risques de déminéralisation osseuse. Mais le manque de vitamine B6, qui touche aussi bien les personnes âgées que la majorité des plus jeunes, altère le comportement alimentaire en favorisant une attirance pour le sucré aux dépens de la consommation de protéines. Ce phénomène s'accroît avec l'âge et contribue à l'accélération de la perte musculaire, qui, elle-même, accélère la déperdition osseuse. Sans compter que la vitamine B6 intervient directement dans la constitution de la trame protéique sur laquelle le calcium se dépose pour former l'os. Le manque de zinc, aussi fréquent que le manque de vitamine B6, réduit l'assimilation et la synthèse des protéines, ce qui contribue encore à amplifier l'affinement du squelette et de la musculature. Ce déficit affecte aussi l'absorption de la vitamine B9 nécessaire au bon fonctionnement cérébral. Le magnésium, dont le manque est encore plus banal, est indispensable au bon fonctionnement des vitamines B, y compris B6 et B9. Encore un facteur qui se conjugue avec les précédents et contribue à l'encrassement du réseau de distribution sanguine, à la rigidification des milieux intermédiaires et des membranes, à l'encombrement des cellules causé par des déchets d'oxydation, à l'altération de l'information génétique, à la baisse du rendement énergétique... On voit comment, à partir d'un certain moment, la vitesse du vieillissement peut s'emballer. Une des clés indispensables pour éviter cet emballement vers le déclin est de prévenir les déficits par l'optimisation des choix alimentaires et par la prise quotidienne d'un complément nutritionnel de base. Lorsque ces déficits sont déjà installés, les complexes ou les présentations unitaires du quatrième type s'imposent.

Les doses correctrices, nécessaires pour combler un passif accumulé et pour recharger les réserves de l'ensemble des organes, sont forcément plus élevées que les doses nutritionnelles, purement préventives. En revanche, sauf cas particulier, ces cures correctrices ne durent que le temps nécessaire à la remise à niveau.

Quels sont les signes d'appel qui permettent de soupçonner un déficit ? Ils sont le plus souvent très banals :

- baisse d'énergie physique, fatigue ou fatigabilité ;
- frilosité, mauvaise adaptation aux changements de température ;
- hyper-réactivité au stress (intolérance aux bruits, aux changements, fourmillements, crampes, maux de tête, douleurs musculaires, anxiété,

palpitations, aérophagie, douleurs abdominales, troubles du transit, perturbations du cycle menstruel, etc.) ;

- baisse des capacités de travail, de concentration, de mémorisation, de prise de décision ;
- irritabilité, tendance à l'agressivité ou déprime ;
- attirance augmentée pour le sucré, l'alcool ou le café ;
- maladresse dans les gestes ;
- tendance aux accidents ;
- perturbations de la sexualité ;
- apparition ou aggravation d'un syndrome prémenstruel ;
- infertilité ;
- fausses couches ;
- vulnérabilité aux infections ;
- intolérance aux polluants ;
- peau sèche ou terne ;
- cicatrisation lente ;
- ralentissement de la pousse des cheveux, cheveux cassants, perte de cheveux ;
- ongles dédoublés ou cassants, taches blanches sur les ongles ;
- saignement des gencives au brossage des dents ou spontané, inflammation des gencives ;
- ecchymoses faciles.

Pour nous résumer, un programme de ralentissement du vieillissement et de réduction des risques de maladies liées associe à des choix alimentaires et de mode de vie judicieux les éléments suivants :

- un complément de base, compatible (sans fer ni cuivre), contenant les formes les mieux assimilables de vitamines et de minéraux, dont les doses sont adaptées à l'âge, au sexe et aux situations éventuelles de surutilisation ;
- un complexe antioxydant « classique », à partir de trente-cinq/quarante ans, dont les doses sont adaptées à l'âge, aux susceptibilités génétiques et aux facteurs de risque (vitamines C et E, bêta-carotène, lycopène et sélénium) ;
- éventuellement, des compléments adaptés au terrain personnel (spasmophilie, surpoids, diabète, cholestérol, homocystéinémie, etc.) ou au mode de vie (activité intellectuelle ou sportive intense, tabagisme ou antécédent prolongé de tabagisme, environnement professionnel ou privé pollué, etc.), qui peuvent contenir des composants non nutritionnels comme les flavonoïdes.

Par ailleurs, il est conseillé aux personnes les plus motivées, ayant déjà atteint un certain âge, porteuses de facteurs de risque ou de pathologies, de consulter un médecin nutrithérapeute pour un bilan spécialisé incluant un tour d'horizon général : antécédents familiaux, enquête alimentaire, recherche de déficits, profil des oligo-éléments du plasma sanguin et des globules rouges, analyse des indicateurs de la vitesse de vieillissement des graisses (MDA) et des gènes (80HDG).

L'évitement des toxiques

Nous sommes chaque jour « supplémentés » par des polluants accélérateurs du vieillissement, *via* les aliments, les boissons, l'air que nous respirons, quelques radiations dont les plus banales, celles des ultraviolets du soleil, ne sont dangereuses qu'en excès, le contact avec des tissus pollués, des teintures, les amalgames dentaires et... une gabegie absurde de médicaments, au sein de laquelle on commence à peine à tenter de repérer ceux qui sont vraiment nécessaires.

D'où viennent les charges toxiques les plus importantes ?

Quantitativement, les charges toxiques les plus importantes proviennent de :

- L'excès calorique, qui est le plus souvent lié soit à de mauvais choix (trop de graisses saturées, pas assez de glucides complexes, de légumes et de fruits), soit à des utilisations déplacées de la nourriture ou de l'alcool comme automédication contre l'anxiété, la fatigue ou la déprime, ce qui entraîne automatiquement une augmentation exponentielle de la formation de radicaux libres.
- L'ingestion des parties carbonisées ou roussies des viandes et des poissons qui contiennent des molécules capables d'agresser directement nos gènes.
- L'excès de fer, dont les femmes sont en général protégées jusqu'à la ménopause par les pertes menstruelles et par une consommation de viande rouge moins importante que celles des hommes.
- La cigarette, qui s'apparente à un « Tchernobyl portable », contient un million de milliards de radicaux libres (10^{15}) par bouffée. C'est la première source d'exposition à la radioactivité, même pour ceux qui ne sont exposés que passivement à la fumée. S'ajoutent à cela de nombreuses autres molécules « sympathiques », comme celles que l'on a un temps utilisées dans les chambres à gaz, des solvants, des pesticides, des métaux lourds comme le cadmium. Ce dernier, en s'opposant au zinc, contribue à déstabiliser les gènes et à empêcher le suicide, *via* une protéine à zinc (p53), des cellules susceptibles de devenir cancéreuses. Verrons-nous de notre vivant les cigarettiers passer en justice pour crime contre l'humanité ? Certains ont délibérément trompé le public en allant jusqu'à corrompre des scientifiques pour qu'ils désinforment le public sur les dangers du tabac. Maintenant que l'information passe enfin, il serait judicieux de faire connaître à chacun comment se débarrasser efficacement de cette habitude si coûteuse en durée de vie et en pathologies particulièrement pénibles, comme les cancers du poumon, l'emphysème et l'insuffisance respiratoire.
- Les pollutions de l'environnement professionnel (dérivés benzéniques de l'essence, des autres produits du pétrole, des déodorants ; solvants des peintures, des colles industrielles, des détachants ; mercure des usines métallurgiques ou des cabinets dentaires ; dioxine et autres résidus de combustion des usines de retraitement des déchets qui affectent aussi les pompiers ; pesticides auxquels les agriculteurs sont les premiers exposés, etc.) fournissent le quatrième gros contingent des accélérateurs du vieillissement.

Nous avons déjà décrit les moyens de consommer le nombre de calories qu'il nous faut, sans avoir à les compter, sans renoncer aux plaisirs de la table, bien au contraire. En choisissant avec une fréquence suffisante les « bons produits », ceux-ci chassent automatiquement les « mauvais ». Si l'on mange du poisson à midi, on ne mange pas une côte de bœuf ; si l'on prend un yaourt, on fait l'impasse sur le fromage ; si l'on se sert un ou deux fruits, on a moins envie d'une pâtisserie. Autant il est fastidieux de compter les calories et peu agréable de s'interdire des aliments, autant il est fructueux de se convaincre des bénéfices que l'on retire en donnant la place qu'ils méritent aux fruits et légumes frais, aux salades, aux céréales complètes, aux légumineuses, aux poissons gras, aux huiles et sauces riches en bonnes graisses, aux yaourts, aux oléagineux, à l'eau minérale, au vin rouge et au thé. La meilleure façon de se convaincre, c'est d'en faire l'expérience. En quelques jours, on sent la différence de forme, et il est exceptionnel que l'on revienne en arrière !

Qu'en est-il des repas d'affaires, des sorties au restaurant, des réceptions chez les amis, des fêtes familiales ? Quand on peut choisir, on s'orientera vers les aliments dont on sait qu'ils ne vont pas nous alourdir mais, au contraire, nous dynamiser. Personne ne nous oblige à finir assiettes ou plats, à nous resservir pour faire plaisir à la maîtresse de maison. Nous pouvons limiter d'emblée les portions, quitte à nous resservir.

D'expérience, on se rend vite compte que l'on « se fait avoir » par l'alcool et par ses effets à la fois apéritifs et réducteurs de vigilance. Si c'est le cas, quelques astuces peuvent être utiles : prendre en apéritif un jus de tomate, un jus de fruit, les cocktails raffinés, riches en fruits pressés, fréquemment exotiques et pauvres en alcool qui sont de plus en plus à la mode, ou on se limitera à un seul verre de vin, à grignoter des oléagineux ou des amuse-gueule. Tout cela réduit l'impact de l'alcool sur un estomac vide et peut contribuer à limiter naturellement la portion des aliments consommée par la suite.

Si l'on ne conduit pas au retour, pourquoi ne pas jouir des effets d'un bon vin ? Mais pourquoi boire plus, lorsque l'on sent que l'on a atteint le stade de la gaieté ? Cela risque de nous rendre moins alertes et somnolents, de perturber notre digestion et de nous entraîner, après la « montée », dans une « descente », d'autant plus que les dépassements caloriques sont proportionnels aux dépassements alcooliques (chez le buveur excessif chronique, c'est le contraire, mais c'est une autre histoire).

Plus nous sommes fatigués, surmenés, stressés ou dépressifs, plus nous risquons de ne plus régler nos apports caloriques et alcooliques à leur optimum pour notre bien-être immédiat et à long terme.

L'équilibre global de notre vie, notre capacité à nous adapter aux circonstances et à gérer les stress constituent donc un composant essentiel de notre programme. En fait, chacune de ses dimensions (alimentation, compléments, toxiques, gestion du stress, environnement social, qualité du sommeil, activités physiques, intellectuelles, culturelles et créatives) retentit sur les autres.

Par exemple, la sédentarité (paradoxalement) et un mauvais sommeil sont aussi des causes de dépassement des besoins caloriques. Or ces dépassements vont encore amplifier le manque d'activité physique et les troubles du sommeil : on appelle cela des « cercles vicieux ».

Quand on s'est « fait avoir », que faire ?

En cas de repas lourd, on sautera tout simplement le repas suivant ou on le réduira à la consommation d'un fruit, d'un yaourt ou de quelques oléagineux.

En cas d'un ou de quelques verres de trop, on boira à la suite environ trois fois autant d'eau minérale, de fruit pressé ou de thé et l'on évitera complètement l'alcool au repas suivant. Avec une exception : si l'on a mal à la tête (ce qui est un signe, pour les sommeliers, que le vin n'est pas de qualité irréprochable), on reboira un petit peu (cette fois-ci autant que possible du bon vin), au repas suivant ou le lendemain ce qui peut aider à accélérer l'épuration de l'alcool.

Une sensibilité particulière à l'alcool peut être le signe d'une mauvaise épuration génétique de l'alcool (fréquente en Asie) ou de déficits en vitamines, minéraux et acides aminés impliqués dans sa neutralisation (vitamines B5, C et E, magnésium, sélénium et acides aminés soufrés précurseurs du glutathion). Il est alors judicieux de prendre une dose « thérapeutique » de ces nutriments.

Fringale, boulimie, besoin de manger dès que l'on sort de table, envie d'aliments sucrés, d'alcool, de tabac ont quasiment la même signification : nous utilisons le remplissage stomacal, le surpoids, le sucré, l'alcool ou le tabac, inconsciemment, comme remèdes au surmenage, au stress, à l'anxiété, aux phobies, à une certaine déprime teintée d'irritabilité. On appelle cela « dysfonction sérotoninergique » et un quart d'entre nous en serait affecté.

De nombreux travaux s'orientent vers une origine génétique, héréditaire, de ce caractère sensible, susceptible, nerveux, anxieux, impulsif qui conduit à ce genre de dépendance, d'automédication. L'excès calorique, le sucré, l'alcool et le tabac ont en commun une propriété, celle de doper les circuits de la sérotonine.

La sérotonine, qu'est-ce que c'est ?

La sérotonine est un neurotransmetteur, une molécule qui fait passer dans le cerveau des informations entre deux neurones. Les informations qu'elle véhicule sont rassurantes : « Il n'y a pas d'urgence », « Il n'y a pas de menaces », « Il n'y a pas besoin de fuir ou d'être agressif… ».

C'est ainsi que nombre d'entre nous utilisent, sans le savoir, la quantité de nourriture, le sucré, l'alcool ou le tabac comme des anxiolytiques. Il ne sert à rien de culpabiliser, car ces dépendances se sont établies en court-circuitant notre volonté, notre conscience même. La culpabilisation, qu'elle vienne des autres ou de soi-même, ne peut qu'aggraver les choses. D'autant que nous sommes, par ailleurs, conscients que ces dépendances, par leurs puissants effets négatifs, nous sont défavorables. Soit nous rationalisons en acceptant le côté autodestructeur à petit feu, suicidaire, de ces pratiques (« Il vaut mieux bien vivre jeune, que mal vivre vieux… »), soit nous sommes en conflit intérieur entre notre volonté, nos raisons et notre inconscient, nos pulsions.

Existe-t-il des « automédications » alternatives, non toxiques ?

Fort heureusement, oui :

- consommer beaucoup de glucides complexes (pain complet au levain, céréales si possible complètes, pâtes, riz, pommes de terre, lentilles, petits pois, haricots, pois chiches, couscous, taboulé, etc., en particulier au dîner, mais aussi au déjeuner et au petit déjeuner) ;
- optimiser ses apports en magnésium (eaux minérales, que l'on peut aussi utiliser pour toutes les boissons froides et chaudes, les soupes et la cuisson des féculents et légumes secs, oléagineux, légumes verts, fruits de mer et tous les glucides complexes cités) ;

– absorber un complément nutritionnel contenant une forme de magnésium qui n'accélère pas le transit intestinal déjà accéléré par le stress (glycérophosphate de magnésium), un épargneur cellulaire de magnésium (la taurine) et de la vitamine B6 ; la dose de ce complément étant proportionnelle à l'intensité des tensions (nulle ou beaucoup plus faible en vacances, doublée, parfois triplée lors d'un moment difficile) ;

– vérifier par dosage des folates érythrocytaires et de la vitamine B12 plasmatique qu'il n'y a pas de déficit en vitamines B9 et B12, qui sont nécessaires, comme la vitamine B6, à la production de sérotonine ;

– associer au complexe antistress de la vitamine B3 (nicotinamide) et du lithium, qui favorisent la production de sérotonine. Il n'est pas question de prendre du lithium à dose « psychiatrique », mais les doses que l'on trouve dans les préparations d'oligo-éléments sont totalement inefficaces. On est donc amené à demander des préparations à dose intermédiaire par les pharmaciens (contre-indications au lithium : grossesse, allaitement et infection HIV). Ce traitement doit être prescrit et suivi par un médecin, mais il évite d'avoir à recourir à des médicaments anxiolytiques, bêtabloquants, « antidépresseurs » sérotoninergiques comme le Floxyfral® ou le Prozac® qui présentent des effets secondaires et ne rééquilibrent pas la vulnérabilité génétique ;

– ce traitement de rééquilibration est destiné à être réduit à des quantités d'entretien minimales, et d'autres mesures peuvent se révéler très efficaces : activité sportive régulière – en particulier natation –, contact avec l'eau (douches et bains prolongés), massages, sexualité épanouie, gestion du stress, incluant si nécessaire une psychothérapie de caractère pragmatique, plus rarement analytique, une expression créative, deux des plus efficaces semblant être la musique et le chant.

Selon le type de dépendance, d'autres outils peuvent compléter cette approche

– Dans la boulimie, les surpoids à fringale ou le besoin de sucré, il est bon de corriger les déficits vitaminiques et minéraux, car ils amplifient l'intensité de l'attirance pour la nourriture ;

– dans l'excès d'alcool, il est nécessaire de corriger systématiquement le manque en vitamines B, indispensables à la production de sérotonine et de prendre des antioxydants, qui limitent la corrosion radicalaire intensive. Une thérapie peut renforcer la personne contre les phobies sociales et la tendance aux dépendances affectives excessives ;

– dans le tabagisme, les suppléments antioxydants sont indispensables, même s'ils ne remplacent pas l'arrêt de la cigarette. Le complexe antioxydant doit être synergique (associant vitamines C et E, bêta-carotène, lycopène, sélénium et complété au moins par des flavonoïdes). Un complexe déséquilibré peut avoir un effet négatif. En début de traitement, il faut aussi un complexe dynamisant le matin. En effet, le succès considérable de la cigarette provient probablement du fait qu'elle est à la fois déstressante et stimulante, la nicotine augmentant, par exemple, le débit cérébral sanguin. Si un fumeur ne prend que le protocole calmant, il sera frustré par le manque de nicotine. Plutôt que d'ingérer de la nicotine, en gomme à mâcher ou en patches, qui peuvent entraîner des risques cardio-vasculaires, il est préférable de prendre de la tyrosine, un acide aminé qui accroît la production de neurotransmetteurs stimulants (noradrénaline et dopamine), et les vitamines impliquées. Ce complexe doit être pris à jeun, au moins 20 minutes avant le petit déjeuner, surtout si celui-ci, comme on le recommande, comprend des protéines, car les autres acides aminés entrent en compétition avec la tyrosine et réduisent son passage dans le cerveau.

Ce protocole amène le fumeur à un mieux-être, qui lui permettra d'arrêter beaucoup plus facilement de fumer. Il évite, par ailleurs, le recours à une autre automédication indésirable : l'augmentation de l'appétit et du poids, l'attirance pour le sucré ou pour l'alcool. Il consolide enfin la libération de cette dépendance.

Autant le complexe de dynamisation cérébrale peut être arrêté un ou deux mois après l'abandon du tabac, autant le protocole d'équilibration sérotoninergique doit être poursuivi à vie, la tendance à toutes ces dépendances étant d'ordre génétique. Quelqu'un qui a fumé plusieurs « paquets-année » aura fortement intérêt à poursuivre la prise de protecteurs antioxydants, à doses importantes les premières années, plus faibles par la suite. Des cures intenses de détoxification peuvent être aussi proposées, d'autant que d'autres facteurs de risque accompagnent le tabagisme.

Pour nous résumer : on peut remplacer nombre de dépendances toxiques, puissamment accélératrices du vieillissement par...

- une consommation quotidienne de féculents et de légumes secs ;
- une consommation généreuse d'eaux minérales, riches en magnésium ;
- la prise d'un complexe antistress (glycérophosphate de magnésium, taurine, vitamine B6) ;
- un traitement à base de nicotinamide (vitamine PP) et de lithium ;
- la pratique régulière d'un sport, en particulier la natation ;
- des bains, douches et massages ;
- un épanouissement de la sexualité ;
- une meilleure gestion du stress ;
- éventuellement une psychothérapie pragmatique ;
- une expression créative (musique, chant, peinture, etc.).

Il est souvent nécessaire de corriger les déficits minéro-vitaminiques, en particulier en vitamines B, sous forme d'une cure ponctuelle, et de prendre des antioxydants pendant de longues périodes (à dose proportionnelle au nombre de paquets-année). Enfin, les fumeurs et les personnes qui vivent une vraie déprime avec découragement, baisse de la libido, difficultés de prise de décision, etc., peuvent prendre un complexe dynamisant contenant de la tyrosine, en cure courte.

D'autres dispositions peuvent réduire les charges toxiques accumulées au cours des années :

- on choisira de préférence les viandes, charcuteries, fromages, yaourts, œufs, produits céréaliers, légumineuses, légumes, fruits et oléagineux provenant d'élevages biologiques ;

- on évitera les aliments fumés ;
- si l'on utilise un barbecue, on choisira un barbecue vertical (braises sur le côté), et non horizontal (braises en dessous) ;
- on ne récupérera pas les jus de cuisson au four ou à la poêle pour faire des sauces ;
- on préférera les huiles en flacons de verre ou métallisés à celles qui sont vendues en bouteilles plastique ;
- on utilisera pour les boissons froides et chaudes, les soupes et la cuisson des aliments qui absorbent l'eau, des eaux minérales pauvres en nitrates, en sodium et en fluor, plutôt que l'eau du robinet ;
- on mettra toujours en route la hotte d'aspiration lorsque l'on cuit quelque chose autrement qu'à la vapeur ou à l'eau ;
- on achètera un aspirateur puissant équipé d'un filtre à poussière ;
- on choisira de préférence les produits ménagers (détergents, lessives, produits de nettoyage...) écologiques ;
- on remplacera les déodorants en aérosol par des produits à base d'huiles essentielles ;
- si quelqu'un fume ou si l'air extérieur est pollué (ville, circulation, aéroport, usines, agriculture diffusant des pesticides...), on installera un épurateur d'air dans les pièces où l'on passe le plus de temps (on peut le déplacer la nuit du salon à la chambre) ;
- en cas de climatisation, on veillera à remplacer régulièrement les filtres (maison, voiture) ;
- on fera vérifier une fois par an les chauffages au gaz ;
- on n'abusera pas des feux de bois, qui dégagent des gaz nocifs ;
- on évitera les maisons et les appartements neufs (relargage pendant la première année de solvants, formol, etc., à partir des peintures, moquettes, tissus synthétiques, etc.) ;
- on optera, dans la maison, pour les matériaux naturels (bois, verre, céramique, laine, coton), et l'on fera attention au traitement extrêmement agressif du bois (xylophène) ;
- on n'utilisera, pour l'isolement thermique, ni matériaux contenant de l'amiante, bien sûr, ni de laine de verre, mais de la laine de roche ;
- on choisira des peintures sans plomb et sans éthers de glycol. On s'équipera d'un masque au charbon actif pour peindre et l'on aérera beaucoup pendant les quelques mois suivant les travaux (fenêtres ouvertes, climatisation ou puissant épurateur d'air) ;
- on évitera le plastique, les contreplaqués, les joints ou enduits industriels, les moquettes et les tissus d'ameublement synthétiques, les sommiers et les matelas contenant des mousses, les draps, les serviettes et les vêtements en tissus synthétiques ;
- on réduira au minimum le recours au nettoyage à sec et on laissera les vêtements s'aérer trois semaines avant de les porter à nouveau ;

- on n'abusera pas des visites chez le coiffeur et on n'utilisera pas de laques, de teintures et autres produits artificiels ;
- on préférera les voitures récentes, moins polluantes, mais pas neuves (relargages intenses les six premiers mois). On leur fera passer le certificat de non-pollution (pastille verte). Lors des révisions, on fera vérifier l'étanchéité des joints ;
- on évitera les véhicules Diesel, dont la conduite régulière est associée à un risque accru de cancers du poumon. Un dispositif de mise en circuit fermé est souhaitable lorsque l'on passe dans un tunnel ou que l'on roule derrière un pollueur ;
- on circulera, chaque fois que possible, en dehors des heures de pointe et des jours de grande circulation ;
- si l'on habite une grande ville, on prendra l'air, en fin de semaine et aussi souvent que possible à la campagne, à la montagne, à la mer ;
- on évitera les expositions brutales, intenses ou prolongées au soleil ;
- on placera dans ses lieux de vie et de travail des plantes détoxifiantes (spatiphyllum, dracaena...) ;
- de très nombreuses activités professionnelles sont sources d'une pollution intense : industries lourdes, mais aussi PME, artisanat, activités de services, travaux de bureau (blanchisseurs et peintres en bâtiment avec les solvants, pompistes et agents de la circulation avec les vapeurs d'essence et les gaz de combustion, pompiers avec les toxiques libérés lors d'un incendie, électriciens avec les champs électromagnétiques, techniciens de maintenance avec les produits d'entretien, coiffeurs avec les teintures et les laques, secrétaires et assistants des boutiques de reprographie avec l'ozone et les polluants dégagés par les photocopieurs, etc.). On se renseignera sur la qualité de l'air de son lieu de travail et l'on négociera son amélioration (aération, protection directe des employés par des masques, surveillance des paramètres biologiques MDA, 80HDG, dosage des toxiques dans le sang, les urines, la salive, la sueur ou les cheveux et autres examens pertinents)...
- on réduira l'exposition au bruit (modification des machines, isolation, double vitrage, casques ou cires de protection...) y compris celle due aux concerts et autres baladeurs ;
- si l'on doit se faire obturer une carie, on demandera un composite neutre, imparfait mais moins toxique que le plombage traditionnel au mercure. Si l'on a déjà des plombages, on envisagera leur remplacement par des composites, mais cela ne peut être fait que par un spécialiste (sous aspiration des vapeurs mercurielles et sous complémentation antioxydante et détoxifiante préalable) ;
- de très nombreux traitements médicamenteux ne sont pas nécessaires ou sont prescrits de manière abusivement prolongée, alors que les composants nutritionnels (conseils alimentaires, correction de déficits, administration thérapeutique de vitamines, de minéraux, d'acides gras ou d'acides aminés) ou psychologiques pourraient renforcer les moyens de guérison. Plus grave : la prévention intervient trop peu dans les programmes de santé publique. Or, la chirurgie, la radiothérapie ou la chimiothérapie ont un coût financier de plus en plus lourd et une toxicité importante pour l'organisme ;

– lorsqu'un traitement se révèle indispensable, on devrait au minimum lui associer les conseils alimentaires et les compléments qui permettraient de compenser ses effets négatifs nutritionnels (or cela n'est pratiqué que pour le potassium avec les corticoïdes).

TABLEAU DES EFFETS ANTI-NUTRITIONNELS DES MÉDICAMENTS

Médicaments inhibiteurs d'absorption	
Huile de paraffine	Vit. A, D, E, K
Cholestyramine	Vit. A, D, E, K, B9
Pansements gastriques	Vit. B1, B9, A
Antiulcéreux antihistaminiques	Vit. B12
Aspirine	Vit. C, zinc
Corticoïdes	Calcium
Anticonvulsivants	Vit. B9, B8
Fer	Zinc
Médicaments interférant avec le métabolisme	
Fer	Vit. C, E, magnésium
Antibiotiques	Vit. K
Statines (hypocholestérolémiants)	Coenzyme Q10
Inhibiteurs de l'enzyme de conversion (anti-hypertenseurs)	Zinc
Trinitrine	Glutathion, cystéine
Œstrogènes	Vit. B6, TYR, TRY, Zinc, Mg
Corticoïdes	Vit. B6, TYR, TRY
Théophylline	Vit. B6
Lithium	Iode
Neuroleptiques	Magnésium
Isoniazine	Vit. B6
Médicaments augmentant l'excrétion urinaire	
Aspirine	Vit. C
Tétracyclines	Vit. C
Diurétiques	Magnésium, Calcium, Zinc
Corticoïdes	Potassium
Gentamycine	Magnésium
Cisplatine	Magnésium
Caféine	Calcium, Magnésium

• Quels sont les facteurs qui peuvent rendre l'individu plus vulnérable aux toxiques ? D'abord, des facteurs génétiques, encore assez mal identifiés, des facteurs de risque associés, des facteurs de synergie négative (l'exposition à plusieurs toxiques peut avoir un impact supérieur à ce que laisserait prévoir leur simple addition, par exemple tabac + pilule, pollution + tabac) et des facteurs nutritionnels. Le manque de vitamine C rend vulnérable à la fumée de cigarette, aux excès d'alcool, aux pesticides, aux nitrates, etc. Le défaut de vitamine E rend vulnérable à l'ozone et à de nombreux polluants atmosphériques. Le manque de caroténoïdes rend vulnérable aux rayons ultraviolets. Le manque d'acides aminés soufrés rend vulnérable aux gaz d'échappement des moteurs Diesel, à de nombreux agents capables d'endommager les gènes et de déclencher des cancers. Le déficit en magnésium, zinc et sélénium rend vulnérable à l'excès de fer et aux métaux lourds (plomb, mercure, cadmium...).

• À l'inverse, une alimentation riche en acides aminés soufrés, antioxydants et minéraux protecteurs, complétée par un complexe minéro-vitaminique et un complexe antioxydant de base, et surtout par un complexe contenant les nutriments qui facilitent l'élimination des polluants, renforce contre l'agression et contre l'usure par les toxiques.

• La vitamine C se lie à la plupart des polluants solubles dans les milieux aqueux de l'organisme (salive, sécrétions digestives et urinaires, sueur, larmes, sang, lymphe et liquides extracellulaires) et mène à leur élimination, principalement urinaire. La taurine, un dérivé de l'acide aminé soufré cystine, se lie à la plupart de ceux qui sont solubles dans les milieux lipidiques de l'organisme (graisses circulantes, membranes cellulaires, neurones, tissu adipeux) et entraîne leur élimination fécale par l'intermédiaire de la bile. Mais, une fois que les polluants ont réussi à pénétrer à l'intérieur des cellules, il est beaucoup plus difficile à ces épurateurs de les faire ressortir pour les éliminer. Ce rôle semble être surtout joué par le glutathion, formé par trois acides aminés, dont le plus important est encore un acide aminé soufré, la cystéine.

Même si l'on choisit un environnement aussi sain que possible, il n'est pas évident, malgré une alimentation optimisée et des suppléments antioxydants et antitoxiques, d'éliminer tous les polluants auxquels nous sommes exposés (plus de 100 000 molécules étrangères disséminées depuis un siècle, y compris dans le ventre de notre mère avant même que nous soyons nés !).

Que faire ? Soit essayer de neutraliser ces polluants, soit réparer les dégâts qu'ils nous ont causés. L'usine organique de traitement des déchets est le foie (d'où l'intérêt de consommer du foie, car c'est un excellent aliment – on n'achètera que des foies de bêtes élevées en plein air, nourries naturellement, et qui n'ont pas reçu systématiquement de médicaments). Une première série d'opérations, réalisée par une famille d'outils biochimiques (cytochromes P450), transforme les polluants. Un avantage, certes, mais qui entraîne deux inconvénients : la formation de radicaux libres associée et parfois la création d'un produit encore plus nocif ! Intervient alors une seconde famille de neutralisateurs, beaucoup plus efficaces, les glutathion transférases, qui, comme leur nom l'indique, utilisent aussi le glutathion, donc les acides aminés soufrés.

Comment peut-on augmenter la puissance de ces détoxificateurs essentiels ?

- Par l'optimisation des apports alimentaires en acides aminés soufrés ;
- en cas de besoin, par la prise de compléments en acides aminés soufrés proportionnels à l'intensité des pollutions ;

– par l'optimisation des apports alimentaires en antioxydants, en compléments antioxydants, en vitamine C, capable de recycler le glutathion ;
– en évitant les manques en vitamine B2 et magnésium qui interviennent dans une autre voie de régénération du glutathion ;
– en évitant les manques en zinc, nécessaire pour protéger le glutathion (comme tous les acides aminés soufrés) ;
– par la consommation, la plus fréquente possible, des crucifères – en particulier brocoli, chou de Bruxelles, choucroute, qui contiennent des activateurs puissants des glutathion transférases ; mais l'aliment qui en contient le plus, les pousses de brocoli de moins de trois jours, est encore peu accessible ; on commence à en trouver sous forme de complément.

• Tout ce que nous venons de citer peut réduire de manière importante la vulnérabilité aux toxiques, mais ne peut l'annuler. D'autant qu'une majeure partie d'entre eux sont émis par notre propre métabolisme. C'est le cas des radicaux libres, espèces oxydantes (comme l'eau oxygénée ou l'eau de Javel), qui sont répandus par les globules blancs quand ils veulent attaquer des agents infectieux ou quand ils sont activés lors de phénomènes inflammatoires ou allergiques. C'est aussi le cas des aldéhydes comme le MDA, les alkénals, les leucotriènes, les prostaglandines négatives – certaines, qui résultent de l'oxydation des graisses, sont positives. Le fait même de vivre est donc associé à une inévitable corrosion. Néanmoins, il nous reste encore une ligne de défense avant d'accepter l'usure de l'âge. Et cela peut nous offrir la possibilité de la ralentir encore.

En effet, nous pouvons réparer ou remplacer les molécules, les cellules, les tissus et même des parties d'organe. Par exemple, la peau coupée ou brûlée se régénère, tout comme les revêtements des muqueuses. Malheureusement, certains organes comme le cœur et le cerveau peuvent certes réparer molécules et cellules, mais, une fois que ces dernières sont mortes, elles sont irremplaçables.

• Les molécules les plus importantes à réparer ou à remplacer sont les acides nucléiques qui gardent, dans les gènes, les informations indispensables au fonctionnement de notre organisme. Secondairement, les acides gras qui constituent les membranes de nos cellules, des noyaux où se logent les gènes et des centrales énergétiques (les mitochondries). L'altération des membranes perturbe la communication entre les organes, la nutrition des cellules, le rendement énergétique et le fonctionnement des gènes. Les dérivés qu'elle produit, comme le MDA, sont capables d'endommager directement les acides nucléiques des gènes.

• Comment peut-on fournir à notre organisme les moyens de réparer, au mieux, nos membranes cellulaires ou subcellulaires ?

– en veillant à l'équilibre des apports alimentaires en graisses ; trois poissons gras cuits *a minima* par semaine, assaisonnements à l'huile de colza ou de lin. Pour les pâtes à tartiner, on choisira le colza non hydrogéné à la place du beurre. Pour cuire, de l'huile d'olive (également bonne pour faire cuire les aliments), d'arachide, sans les faire fumer ;
– les personnes qui ne mangent pas de poisson ou qui connaissent un certain degré de vieillissement des membranes cellulaires – souvent visible du fait que la peau est sèche – peuvent prendre certaines graisses en complément (huiles de poisson, d'onagre ou de bourrache) ;

– les antioxydants alimentaires et complémentaires (vitamines C et E, caroténoïdes, sélénium, acides aminés soufrés, flavonoïdes...) sont essentiels à la réparation des membranes cellulaires ;

– le zinc est indispensable au métabolisme des « bonnes graisses » et à la reconstruction des membranes. On le trouve dans les fruits de mer, les poissons, le foie et les viandes. Certains complexes destinés à lutter contre la sécheresse de la peau et qui contiennent de l'huile de bourrache ou d'onagre, des antioxydants et du zinc peuvent aider à restaurer l'ensemble des membranes cellulaires et subcellulaires de l'organisme.

• Par quels moyens aider nos gènes à se débarrasser des lésions quotidiennes (jusqu'à 10 000 par jour et par cellule selon le spécialiste de Berkeley, Bruce Ames) ?

La première mesure est une lapalissade : on réduira au minimum le nombre de lésions. Car les réparateurs des gènes sont des outils biochimiques, eux-mêmes programmés dans des gènes. Or les radicaux libres et les toxiques sont aveugles. Ils frappent sans discrimination tous les gènes. Lorsqu'un gène qui contient l'information nécessaire pour fabriquer des fibres musculaires est altéré, c'est la force musculaire qui baisse. Lorsqu'un gène qui code pour la production des bâtonnets de la rétine est endommagé, c'est notre vision qui subit une perte. Lorsqu'un gène qui commande la synthèse d'un neurotransmetteur est lésé, ce sont nos fonctions intellectuelles qui accusent le coup. Mais cela n'est pas possible tant que les réparateurs fonctionnent.

Par contre, quand les gènes responsables des réparations, eux aussi bombardés par les radicaux libres et par les toxiques, ne sont plus capables d'assurer leur travail de maintenance, les lésions se pérennisent. Elles deviennent alors ce qu'on appelle « des mutations ».

Toutes les mesures décrites jusqu'à présent ont donc un double effet : elles réduisent le mitraillage des gènes, c'est-à-dire le nombre des lésions, et préservent les systèmes de soin de ces lésions, afin que ces lésions ne deviennent pas des mutations définitives. (L'un des espoirs de la médecine génétique est de réinjecter des gènes fonctionnels afin de rendre ces mutations réversibles. Mais la relance génétique des systèmes de réparation de l'ADN ne semble pas accessible dans un futur proche.)

On peut réduire l'exposition aux mutagènes (qui sont aussi le plus souvent cancérogènes) : tabac, trop cuit, excès de fer ou de cuivre, polluants professionnels ou domestiques, certains médicaments... On peut aussi renforcer les éliminateurs et les neutralisateurs (antioxydants, extraits de brocoli). Il est important également de s'arranger pour que les systèmes de réparation disposent toujours de suffisamment d'énergie pour bien fonctionner. Et l'on peut encore fournir, à dose thérapeutique (encore empiriquement définie), de la vitamine PP (nicotinamide), essentielle au bon fonctionnement de l'un de ces systèmes (la poly-ADP-ribosylation).

Il ne fait aucun doute que la baisse du niveau d'énergie cellulaire (ATP) et celle de la forme activée du nicotinamide (NADH) multiplient les risques de dysfonctionnement des systèmes de réparation de l'ADN.

Quelles sont les meilleures façons de garantir un niveau stable d'énergie ?

– On fera au moins trois repas par jour comprenant des glucides complexes ;

– on bannira les sucres rapides en dehors des repas (pain blanc, confitures, friandises, desserts industriels, boissons industrielles...) ;

– on choisira un apport alimentaire optimisé en magnésium, nutriment majeur de la production d'énergie et de la réduction des gaspillages d'énergie (hyperréactivité aux stress) ;

– on prendra des apports complémentaires en magnésium, taurine (magnésium fixateur) et vitamine B6, en cas de vulnérabilité génétique au stress (spasmophilie) ou de stress aigu ou chronique ;

– on optera pour une alimentation et une complémentation capables de compenser les surutilisations énergétiques liées aux différentes circonstances (surmenage, sport, croissance accélérée, grossesse, pollution, infection, traumatisme, opération, maladie…) ;

– on choisira d'autres compléments participant au tonus énergétique des cellules (vitamine C, flavonoïdes, carnitine, créatine, coenzyme Q10, vitamine B1) ;

– on s'organisera pour un mode de vie équilibré : évitement des toxiques majeurs, activité physique régulière, bon sommeil, gestion du stress, environnements (familial, professionnel, culturel…) gratifiants.

• Comment peut-on régler l'intensité de ces mesures et s'assurer de leur efficacité ?

D'abord, par l'évaluation de niveau d'énergie ressenti, par des signes cliniques, comme la sécheresse ou la souplesse de la peau, et par des dosages dont les plus importants sont le marqueur de l'oxydation des graisses MDA (malonedialdéhyde) et celui de l'altération des gènes 80HDG (8oxodéoxyguanosine). Un test du nom de Comète, mis au point par Andrew Collins, au Rowett Institute, un centre écossais de recherche en nutrition animale et humaine, permet de dénombrer les cassures de l'ADN dans les globules blancs, mais n'est pas encore accessible aux médecins. Il en va de même de l'étonnante électrophorèse mise au point par Lennart Möller, au Centrum de Stockholm, et qui permet de visualiser les toxiques qui viennent se coller à l'ADN (adduits).

L'adaptation au stress et l'environnement social

Un certain degré de stress fait partie de la vie et contribue aux tensions qui nous permettent d'évoluer. C'est ce que l'initiateur de la notion du stress, Han Selye, appelait l'« eustress ». Lorsque ces tensions sont excessives, répétées, sans nous laisser le temps de récupérer, ou lorsque nous nous y adaptons mal pour des raisons multiples, en particulier génétiques (la spasmophilie) ou psychologiques, Selye a montré qu'elles entraînent des modifications hormonales, métaboliques, fonctionnelles, voire organiques, comme une hypertension et une abrasion des muqueuses digestives, ce qu'il appelait « distress ».

Qu'est-ce qu'un stress ? C'est tout simplement un changement : changement de température, bruit, lumière, une nouvelle, une circonstance de la vie ou une émotion, un souci, un conflit, la rencontre avec un agent infectieux ou toxique, un traumatisme, une opération chirurgicale, une maladie… Ce n'est pas le type de stress qui compte, mais la façon dont il nous touche, la valeur qu'il prend pour nous, l'intensité de ses conséquences et notre capacité à y répondre.

Quels sont les effets des stress sur notre organisme ?

Un changement dans notre environnement physique, social ou psychologique, est un signal interprété depuis les origines de l'évolution (déjà chez les insectes et les reptiles), comme un danger vital potentiel. Par exemple, l'homme préhistorique qui entendait un craquement derrière lui devait immédiatement réagir au cas où ce serait une bête sauvage. Pour ce faire, les yeux, les oreilles et les autres sens envoient au centre de la vigilance du cerveau un signal de mobilisation qui entraîne une sécrétion d'adrénaline au niveau de deux petites glandes juchées sur les reins (les glandes surrénales). Celles-ci libèrent ensuite une hormone, le cortisol. Ces deux messagers déclenchent une dilatation des pupilles (pour mieux voir) et des bronches (pour augmenter l'apport d'oxygène), la libération de sucre et de graisse dans le sang (pour fournir plus d'énergie), une accélération de la fréquence cardiaque, une montée de la tension artérielle et une augmentation du tonus musculaire. Il s'agit d'une mobilisation coordonnée qui permet une réponse immédiate à une menace, qui aide, par exemple, l'homme préhistorique à grimper dans un arbre pour éviter un félin.

Or nos gènes évoluent moins vite que l'environnement. Si les menaces véritablement vitales sont rares dans nos sociétés, le système d'alarme, lui, ne s'est guère modifié. Pourtant, des signaux, même non perçus consciemment, peuvent déclencher une mobilisation disproportionnée de l'organisme.

Par exemple, des personnes qui regardent une image relaxante à la télévision ont une fréquence cardiaque et une tension artérielle augmentées chaque fois que quelqu'un marche à l'étage du dessus, même si elles estiment n'avoir rien entendu. Cela donne une idée du gaspillage d'énergie associé à la vie bruyante, encombrée, bousculée, que nous menons bien souvent.

Plus d'énergie brûlée : automatiquement plus de radicaux libres et, en même temps, moins d'énergie disponible pour réparer notre organisme, en particulier les membranes cellulaires et les gènes.

Le stress en excès, qu'il soit aigu ou chronique, fait donc partie des accélérateurs du vieillissement. Cela d'autant plus que le stress ne nous coûte pas seulement de l'énergie, mais aussi du magnésium, de la taurine et de la vitamine B6, sans parler des antioxydants nécessaires pour éponger le surplus de radicaux libres.

Lorsque l'adrénaline passe dans le sang et va se fixer à la membrane d'une cellule, elle délivre son message en faisant monter le niveau d'une molécule stimulante (AMP cyclique) et entraîne un afflux de calcium qui déclenche de nombreuses réactions comme la contraction des muscles et des vaisseaux.

Or, l'entrée massive de calcium dans la cellule chasse du magnésium. Donc, un bruit ou un souci fait sortir une certaine quantité de magnésium des cellules, magnésium qui augmente alors dans le sang. Le sang circule, il arrive au rein, chargé de maintenir constants les niveaux de nombreux éléments circulant dans le sang. Le rein détecte un excès de magnésium. Il fait son travail : il le fait passer dans les urines.

C'est ainsi que de nombreux petits stress quotidiens – d'autant plus des problèmes plus graves – se soldent par un déficit magnésien. Plus nous perdons de magnésium, plus nous mobilisons de taurine, qui intervient pour réduire les fuites cellulaires. Mais son taux sanguin montant aussi, la taurine subit le même sort. Quant à la vitamine B6, c'est le passage du cortisol par le foie qui en consomme.

Par manque de chance, le magnésium, la taurine et la vitamine B6, sans compter les antioxydants et l'énergie elle-même, tous les composants surutilisés par le stress sont ceux-là mêmes qui sont les plus importants pour le contenir. Résultat : le stress a tendance à s'auto-aggraver. Encore un cercle vicieux !

En effet, c'est le magnésium qui diminue les quantités d'adrénaline sécrétées par la surrénale face à un stress. C'est encore le magnésium qui freine l'entrée du calcium lorsque l'adrénaline se colle sur les membranes. Et le magnésium est crucial aussi pour la production d'énergie.

La taurine, un dérivé d'acide aminé soufré, comme le magnésium, a un effet calmant sur les muscles, les nerfs, les neurones et de nombreuses autres cellules, comme celles du cœur. De plus, elle est capable d'épargner du magnésium en réduisant sa tendance à la fuite sous l'influence de l'adrénaline.

Le magnésium et la taurine agissent donc en synergie pour minimiser la réactivité « viscérale » à n'importe quel type de stress et pour faciliter une réponse rationnelle.

L'importance de la vitamine B6 dans ce contexte réside dans le fait qu'elle est indispensable à la production dans le cerveau de deux messagers anti-anxiété, le GABA (sur les récepteurs duquel agissent les médicaments anxiolytiques) et la sérotonine, dont nous avons déjà parlé à propos du tabac.

Comment évaluer l'importance du facteur stress sur la vitesse du vieillissement ?

Si l'on est né sensible, réactif, cette réactivité a pu s'amplifier avec les stress de la vie quotidienne. On fait probablement partie des 18 % de la population HLA B35 qui, héréditairement, retiennent mal le magnésium dans les cellules. Cela peut très bien s'équilibrer avec les conseils alimentaires, un mode de vie équilibré et un complément associant glycérophosphate de magnésium, taurine et vitamine B6, souvent un complexe antioxydant.

Si à cette sensibilité s'ajoutent l'impatience, l'irritabilité, l'attirance pour le sucré et les autres « automédications » (fringales, tabac, alcool...), l'impulsivité, la tendance aux excès, parfois à la colère, les fluctuations de l'humeur et les difficultés d'endormissement, il s'agit d'une situation fréquente où la spasmophilie se conjugue avec une dysfonction sérotoninergique. Cela peut se corriger par une consommation particulièrement abondante de glucides complexes, par la prise de bains et de douches prolongés, par la natation et les autres sports, par les massages, par un épanouissement de la sexualité et de la créativité, par l'absorption d'un complexe antistress, nicotinamide à forte dose et lithium à dose « intermédiaire » (sur prescription).

Enfin, si l'on est victime d'un simple surmenage, d'un stress chronique ou aigu, une cure ponctuelle antistress (magnésium, taurine, vitamine B6, éventuellement antioxydants) peut suffire.

Une règle est valable dans les trois cas : le besoin en magnésium est proportionnel à l'intensité du stress.

• Le contrôle du stress doit-il être rangé dans les simples mesures d'amélioration du confort de vie ?

Ce serait une erreur, car le stress et la spasmophilie non équilibrée sont effectivement source de phénomènes accélérés du vieillissement, en particulier cutané, cardio-vasculaire, auditif et cérébral.

Des apports riches en magnésium réduisent les risques d'hypertension, d'arythmie cardiaque, de mort subite, de surdité et de perte de mémoire.

On sait aussi par des travaux récents que le manque de magnésium entraîne une activation des globules blancs particulièrement exacerbée lors d'infections, de phénomènes allergiques ou inflammatoires, et que cette activation excessive majore la

Facteurs augmentant les risques de déficit en magnésium

Régimes déséquilibrés
Stress aigu ou chronique
Sport
Terrain de spasmophilie (HLA-B35)
Sexe féminin
Pilule contraceptive
Syndrome prémenstruel
Grossesse
Multiparité
Gémellité
Excès de café
Excès de sucres rapides
Excès de graisses saturées
Excès de produits laitiers
Excès de phosphore (produits laitiers, boissons industrielles)
Excès de fructose
Alcoolisme
Excès de fer
Chaleur
Stress oxydatif
Manque d'apport en taurine (poissons, fruits de mer)
Certains diurétiques
Certains antibiotiques (gentamycine)
Neuroleptiques
Cisplatine
Pathologies digestives associées à une malabsorption
Pathologies rénales

Symptômes et signes neuromusculaires liés au stress, au déficit ou à la déplétion magnésienne

Fatigabilité
Baisse de vision
Fourmillements
Fibrillations
Fasciculations
Tremblements
Crampes
Blépharospasme
Tics, aphonies, dystonie vocale
Contractures
Cervicalgies, céphalées
Lombalgies
Myalgies
Impatiences dans les jambes
Fibromyalgies
Paresthésies
Crise de tétanie
Certaines formes de convulsions
Boule dans la gorge
Sensation d'oppression respiratoire
Hoquet
Bruxisme
Trismus
Torticolis
Syndrome du canal carpien
Névralgie faciale
Signe de Chvostek
Électromyogramme positif

Symptômes et signes neuropsychiques liés au stress, au déficit ou à la déplétion magnésienne

Hyperréactivité au bruit
Hyperréactivité à tous les stress
Nervosité
Anxiété
Réveils nocturnes
Attaques de panique
Syndrome fébrile
Hyperventilation
Confusion mentale
Perturbations de la concentration
Perturbations de la mémorisation
Bégaiement
Pseudo-vertiges
Instabilité à la marche
Agoraphobies et autres phobies
Hypochondrie
Névrose
Baisse du seuil de la douleur
Aggravation d'une dysfonction sérotoninergique
Psychasthénie
Décompensation psychotique

Symptômes et signes digestifs liés au stress, au déficit et à la déplétion magnésienne

Aérophagie	Diarrhée
Colopathie spasmodique	Malabsorption
Pseudo-angor (lié à l'aérophagie)	Gastrite
Colique hépathique	Ulcère de l'estomac
Hoquet	Ulcère du duodénum
Reflux gastroduodénal	Rectocolite hémorragique
Indigestion	

Symptômes et signes respiratoires liés au stress, au déficit et à la déplétion magnésienne

Boule dans la gorge
Oppression respiratoire
Hyperventilation
Bronchoconstriction
Aggravation ou déclenchement d'une crise d'asthme

Symptômes et signes allergiques liés au stress, au déficit et à la déplétion magnésienne

Rhinite spasmodique
Rhinite allergique
Névrodermite
Hyperréactivité cutanée
Eczéma
Asthme

Symptômes et signes cardiovasculaires liés au stress, au déficit et à la déplétion magnésienne

Palpitations	Angor spastique
Extrasystoles	Certains infarctus
Tachycardie	Baisse brutale de l'audition
Maladie de Bouveret	Parfois surdité définitive
Certaines arythmies	Prolapsus de la valve mitrale
Hypertension labile	Augmentation du risque thrombo-embolique
Acouphènes	Syndrome de Raynaud
Migraines	Mort subite
Accidents ischémiques transitoires	

Symptômes et signes gynécologiques liés au stress, au déficit et à la déplétion magnésienne

Syndrome prémenstruel
Rétention d'eau
Perturbations du cycle
Aménorrhée
Infertilité
Cystite à urines claires
Kystes de l'ovaire

Troubles de la peau et des phanères liés au stress, au déficit et à la déplétion magnésienne

Changements de teint (rougeur, pâleur)
Hypersudation
Séborrhée
Perte de cheveux
Pelade
Blanchiment des cheveux
Vitiligo

Pathologies métaboliques liées au stress, au déficit et à la déplétion magnésienne

Hyperthyroïdie « fonctionnelle »
Baisse de la tolérance au glucose
Diabète
Oxydation des LDL
Altération des membranes cellulaires
Inflammation
Accélération du vieillissement de tous les tissus et organes (de la peau au cerveau)

Autres moyens de s'adapter au stress

Activité physique régulière, en particulier natation
Bains et douches prolongés
Massages
Sorties dans la nature (fin de semaine, vacances)
Activités culturelles et créatives
Environnement affectif, familial et social gratifiant
Activité professionnelle en harmonie avec ses goûts et ses idées
Sexualité épanouie
Gestion du stress ou psychothérapie

sécrétion par ces globules blancs de radicaux libres et d'espèces oxydantes corrosives comme l'eau oxygénée (peroxyde d'hydrogène) ou l'eau de Javel (hypochlorite), augmentant d'autant la vitesse du vieillissement.

Si les premiers troubles liés au stress et au manque de magnésium peuvent n'être que fonctionnels, ils peuvent, avec le temps, devenir organiques et se transformer (avec l'aide de cofacteurs comme toujours) en véritables maladies.

Des études montrent que les personnes mariées ou celles qui pratiquent une religion sont moins touchées par certaines maladies associées à l'âge et qu'elles ont tendance à vivre plus longtemps. C'est l'inverse pour les chômeurs, les célibataires, les personnes en situation professionnelle précaire.

La pratique d'une religion, le travail et le mariage ne sont probablement pas en eux-mêmes des ralentisseurs du vieillissement. La plupart de nos centenaires sont des veuves très indépendantes et pas particulièrement bigotes. Mais le fait de se sentir intégré dans un tissu social contribue certainement à réduire les tensions et les inquiétudes de la vie quotidienne.

Cela peut partiellement expliquer le succès des sectes et de certaines religions, en particulier le bouddhisme, qui cultive particulièrement les pratiques méditatives déstressantes.

Néanmoins, point n'est besoin de s'obliger à adopter des folklores variés et divers pour obtenir les bénéfices certains d'une interaction positive avec nos semblables.

Le sommeil

• La qualité du sommeil fait-elle partie intégrante d'un programme du bien vieillir ?

La nuit est un moment privilégié pour récupérer des fatigues et des stress divers de la journée, mais elle apparaît depuis quelques études pionnières menées en Russie et aux États-Unis (surtout depuis l'expérience de restriction calorique menée au Wisconsin, États-Unis, chez des primates) comme un moment essentiel de ralentissement métabolique, de diminution du rythme cardiaque, de baisse de la température corporelle, très probablement associé à une réduction de la corrosion radicalaire, et à une intensification des réparations moléculaires. Elle constitue donc une période privilégiée pour ralentir la vitesse du vieillissement.

On distingue cinq types de troubles du sommeil

- Difficultés d'endormissement souvent liées à une dysfonction sérotoninergique et qui relève du même protocole ;
- réveils nocturnes : s'ils ne sont pas liés à des nécessités d'uriner (prises de liquides trop tardives, adénome de la prostate chez l'homme), ou à des excès caloriques ou d'alcool au dîner, ils sont la plupart du temps associés à des ruminations de soucis et relèvent du traitement du stress ;
- réveils précoces, classiquement décrits dans les symptômes de la vraie dépression et qui sont traités par un complexe dynamisant alliant la tyrosine aux vitamines nécessaires à la production des neurotransmetteurs de la motivation ;

– décalages horaires : ils sont causés par des voyages, plus rarement par un dérèglement du cycle veille-sommeil, lequel, au lieu d'être calqué sur les vingt-quatre heures de la période astronomique, fait une ou deux heures de plus ou de moins. Cela peut être corrigé par la prise de 3 mg de mélatonine au coucher pour resynchroniser le sommeil et par la prise d'un complexe dynamisant contenant de la tyrosine le lendemain matin pour resynchroniser la chronobiologie de l'éveil (c'est aussi le traitement de la narcolepsie, des endormissements diurnes irrépressibles) ;
– enfin, et c'est le plus important en ce qui concerne le vieillissement, le manque de qualité récupératrice du sommeil.

Les facteurs de sommeil non récupérateur
– un dîner trop tardif ;
– un dîner trop copieux ;
– un excès d'alcool au dîner ;
– une apnée du sommeil que l'on détecte par un ronflement ;
– un surpoids réduisant les capacités respiratoires ;
– une aération insuffisante ou une pollution de l'air de la chambre à coucher ;
– un édredon, un matelas et autres matériaux toxiques dans la chambre ;
– une température excessive de la chambre ou des couvertures trop chaudes ;
– une insuffisance veineuse circulatoire et des impatiences dans les jambes.

L'apnée du sommeil est un problème grave qui provoque non seulement un vieillissement accéléré, mais aussi des risques d'accidents cardio-vasculaires et de dégénérescence cérébrale précoces. Il relève d'une hospitalisation, destinée à enregistrer et analyser les différentes phases du sommeil, à objectiver les apnées et à en rechercher les causes, qui peuvent être multiples (restriction des passages naso-pharyngés, surpoids, etc.). Une chirurgie ou une assistance ventilatoire nocturne sont proposées (mais il ne faut pas négliger tous les autres facteurs listés, qui sont d'autant plus importants en cas d'apnée du sommeil).

On détecte souvent une insuffisance veineuse dans le problème des impatiences dans les jambes. Si c'est le cas, on relèvera l'extrémité du lit et on ne dormira pas avec des vêtements serrés à la taille (ce qui est aussi déconseillé dans la journée). Au lit, on gardera quelques minutes les jambes en l'air avant de dormir, on évitera l'alcool au dîner (vasodilatateur), les épices agressives (même problème) et l'excès de chaleur.

Une prise de magnésium peut contribuer à les faire disparaître.

Les poissons gras, l'huile de la pâte à tartiner au colza, les antioxydants et les flavonoïdes (traditionnellement prescrits dans ce cas) sont conseillés.

Des dilatations particulièrement importantes des veines principales des jambes, mises en évidence par un examen d'échographie Doppler, orientent vers une solution chirurgicale, qui devrait toujours être préparée par les conseils nutritionnels et généraux, préalablement décrits. Après deux ou trois mois de préparation, les résultats chirurgicaux seront d'autant plus satisfaisants.

Afin de mieux déconnecter des soucis de la journée et de bénéficier d'un meilleur sommeil, rien de tel, en rentrant chez soi que…

– de pratiquer une activité physique ;
– se livrer à une activité créatrice ;
– prendre un bain ou une douche prolongés ;
– se faire masser ;
– écouter une musique relaxante ;
– pratiquer une séance de sophrologie, de relaxation ou de méditation ;
– s'adonner à un jeu avec ses enfants ou ses amis ;
– lire un livre détendant ;
– faire l'amour.

L'activité physique

• Avec l'âge, la densité de l'os et sa solidité se réduisent progressivement, ainsi que le volume et la force de nos muscles. Nos tendons deviennent de moins en moins souples, nos articulations souffrent d'arthrose et se rigidifient.

Une activité physique régulière et diversifiée peut nous aider à surmonter ce déclin de notre mobilité et de notre agilité locomotrice. De plus, elle joue indéniablement un rôle bien plus global sur la vitesse même du vieillissement de notre organisme.

D'innombrables études montrent que la pratique d'un exercice d'endurance (marche rapide, jogging, course, patins, ski de fond, avirons) produit une augmentation passagère des émissions de radicaux libres, suivie, après un certain nombre de répétitions, d'une adaptation, que l'on appelle « entraînement ». Cet effet d'entraînement se caractérise par plusieurs paramètres objectivant un ralentissement de la vitesse du vieillissement : fréquence cardiaque de base diminuée, meilleure perfusion vasculaire des muscles, intensification du retour du cholestérol des artères, mobilisation de la vitamine E dans les muscles, augmentation dans le sang du glutathion réduit par rapport au glutathion oxydé, multiplication du nombre des centrales énergétiques (mitochondries), élévation du taux de coenzyme Q10…

De fait, chez l'animal (y compris en restriction calorique), comme l'ont montré les études de Carpenter à l'université de San Antonio, au Texas, et aussi chez l'homme, ce type d'activité physique augmente l'espérance de vie et diminue encore, en plus de toutes les mesures que nous avons décrites, les risques de maladies liées à l'âge, en particulier les maladies cardio-vasculaires et les cancers.

• On distingue les activités d'endurance, de musculation, d'assouplissement et d'agilité.

• Comme pour l'alimentation, il est judicieux de choisir les activités qui correspondent à nos goûts, à nos possibilités et à notre environnement. Il n'est pas plus agréable de compter notre fréquence cardiaque ou de calculer notre consommation d'oxygène que de compter les calories.

Les activités d'endurance sont variées...

- marche rapide avec ou sans haltères aux chevilles et aux poignets ;
- excursions en campagne vallonnée ou en montagne ;
- jogging ou course à pied (sur herbe ou terre battue) ;
- patin à roulettes ;
- patin à glace ;
- natation ;
- aviron ;
- ski de fond ;
- tennis ;
- ping-pong ;
- jocari ;
- squash ;
- chistera ;
- volley-ball ;
- handball ;
- football ;
- rugby ;
- hockey ;
- hockey sur glace ;
- gymnastique aérobique ;
- gymnastique acrobatique ;
- danse contemporaine ;
- danse classique ;
- danse aquatique ;
- water-polo.

Chez soi...

- vélo d'appartement ;
- tapis roulant ;
- rameur.

• Toute activité physique doit être entreprise en douceur, progressivement. Plus on avance en âge, plus on a de facteurs de risques, en particulier cardio-vasculaires. L'essentiel est de sentir que l'on progresse. Les premières fois, néanmoins, il est recommandé de s'arrêter dès que l'on ressent un essoufflement ou de la fatigue. On fera une pause, on respirera à fond en gonflant le ventre, puis la poitrine, en soufflant à fond, avant de reprendre, ou de s'arrêter si l'on en ressent le besoin. La fois suivante, on fera mieux. Il faut faire confiance à l'organisme, ne pas le forcer et le laisser s'adapter. Développer ses capacités de résistance par petites touches répétées est le meilleur moyen d'éviter les contrecoups, d'aller plus loin, plus vite, et de jouir du plaisir de progresser et de se sentir plus résistant. Par ailleurs, il peut être plus attrayant de courir sur un terrain de jeux, lors d'un match, que seul. Avec leur montée en nombre, les seniors vont probablement créer de plus en plus de clubs.

• Quelle est la quantité efficace d'exercices d'endurance ?

Les besoins de se maintenir en forme augmentent avec l'âge. On en trouvera, ci-dessous, un ordre d'idée.

Avant la quarantaine	3 fois 30 minutes par semaine
Quarantaine	3 fois 45 minutes par semaine
Cinquantaine	3 fois une heure par semaine
Soixantaine	4 ou 5 fois 45 minutes par semaine
Après la soixantaine	4 ou 5 fois une heure par semaine

L'intensité sera toujours faible au départ pour s'accroître progressivement.

• Ces activités, proprement sportives, peuvent être complétées par des activités physiques intégrées dans la vie de tous les jours...

– monter l'escalier au lieu de prendre l'ascenseur ;
– aller faire les courses à pied plutôt qu'en voiture ;
– jardiner ;
– scier ou fendre du bois...

Ces activités aussi doivent être entreprises progressivement. Par exemple, la première semaine, on montera un seul étage à pied, puis deux étages la semaine suivante, puis trois...

Les activités intellectuelles, culturelles et créatives

• Tout le monde sait aujourd'hui que le cerveau ne s'use que si l'on ne s'en sert pas, mais on sait moins que le développement cérébral et le développement intellectuel sont associés, pour des raisons non clarifiées, à une longévité augmentée.

Bien sûr, on peut mettre en avant le fait qu'intelligence et connaissance permettent de faire de meilleurs choix, d'éviter les situations risquées ou usantes, de trouver des solutions aux problèmes auxquels nous sommes confrontés, de mieux gérer le stress et les pulsions irrationnelles, d'investir dans la prévention, de disposer de plus de moyens de guérison, mais il n'est pas sûr que cela explique tout. La même constatation est faite dans le règne animal.

• Le cerveau ne pèse que de 2 à 3 % du poids du corps et utilise de 20 à 30 % de toute l'énergie que nous consommons. Or celle-ci est dépendante de la circulation sanguine qui véhicule le fuel (le glucose), l'oxygène nécessaire pour le brûler et les vitamines et minéraux (en particulier magnésium et vitamines B) indispensables à la production d'énergie. Pratiquement tous les éléments de conseils alimentaires et de complémentation (de base et antioxydante) que nous avons évoqués concourent à la bonne maintenance du réseau vasculaire et du débit sanguin cérébral, la majeure partie des phénomènes de vieillissement cardio-vasculaire étant commune avec ceux du vieillissement de l'organisme entier.

Mais la prévention et la correction de l'hypertension, des déséquilibres lipidiques, de la Lp(a) – un facteur génétique de risque, thrombotique, embolique et athéroscléreux –, de l'homocystéine, de l'oxydation des graisses circulantes, de l'hyperactivité des plaquettes, de la tendance aux spasmes artériels, etc., sont plus particulièrement importantes.

Le choix des graisses alimentaires, des apports généreux en fruits et en légumes frais, en céréales et en légumineuses assurant un bon équilibre entre le sodium et le potassium (et une contribution aux défenses antioxydantes), la généralisation de l'usage d'eaux minéralisées apportant du magnésium antispastique, un complément minéro-vitaminique compatible prévenant les risques de déficit et un complexe antiradicalaire constituent les fondations d'une maintenance optimale de la perfusion cérébrale sanguine et de l'énergie disponible pour les neurones, avec, comme toujours :

- l'évitement des toxiques majeurs ;
- une gestion satisfaisante du stress ;
- une richesse maximale d'activités intellectuelles, culturelles et créatives. Cette dernière joue le rôle d'un interrupteur, déterminant l'« allumage » des régions concernées du cerveau. On peut voir, avec des machines comme la caméra à positons, que, lorsqu'on lit ou qu'on regarde une image, la circulation sanguine et la consommation d'énergie (de glucose) augmentent sous les circonvolutions. Moins le cerveau s'allume, moins il se nourrit et plus il dépérit.

Une autre relation beaucoup moins évidente : le professeur Sato, l'un des anciens directeurs du Tokyo Metropolitan Institute of Gerontology, a montré que le massage des paumes augmente, par un réflexe dont les voies nerveuses ont été identifiées, le débit sanguin cérébral ! Ce faisant, il a donné une base scientifique à la pratique traditionnelle et empirique du shiatsu (encore faut-il le pratiquer de manière véritablement informée, beaucoup de masseurs ne sachant pas réellement ce qu'ils font).

• Malheureusement, le cerveau est, lui aussi, agressé par des substances toxiques. Une étude montre que le cerveau des enfants mort-nés contient une quantité de mercure proportionnelle au nombre de plombages dans la bouche de la mère. Le mercure est reconnu par l'OMS comme l'une des substances les plus toxiques pour les neurones. Le plomb, lui aussi, réduit nos capacités dès l'enfance. La proximité d'une autoroute (une partie de l'essence contenant encore du tétra-éthyle de plomb) comme le taux de mercure retrouvé dans les dents ou les cheveux sont statistiquement liés à une baisse du quotient intellectuel. L'aluminium utilisé depuis l'Antiquité pour floculer les eaux sales, c'est-à-dire précipiter au fond les particules solides, ne peut être complètement épuré de l'eau du robinet et passe dans le cerveau, où, s'il est loin de pouvoir expliquer la maladie d'Alzheimer, il contribue aux dommages oxydatifs que les neurones subissent avec l'âge.

Le fer, lui, est nettement incriminé dans la destruction des neurones qui mène à la maladie de Parkinson. Or tous ces métaux lourds s'accumulent avec l'âge.

Bien d'autres toxiques, en particulier les solvants solubles dans les graisses, accélèrent le vieillissement de notre « centrale informatique ».

• En dehors de la réduction de l'exposition à ces agresseurs, comment protéger notre cerveau qui joue un rôle dans notre capacité à nous adapter et à traverser avec succès l'érosion de la sénescence ?

La nature ne s'y est pas trompée.

Le système nerveux central (SNC) est un VIP *(Very Important Person)*. Il est entouré d'une double barrière, que toute molécule, amicale, comme le glucose, certains acides gras, les vitamines, les minéraux protecteurs et certains acides aminés, destinés à devenir des neurotransmetteurs, ou inamicale comme les métaux lourds ou les solvants, doivent passer – on l'appelle la barrière hémato-céphalique (BHC ou en anglais BBB – *Blood Brain Barrier*).

L'efficacité de ce double contrôle douanier dépend de sa composition en acides gras, comme celle des membranes cellulaires. Donc, le fait de consommer trop de rillettes, de fromages gras, de beurre et de fritures et pas assez de poisson gras, d'huile de colza ou de lin, de pâte à tartiner au colza (heureusement, ce sont toujours les mêmes « gentils » et toujours les mêmes « méchants », à quelques exceptions près), peut nous rendre perméables aux neurotoxiques et accélérer notre vieillissement global. La vitamine C, certains flavonoïdes, les acides aminés soufrés, le sélénium, le magnésium, le zinc et le silicium s'opposent directement à l'action des métaux lourds.

Plusieurs experts ont remarqué que les vaches ayant une alimentation riche en acides gras poly-insaturés, de type oméga 3, ont été beaucoup moins affectées par la maladie de la vache folle que leurs congénères qui n'avaient pas bénéficié de cet apport préalable.

D'autres études suggèrent que le même apport réduit le risque du passage du virus VIH et d'autres virus dans le cerveau et la rétine.

Par ailleurs, nous voilà, de nouveau, en présence d'un ennemi familier. Le stress, lui aussi, en excès, peut fusiller nos neurones. Deux acides aminés – le glutamate et l'aspartate – peuvent jouer un rôle de neurotransmetteurs excitateurs. Ils sont bénéfiques, car ils stimulent la mémorisation à petite dose. Mais, à dose excessive ou mal contrôlée, ce sont des agents de surexcitation, laquelle peut aller jusqu'à l'épilepsie ou à la mort des neurones. Or, ces molécules peuvent être déjà, tout simplement, apportées en excès par l'alimentation. Le monosodium glutamate ou MSG est un additif des soupes en sachets ou des boîtes et de la cuisine des restaurants asiatiques. Mieux vaut éviter les soupes industrielles et réclamer des plats « sans MSG » dans les restaurants asiatiques.

Quant à l'aspartate, il est présent dans un édulcorant, l'aspartame, aujourd'hui innocenté car il agit à des doses très faibles. En revanche, on propose des médicaments et même des compléments alimentaires contenant des sels d'aspartate ou de glutamate (encore appelés acides aspartiques ou acides glutamiques). Attention danger ! On sera d'autant plus sensible aux dommages potentiels du stress, du glutamate et de l'aspartate (ce qu'on appelle l'« excito-toxicité ») que l'on est spasmophile, soumis à des tensions importantes ou déficient en magnésium.

À l'université Stanford, Robert Sapolsky a mis le doigt sur une possible toxicité des poussées de cortisol, liées au stress, sur des circuits participant à la mémorisation. Si cette hypothèse n'est pas prouvée, on ne conteste plus aujourd'hui les effets destructeurs du stress sur les fonctions cérébrales.

Si l'on a beaucoup sollicité ses neurones au cours de sa vie, c'est une bonne chose. Mais tout est une question de seuil. « Le poison n'est pas dans la substance, il est dans la dose », a édicté Paracelse avec juste raison. Si l'on est passé sur le versant du surmenage, si l'on a écrit nuit et jour à coup de tasses de café comme Balzac, si l'on a été contrôleur du ciel, P.-D. G. d'une PME obnubilé par une trésorerie en permanence en cavale, ou tout simplement spasmophile ou dysfonctionnel sérotoninergique, abonné aux conflits et aux évolutions sur le fil du rasoir, on a toutes les chances d'avoir épuisé les neurones impliqués dans la vigilance, la motivation et la prise de décision.

À force de les faire travailler, ces neurones ont vu peu à peu le niveau de leurs neurotransmetteurs, ceux qui sont responsables des messages du désir, de l'anticipation des plaisirs, de la bonne humeur, du passage à l'action, baisser. Et, avec eux, l'envie et la capacité de s'impliquer. C'est la baisse de régime, la déprime, souvent accompagnée d'une chute de la libido et de la créativité. Le professeur Henri Laborit avait trouvé cette situation tellement commune chez les hommes atteignant un certain âge qu'il l'avait appelée « déficit neurobiologique de la post-cinquantaine ».

Cette baisse de régime relève d'une relance par un complexe dynamisant à base de tyrosine et de vitamines synergiques de la synthèse des neurotransmetteurs concernés (noradrénaline et dopamine).

La tyrosine est présente dans les viandes, les poissons, les œufs et les protéines végétales. Pourquoi le simple fait de manger ne remonte-t-il pas les neurotransmetteurs en tyrosine et donc en noradrénaline et en dopamine ? Parce que le cerveau, toujours très sélectif, utilise des transporteurs spécialisés pour faire franchir sa double barrière aux acides aminés. Et le transporteur de la tyrosine est emprunté par nombre d'autres acides aminés prédominants dans l'alimentation. Ceux-ci se bousculent au portillon et ne laissent que 4 % en moyenne du transporteur disponible pour la tyrosine. D'où la nécessité de la prendre isolée, sous forme de complément, et à jeun, vingt minutes au moins avant la prise du petit déjeuner, surtout si celui-ci comprend, comme on le recommande, des protéines.

Avec l'âge, un autre type de neurotransmetteur, non pas impliqué dans la concentration et la motivation, mais dans la mémorisation, l'acétylcholine, peut venir à baisser. On sait que le transport de son précurseur, la choline, à travers la double barrière hématocéphalique, diminue. Une alimentation relativement riche en soja et en œufs peut amener des quantités satisfaisantes de choline jusqu'à un certain point au-delà duquel il est nécessaire de recourir à des compléments de lécithine riche en phosphatidylcholine ou en choline.

• Les activités stimulatrices du métabolisme cérébral devraient toucher l'ensemble des régions ou « aires » : aires psychomotrices concernées par le mouvement, sa coordination et l'agilité ; aires verbales, concernées par la parole, l'écriture et la lecture ; aires associatives concernées par le raisonnement logique, la prise de décision ; aires visuelles, concernées par l'appréciation et la création d'images ; aires auditives, concernées par l'écoute des sons, des chants d'oiseaux, de la musique et par les pratiques musicales ; aires tactiles, olfactives et gustatives.

• Le fait d'avoir un but, quelque chose à faire, un engagement ou simplement quelque chose à attendre semble être capable de prolonger la vie.

C'est ainsi que l'on expliquerait que plus de personnes décèdent dans les six mois qui suivent leur anniversaire que dans les six mois qui précèdent. Voir grandir des petits-enfants ou des arrière-petits-enfants, laisser derrière soi, au moins pour des descendants, un récit de sa vie et ce que l'on sait de ses ancêtres, mener une œuvre, qu'elle soit littéraire, artistique, musicale, scientifique, sociale ou économique, jusqu'à un point donné, apprendre une langue étrangère (je me souviendrai toujours de ma rencontre avec Michel Seuphor, un peintre novateur du mouvement abstrait, qui, nonagénaire, avait entrepris d'apprendre l'hébreu), ou visiter une contrée encore non découverte du monde..., tout cela semble avoir effectivement des implications physiologiques sur le cerveau, les systèmes neuro-hormonaux (ou neuro-endocriniens) et sur la survie.

SURVIVEURS CRÉATIFS

Hippocrate (460-377 av. J.-C.)	83 ans
Donatello (1386-1466)	80 ans
Michel-Ange (1475-1564)	89 ans
Isaac Newton (1642-1727)	85 ans
Jean-Philippe Rameau (1683-1764)	81 ans
Benjamin Franklin (1706-1790)	84 ans
Francisco de Goya (1746-1828)	82 ans
Johann Wolfgang von Goethe (1749-1832)	83 ans
Victor Hugo (1802-1885)	83 ans
Nadar, Félix Tournachon (1820-1910)	90 ans
Jean Sibelius (1865-1957)	92 ans
Henri Matisse (1869-1954)	85 ans
Linus Pauling (1901-1994)	93 ans

CONSEILS PARTICULIERS À CHAQUE APPAREIL

Les os

• Avec l'âge, l'os subit trois types de fragilisation : l'ostéoporose de l'intérieur du tissu osseux (ou « os spongieux », comme celui qui prédomine dans les vertèbres), l'ostéoporose de l'enveloppe extérieure (ou « os cortical »), comme celui qui prédomine au niveau du col du fémur ou du poignet, et l'ostéomalacie ou déminéralisation de la trame osseuse.

Le calcium et les autres minéraux qui donnent à l'os sa solidité ne se déposent pas en l'air, mais sur une trame osseuse, faite de brins d'une protéine appelée collagène, attachés les uns aux autres. L'ostéoporose se définit par une perte de trame osseuse, associée à une déminéralisation.

L'ostéoporose de l'os spongieux est particulièrement accélérée à la ménopause chez la femme. Elle se traduit parfois par un rapetissement, qui peut aller jusqu'à des tassements vertébraux parfois douloureux. L'ostéoporose de l'os cortical, qui concerne autant l'homme que la femme, constitue l'un des phénomènes dégénératifs liés à l'âge. Elle entraîne un risque de fractures, en particulier du col du fémur et du poignet. Ce genre de traumatisme est mal supporté par les personnes âgées. La moitié d'entre elles décèdent l'année qui suit une fracture du col du fémur.

L'ostéomalacie, qui s'apparente au rachitisme, se conjugue presque toujours avec l'ostéoporose. Elle représente une décalcification de la trame osseuse épargnée par l'ostéoporose.

• Toutes les femmes savent qu'on leur propose, sauf contre-indication (risque de cancer du sein), un traitement hormonal à la période de la ménopause, traitement qui peut contribuer à réduire le risque de tassements vertébraux. Ce qu'elles savent moins, c'est que les hormones ne sont que des signaux et qu'elles n'« inventent » pas le calcium. Les hormones ne sont vraiment efficaces que si tous les éléments nutritifs de l'os sont apportés en quantité suffisante. Elles sont encore plus efficaces si l'on pratique avec régularité une activité physique. Elles n'ont pas ou presque pas d'impact sur les risques de fracture du col du fémur ou du poignet. Enfin leur totale innocuité est encore discutée, même une fois les sujets « à risque » écartés.

• On sait depuis très longtemps que des apports calciques précoces ont une importance considérable pour la solidité du squelette.

La première période cruciale est celle de la croissance de la petite enfance qui doit bénéficier d'une supplémentation systématique en vitamine D pour bien absorber le calcium et éviter le rachitisme.

La seconde période, encore plus importante, est très loin d'être l'objet de campagnes de santé publique satisfaisantes. Il s'agit de la poussée de croissance pubertaire, massive et rapide, qui se termine à la fin de l'adolescence par un arrêt sur un capital osseux déterminé. C'est à partir de ce capital, qui devrait être constitué de 1 à 1,200 kg de calcium, que va s'opérer la lente déperdition liée au temps et la perte plus rapide chez la femme à partir de la ménopause.

Pendant ces périodes de croissance, la quantité de calcium fixée quotidiennement sur l'os est trois fois plus importante que lorsque la croissance est terminée. Or, selon quatre études réalisées en France, le pourcentage des adolescentes qui ne reçoivent pas par l'alimentation les quantités recommandées de calcium est élevé : à Niort 95 %, à Dijon 92 %, à Nancy 75 %, à Besançon 95 % !

De plus, les apports recommandés de 1 200 mg de calcium par jour se fondent sur la notion que le taux moyen d'absorption du calcium est de 40 %. Or il n'est que de 34,4 % en moyenne, ce qui nécessite un apport journalier de 1 435 mg.

L'écart est donc encore plus grand entre ce qui est amené par l'alimentation et ce qui serait nécessaire pour aborder l'avenir dans les conditions optimales.

Les experts les plus renommés comme Heaney considèrent qu'à partir de la ménopause les femmes sous traitement hormonal devraient recevoir un apport quotidien de 1 000 mg, les femmes sans hormonothérapie 1 500 mg. Mais de nombreux autres éléments doivent être pris en compte (sources de calcium, apport en vitamine D et en autres nutriments indispensables au métabolisme de l'os, musculature et activité physique).

Ce qui est certain, c'est que la personne âgée présente systématiquement des risques de déficit dans tous les éléments concernés, à commencer par le calcium, qu'elle absorbe de moins en moins bien.

• Les sources de calcium traditionnellement mises en avant sont les produits laitiers, encore les produits laitiers, toujours les produits laitiers. Que ce soit pour les enfants, les adultes ou les seniors, cette écrasante dominance des produits laitiers devrait être pondérée.

Nous sommes la seule espèce qui continue à consommer du lait, un produit destiné aux nourrissons, après le sevrage. Par ailleurs, la composition des laits est différente pour chaque espèce. Il n'y a pas du tout les mêmes cellules, les mêmes anticorps, les mêmes protéines, ni les mêmes proportions d'acides gras, de minéraux et de vitamines dans les laits de femme, de vache, de chèvre, de brebis, de chamelle ou de yack. Or, ce sont les protéines du lait de vache qui sont responsables du plus grand nombre d'intolérances alimentaires. On les soupçonne d'augmenter les risques de certaines pathologies, comme les allergies et le diabète. Par ailleurs, le lait doit fournir une croissance rapide au nourrisson, physique et cérébrale, il est riche en calories et en graisses, certaines graisses étant essentielles à la maturation des neurones.

David Kritchevsky de l'institut Wistar, à Philadelphie, a montré que la composition des protéines du lait est riche en acides aminés, comme la lysine, qui augmentent l'absorption des graisses, et pauvres en acides aminés, comme l'arginine, qui réduisent l'absorption des graisses. Cela implique que, même totalement écrémés, les produits laitiers peuvent favoriser l'absorption des graisses et contribuer au surpoids, aux pathologies cardio-vasculaires, à certains cancers et à l'accélération du vieillissement.

D'autant plus que les graisses du lait ou des produits laitiers concentrés en graisses comme les fromages ou la crème fraîche ou uniquement constitués de graisses comme le beurre contiennent une écrasante proportion de « mauvaises graisses », les acides gras saturés. Elles contiennent aussi des graisses encore moins désirables, les acides gras trans, liés à la fermentation par rumination.

Quelques rares fromages, surtout ceux provenant de vaches qui passent la belle saison dans les pâturages de montagne, contiennent un peu des acides gras qui pourraient, au contraire, réduire les risques de surpoids et de certains cancers.

Le sucre du lait, le lactose, n'est plus digéré correctement par une proportion non négligeable de la population à partir du sevrage. Ce phénomène augmente avec l'âge, contribuant à une mauvaise absorption d'autres nutriments, comme le calcium lui-même, et provoque parfois des troubles digestifs. En revanche, ceux qui digèrent bien le lactose absorbent mieux le calcium. Mais de nombreuses études, comme celles d'Irène Birlouez-Aragon de l'Institut national de la recherche agronomique (INRA), indiquent que, plus on a consommé de lactose, plus le risque de cataracte augmente.

Quant au calcium lui-même, il est bien là. Mais il devrait être en quantité deux fois plus importante que le phosphore. Or, il y a autant de phosphore dans le lait que de calcium. Cet excès de phosphore est soupçonné d'avoir un impact négatif en réduisant non seulement l'absorption du calcium, mais aussi celle du magnésium, déjà très peu présent dans le lait et « épargneur » de calcium.

Enfin, le calcium et le magnésium présents dans certains produits particulièrement gras comme de nombreux fromages sont d'autant plus mal absorbés qu'ils forment des « savons » insolubles avec les graisses saturées.

Alors faut-il complètement rejeter les produits laitiers ? Si l'on ne fait pas d'intolérance aux protéines du lait de vache, non. Et même dans ce cas des produits à base de lait de chèvre, de brebis ou d'autre animal pourraient être consommés.

Les produits laitiers fermentés, comme les yaourts solides ou liquides, ont une composition différente. Avec la fermentation, une bonne partie du lactose se transforme en acide lactique, ce qui donne au yaourt son acidité. Un excès d'acidité la vie durant, lié aux résidus d'une alimentation trop carnée, peut contribuer (faiblement) à la déminéralisation osseuse. D'où une rumeur qui circule, qui fait du yaourt un aliment « décalcifiant ». C'est tout simplement faux. L'équilibre acido-basique est extrêmement stable, et il faut un abus de viandes très prolongé pour constater un effet mesurable. La consommation fréquente de yaourts se révèle, contrairement à celle de la plupart des autres produits laitiers, une bonne source de calcium (ne nous obligeant pas à ingérer en même temps des quantités de composants peu souhaitables), associée à l'amélioration de certaines fonctions digestives et de détoxification et à une réduction de risque de certaines pathologies comme le cancer du côlon.

Metchnikoff, un disciple de Pasteur d'origine bulgare, pensait même que la consommation fréquente de yaourts est un facteur de longévité. Les découvertes récentes montrant que la fermentation amène des molécules nouvelles capables de protéger les gènes pourraient bien lui donner raison.

Néanmoins, il y a yaourt et yaourt. Le yaourt élaboré à partir du lait d'une vache qui n'a jamais vu ni un pré ni le soleil ou qui a brouté près d'une usine d'incinération une herbe assaisonnée de dioxine risque de ne pas avoir les effets espérés. Les ferments traditionnels utilisés pour fabriquer les yaourts résistent mal à l'extrême acidité de l'estomac. Or, l'un des intérêts majeurs des yaourts est de fournir des ferments vivants qui vont se multiplier dans le côlon, continuer à digérer des aliments incomplètement digérés par la partie supérieure du tube digestif et y produire des molécules utiles comme l'acide butyrique, protecteur du côlon, ou la vitamine K, qui, de manière inattendue, contribue aussi à la solidité de notre ossature. Le retraitement de la cellulose par la flore dans le bas de l'intestin peut contribuer à fournir jusqu'à 10 % de notre énergie quotidienne.

Les ferments utilisés dans les « nouveaux yaourts », comme le *Lactobacillus acidophilus,* le *Lactobacillus casei* ou le fameux *Bifidus,* résistent mieux à l'acide chlorhydrique sécrété par l'estomac et sont de ce fait préférables. Il reste, en revanche, beaucoup à apprendre sur les capacités digestives et de synthèse des ouvriers qui travaillent jour et nuit dans l'usine biochimique de notre abdomen.

Certains d'entre eux seraient en mesure de transformer des tannins, pigments inabsorbables, en flavonoïdes de petite taille, et de les rendre ainsi capables de joindre leurs forces à celles de nos autres défenseurs antioxydants.

Et le lait, que faire du lait ? Il faudrait tout simplement le remplacer dans les céréales, les boissons, milk-shakes, glaces, crêpes, gâteaux, sauces, etc., par du lait de soja, parfois par du lait d'amande. Mais à condition – en ce qui concerne le lait de soja (nous n'aborderons pas ici la question des aliments transgéniques sur lesquels l'information est encore insuffisante) – que celui-ci soit enrichi en calcium, car le soja est beaucoup moins riche en ce minéral que le lait. On trouve maintenant facilement du lait de soja contenant autant de calcium que le lait de vache (1 200 mg par litre). Le lait de soja n'a pratiquement aucun des inconvénients que l'on trouve dans le lait de vache. Mais aucun aliment n'est parfait, et l'intolérance aux protéines du soja est assez commune. Le soja biologique est préférable, mais, si du calcium a été ajouté, le producteur n'a plus droit à l'appellation.

Par ailleurs, le lait de soja n'a pas le goût du lait de vache. Dans les recettes, la différence est néanmoins peu sensible.

Le lait d'amande, encore peu répandu, est naturellement riche en calcium, de même que les amandes elles-mêmes, qui peuvent être consommées sous de multiples formes : entières, concassées, effilées, en poudre, en purée, en pâte et incorporées dans d'innombrables recettes.

Mais les fromages, les centaines de merveilleux fromages, aux goûts irremplaçables ?

Au lieu d'en engloutir des pavés, il est possible de les déguster. En petite quantité, d'ailleurs ; quelle chance ! On les goûte mieux, et bien sûr, encore mieux avec du pain et le verre de bon vin rouge « recommandé par la faculté ».

Par ailleurs, certains fromages, moins gras et plus riches en calcium comme le gruyère, le comté, le cantal, l'emmental, le parmesan apparaissent nutritionnellement plus intéressants que le triple crème et tous les fromages industriels à base de pâtes résiduelles (ce sont eux, malheureusement, qui pénètrent dans les cantines scolaires, pour des raisons de coût – quel triste apprentissage du goût, et surtout quelle chance manquée de faire absorber du calcium aux enfants). Mais la source de calcium la plus simple, qui a le double avantage de n'être associée à aucune calorie ni molécule indésirables et d'être accompagnée de son « épargneur », le magnésium, est l'eau minérale. Celle-ci peut être utilisée dans les boissons froides, les boissons chaudes comme le thé, les soupes, et pour cuire tous les aliments qui absorbent l'eau (céréales, légumes secs...). Étant donné la richesse de certaines eaux en calcium, il serait possible d'obtenir les quantités journalières nécessaires uniquement grâce à leur utilisation judicieuse.

Évidemment, il est plus prudent de varier les sources de calcium, en sélectionnant celles qui ne nous obligent pas à ingérer en même temps des calories excédentaires ou des composants peu souhaitables. On peut placer, en tête de cette liste, en dehors des amandes et de tous les dérivés que nous avons déjà évoqués, la sardine entière, de nombreux poissons et fruits de mer, les crucifères, la figue sèche, le cassis, les agrumes...

Certains végétaux verts riches en oxalates, comme les épinards, contiennent du calcium, mais ce calcium, comme le célèbre fer de Popeye, est mal absorbé (en revanche, les épinards représentent une source intéressante d'antioxydants).

• En dehors des excès de graisses saturées, de phosphore et d'oxalates, ce qui est déterminant pour la bonne absorption du calcium, c'est bien évidemment la vitamine D. Les sources alimentaires peu abondantes – poissons gras, jaune d'œuf, foie (dont le plus riche est bien sûr le foie de morue) – ne permettent quasi jamais un apport suffisant. Il doit être complété par la formation de vitamine D dans la peau, par l'intermédiaire des rayons du soleil. Mais l'exposition au soleil est très variable d'une latitude à l'autre, d'une saison à l'autre et d'une personne à l'autre. L'excès de soleil non seulement fait vieillir la peau de manière accélérée, mais augmente les risques de cancers cutanés. Les peaux claires sont plus vulnérables, mais les peaux pigmentées fabriquent beaucoup moins facilement de la vitamine D. Avec l'affinement de la peau avec l'âge, les capacités de produire ce stimulant de l'absorption calcique grâce aux rayonnements ultraviolets baissent progressivement, ce qui amène la quasi-totalité des personnes âgées à une situation de déficit.

De plus, la vitamine D a besoin d'être activée par le foie et par le rein pour être efficace. Or, avec l'âge, cette activation chute aussi. Au total, c'est au moment où l'on en a le plus besoin, aux deux extrémités de la vie, que l'on risque le plus de manquer de vitamine D. D'où la pratique systématique, ancienne chez les enfants, beaucoup plus récente chez les personnes âgées, de prescrire un complément de vitamine D, soit pendant les six mois d'hiver où les sources alimentaires et solaire sont faibles, soit à plus petite dose, toute l'année. Les compléments destinés aux personnes âgées contenant aussi du calcium sont à prendre toute l'année. Mais tout cela doit être modulé en fonction de l'ensemble des données (apports alimentaires, facteurs de risque, niveau d'activité physique, âge, certaines médications et surtout un bilan comprenant une densitométrie osseuse).

L'adjonction de petites quantités de vitamine D dans les produits laitiers, pratiquée depuis longtemps aux États-Unis et permise depuis 1992 en France, n'apporte pas, pour toutes les raisons que nous avons évoquées, de solution satisfaisante.

• Lorsque l'on traite de la minéralisation osseuse et de l'ostéoporose, on parle le plus souvent de la substitution hormonale, du calcium et de la vitamine D, et l'on s'arrête là. Il y a pourtant encore beaucoup à dire.

Jusqu'à présent, le magnésium a été considéré comme un antagoniste du calcium, capable de s'opposer à son absorption, et à une image négative en ce qui concerne l'os. C'est une croyance erronée, mais certaines croyances, reproduites même dans des manuels scientifiques, peuvent avoir la vie dure. Le calcium et le magnésium sont absorbés en des endroits distincts du tube digestif, et il faudrait trois fois plus de magnésium que de calcium pour obtenir un effet négatif. Situation absurde, puisque toutes les recommandations proposent au moins deux fois plus de calcium que de magnésium.

Nous en avons parlé lorsque nous avons abordé l'adaptation aux circonstances stressantes, le magnésium peut, une fois le tube digestif traversé, réguler l'entrée de calcium au niveau des membranes des cellules de l'intérieur de l'organisme. Le passage excessif de calcium déclenche des contractions musculaires, viscérales, vasculaires, accélère le cœur, ce qui se traduit par l'inconfort des manifestations psychosomatiques de la spasmophilie, dont la forme extrême est la crise de tétanie et la mobilisation du calcium sanguin.

Or, le niveau du calcium sanguin est très précisément équilibré. Dès qu'il baisse, de petites glandes, fixées sur la glande thyroïde, sécrètent un messager, la parathormone, qui va entraîner une dissolution de l'os pour remonter le calcium sanguin.

Plusieurs auteurs ont noté une fréquence augmentée d'ostéoporose chez les spasmophiles et une relation, à long terme, entre la déminéralisation osseuse et la calcification de notre artère principale, l'aorte. Car le magnésium est un épargneur de calcium, non seulement parce qu'il minimise les entrées du calcium dans les cellules sous l'effet du stress, mais aussi parce qu'il s'oppose aux dépôts de calcium dans des endroits, non nécessairement cellulaires, comme les fibres de la paroi artérielle, les tendons, qu'ils rendent douloureux (comme dans la périarthrite scapulo-humérale), les reins, où ils forment des calculs. Plus on avance en âge et plus on dépose facilement du calcium, à l'intérieur des cellules (qui en meurent) et à l'extérieur. Ce phénomène lié au vieillissement est efficacement combattu par le magnésium, capable, par exemple, d'empêcher à 97 % les calculs calciques de se reformer dans les reins, et susceptible, dans certains cas, de décalcifier des tissus, ce qui est tout bénéfice pour les os qui peuvent utiliser ce calcium à leur avantage.

Autrement dit, contrairement à ce qu'on a longtemps pensé, le meilleur ami de l'os, c'est le magnésium.

Pour autant, le calcium ne se dépose pas en l'air. Il a besoin d'une grille pour se fixer. Cette grille est composée de brins de collagène sécrétés par des cellules faiseuses d'os, les ostéoblastes. Les ostéoclastes défont l'os, si l'on manque, ou pas, de calcium. Et d'autres cellules, les ostéoblastes, refont de l'os. Pourquoi ne pas simplement garder l'os déjà construit ? Parce que nous avons toujours les mêmes attitudes (assis, debout), parce que nous effectuons toujours les mêmes gestes (se lever, soulever) et que ce sont toujours les mêmes endroits de l'ossature qui subissent des pressions. Au bout d'un certain temps, leur usure, plus rapide, entraînerait des fractures spontanées ou fractures de fatigue.

Pour empêcher ces accidents, les ostéoclastes désassemblent le tissu osseux, et les ostéoblastes, inlassablement, le réassemblent afin de garantir des os perpétuellement rénovés et résistants. Cet entretien nécessite de l'énergie, des nutriments, et en particulier du zinc, indispensable à la multiplication des ostéoblastes et à leur fabrication de brins de collagène. Or, 80 % de la population (100 % des personnes âgées), selon une étude réalisée en France, n'ont pas les apports recommandés en zinc. Avec l'âge, le zinc, comme le calcium, est de moins en moins bien absorbé. Mieux encore, les fortes doses de calcium données maintenant aux seniors freinent l'absorption du zinc !

L'ostéoporose est pourtant une perte de trame osseuse qui entraîne, secondairement, une perte de calcium. Si l'on administre, comme on le fait actuellement, du calcium et de la vitamine D seulement, on traite l'ostéomalacie, mais pas l'ostéoporose. Car, là où il n'y a pas de trame osseuse, le calcium ne peut se déposer. Où risque-t-il d'aller ? Dans les parois artérielles, dans les tendons, dans le cerveau, dans les reins, intensifier la calcification de ces tissus mous, tout en aggravant le manque de zinc indispensable à l'appétit, à l'assimilation des protéines et de certaines vitamines, comme la vitamine B9, à la réparation cellulaire des tissus, à la production de protéines, à la stabilité des gènes, à l'immunité, à l'action anticancéreuse de la protéine P53, à la protection contre les métaux lourds…

La prescription nutritionnelle préventive de l'ostéoporose est une bonne chose. Encore faut-il qu'elle soit complète, sinon elle peut entraîner des phénomènes négatifs. Or, les enquêtes alimentaires montrent que les déficits en magnésium et en zinc touchent la quasi-totalité des personnes de plus de soixante ans.

Peuvent s'ajouter à ces lacunes des manques certainement très fréquents en silicium, qui joue un rôle important dans l'action des ostéoblastes et dans la solidité de la trame osseuse, mais également en vitamine C, nécessaire à la production de collagène, en vitamine B6, qui aide à lier les brins de collagène entre eux et à constituer une vraie trame (« pontage ») et, notion nouvelle, en vitamine K, qui intervient pour que les protéines de la trame soient capables d'attacher le calcium.

Des études montrent que ces considérations ne sont pas seulement théoriques : l'association de calcium aux hormones permet d'en réduire la dose efficace, la prise de magnésium seule peut stabiliser la déperdition osseuse, l'adjonction d'un ensemble de minéraux et de vitamines au calcium entraîne un bien meilleur résultat que la prise de calcium isolée sur la densité de l'os.

• Un autre facteur apparaît trop peu dans l'information donnée au public pour prévenir ou traiter l'ostéoporose : le mouvement.

L'os est constitué de cristaux. La pression sur ces cristaux produit un effet piézoélectrique qui active la circulation, la mutation et l'activité des ostéoblastes dans l'os. L'alitement ou l'immobilisation lors d'une maladie, et surtout la sédentarité rampante et la perte de muscle associées au vieillissement entraînent automatiquement une baisse de l'irrigation sanguine du squelette et une fragilisation globale.

Si les exercices d'endurance peuvent augmenter notre longévité en bonne forme, les exercices de pression peuvent nous aider à conserver, et même à gagner, de la masse musculaire et osseuse ; à éviter de nous ratatiner en perdant de la taille ; à garder notre indépendance locomotrice et éventuellement à gambader de par le monde pour découvrir ce que nous n'avons pas eu le temps de voir durant nos années d'activité professionnelle et parentale.

Ces exercices que nous allons décrire dans la partie suivante consacrée aux muscles peuvent être pratiqués à tout moment, dans la maison, devant la télévision, dans la salle de bains, dans les transports…

• Plus expérimentale est l'injection d'hormone de croissance, qui permet de regagner de la masse musculaire et du tissu osseux. Mais les effets secondaires diabétogènes en particulier et le manque de recul en ce qui concerne le risque d'augmenter la vitesse de croissance de tumeurs (plus on est âgé, plus elles sont fréquentes) incitent à la prudence.

À l'heure actuelle, il apparaît prioritaire d'optimiser la nutrition, de corriger les déficits (par exemple en zinc, fondamental dans la fabrication de muscle et d'os), de suivre un programme d'exercices adaptés, de traiter les carences hormonales déjà bien contrôlées (œstrogènes et progestérone chez la femme, éventuellement testostérone chez l'homme).

Si cela ne suffit pas, il est possible d'utiliser les propriétés stimulantes qu'ont certains acides aminés sur la sécrétion d'hormone de croissance. C'est un traitement beaucoup moins risqué et beaucoup plus économique que l'injection de l'hormone elle-même.

• Quelques autres facteurs peuvent se conjuguer aux précédents, mais ils sont, en règle générale, moins importants : par exemple, l'excès de sel, de café, de viande ou d'alcool, qui augmentent, par des mécanismes différents, les pertes urinaires en calcium. L'aluminium (présent surtout dans les pansements gastriques et l'eau du robinet) prend la place du calcium et fragilise l'os. Le fluor fragilise l'os cortical, et il est abusivement donné par voie buccale aux femmes enceintes et aux enfants, alors que sa présence dans les pâtes dentifrices suffit à diminuer le risque de caries.

• Tout le monde subit inévitablement une déperdition osseuse dès la fin de la croissance. La vitesse et l'intensité de cette déperdition sont accrues dans certaines situations qui peuvent nous inciter à nous servir, de manière plus énergique, des moyens de défense que nous venons de décrire.

Facteurs augmentant les risques d'ostéoporose
– Antécédents familiaux ;
– grossesse, allaitement ;
– alimentation pauvre en calcium (intolérance aux produits laitiers, végétarisme...) ;
– excès de viande ;
– excès de sel ;
– excès de café ;
– excès d'alcool ;
– spasmophilie ;
– alimentation pauvre en magnésium ;
– déficit en zinc (ongles cassants, dédoublés...) ;
– peau claire ;
– absence d'exposition au soleil ;
– sédentarité ;
– maigreur ;
– régime amaigrissant ;
– anorexie ;
– aménorrhée prolongée ;
– sport intensif (chez la femme) ;
– ménopause précoce ;
– troisième âge ;
– certains médicaments (corticoïdes, antivitamines K, antiépileptiques, pansements gastriques à l'aluminium...).

• Il serait judicieux (et économique) de pratiquer une densitométrie osseuse vers l'âge de quarante ans chez la femme et vers l'âge de cinquante ans chez l'homme, visant au moins trois vertèbres lombaires et le col du fémur (et, si possible, le poignet). En cas de facteurs de risque particuliers, cet examen (« absorptiométrie biphotonique ») peut être recommandé plus tôt. Il permet d'évaluer l'intensité et la précocité des mesures de renforcement de l'appareil locomoteur à prendre. Il peut être complété par des dosages : calciurie (perte de calcium dans les urines de vingt-quatre heures), phosphaturie, magnésurie, natriurie, créatininurie (reflet de la masse musculaire), oligo-éléments (en particulier zinc), vitamine D, parathormone, ostéocalcine et télopeptides urinaires (reflet de la perte de trame osseuse ou, au contraire, de sa reconstruction), éventuellement œstrogènes, progestérone et testostérone. Ces examens et la densitométrie à plus long terme permettent d'évaluer l'efficacité des mesures prises.

• En cas de perte importante de densité osseuse, des médicaments peuvent être nécessaires. Mais il faut éviter de traiter une ostéoporose uniquement avec des médicaments, sans considérer la nutrition de l'os, les conseils alimentaires, la correction des déficits minéro-vitaminiques ou hormonaux et les activités physiques. De même est à proscrire la prévention « prêt-à-porter » : traitement hormonal à la ménopause et complément calcique vitaminé D plus tard. Il s'agit là d'attitudes médicales réductionnistes, entachées par la tentation de la facilité, qui coûtent beaucoup trop cher à la société pour qu'elles soient encore longtemps tolérées.

Pour nous résumer :

– 2 ou 3 yaourts biologiques ou fermiers au *Lactobacillus* ou *Bifidus* par jour ;
– 1,5 à 2 litres d'eau minéralisée, riche en calcium (idéalement 500 mg/l) et en magnésium (100 mg/l) dans les boissons froides et chaudes par jour ;
– lait de soja enrichi en calcium à la place du lait de vache ;
– gruyère, comté, cantal, emmenthal, parmesan, beaufort ;
– sardines entières, poissons, fruits de mer ;
– crucifères ;
– amandes sous toutes les formes (entières, concassées, effilées, en poudre, en purée, en pâte, en lait) ;
– figues sèches, cassis, agrumes ;
– foie de bêtes élevées en plein air ;
– 3 ou 4 œufs biologiques par semaine ;
– adaptation des apports en fonction des circonstances (croissance, grossesse, allaitement, sport intensif, stress, spasmophilie, ménopause, troisième âge, médicaments...) ;
– correction des déficits, en particulier en magnésium, zinc, silicium, vitamines B6 et C ;
– exposition modérée au soleil ;
– exercices quotidiens de musculation et de pression sur les os ;
– éviter les excès de sel, de café, d'alcool, de viandes ;
– traitement œstroprogestatif de la ménopause s'il n'y a pas de contre-indication ;
– correction des déficits en testostérone chez l'homme senior, si mis en évidence par un dosage ;

– complément contenant calcium, vitamine D, magnésium, zinc, vitamine B6… à partir de cinquante-cinq ans chez la femme et de soixante-cinq ans chez l'homme, à prendre au dîner ;
– programme intense de « minigym » en cas d'immobilisation et nutrition adaptée ;
– densitométrie osseuse vers quarante ans chez la femme, vers cinquante ans chez l'homme (parfois plus tôt si facteurs de risque) ;
– éventuellement dosages biologiques.

• La prise de calcium répartie sur la journée est moins efficace que la même quantité de calcium prise en une seule fois le soir, par exemple à la fin du dîner.

Les muscles

• Avec l'âge, nos os se fragilisent et nos muscles fondent. On a vu qu'il existe un lien entre les deux phénomènes. Évidemment, le progrès technologique, qui nous permet de travailler beaucoup moins d'heures qu'il y a cent ans, qui a mécanisé bien des tâches difficiles, qui nous évite d'aller chercher l'eau, le bois, le charbon dehors, de faire la lessive, qui nous transporte sans effort à n'importe quel endroit, qui nous offre à la maison informations et distractions, *via* la télévision et maintenant Internet… ne contribue pas à nous donner un corps d'athlète.

En dehors de quelques rares métiers qui impliquent un développement physique (sportif, danseur, déménageur, pompier, garde du corps…), celui-ci est devenu une question de choix personnel, un mode d'épanouissement ou d'équilibre, un plaisir ou une distraction, pour certains solitaire, pour d'autres lié à des interactions sociales, parfois intenses. Ce qui est certain, c'est qu'une activité physique, régulière, intense et même croissante en intensité avec l'âge est l'une des clés majeures du bien-vieillir, et que cela n'est possible que si l'on y trouve du plaisir. Il existe une telle diversité dans ces activités que même la personne qui se croit peu motivée par le sport, peut, en cherchant bien, y trouver son bonheur.

• Comme pour la nutrition, les meilleurs résultats sont liés à un certain degré de variété. Celle-ci résulte, idéalement, du choix d'une activité qui combine quatre dimensions – endurance, force, souplesse et agilité – ou de plusieurs activités qui permettent de se maintenir en forme dans ces quatre secteurs.

Nous avons déjà évoqué des activités impliquant l'endurance, car elles jouent un rôle dans le ralentissement global des phénomènes du vieillissement, ainsi que dans la prévention de plusieurs types de maladies associées à l'âge, comme les maladies cardio-vasculaires et certains cancers.

Toutes contribuent à développer certains muscles et certaines qualités : l'agilité, la coordination, plus rarement la souplesse.

• Même des sports très complets comme la natation, l'aviron, le ski de fond ou des jeux en équipe ne permettent pas de développer et de maintenir à un niveau satisfaisant tous les groupes musculaires importants de notre système locomoteur.

Mais ne va-t-on pas trouver fastidieux ou source de perte de temps la répétition de mouvements de contraction ?

La pratique d'un sport d'endurance, d'équipe ou d'agilité va permettre à chacun d'enregistrer des progrès dans ses performances grâce à ces exercices, sans parler de la sensation de bien-être.

Les jours où l'on n'a pas pu faire sa gym, on sent la différence. Pour la plupart de ceux qui s'astreignent à une pratique régulière de développement physique (dans n'importe laquelle des quatre catégories), celle-ci devient partie intégrante de la façon d'être, une « nourriture », pour ne pas dire une drogue.

En fait, le terme n'est pas si exagéré que cela. On a montré que la dépense sportive entraîne une sécrétion de plusieurs neurotransmetteurs, la sérotonine, qui apporte une sensation de calme s'apparentant à la satiété, et les endorphines, la morphine naturelle que produit notre cerveau pour nous procurer une impression de contentement et de plénitude.

Le sport, quand il n'est pas associé à des stress excessifs, comme la boxe ou la course automobile (peu fructueuses, par ailleurs, sur le plan musculaire), ou à un rythme trop soutenu de compétitions qui ne laisse plus assez de place à la récupération, est véritablement une bonne drogue.

• Comment minimiser la perte de temps ?

Il est toujours préférable de commencer par quelques mouvements d'échauffement : debout, écarter les bras, les replier ; quelques tourniquets des bras ou un mouvement mimant la brasse papillon ; lever une jambe, puis l'autre en avant ; s'accroupir sur les talons et se redresser en se montant sur la pointe des pieds ; allongé sur le dos, une dizaine de ciseaux en tirant un peu plus une fois sur la jambe droite, une fois sur la jambe gauche, les genoux repliés et tenus par les mains, remonter la tête vers eux ; se retourner sur le ventre et décoller la tête et la buste. Chacun de ces mouvements une dizaine de fois. Durée totale : 3 minutes.

Certains préfèrent faire ces exercices au saut du lit, d'autres juste avant les repas.

Il faut toujours commencer la séance de gymnastique de manière progressive. On gagnera en intensité et en amplitude avec le temps. Si l'on pratique à la maison, on aérera d'abord la pièce, afin de bien respirer (on inspire à fond et on souffle pendant le mouvement).

Ces mouvements peuvent se faire ensuite avec des haltères de poignet (en général de 500 g) et des haltères de cheville (au début de 1 kg, on pourra monter plus tard à 2 kg).

Une autre façon de faire de la musculation si l'on est chez soi : mettre les haltères de poignet et cheville et vaquer à ses occupations (la première fois un quart d'heure, puis progresser à son rythme).

Au lieu de prendre l'ascenseur, monter la première semaine le premier étage à pied, et chaque semaine gagner un étage de plus. Si l'on habite au rez-de-chaussée, on peut faire cela chez les autres, dans le métro, etc.

On peut également pratiquer de nombreux exercices durant les temps morts de la journée, chez soi devant la télévision, dans sa baignoire, dans sa voiture lors d'un encombrement ou au feu rouge, ou même (plus discrètement si l'on ne veut pas être pris pour un « barjo ») dans les transports en commun…

Contracter le poing (avec ou sans les accessoires à ressort ou en pâte malléable utilisés par les joueurs de tennis) à gauche, à droite.
Tenir le tranchant de la main avec les doigts et tirer le bras replié vers l'extérieur, à gauche, à droite.
Contracter le biceps à droite, à gauche.

Bras repliés, presser les paumes l'une contre l'autre.
Bras repliés, bloquer l'un dans l'autre l'index et le majeur recourbés en crochets et tirer.
Contracter les abdominaux.
Allonger les jambes et presser un pied contre l'autre.
Allonger les jambes, croiser les pieds et tirer les deux jambes vers l'extérieur.

Cette simple série de mouvements répétés chacun une dizaine de fois, en gagnant peu à peu en intensité, permet de développer la majeure partie des muscles, qui se contractent en chaîne.

Elle peut même se pratiquer alité. À vrai dire, si l'on est immobilisé par une fracture ou par une maladie, il serait encore plus important de le faire le plus souvent possible, même si l'on ne peut pas y mettre toute l'énergie souhaitée, car l'immobilisation entraîne une fonte musculaire et une déperdition osseuse accélérées. En effet, dans ces circonstances, les globules blancs, qui sont chargés de notre défense, sécrètent des substances qui déconstruisent nos muscles pour nous aider à lutter contre la maladie. L'une de ces substances, la cachectine, est la principale responsable des pertes de muscle que l'on subit après un traumatisme, une opération, une infection sévère, et de l'amaigrissement spectaculaire qui peut toucher quelqu'un atteint du sida ou d'un cancer. Mais ce phénomène caricatural, que nous vivons de manière imperceptible au jour le jour, à partir de la quarantaine, s'accélère avec l'âge et progresse par à-coups à l'occasion d'une infection ou d'un problème de santé (les globules blancs s'activent pour des raisons très variées, très peu spécifiques). Or, cette altération progressive de notre composition corporelle entraîne un affaiblissement général de notre organisme (énergie disponible, défenses anti-infectieuses…). C'est la raison pour laquelle la musculation, qui peut apparaître futile ou dégager un parfum de vanité, mérite que l'on s'y intéresse de plus près.

• Il y a d'autres possibilités d'utiliser sa maison, son lit, sa salle de bains ou sa voiture comme « gymnase ».

Assis sur une chaise, accrocher les rebords avec les doigts et tirer vers le haut.
Assis dans un fauteuil, placer les bras pliés à l'extérieur et presser les accoudoirs.
Faire la même chose à l'intérieur et les repousser.
Dans l'encadrement d'une porte, bras tendus, fermer les poings et tenter de repousser les montants.
Poser les avant-bras à plat ou les coudes sur une table, les accoudoirs d'un fauteuil ou un meuble et pousser.
Placer les doigts en crochets sous le rebord d'un buffet, d'un meuble lourd ou d'un lavabo et tirer vers le haut.
Dans la baignoire, presser les parois vers l'extérieur avec les jambes allongées et presser les pieds l'un contre l'autre.
Une fois sorti du bain, tirer la serviette par les deux extrémités.
Maintenir un bout de la serviette en bas d'une main et, de l'autre, plier l'avant-bras (contraction des biceps, à droite, à gauche).
Passer la serviette sur les hanches et la rabattre des deux mains vers l'avant.

Placer la serviette sur l'occiput, baisser la tête et la redresser, mettre un pied au milieu de la serviette maintenue par les deux mains et pousser vers le bas (pied gauche, pied droit).
Pendant que l'on pratique devant le lavabo les soins du visage ou des cheveux, s'accroupir et se redresser en montant sur la pointe des pieds.
Si l'on se masse le cuir chevelu, appuyer fortement avec les doigts.
Sur le lit ou sur un tapis, allongé sur le dos, genoux aux épaules, monter les pieds vers le plafond jusqu'à ce que les jambes soient bien tendues.
Allongé sur le côté, monter une jambe tendue vers le haut, puis, sur l'autre côté, l'autre jambe.
Allongé sur le dos, jambes tendues, légèrement décollées, petits battements rapides parallèles au sol en croisant un pied au-dessus, un pied au-dessous.
Allongé ou assis, contraction des abdominaux (dos bien droit).
Le dos bien collé au mur, descendre en position assise et maintenir la position 5 secondes, 10 secondes, etc.
Dans la voiture bloquée à un feu rouge ou dans les embouteillages, placer les mains à mi-hauteur du volant et pousser vers l'intérieur ou tirer vers l'extérieur.
Les mains placées en bas du volant, paumes vers le haut, remonter les avant-bras vers le haut (biceps et pectoraux).

Vous trouverez probablement vous-même d'autres mouvements que vous pourrez intégrer facilement dans la vie de tous les jours ou dans la vie d'une personne immobilisée.

Évidemment, l'équipement d'un gymnase permet de travailler plus précisément et avec des gradations d'intensité mieux contrôlées chaque groupe de muscles. On peut y bénéficier des conseils du personnel d'encadrement, et certains apprécient l'émulation apportée par l'ambiance d'une salle.

Par ailleurs, on peut facilement améliorer ses possibilités d'exercice à la maison, en voyage ou en vacances, par quelques accessoires : les appareils à ressort ou les pâtes à malaxer pour les mains, les haltères à barre, des extenseurs variés et divers dont certains sont de simples rubans élastiques pour les jambes comme pour les bras, des barres flexibles que l'on plie (bras et pectoraux), des barres que l'on appuie sur le ventre pour les abdominaux, des armatures à bascule qui permettent de développer les abdominaux, mais qui obligent à se mettre par terre et qui sont encombrantes, des plaques tournantes pour mouvements rotatifs (plus risquées pour les déplacements vertébraux), etc.

Si l'on a la chance d'avoir un balcon, un jardin ou une maison de campagne ou pendant les vacances, s'ajoute le plaisir de pouvoir se mettre en forme au grand air.

• Les exercices d'endurance que nous avons énumérés dans la partie générale peuvent aussi tirer parti d'accessoires, plus encombrants, qui contribuent à la forme musculaire : rameur (l'appareil probablement le plus complet), vélo d'appartement, tapis roulant, etc.

• Entre la musculation et l'endurance peuvent être placés les mouvements que l'on fait sur une barre à visser dans l'encadrement d'une porte ou sur un escalier.

Il est préférable de mettre des mitaines ou des gants (comme pour l'utilisation des poids relativement lourds), afin d'éviter la formation de cals à la base des doigts.

Se soulever entièrement et se redescendre lentement (avec ou sans haltères de cheville).

Une fois hissé, réaliser une série de petites tractions (avec ou sans haltères).

Monter les genoux en équerre (avec ou sans haltères).

Monter alternativement un genou le plus haut possible, puis l'autre.

Suspendu par les mains et haltères de chevilles aux pieds, réaliser des ciseaux.

• Pour nous résumer :

- Intégrer environ deux fois par jour, par exemple, avant le petit déjeuner et le dîner, une « routine » d'échauffements, suivie de séries de deux ou trois fois dix répétitions de quelques mouvements permettant de muscler les bras, les pectoraux, les épaules, les abdominaux, le dos, les fesses, les cuisses et les mollets ;
- une séance de base devrait durer environ un quart d'heure (échauffement compris) ;
- plus on avance en âge, plus il est judicieux d'allonger, de diversifier et de multiplier les séances, qui peuvent être associées à d'autres activités (par exemple, regarder une émission de télévision ou une cassette vidéo, écouter de la musique, suivre une méthode d'apprentissage d'une langue, écouter un livre enregistré, etc.) ;
- il est indispensable, dès que l'on est en mesure de le faire, de pratiquer le maximum de ces exercices, s'ils ne sont pas contre-indiqués (par exemple ne pas tirer sur une cicatrice post-opératoire) ;
- on peut enrichir ce programme en intégrant dans des temps morts (bain, séchage avec la serviette, ascenseurs, transports en commun, embouteillages...) des mouvements complémentaires très variés ;
- chaque fois que possible, on réalisera ces activités en plein air, dans une atmosphère non polluée, ou du moins dans une pièce bien aérée. On n'oubliera pas d'inspirer à fond et de souffler pendant la contraction. Pendant ces exercices, on gardera le dos, en particulier la région lombaire, bien droit ;
- des gestes simples, comme prendre l'escalier, plutôt que l'ascenseur ou l'escalator, et la pratique de sport d'endurance, indépendant ou d'équipe, participent à l'acquisition et au maintien d'une musculature optimale ;
- lorsque l'on est débutant ou que l'on s'est arrêté, il faut toujours démarrer progressivement, sans forcer.

• Faire du sport ne va-t-il pas donner plus d'appétit et obliger à consommer plus de calories ?

À moins de s'adonner à un nombre important d'heures d'intenses activités d'endurance, les besoins caloriques ne devraient pas augmenter. En revanche, le sucre sera mieux transporté dans les cellules et mieux brûlé. On va laisser fuir moins de radicaux libres et l'on va tirer plus d'énergie du même nombre de calories, voire de moins de calories. Car, paradoxalement, la sédentarité favorise l'excès calorique, alors que le sport augmente le rendement calorique. C'est probablement l'une des raisons pour lesquelles la pratique régulière d'activités physiques d'endurance contribue à freiner la corrosion moléculaire liée à l'âge.

Par ailleurs, l'état de bien-être provoqué par la montée de la sérotonine et des endorphines cérébrales réduit l'envie de manger.

Bien évidemment, l'alimentation – les sportifs le savent bien –, si elle ne doit pas forcément être plus abondante, doit être bien choisie et faire une large place aux glucides complexes (céréales, légumes secs) et à tous les nutriments essentiels de l'énergie (en particulier le magnésium et les vitamines B).

Si le sport n'augmente pas forcément les besoins en calories, il augmente, proportionnellement à son intensité, les besoins en instruments énergétiques (toujours le magnésium et les vitamines B), et en antioxydants comme les vitamines C et E, le bêta-carotène et le lycopène.

Cela s'explique par la consommation d'oxygène, qui est temporairement augmentée, et par les microsaignements dus à l'étirement des muscles qui libèrent du fer. Par ailleurs, il faut veiller à de bons apports en silicium pour éviter que les tensions sur les tendons ne mènent à des tendinites.

Enfin, lorsqu'on fait du muscle, ce sont des protéines que nous fabriquons, et cette opération réclame du zinc, un minéral malheureusement peu présent dans notre alimentation et mal absorbé.

Pour toutes ces raisons, les conseils alimentaires et les compléments adaptés, comprenant, en particulier, du glycérophosphate de magnésium, du citrate de zinc, des vitamines B, des antioxydants et du silicium agissent en synergie avec les activités physiques : le sport rend la nutrition plus rentable ; la nutrition le sport plus efficace.

• Le dernier aspect essentiel à considérer dans la conservation d'un corps autonome est l'impact hormonal.

À la ménopause, la chute des hormones sexuelles entraîne une réduction du tissu adipeux autour des hanches et une redistribution au-dessus de la ceinture qui déféminise quelque peu la silhouette, mais n'affecte pas de manière importante la masse musculaire.

En revanche, la baisse (due à l'âge) de la testostérone (qui existe aussi chez la femme, mais de manière beaucoup moins marquante) contribue nettement à la fonte musculaire chez l'homme. Il n'est évidemment pas possible de donner de la testostérone, ou l'un de ses métabolites ou analogues, à la femme. Par contre, l'homme qui présente des dosages abaissés de testostérone devrait recevoir, sauf contre-indication (cancer de la prostate), un traitement substitutif.

La méfiance du corps médical par rapport à l'hormone mâle est probablement liée à son utilisation abusive comme anabolisant chez les sportifs. Néanmoins, comme l'ont fait remarquer de nombreux endocrinologues comme le professeur de Lignières, le sport intense fait baisser la testostérone. Son emploi contrôlé dans les limites de la compensation physiologique, liée au sport intensif, et surtout en compensation contrôlée par des dosages chez l'homme qui avance en âge, devrait être de pratique aussi courante que le traitement hormonal de la ménopause.

Pour la personne qui manque de testostérone, la correction de ce manque va potentialiser les effets des séances de musculation. S'y ajoute la dynamisation du tonus général et sexuel. Mais il ne faut pas céder à la tentation d'en prendre plus que nécessaire. Un excès de testostérone peut favoriser le développement de pathologies cardio-vasculaires et augmenter les risques de cancer de la prostate. Mais un excès d'œstrogènes peut aussi élever la fréquence des cancers de l'utérus et du sein. La plupart des gynécologues ne prennent pas la peine d'ajuster les doses par des analyses. Au-dessous d'un certain seuil, les hormones sont inefficaces, au-dessus, elles sont dangereuses.

Quelle que soit l'hormone que l'on manie (œstrogènes, testostérone, hormones thyroïdiennes, insuline...), une surveillance clinique, parfois anatomo-physiologique (le frottis du col utérin), et biologique régulière apparaît indispensable.

L'hormone de croissance est également une hormone essentielle dans la maintenance de la composition corporelle. Cette hormone chute fortement avec l'âge avant même la ménopause. Or, c'est l'une des principales responsables de la perte de muscle et du gain de tissu adipeux, et elle contribue même à la raréfaction de l'os. Des études ont montré que six mois d'administration permettent de revenir pratiquement vingt ans en arrière, en ce qui concerne la composition corporelle. Il n'est pas étonnant que des cliniques, quelque peu marginales, dans des pays où la réglementation n'est pas très exigeante, proposent ce traitement de véritable « rajeunissement ».

Malheureusement, on note des effets secondaires peu encourageants, comme la baisse, déjà connue avec l'âge, de la tolérance au glucose, l'augmentation du risque de diabète, un accélérateur du vieillissement, de rétention d'eau... Et l'on peut craindre à juste raison que cette hormone n'encourage le développement de tumeurs, à partir de cellules cancéreuses, probablement présentes chez la plupart des seniors. Des études récentes semblent montrer que ces phénomènes sont réduits, voire inexistants, si l'on fait appel à des microdoses d'hormone de croissance. Mais ces études demandent confirmation. Par ailleurs, le coût de ce traitement est extrêmement élevé.

Nous ne recommandons donc pas, en l'état actuel des connaissances, de faire des cures par injection sous-cutanée d'hormone de croissance. Par contre, la prescription médicale d'acides aminés ou de leurs dérivés, en particulier l'arginine et l'ornithine, à une dose calculée à partir du poids de la personne et donnée à distance d'un repas, soit 1 h 30 avant une séance de musculation, soit au coucher 2 heures au moins après la fin du dîner, peut entraîner une relance efficace de la sécrétion d'hormone de croissance sans les inconvénients décrits.

Néanmoins, certaines formes d'arginine, par exemple l'aspartate d'arginine, apportent des quantités excessives d'un acide aminé excitateur, l'acide aspartique, qui peut accélérer la perte de neurones.

L'ornithine ne devrait pas être utilisée chez les porteurs de tumeurs ou de facteurs de risque de cancers, car elle entraîne une production accélérée de polyamines, des stimulants de la division cellulaire.

Ce genre de traitement, qui peut compléter les programmes nutritionnels et d'exercice que nous avons décrits, devrait bénéficier d'une surveillance médicale.

• À noter, pour en terminer avec la musculature, qu'avec l'âge l'apport calorique diminue pour les protéines. Il est classique de voir apparaître un dégoût de la viande et une attirance pour le sucre.

La baisse de l'apport protéique, si elle reste dans des limites raisonnables, n'est pas très grave, car nous avons tendance à consommer plus de protéines qu'il ne nous en faut. On insistera plus sur les associations céréales-légumineuses qui, comme chez le végétarien, fournissent un éventail complet des acides aminés essentiels, mais aussi sur les œufs, les poissons, la viande blanche...

L'attrait pour le sucre semble fortement lié à des déficits en vitamines B (en particulier B6, B9 et B12), nécessaires pour fabriquer la fameuse sérotonine, qui contrôle l'équilibre de nos apports protidiques et glucidiques. En corrigeant ces déficits, on obtient un rééquilibrage rapide.

Enfin, plus on avance en âge, plus le zinc est mal absorbé. La quasi-totalité des personnes âgées en manque. Or, le zinc est indispensable à la fabrication et du muscle et de l'os. Le citrate de zinc devrait faire partie, avec le calcium, la vitamine D, le glycérophosphate de magnésium, les vitamines B et les antioxydants, des compléments quotidiens des seniors décidés à bien vieillir.

Les articulations

Le vieillissement s'accompagne, comme tout le monde le sait, d'une moindre souplesse.

Les articulations ont moins d'amplitude et sont moins mobiles, pour deux raisons : les tendons, les câbles qui raccordent nos muscles aux os, se rigidifient, et les cartilages, le revêtement des os, qui se font face dans une articulation, se dégradent.

La rigidification des tendons avec l'âge est connue depuis longtemps en gérontologie. Elle fut même proposée comme l'un des premiers outils de mesure de la vitesse biologique du vieillissement (différente d'une personne à l'autre du même âge). La raison majeure en est un phénomène moléculaire fondamental qui touche l'organisme entier : la formation de liaisons anormales entre des molécules qui, au lieu de coulisser les unes par rapport aux autres, se retrouvent collées les unes aux autres *(cross-linking)*.

La rigidification des tendons peut donc être considérée comme la partie visible d'un vieillissement tissulaire plus global. Ce sont les recherches de ces dernières années qui ont permis d'établir qu'encore une fois la cause la plus importante de cet « engluement moléculaire » est le stress oxydatif dû aux toxiques venus de l'extérieur, aux polluants et aux toxiques venus de l'intérieur, les radicaux libres.

De même, les cartilages usés sont la cible de molécules dont l'action est d'éliminer les parties usées pour les remplacer par des neuves. Ces protéases s'emballent, en particulier sous l'effet de microtraumatismes, mais aussi sous l'effet d'une hyperpression articulaire coupant la circulation sanguine, d'un excès de fer, de globules blancs sécrétant des radicaux libres. La destruction devient plus importante que la reconstruction. Cette reconstruction en vient même à se dérégler et à produire des excroissances anormales parfois appelées « becs de perroquet », au lieu de refaire du cartilage neuf, qui permettrait aux os de pivoter de manière huilée les uns par rapport aux autres.

Ce phénomène a pour nom l'arthrose. À partir d'un certain âge, tout individu a des articulations atteintes par un certain degré d'arthrose. On considère que cela fait partie de la fatalité de la sénescence, comme la raréfaction de l'os, la fonte musculaire, l'affinement et l'assèchement de la peau, la baisse de l'audition, de la vision, de la mémoire, des défenses anti-infectieuses, etc. Mais, s'il n'est pas à l'ordre du jour d'empêcher totalement la sénescence et la baisse des fonctions qui la caractérise, il est possible de freiner la vitesse des dégradations et de retarder parfois considérablement l'apparition des troubles qui en sont la conséquence. Car toutes ces dégradations se font insensiblement, au jour le jour, à un niveau moléculaire. Il faut une accumulation phénoménale de dégradations moléculaires, ajoutées les unes aux autres, pendant des dizaines d'années, avant que l'on en ressente les effets. C'est là le problème majeur. Tant qu'on ne sent rien, on se croit jeune pour l'éternité, et l'idée de la mort ne nous effleure même pas. Alors pourquoi s'occuper de bien vieillir ?

L'une des idées-forces de cet ouvrage est qu'un « programme du bien-vieillir dans le futur » équivaut à un « programme du mieux-être immédiatement ».

Nous allons retrouver dans la prévention de la rigidité articulaire presque tous les conseils généraux déjà développés.

Certains sont néanmoins plus importants : les apports alimentaires et complémentaires en antioxydants, qui réduisent le pontage des tendons et l'accélération inflammatoire des altérations du cartilage, la consommation de produits riches en flavonoïdes, qui peuvent être pris, si nécessaire, en extraits (ces derniers participent à un triple titre à la protection des cartilages : comme antioxydants complémentaires des vitamines et minéraux antiradicalaires, comme chélateurs du fer, dont les excès peuvent avoir des effets dévastateurs sur les cartilages : la plupart des protéases qui l'attaquent sont activées par le fer), et enfin comme protecteurs directs.

En effet, de nombreux flavonoïdes, comme l'a montré le professeur Robert, de l'hôpital Henri-Mondor à Créteil, sont capables de « coiffer » le tissu conjonctif (qui forme les cartilages, les tendons, mais qui sert aussi de frontière, de tissu de soutien, de milieu intermédiaire de liaison pour tous les organes) et d'empêcher sa corrosion par les métalloprotéases.

Un seul problème : nous avons des kilomètres carrés de tissu conjonctif. Et l'on ne peut demander aux flavonoïdes d'aller uniquement là où ils seraient le plus nécessaires. Il faut donc « saturer » l'organisme, et cela représente des quantités quotidiennes importantes (de l'ordre de plusieurs grammes par jour). D'où l'intérêt d'associer les sources alimentaires (fruits et légumes pigmentés, thé, vin rouge) et des extraits associant plusieurs types de flavonoïdes dont les doses sont ajustées en proportion de l'intensité des problèmes.

Un autre élément important de la protection articulaire est le silicium, que l'on trouve dans les céréales complètes en particulier, et en solutions colloïdales (il semble que la forme cristallisée de la prêle puisse favoriser l'inflammation). Il forme une sorte de silicone naturel dans les fibres du tissu conjonctif et lui donne une solidité remarquable. Il est aussi utilisé pour traiter les tendinites.

Enfin, il est nécessaire d'éviter les microtraumatismes sur les articulations. Certains sports comme le parachutisme et le saut en longueur..., pratiqués régulièrement, entraînent l'usure prématurée de certaines articulations.

Le jogging, le cross, le marathon... ne devraient pas être pratiqués sur des sols durs (les marathons organisés en ville me semblent doublement critiquables, car ils usent les articulations et augmentent l'inhalation des polluants de l'atmosphère urbaine). Ces sports nécessitent l'emploi de chaussures adaptées, à semelles présentant les capacités optimales d'absorption des chocs.

D'autres sports fatiguent particulièrement les tendons : le tennis (et son fameux *tennis elbow,* une tendinite du coude), mais aussi l'haltérophilie, le culturisme de haut niveau, les sports associés à des accélérations brutales comme le football ou le rugby, qui touchent plus le tendon d'Achille et peuvent aller jusqu'à sa rupture.

L'échauffement prolongé, les exercices d'assouplissement et les apports optimisés en antioxydants, flavonoïdes et silicium, réduisent les risques.

Mais on n'a pas besoin de pratiquer un sport responsable de tiraillements excessifs sur les tendons ou de microchocs répétés sur les cartilages pour accélérer le vieillissement de ses articulations.

La spasmophilie favorise aussi, à long terme, une usure prématurée des articulations, car elle entraîne des contractions importantes de muscles, qui peuvent aller jusqu'aux crampes, aux torticolis, aux déplacements vertébraux, cela sous l'effet de simples bruits, de mauvaises nouvelles, de soucis, de tensions variées et diverses.

La première observation de ce phénomène, qui date des années 1940, est due au docteur William Kaufmann.

C'est tout récemment que la littérature médicale a reconnu deux entités qui tiennent compte de ce facteur : le syndrome de fatigue chronique et la fibromyalgie, encore appelée SPID (syndrome polyalgique idiopathique diffus). Il s'agit de deux formes caricaturales d'un excès de stress, dont l'une des manifestations sont les douleurs articulaires et musculaires.

La synergie majeure qui permet de prévenir et de traiter l'usure articulaire accélérée liée au stress est l'association de glycérophosphate de magnésium, de taurine et de vitamines B.

Par ailleurs, le magnésium s'oppose aux dépôts de calcium autour des articulations, une autre cause de leur vieillissement, dont l'une des expressions avancées – et douloureuses – est la périarthrite scapulo-humérale.

• La pratique d'exercices d'assouplissement, qu'il est particulièrement judicieux d'intégrer dans les séances d'échauffement avant de se livrer à une activité d'endurance ou de musculation ou à un sport d'équipe, mais qui peut aussi facilement trouver sa place dans quelques moments de la vie courante, est, avec les conseils nutritionnels que nous avons décrits, le meilleur moyen de conserver la souplesse de ses vertes années.

– Étirement vertical des bras ;
– étirement horizontal des bras ;
– étirement des jambes tendues sur appui ;
– flexion arrière de la jambe (la main sur la cheville permettant de coller le talon à la fesse) ;
– écartement des jambes ;
– flexions latérales du buste ;
– flexion antérieure du buste (tête vers les genoux – aide éventuelle des mains sur la nuque) ;
– assis, une jambe allongée, une main sur l'autre cheville amène le pied à l'aine et colle le genou à l'épaule ;
– sur un tapis, roulade en arrière, en posant les épaules (possibilité de petits mouvements latéraux) ;
– petits cercles de la tête penchée en avant, à gauche, en arrière à droite… et en sens inverse ;
– suspension avec ou sans haltères de cheville à une barre pour « déco-opter » les vertèbres et détendre le bassin.

• Bien sûr, nombre d'activités plus globales présentent un gain et un entretien de souplesse : gymnastique, yoga, danse, ski de fond, ski de descente, etc.

• Un dernier conseil : il n'est probablement pas très bon de faire craquer fréquemment ses articulations, cela pourrait entraîner des surpressions du liquide synovial, des microtraumatismes et une hyperlaxité ligamentaire. De nombreux ostéopathes reconnaissent ce fait et développent des techniques (« chaînes musculaires », « crânien », manipulations dans l'eau, etc.) qui évitent d'avoir à faire craquer les articulations pour rééquilibrer l'appareil locomoteur.

La ménopause

• La ménopause qui associe une baisse importante du taux des hormones sexuelles, et le « suicide cellulaire » (apoptose) des ovules encore contenus dans les ovaires est une période qui marque la fin de la fertilité chez la femme.

C'est une période souvent difficile à vivre, d'abord psychologiquement, car la fonction de reproduction est fondamentale dans l'identité féminine. La perte de cette fonction est l'objet d'une forme de « deuil ». Ce passage est en effet ressenti comme l'entrée dans une autre catégorie, c'est une manifestation évidente de l'avancée en âge, associée à des signes objectifs et à des craintes subjectives de vieillissement et de tout ce qui lui est associé : perte de pouvoir de séduction, solitude (d'autant plus que les femmes ayant leurs enfants tard les voient souvent s'éloigner de la maison vers la même époque). Enfin, la baisse des sécrétions hormonales a des répercussions sur l'humeur.

En préménopause, lorsque les cycles deviennent irréguliers, c'est la baisse de la progestérone qui prédomine. Or la progestérone est plutôt sédative. La femme, même non spasmophile, peut devenir plus anxieuse, notamment dans la seconde partie du cycle, en période prémenstruelle où peuvent apparaître ou réapparaître : tension dans les seins, gonflement, légère prise de poids, attirance pour le sucré, irritabilité et fluctuations de l'humeur.

Les gynécologues savent qu'il n'est pas question dans cette phase de préménopause de donner des œstrogènes, qui pourraient aggraver les troubles. Ils prescrivent, en général, de la progestérone seule. Celle-ci serait plus efficace associée à du magnésium et à de la vitamine B6.

Si les troubles de l'humeur sont marqués, ils deviennent une véritable dysfonction sérotoninergique et relèvent du traitement plus intense décrit pour le sevrage tabagique : complexe glycérophosphate de magnésium, taurine, vitamine B6, avec nicotinamide (vitamine PP) à forte dose et dose intermédiaire de lithium, glucides complexes en abondance, natation, massages.

Lorsque la ménopause s'installe vraiment, l'effondrement des œstrogènes (associé à une montée de la FSH) peut contribuer à une vraie déprime, car les œstrogènes, à l'opposé de la progestérone, ont un effet dynamisant sur le cerveau (effet IMAO).

Si le traitement hormonal est complété par des œstrogènes, cette tendance à la dépression s'améliore. Elle sera plus rapidement surmontée si l'on y ajoute, pendant un mois ou deux, un complexe dynamisant comprenant la tyrosine, un acide aminé, associé aux vitamines qui lui permettent de se transformer dans les neurotransmetteurs responsables de la motivation et de l'humeur (noradrénaline et dopamine).

• La manifestation la plus commune de la ménopause sont les bouffées de chaleur. Si les flavonoïdes et le magnésium peuvent marginalement y remédier, seuls les œstrogènes sont vraiment efficaces.

Certaines femmes ne ressentent aucune bouffée de chaleur. En général, cela est dû au fait qu'elles sont un peu « enrobées » et que leur tissu adipeux est capable de produire des œstrogènes à partir d'hormones provenant des glandes surrénales. C'est ce qui explique que ces femmes passent beaucoup plus facilement le cap de la ménopause, qu'elles soient moins « à risque » que les plus minces sur le plan de l'ostéoporose vertébrale, mais qu'elles connaissent, par contre, une fréquence plus importante de cancers du sein.

On peut se demander, dans ce cas, si un traitement œstroprogestatif est vraiment nécessaire et sans danger. Les gynécologues semblent toujours avoir eu tendance à réduire au minimum les contre-indications de la substitution hormonale.

Si personne ne discute l'interdiction de donner des œstrogènes à une femme qui a, ou qui a eu, un cancer du sein ou des microcalcifications suspectes, la question d'en administrer ou non à une femme qui a des antécédents familiaux de cancer du sein ou de l'endomètre, à une femme porteuse d'une mastose, à une femme qui a vécu toute sa vie génitale en hyperœstrogénie relative (syndrome prémenstruel), à une femme ayant assez de tissu adipeux pour maintenir naturellement un certain niveau d'œstrogènes... reste discutée.

Rien n'étant jamais ni parfait ni indiscutable, on est presque toujours amené à peser les bénéfices par rapport aux risques.

Les bénéfices : suppression des bouffées de chaleur, meilleur moral, contribution à la conservation d'une silhouette plus féminine (les œstrogènes maintenant autour des hanches une réserve énergétique destinée à la grossesse et à l'allaitement), meilleure lubrification de la muqueuse vaginale, contribution à une libido plus tonique, ralentissement du vieillissement cutané, osseux et artériel.

Les inconvénients : augmentation des risques de cancer de l'endomètre (mais la progestérone apporte une protection ; néanmoins, certaines femmes à risque devraient bénéficier d'une surveillance régulière), question très débattue d'une augmentation des risques du cancer du sein – la réponse réside certainement dans un repérage plus approfondi des porteuses de facteurs de risque : antécédents familiaux, microcalcifications ou mastose, surpoids, tabagisme prolongé, exposition professionnelle à des toxiques, déséquilibres alimentaires importants comportant des apports excessifs en graisses saturées, insuffisants en graisses de type oméga 3 et en antioxydants, dosages élevés de marqueurs de stress oxydatif (MDA et 80HDG), effets antinutritionnels des hormones qui peuvent aggraver des déficits en vitamines B, antioxydants, magnésium, zinc, et faire monter le cuivre, pro-oxydant. Autre inconvénient : insuffisance de la prévention vis-à-vis de l'ostéoporose, qui doit être complétée, comme nous l'avons vu, par des conseils alimentaires, des compléments et un programme d'exercices.

Qu'en conclure ? Malgré les incertitudes de la science (qui, par vocation, n'en aura jamais fini avec le décryptage complet de la réalité), il faut bien prendre des positions pratiques.

De notre point de vue, certaines femmes, présentant des troubles cardio-vasculaires à type de coronarite ou porteuses de facteurs de risque importants à ce niveau (cholestérol, hypertension, diabète, Lp(a) ou homocystéine ou MDA élevés, ferritine élevée...), devraient recevoir une supplémentation œstroprogestative, car celle-ci est puissamment préventive, mais aussi capable de faire régresser des plaques d'athérome.

Mais les œstrogènes, associés à ces facteurs de risque et aux effets antivitamine E, antimagnésium, etc., peuvent, au contraire, aggraver les risques de phlébite, d'embolie pulmonaire ou d'accident vasculaire cérébral et devraient être systématiquement complétés par un complexe compatible contenant les vitamines et minéraux antagonisés (mais ni fer ni cuivre) et par un complexe antioxydant plus dosé en vitamine E naturelle, bêta-carotène, lycopène, vitamine C et sélénium. Sans oublier, bien sûr, les indispensables conseils alimentaires (fruits et légumes frais, poissons gras, eaux minéralisées...).

La plupart des autres femmes semblent pouvoir bénéficier des avantages d'un traitement substitutif à condition :

- de choisir chaque fois que possible les hormones naturelles (œstrogènes appliqués à travers la peau et progestérone en gélules, à avaler) plutôt que les hormones de synthèse ;

– de doser sous traitement le niveau des œstrogènes afin de n'être ni sous la dose utile ni au-dessus ;
– de compenser les effets antinutritionnels des hormones par un complément minéro-vitaminique compatible et par les conseils alimentaires de base ;
– de pratiquer une densitométrie osseuse pour évaluer l'intensité des conseils alimentaires, des complémentations (calcium, vitamine D, magnésium, zinc, vitamine B6, et éventuellement silicium et vitamine K) et des programmes d'exercices à suivre en prévention de l'ostéoporose ;
– de pratiquer un bilan cardio-vasculaire et du vieillissement (qui commence par la clinique – peau sèche, taches pigmentaires – et se poursuit par quelques dosages essentiels et éventuellement des examens complémentaires), afin de compléter le traitement œstroprogestatif par les autres mesures qui s'imposent.

• Certaines femmes sont heureuses de ne plus avoir de règles. Il est possible de leur donner le traitement hormonal à doses plus faibles mais en continu, afin d'éviter les menstruations.

Néanmoins, cette décision devrait être « éclairée » par un bilan du fer (ferritine, coefficient de saturation de transferrine). À une femme qui présente une surcharge en fer le médecin devrait conseiller de conserver les règles encore quelques années, le temps de réduire cette surcharge.

Autres mesures associées en cas de surcharge en fer :

– Réduction des apports en fer : boudin noir, foie, viande rouge, viande blanche ;
– prise de thé en fin de repas pour réduire l'absorption du fer ;
– prise de magnésium pour combattre la pénétration du fer dans les cellules ;
– prise d'un complexe antioxydant protecteur ;
– vérification de l'absence de déficit en zinc ;
– don du sang.

Si la femme choisit de ne plus avoir de règles malgré une surcharge en fer, ces mesures compensatoires peuvent être intensifiées.

D'autres femmes expriment une méfiance vis-à-vis du traitement hormonal. Il est d'autant plus utile de disposer d'une densitométrie osseuse, d'un bilan cardio-vasculaire et du vieillissement (qui inclut le bilan du fer), pour en discuter avec elles.

Si elles y sont opposées ou qu'elles présentent des facteurs de risque qui rendent hésitant ou de véritables contre-indications, quelles sont les solutions ?

On parle alors beaucoup en ce moment du soja et de quelques autres aliments ou plantes qui contiennent des hormones végétales capables d'avoir des effets comparables aux hormones humaines.

La sauge est connue depuis longtemps, mais on manque d'études permettant de proposer la sauge ou ses extraits pour remplacer – et à quelle dose ? – les œstroprogestatifs. Le yam et d'autres produits, mis en avant beaucoup plus récemment, ne bénéficient pas plus des précisions qui permettraient d'en faire des traitements alternatifs.

Le soja, qui contient des phyto-œstrogènes, a un avantage certain : il est déjà de consommation courante et sa toxicité potentielle est quasi inexistante. Par ailleurs, il contient des antioxydants et de bonnes graisses comme la lécithine et se trouve enrichi en calcium.

Les phyto-œstrogènes qu'il contient auraient la capacité paradoxale d'avoir, d'une part, un effet œstrogénique capable de contribuer à la réduction des risques d'ostéoporose et, d'autre part, un effet freinateur des hormones naturelles de la femme, ce qui participerait à une réduction des risques du cancer du sein.

Ces deux phénomènes : fréquence très basse des taux de cancers mammaires et fréquence plus basse de l'ostéoporose malgré une alimentation pauvre en calcium, quasi dépourvue de produits laitiers, sont constatés dans des pays qui consomment de grandes quantités de soja, comme au Japon.

Néanmoins, le dossier du soja est un dossier trop récent pour que l'on puisse affirmer que le fait de consommer tous les jours un litre de lait de soja enrichi en calcium, un ou deux yaourts au soja et quelques fois par semaine une recette à base de tofu ou de tempeh soit capable de remplacer un traitement hormonal classique.

Les sources de phyto-œstrogènes
Lait de soja enrichi en calcium
Yaourt au soja
Tofu
Tempeh
Pois chiches
Autres légumineuses
Céréales complètes
Huile de lin
Thé vert
Vin rouge
Bière

Enfin, mais cela est du domaine expérimental, un chercheur de l'INRA américain (USDA), Forrest Nielsen, a mené quelques études qui indiqueraient que l'administration de 3 mg de bore par jour remonterait les niveaux œstrogéniques de la femme ménopausée à des taux de période fertile. Ce résultat étonnant nécessite confirmation.

Dernier détail : en ce qui concerne la sécheresse de la muqueuse vaginale (celle-ci peut rendre les rapports sexuels douloureux), on peut prescrire des crèmes et des ovules œstrogéniques et utiliser, bien sûr, des lubrifiants.

De nombreux facteurs peuvent être responsables d'une ménopause précoce…

– génétique ;
– stress aigu ou chronique ;
– tabagisme ;

- exposition à des toxiques ;
- ablation chirurgicale des ovaires ;
- déficit en vitamines B ;
- anorexie mentale ;
- sport d'endurance excessif ;
- pathologie endocrinienne ;
- maladie grave intercurrente.

Certaines aménorrhées ou certaines irrégularités importantes des cycles sont passagères, par exemple quand elles sont liées à un stress, à une perte excessive de tissu adipeux (anorexie, pratique régulière de course de fond...), à des déficits vitaminiques et réversibles. D'autres s'installent définitivement (pour certaines patientes avant même l'âge de quarante ans). À l'inverse, des femmes déclarées ménopausées, en prenant des compléments minéro-vitaminiques, voient leur cycle réapparaître de manière régulière, sans traitement œstroprogestatif, à des âges aussi avancés que cinquante-cinq, ou même soixante ans.

L'andropause

Si les hormones sexuelles féminines connaissent une baisse brutale à la ménopause, la testostérone, l'hormone sexuelle masculine, subit un déclin progressif avec l'âge.

La variété génétique, ethnique et individuelle, est importante dans le niveau de départ et dans la vitesse du déclin. Par exemple, nombre d'ethnies africaines ont un niveau de testostérone en moyenne plus élevé au départ, associé à une masse musculaire plus importante que chez les ethnies européennes ou asiatiques, mais aussi à une fréquence plus élevée de pathologies cardio-vasculaires et de cancers de la prostate.

Par ailleurs, le métabolisme des hormones mâles dépend, comme celui des hormones femelles, de la nutrition. Le déficit en zinc est plus fréquent encore chez les hommes que chez les femmes, car chaque éjaculat est l'occasion d'une perte moyenne d'un milligramme de ce minéral. Or, le zinc est indispensable à l'activation de la testostérone (comme à la spermatogenèse, la multiplication des spermatozoïdes).

Il a été récemment mis en évidence que les fonctions testiculaires sont extrêmement sensibles aux toxiques.

Les banques du sperme ont enregistré, dans divers pays, une diminution par deux du nombre de spermatozoïdes dans l'éjaculat de l'homme sain. On incrimine de nombreuses molécules ayant des effets proches des œstrogènes (mais une étude récente innocente le soja, étant donné que le remplacement du lait de vache par le lait de soja à vie chez le garçon n'entraîne aucune altération de la maturation ni de la fonction sexuelles). Certaines de ces molécules qui proviennent des plastiques d'emballage alimentaire sont reconnues capables d'atrophier le testicule.

Le cadmium, un métal lourd présent dans certains aliments comme les rognons et dans le tabac, s'oppose à l'action du zinc, mais, apparemment, le plomb et le mercure sont capables d'en faire autant.

Le tabac, bien évidemment, avec son million de milliards de radicaux libres par bouffée de cigarette, représente une véritable irradiation pour l'organisme entier. Mais le testicule y semble encore plus sensible que le reste du corps.

Le tabac est un facteur majeur de baisse de toutes les fonctions testiculaires, chez l'homme, la première cause de fausses couches chez les femmes, la raison d'une augmentation de 50 % du risque de cancers chez les enfants de pères fumeurs. Cela est dû à la déformation des gènes qui transmettent définitivement à la descendance un patrimoine altéré. Ses conséquences pathologiques peuvent ne s'exprimer que des générations plus tard, lorsque le descendant rencontre un partenaire porteur d'altérations similaires. Le tabagisme est aussi une cause majeure d'infertilité et d'andropause précoce.

Un très grand nombre d'autres toxiques ont un impact sur les organes génitaux masculins. Cela explique, peut-être, que ce sont eux qui contiennent la concentration la plus élevée dans tout l'organisme d'un puissant antioxydant, le lycopène.

La chaleur excessive du testicule plaqué au corps par les slips ou les pantalons serrés a un effet négatif sur la fertilité, qui pourrait aussi être dû à l'augmentation de l'émission des radicaux libres avec la chaleur. Conclusion : vive le caleçon !

L'évitement des toxiques, les apports antioxydants alimentaires et complémentaires, la correction des déficits en zinc peuvent contribuer à ralentir le déclin des fonctions testiculaires. Mais il semble que, quel que soit le niveau d'où l'on parte et quelle que soit la qualité de son environnement et de sa nutrition, si la baisse de la testostérone peut être repoussée, minimisée, elle finit, à partir d'un certain âge, par passer sous un seuil qui aura pour conséquences une fonte de la masse musculaire, une raréfaction osseuse, une baisse du tonus psychique et de la libido.

Dans ce cas, il est légitime de doser la testostérone libre, éventuellement le sulfate de DHEA, les oligo-éléments, en particulier le zinc, et les marqueurs des stress oxydatif et toxique (MDA, 8 OHDG).

À partir de là, les corrections nécessaires peuvent être réalisées, y compris l'administration d'une forme naturelle de testostérone à travers la peau.

Comme chez la femme, ce traitement doit être contrôlé par des dosages, afin de n'être ni en dessous des doses efficaces ni au-dessus.

La contre-indication absolue est le cancer de la prostate. Un adénome prostatique incite à plus de prudence dans les doses et à une surveillance plus étroite. Si d'autres marqueurs sont mauvais (PSA, MDA, 8 OHDG...), il faut éviter l'administration d'hormones.

En cas de facteurs de risques cardio-vasculaires, et selon leur intensité, l'administration est soit déconseillée, soit associée à un protocole alimentaire, complémentaire et d'exercices adaptés.

Symptômes qui peuvent attirer l'attention sur un surdosage en testostérone :

- nervosité ;
- agressivité ;
- acidité stomacale.

La sexualité

Récemment, l'injection pénienne d'un vasodilatateur et le Viagra® ont acquis les lettres de noblesse de la fiabilité scientifique. Mais les injections peuvent ne pas enthousiasmer tout le monde : le Viagra® serait responsable, à ce jour, de plus de cent décès chez des personnes ayant des problèmes cardio-vasculaires, et il n'est pas à la portée de toutes les bourses.

Avant d'essayer le Viagra® ou son équivalent pour la femme, il semble que cinq choses essentielles doivent être considérées :

- l'absence d'une cause organique, vasculaire ou autre, bien connue des spécialistes. Dans ce cas, on peut proposer à l'homme une solution chirurgicale comme l'implant pénien ;
- l'absence d'un déficit endocrinien, que l'on peut corriger par l'évitement des toxiques, une rééquilibration nutritionnelle et un traitement hormonal ;
- l'absence d'une fatigue générale expliquant l'extinction du désir sexuel ;
- l'absence d'un déficit nutritionnel ayant un impact cérébral sur la libido ;
- l'absence d'une cause relevant de la psychologie, des interactions personnelles ou du « savoir-faire ».

La nature a prévu un « interrupteur » qui, en cas de baisse d'énergie, quelle qu'en soit la raison, coupe toute envie d'activité de reproduction, afin de sauvegarder ce qui en reste pour la survie de l'individu.

Nous pensons, de par notre expérience, que ce mécanisme est la cause la plus fréquente des baisses de régime sexuel.

Évidemment, avec l'âge, de nombreuses raisons réduisent le niveau d'énergie disponible : moins bonne absorption des nutriments, circulation moins efficace, passage du sucre plus difficile dans les cellules, déficit en vitamines et minéraux essentiels à la production d'énergie (en particulier magnésium et vitamines B), altération des centrales énergétiques de la cellule (les mitochondries), qui se trouvent aux premières loges du mitraillage par les radicaux libres.

La marge d'énergie excédentaire par rapport aux priorités vitales, éventuellement disponible pour une activité sexuelle, peut donc être d'autant plus facilement décapitée par un certain nombre d'agresseurs.

Un rhume, une simple infection nous pompent de l'énergie, une maladie grave, bien plus encore... Par ailleurs, de nombreux traitements fatiguent : par exemple, les bêtabloquants.

D'où l'importance d'adapter à chaque circonstance nos besoins alimentaires, en vitamines et en minéraux. Nous avons plus besoin d'énergie, de vitamines et de minéraux lors d'une infection ou de n'importe quelle maladie. Si cette adaptation n'est pas réalisée, nous allons perdre du muscle et subir une fatigue résiduelle plus longue et plus difficile à surmonter.

Plus nous sommes exposés à des toxiques (atmosphère enfumée, embouteillages, peinture fraîche, viande ou poisson trop cuits...), plus nous devons mobiliser de l'énergie pour les éliminer, les neutraliser et réparer les dégâts qu'ils nous causent.

Quant au stress, il est, à de nombreux titres, fatigant, car il mobilise souvent plus d'énergie que nécessaire. Cette énergie non utilisée dans l'action se retourne contre nous et provoque des troubles psychosomatiques (céphalées, palpitations, douleurs abdominales...), la stimulation des cellules entraîne une sortie de magnésium, qui passe dans les urines, cette perte de magnésium nous rend encore plus réactifs au stress et encore plus fatigués.

On peut se rendre compte de l'énergie que le stress nous coûte au jour le jour lorsque l'on a vraiment une grosse peur. On traverse une rue et une voiture nous manque de peu. Nous reculons le plus vite possible vers le trottoir et nous restons là quelques instants, les jambes flageolantes, la tête vide, incapables de bouger.

Les petits stress de la journée sont mille fois moins forts, parfois à peine perçus, mais mille fois plus fréquents. Le soir, on a plus envie de rentrer que de sortir de sa coquille.

Nous avons décrit dans le chapitre général de cette partie comment, au-delà des choix d'environnement et de mode de vie, nous pouvons réduire l'énergie gaspillée *via* le stress.

• Le surmenage et des stress aigus ou répétés peuvent non seulement dépléter notre énergie physique, mais aussi vider de leur tonus les circuits cérébraux responsables de l'attention, de la concentration, de la motivation et de la libido.

Les cellules nerveuses, surstimulées, ont sécrété leurs messages, sous la forme de neurotransmetteurs, et les matériaux nécessaires pour les remonter à niveau ont fini, sous l'effet de la surchauffe, par s'épuiser, et les neurostransmetteurs avec eux. Le résultat : une lassitude psychologique, un manque de ressort, d'envie, une perte de la notion de plaisir à anticiper..., autrement dit, une déprime et, avec elle, la « petite bête » recroquevillée au plus profond de sa coquille.

En dehors du changement de mode de vie, du départ en vacances ou en cure de thalassothérapie, il faut surtout ne pas aller s'empêtrer dans une psychiatrisation de son épuisement et dans la prise d'antidépresseurs. Il suffit de redonner aux neurones les matériaux qui leur manquent pour relancer la production des neurotransmetteurs dynamisants : la tyrosine et les vitamines B, qui lui permettent de se transformer en noradrénaline et dopamine. Dès la première semaine, on peut de nouveau ressentir la petite démangeaison des profondeurs qui nous pousse à mettre le nez dehors, au cas où quelque chose d'agréable pourrait nous arriver.

À part les pannes aiguës d'origine hormonale, énergétique ou neuronale, et malgré la considérable évolution des mentalités que nous avons vécue depuis les années 1960, l'auto-inhibition rampante signe encore la présence, au fond de notre inconscient collectif, des hydres religieuses qui ont dominé la vie culturelle des millénaires précédents.

Les dimensions sensuelles et sexuelles de la vie affective peuvent se développer et s'épanouir au même titre que les dimensions nutritionnelles ou sportives de la vie physique, les dimensions scientifiques ou artistiques de la vie culturelle ou les dimensions familiales et associatives de la vie sociale.

• On peut citer enfin le fait qu'avec l'âge des muscles déjà sous-développés chez le jeune se relâchent. Ils interviennent dans la continence et dans les rapports sexuels. Des exercices, comme celui qui a rendu célèbre le chirurgien urologue Kegel, seraient à faire connaître bien avant l'apparition d'un début d'incontinence, lors des cours d'éducation sexuelle de l'adolescence.

Il s'agit tout simplement de contracter un muscle appelé « releveur de l'anus », qui nous sert à bloquer une envie de défécation. C'est un exercice discret qui peut se pratiquer, chez les garçons et les filles, chez les hommes et les femmes, dans des situations de la vie courante ou de manière moins discrète, mais plus efficace, en insérant, pour la femme, deux doigts ou un pénis artificiel dans le vagin, afin de les serrer au maximum, pour l'homme en profitant de l'érection matinale, par exemple, pour entourer la base du pénis avec la main et le contracter au maximum, ou debout en plaçant un tissu sur l'extrémité du pénis et en le relevant le plus près possible du ventre.

Ces exercices n'ont d'intérêt, comme les autres, que répétés par séries.

N. B. 1 : L'érection matinale étant souvent spontanée, il n'est pas interdit d'en profiter.

N. B. 2 : Il est plus facile de refaire l'amour dans les vingt-quatre heures qui suivent un rapport.

N. B. 3 : Les caresses, clitoridiennes ou pas, sont au moins aussi importantes que le coït.

N. B. 4 : Échangés, les fantasmes deviennent bien plus excitants.

Pour en revenir aux aphrodisiaques doux, si un peu d'alcool peut désinhiber, trop d'alcool peut entraîner, au moins chez l'homme, une panne. Les épices agressives ont un effet vasodilatateur, mais que l'on risque de payer par la suite aux niveaux de la muqueuse digestive et du système veineux, hémorroïdaire mais aussi global. Le gingembre, qui se révèle, par ailleurs (comme la corne de rhinocéros), riche en zinc, est peu agressif et apparemment aussi efficace (c'est-à-dire peu).

La racine coréenne mythique qui est le plus étroitement associée à la famille de ces aphrodisiaques doux est, bien sûr, le ginseng. Jusqu'à présent, c'est celui qui semble être le plus efficace, tout en ayant l'avantage d'avoir montré à l'analyse – comme le gingembre – une grande richesse en antioxydants.

La peau

Peau plus fine, peau plus sèche, peau tachetée de pigments, peau moins élastique, peau ridée, peau qui cicatrise moins bien… Le cortège des plaintes qui fait la fortune de l'industrie cosmétique et de quelques médecins qui ont choisi le créneau de l'esthétique est bien le reflet de la réalité du vieillissement.

Notre peau est une partie des quelque 100 000 milliards de cellules qui nous composent. Si les membranes de ces cellules deviennent sèches et rigides, les analyses montrent que beaucoup de leurs cousines, moins visibles, les cellules qui composent l'intérieur de notre organisme, ont des membranes qui souffrent des mêmes troubles. On casse, par exemple, les globules rouges, et on fait le compte de toutes les catégories d'acides gras qui les composent. On constate alors que nous manquons tous d'acides gras poly-insaturés oméga 3.

Ces cellules sont aussi les plus sensibles aux radicaux libres et aux polluants. La plupart des personnes testées manquent aussi, dans la membrane de leurs cellules, d'un autre acide gras, l'acide gamma-linolénique ou GLA. Or, comme les oméga 3, il est indispensable à la bonne hydratation de la peau, à sa souplesse, au passage des nutriments, à la bonne communication entre les cellules, à la fabrication de messagers protecteurs contre les agents infectieux, contre l'inflammation, contre certains cancers, contre les pathologies cardio-vasculaires (on les appelle les prostaglandines).

Nous devrions être capables de fabriquer du GLA, mais, pour cela, il faut du zinc et 80 % de la population n'ont pas les apports recommandés en zinc. Par ailleurs, l'excès de mauvaises graisses (saturées, trans), de sucre, le diabète, et même le stress… encore lui ! peuvent bloquer la production du GLA. Malheureusement, celui-ci n'existe pas dans l'alimentation, on ne le trouve que dans des huiles « pharmaceutiques » comme l'huile d'onagre ou de bourrache.

Enfin, pour protéger les « bons » acides gras des membranes des cellules, de la peau comme des autres organes, interviennent nos compagnons de route, les antioxydants, vitamines E et C, bêta-carotène et lycopène, sélénium et flavonoïdes principalement.

Une peau qui s'assèche, qui se pigmente par taches, qui vieillit de manière prématurée ne doit pas être seulement l'objet de soins cosmétiques, comme une crème hydratante, ou de soins dermatologiques comme la dermabrasion.

Elle doit être l'occasion d'un bilan du vieillissement global et mener aux conseils alimentaires, aux corrections de déficit et aux prises de compléments capables de restaurer la souplesse, la fluidité des membranes de l'ensemble des cellules de l'organisme.

■ **En continu**

– manger suffisamment de poissons gras (marinés, à la vapeur, pochés) ;
– assaisonner les mets à l'huile de colza ou de lin, en bouteille de verre ;
– choisir une pâte à tartiner au colza (à ne pas cuire) ;
– éviter les excès de graisses animales et de produits laitiers (en dehors des yaourts) ;
– consommer un maximum de légumes et de fruits frais ;
– boire beaucoup d'eaux minéralisées ;
– consommer du thé, en particulier vert ;
– prendre un complexe minéro-vitaminique compatible de base (sans fer ni cuivre) ;
– prendre un complexe antioxydant (vitamines E et C, bêta-carotène, lycopène, sélénium).

■ **En cure correctrice**

– utiliser de l'huile d'onagre ou de bourrache ;
– du citrate de zinc ;
– prendre éventuellement un complexe antioxydant plus dosé.

Si l'on mettait, bout à bout, les 100 000 milliards de cellules qui nous composent, elles parcourraient deux fois et demie le tour de la terre. On comprend que le remplacement et la réparation des molécules qui les composent puissent prendre un certain temps. Il faut compter un minimum de trois mois pour corriger un déficit en zinc, jusqu'à un an chez les seniors, et plusieurs années pour restaurer la santé membranaire des cellules.

La couche la plus profonde de la peau, qui contient du tissu conjonctif, est gourmande en silicium et en flavonoïdes. C'est elle qui est plus concernée dans le relâchement du revêtement cutané.

Si le facteur stress est important (il peut réduire la circulation sanguine, ce qui se remarque par une froideur des extrémités, par un ralentissement de la pousse des cheveux ou par une perte de cheveux), on fait appel à la trilogie glycérophosphate de magnésium-taurine-vitamine B6.

Si la vulnérabilité au stress est équilibrée par la consommation de tabac, on y ajoute abondance de glucides lents, natation, massages, nicotinamide et lithium, sans oublier la tyrosine pour le côté dynamisant.

Bien sûr, en dehors du tabac, de la pollution et du stress, le principal accélérateur du vieillissement cutané est le soleil.

Comparez la « peau de bébé » pâle, sans taches, lisse, souple et douce des endroits de votre corps non exposés au soleil (sous les aisselles, les flancs, les fesses...) avec la « peau de reptile » assombrie, parsemée de pigments de vieillesse, sèche et rugueuse des endroits les plus exposés comme le haut du dos, les épaules et l'extérieur des bras.

L'énergie des rayons solaires nous apporte lumière et chaleur, favorise la synthèse de vitamine D dans notre peau, et a, probablement, un effet antidépresseur. Mais, en excès, les UVB, qui touchent l'épiderme, et les UVA, beaucoup plus nombreux et qui pénètrent plus profondément jusqu'au derme, percutent leurs composants et les endommagent comme des radicaux libres.

Les acides gras sont oxydés, ce qui assèche la peau. Les gènes sont altérés, ce qui accélère le vieillissement et augmente les risques de cancers. Des enzymes sont activées qui multiplient les dégâts. Bien sûr, les antioxydants se mobilisent pour nous protéger, mais ils s'épuisent. Au bout de quelques semaines d'exposition moyenne, le professeur Biesalski a montré que les antioxydants ont chuté et que les marqueurs d'oxydation (comme le MDA) ont augmenté non seulement dans la peau, mais dans le sang.

Autrement dit, l'exposition excessive au soleil contribue à faire vieillir le corps entier. Une étude publiée en septembre 1998 estime que les personnes qui ont eu un cancer cutané peu agressif ont plus de risques de mourir d'autres cancers.

Que faire ?

Éviter les coups de soleil. La brutalité de l'exposition au soleil crée beaucoup plus de dommages qu'une exposition progressive. Et ces dommages s'accumulent tout au long de la vie. Éviter les heures les plus chaudes. Le parasol et le T-shirt à manches longues apparaissent comme une protection plus efficace que les crèmes écran total qui doivent protéger des UVA et des UVB. Penser en particulier aux enfants qui courent tout l'été « à poil » sur la plage. C'est à cet âge que la peau est la plus fragile. Le T-shirt à manches longues semble difficilement remplaçable sur la plage comme dans l'eau.

N'oublions pas qu'au bord de l'eau, sur l'eau et dans l'eau, les effets de réflexion et de loupe potentialisent l'agressivité des ultraviolets. De même que la raréfaction du filtre atmosphérique et la réflexion sur la neige en montagne.

Enfin, mieux vaut choisir une exposition modérée et progressive au soleil aux séances, trop agressives, d'UVA. De notre point de vue, les lampes à bronzer devraient tout simplement être interdites.

On peut, par contre, faire une bonne cure de légumes et de fruits riches en bêtacarotène et en lycopène et prendre, quinze jours avant de partir au soleil, des doses importantes de ces caroténoïdes qui donnent déjà une teinte à la peau et la rechargent en substances protectrices. On les associera aux autres protecteurs concernés : vitamines E et C, sélénium, et à des molécules qui participent à la réparation de la peau : huile d'onagre ou de bourrache, citrate de zinc, nicotinamide, acide aminé soufré. Ces complexes seront pris durant la durée de l'exposition au soleil et environ quinze jours après le retour des vacances.

Il est nettement conseillé de les associer à des crèmes hydratantes, en particulier à base d'*Aloe vera*. Le gel d'*Aloe vera* pur, appliqué plusieurs dizaines de fois par jour, semble la bonne réponse à un coup de soleil.

Penser, par ailleurs, à boire suffisamment, en particulier fruits pressés, cocktails diététiques, thé frappé, eaux minéralisées.

Dans la prévention des rides qui touchent plus particulièrement le visage, trois mesures peuvent être d'une efficacité quasi totale.

D'abord, observez vos expressions dans la glace. Autant il est sympathique de plisser les paupières (ce qui contribue aux pattes-d'oie) lorsque l'on sourit, autant le sourire peut rester chaleureux sans que l'on ait à se brider les yeux.

Beaucoup d'entre nous ont du mal à ne pas plisser le front en regardant vers le haut. Ce réflexe peut être complètement désappris.

Évidemment, le stress, encore lui, toujours lui, favorise la ride de froncement qui est centrée entre nos sourcils, comme les rides frontales.

Dans ce cas : glycérophosphate de magnésium + taurine + vitamine B6.

Enfin, entraînez-vous à dormir plutôt sur le dos, le poids du visage sur l'oreiller contribuant à l'apparition d'autres rides.

Deuxième mesure : appliquez toute votre vie, matin et soir, une crème hydratante, si possible une émulsion, en massant particulièrement le contour des yeux et le front.

Troisième mesure : suivez les conseils déjà donnés. La qualité de la peau dépend des éléments qui la composent, c'est-à-dire de votre nutrition, ce qui nous ramène aux conseils donnés au début de ce chapitre sur la peau.

■ **« J'ai déjà des rides, que puis-je faire ? »**

Tout ce que l'on vient de dire, plus l'application externe, sous contrôle médical, d'acide rétinoïque dilué, la forme la plus active de la vitamine A.

On peut y ajouter des soins externes plus ou moins agressifs et des interventions chirurgicales. On reprochera cependant à certaines d'entre elles de retendre trop la peau et de donner un visage figé, beaucoup moins expressif.

Avec l'âge, les cheveux et les ongles deviennent de plus en plus fins, cassants et rares.

Les acides aminés soufrés qui les composent peuvent être donnés en assez grande quantité, associés à du zinc et à de la vitamine B6, pour les renforcer.

Le massage régulier du cuir chevelu, le contrôle du stress, qui réduit la perfusion sanguine de la racine du cheveu, l'application de minoxidil (une fois commencée, elle ne peut plus être interrompue) et l'implant de cheveux naturels font partie de l'arsenal des réponses préventives et reconstitutrices.

Quant au blanchissement des cheveux, on sait qu'il peut advenir brutalement ou être accéléré par le stress, ce qui suggère un mécanisme vasculaire, mais il reste mal compris et n'a pas véritablement de réponse efficace autre que la teinture (naturelle, évidemment).

Avec l'âge et plus chez l'homme que chez la femme, on note une nette tendance à la prolifération des poils des sourcils, des oreilles et des narines, ce qui n'est pas toujours esthétique et peut être combattu par l'épilation.

Une mauvaise circulation veineuse peut contribuer à des problèmes de peau : varicosité, veines apparentes, mauvaise nutrition cutanée qui peut aller jusqu'à la « dermite ocre » et, à l'extrême, provoquer des ulcères de jambes.

Éléments essentiels de prévention et de traitement

– Ne pas porter de vêtements serrés à la taille (y compris les bas de contention dont la pression doit être dégressive des pieds aux hanches) ;
– éviter la chaleur : sauna, bain très chaud, soleil ou alterner avec de l'eau très froide, vacances à la montagne plutôt qu'à la mer ;
– éviter les appartements à chauffage par le sol ;
– éviter autant que possible les piétinements et les métiers à station debout prolongée ;
– prendre une douche froide le soir ;
– éviter les épices agressives (poivre, paprika, chili, curry…) vasodilatatrices ;
– éviter l'excès d'alcool (vasodilatateur) ;
– prendre des apports alimentaires riches en antioxydants, flavonoïdes et bons acides gras ;
– prendre un complexe antioxydant ;
– prendre des compléments de flavonoïdes en cure ou en continu ;
– relever l'extrémité du lit ;
– mettre les jambes en l'air avant de dormir.

L'un des dangers de l'insuffisance veineuse circulatoire est la phlébite et la migration d'un caillot, en général, dans un poumon. Pour l'éviter, si l'on souffre de jambes lourdes, on consultera un phlébologue qui prescrira une échographie Doppler.

Insister sur les poissons gras, l'huile de colza, la pâte à tartiner au colza et le complexe antioxydant, fluidifiants du sang.

En cas d'immobilisation (grossesse, maladie, opération, voyage prolongé), il faut boire beaucoup (2 litres d'eau minéralisée), poursuivre la prise de flavonoïdes et d'antioxydants, faire de la minigym, se lever régulièrement (toutes les 45 minutes lors d'un voyage prolongé). Le médecin, s'il y a un risque, prescrira provisoirement un anticoagulant.

Ce risque peut être précisé par des dosages (Lp(a), homocyptéine, MDA…).

La vision

Les problèmes de vue sont la baisse de l'acuité visuelle très précoce (les meilleures performances semblent culminer avant même l'adolescence), la baisse de la capacité d'accommodation, l'opacification du cristallin (cataracte) et l'altération de la rétine (dégénérescence maculaire), première cause de cécité chez la personne âgée… Certains de ces avatars du vieillissement sont aujourd'hui bien compris et pourraient bénéficier d'une prévention ; d'autres comme la baisse de l'acuité restent mal déchiffrés.

La capacité d'accommodation perturbée soit par la myopie, soit, avec l'âge, par la presbytie qui peut corriger en partie la première, est mal maîtrisée. Le magnésium et les exercices oculaires qui, logiquement, devraient aider à leur contrôle, apparaissent inefficaces, sauf lorsque la baisse d'accommodation est liée à la fatigue et au stress (elle advient alors en fin de journée et est aggravée par les tensions).

La chirurgie de la myopie, qui n'est pas un problème proprement lié au vieillissement, est aujourd'hui la seule alternative au port de lunettes ou de verres de contact.

L'opacification du cristallin est bien un phénomène lié au vieillissement, mais elle a deux causes bien distinctes.

La première est l'oxydation des protéines du cristallin sous l'effet des rayons solaires. La seconde est l'accumulation de dérivés des sucres (le sorbitol pour le glucose et le lactitol pour le lactose), qui attirent de l'eau dans le cristallin et le font craquer.

Nous sommes défendus de l'oxydation des protéines du cristallin par une concentration exceptionnelle de vitamine C et de glutathion. De très nombreuses études montrent l'indéniable efficacité des apports alimentaires optimisés et des compléments antioxydants dans la prévention de cette cataracte « oxydative ».

Contre la destruction du cristallin par des dérivés des sucres dits « hygroscopiques » (qui attirent l'eau), les moyens de défense sont différents : éviter les apports excessifs en lactose (produit laitiers) et en sucres rapides, contrôler un diabète ou un prédiabète si nécessaire, mais l'intolérance au glucose étant un phénomène croissant avec l'âge, il faut optimiser la stabilité du taux sanguin de sucre (beaucoup plus de glucides complexes que de sucres rapides, apports suffisants en magnésium, vitamines B, exercice régulier...) et enfin, apports optimisés en flavonoïdes.

Pourquoi retrouve-t-on ici les flavonoïdes ? Comme antioxydants ? Non, la seconde cause de la cataracte n'est pas oxydative. Il se trouve que les flavonoïdes ont d'autres propriétés ; ils sont capables, par exemple, de réduire l'activité de certains outils biochimiques. Or, l'outil biochimique (enzyme) qui est responsable soit de la transformation du glucose en sorbitol, soit de celle du lactose en lactitol, l'aldose réductase, peut être freinée par les flavonoïdes.

Une fois que les rayons solaires ont traversé le cristallin, ils se retrouvent concentrés sur la rétine, une membrane constituée d'un entrelacs de récepteurs à la lumière et de terminaisons nerveuses qui vont véhiculer, sous forme d'impulsions électriques et de sécrétions de neurotransmetteurs, les informations qui constituent l'image vue à la partie du cerveau qui est chargée de la reconstituer (aire visuelle). Ces rayons sont concentrés sur une petite tache jaune appelée macula. Malheureusement, comme le cristallin, la macula subit, au fil du temps, l'usure due à l'énergie « brûlante » des rayons lumineux. Avec l'âge, elle s'oxyde, s'appauvrit et s'éteint. C'est la dégénérescence maculaire, plus grave que la cataracte, car non opérable, et qui aboutit à la cécité définitive.

Mais pourquoi la macula est-elle jaune ? Tout simplement parce qu'elle concentre des caroténoïdes de cette couleur : la lutéine, que l'on trouve en particulier dans le brocoli, et la zéaxanthine, que l'on trouve dans le maïs. Ces caroténoïdes, différents du bêta-carotène et du lycopène, sont précisément nos principaux défenseurs contre l'usure de la rétine.

Pour augmenter ses chances de garder jusqu'à la fin de sa vie de bons yeux :

- Éviter les expositions excessives des yeux au soleil ;
- toujours porter des lunettes garanties anti-UVB et UVA en montagne, à la mer et dans les pays très ensoleillés ;
- une casquette à visière ou un grand chapeau peuvent servir d'appoint ;
- consommer quotidiennement des fruits et des légumes frais, du thé, du vin rouge et d'autres sources d'antioxydants et de flavonoïdes ;

– prendre un complexe antioxydant (vitamines E et C, bêta-carotène, lycopène, sélénium) ;
– en cas de facteur de risque ou de début de dégénérescence maculaire, prendre un complément de lutéine (difficile à trouver à l'heure actuelle) ;
– éviter l'excès de produits laitiers et de sucres rapides ;
– consommer suffisamment de magnésium et de vitamines B ;
– en cas d'intolérance au glucose ou de consommation ancienne prolongée de produits laitiers, prendre des flavonoïdes à forte dose ;
– prendre toutes les mesures nécessaires pour contrôler l'intolérance au glucose croissante avec l'âge, *a fortiori* un diabète.

À l'intérieur de la maison, la qualité de l'éclairage – lumière naturelle, lampes à spectre s'approchant de la lumière naturelle –, l'orientation des lampes et la distance à laquelle on lit concourent à la conservation d'une bonne vision.

L'audition

La baisse de l'audition, ou presbyacousie, fait partie de ces traits qui permettent à l'homme de théâtre de mettre en scène un vieillard.

Les appareils miniaturisés ont remplacé les cornets acoustiques, mais la réalité demeure…

« Vous avez dit que je meurs ?… Non, moi, pas encore, mais mes oreilles oui. »

Dans une tribu éthiopienne qui vit dans un environnement où les instruments bruyants n'existent pas, l'acuité auditive des anciens n'est pas différente de celle des jeunes. Autrement dit, le bruit, pour les oreilles, est ce que le soleil est pour la peau et pour les yeux, un de ces diables cornus et grimaçants des tableaux de Jérôme Bosch qui nous poussent vers le chaudron dans lequel ils vont nous faire basculer.

Lorsque l'on en discute avec les sourds, il semble que le silence soit encore plus infernal que l'obscurité ou plutôt que l'absence de sons intelligibles soit encore plus insupportable que l'absence d'images discernables, car la communication humaine passe avant tout par la parole.

La surdité est plus invalidante et plus déprimante que la cécité. La frustration des mal-entendants, qui finit par tourner à l'irritabilité, n'améliore pas leur adaptation. Aux États-Unis et en Angleterre, le développement d'un langage gestuel extrêmement expressif permet aux sourds non seulement de communiquer, mais de bénéficier de la traduction des émissions télévisées, de pièces de théâtre et même d'opéras et de concerts, où la perception sonore est facilitée par un ballon tenu entre les mains à travers lesquelles passent les vibrations musicales.

La France semble avoir pris un retard très regrettable dans ce domaine. Mais que faire pour optimiser ses chances de pouvoir, jusqu'à un âge avancé, converser normalement, entendre les mots doux susurrés à son oreille, être agréablement réveillé par le chant des oiseaux, frissonner à l'écoute de ses morceaux favoris ?

Il faut éviter le bruit au maximum et adapter ses apports magnésiens à ses besoins. Le professeur Ising a passé sa vie entière à montrer que le déficit magnésien augmente la toxicité du bruit sur l'oreille et que des apports magnésiens optimisés réduisent de manière importante le déclin de l'audition associé aux agressions sonores accumulées avec l'âge.

Bien évidemment, d'autres facteurs vasculaires ou des médicaments toxiques pour l'oreille peuvent jouer un rôle, mais les travaux d'Ising indiquent aussi, dans ces cas-là, une relative protection par le magnésium.

Il est donc judicieux de se balader avec une boîte de boules en cire capables de filtrer les fonds sonores perturbants (métro, avion, marteau-piqueur, concert rock, etc.). Lorsque c'est l'environnement professionnel qui est en cause, les protections doivent être d'autant plus puissantes.

Plus l'exposition au bruit est fréquente et intense, plus le besoin en magnésium est important. On complète alors les sources alimentaires par la trilogie glycérophosphate de magnésium-taurine-vitamine B6.

Les personnes spasmophiles sont d'autant plus sensibles au bruit, et plusieurs auteurs ont observé, à la suite de stress intense, l'apparition brutale d'une surdité parfois totale. Certaines sont réversibles, d'autres laissent des séquelles sous forme d'acouphènes (perception de bruits venant de l'intérieur de l'oreille), certaines enfin sont irréversibles. Ces accidents, parfois accompagnés de troubles plus graves : aphasie (perte de la parole), hémiplégie (paralysie de la moitié du corps), s'apparentent aux « accidents ischémiques transitoires » et doivent être traités comme un infarctus ou comme un accident vasculaire cérébral, en urgence, par une perfusion de magnésium, suivie d'un traitement oral : trilogie et complexe antioxydant.

Comme nous l'avons vu, le vieillissement peut advenir, au jour le jour, imperceptiblement, par accumulation de dommages moléculaires, ou sous le choc d'accélérations, par à-coups.

L'efficacité de notre programme consiste à savoir compléter une « routine » visant le mieux-être immédiat et le bien-vieillir à long terme, par des interventions plus musclées capables de nous aider à passer dans les meilleures conditions possibles à travers des passages plus houleux.

Le cerveau

Lorsque l'on pense au cerveau et à l'âge, c'est tout de suite la mémoire qui est évoquée. Mais le cerveau, c'est aussi le centre régulateur de fonctions fondamentales comme l'appétit, la libido, l'éveil et le sommeil ; c'est un intégrateur de nos systèmes nerveux et glandulaires (endocriniens) ; c'est le coordinateur de nos mouvements ; c'est le capteur-reconstructeur des images, des sons, des odeurs, des sensations tactiles et gustatives ; c'est le siège de nos humeurs, émotions et attachements ; c'est aussi, c'est vrai, un inépuisable fichier de souvenirs et de connaissances. C'est une centrale de décision, à la fois quartier général de stratégies à court terme et bureau d'études pour projets à long terme ; c'est un stupéfiant metteur en scène de films surréalistes, nos rêves…

Le cerveau pèse de 2 à 3 % du poids du corps et consomme de 20 à 30 % de son énergie. Autant dire que son irrigation sanguine est capitale, et que tout ce que nous dirons dans le chapitre sur la conservation de la santé cardio-vasculaire lui est applicable. Sans oublier deux petites particularités que nous avons déjà mentionnées : l'irrigation sanguine et la consommation d'énergie de chaque région cérébrale qui est stimulée par sa mise en service. « Le cerveau ne s'use que si l'on ne s'en sert pas. » Il est constitué de nombreuses régions, et une grande variété d'activités peut lui être profitable.

Le contenu du sang en glucose doit être stable. La prise de repas multiples et variés, associant protéines et glucides complexes, permet d'éviter les montées et descentes du glucose en « montagnes russes » que peuvent entraîner des petits déjeuners ou des goûters « à la française », du style tartine de confiture et café ou boisson industrielle.

Des apports optimisés en magnésium et en vitamines B et des activités physiques régulières favorisent un bon débit cérébral sanguin et une stabilité du glucose.

En dehors de leurs besoins en énergie, les neurones utilisent d'autres molécules, les neurotransmetteurs, pour communiquer entre eux. Une quarantaine de neurotransmetteurs ont été identifiés et leurs messages sont complétés par des neuromodulateurs.

Les neurotransmetteurs de l'éveil, de l'attention, de la concentration, de la libido, de l'humeur et de la prise de décision appartiennent à une même famille, les catécholamines, surtout noradrénaline et dopamine. Cette dernière intervient aussi dans un système modulateur de la coordination motrice, qui, s'il est atteint, donne la maladie de Parkinson.

Certains autres neurotransmetteurs sont plutôt calmants, facilitent la patience, réduisent l'anxiété et participent à la récupération par le sommeil, comme la sérotonine, le GABA et la taurine.

D'autres ont des rôles plus complexes. L'acétylcholine a tendance à être sédative, mais elle intervient dans les processus de mémorisation. L'acide glutamique et l'acide aspartique, à petites doses, sont stimulants et favorisent la mémorisation ; à plus forte dose, ils peuvent être source d'anxiété ; à plus forte dose encore, ils peuvent provoquer l'épilepsie ; à un degré encore supérieur, ils sont cause de destructions neuronales.

Le cerveau a donc besoin d'être nourri d'éléments qui permettent à ces neurotransmetteurs d'être fabriqués en quantité suffisante (mais pas excessive).

Une alimentation variée telle que nous l'avons décrite devrait suffire à apporter au cerveau tous les composants qu'il lui faut.

En revanche, en cas de sursollicitation des neurones de l'attention ou de la prise de décision (examen, surmenage, métier à responsabilités importantes...), l'alimentation peut ne plus être capable de remonter les cellules nerveuses concernées en tyrosine. Celle-ci est en effet apportée par des aliments (viandes, œufs, poissons, protéines végétales), qui apportent, en même temps, d'autres acides aminés freinateurs du passage de la tyrosine dans le cerveau. C'est pourquoi la tyrosine doit être prise sur un estomac vide, à distance de repas contenant des protéines, si l'on veut relancer l'activité de cet axe responsable de la dynamique cérébrale.

La dysfonction sérotoninergique, accompagnée d'une modification caractéristique du comportement alimentaire, avec un rejet croissant des protéines surtout animales et une attirance pour le sucré est encore plus fréquente chez la personne âgée que chez la personne jeune, et plus fréquente que la baisse de régime « cathécholaminergique ». Si la personne ne souffrait pas auparavant de dysfonction sérotoninergique, il n'est pas nécessaire de recourir au lithium. La correction des déficits en vitamines B, en particulier B6, B9 et B12, associée au magnésium qui les active, suffit dans la plupart des cas.

Ces vitamines B interviennent dans le métabolisme de la quasi-totalité des neurotransmetteurs et jouent un rôle central dans la mémoire, mais aussi dans le bon fonctionnement de toutes les régions cérébrales. Or, elles sont apportées en moins grande quantité et elles sont moins bien absorbées (en ce qui concerne la B9 et la B12) que chez la personne plus jeune, au point que l'on peut affirmer qu'à partir d'un certain âge toute personne présente un déficit en vitamines B (comme en vitamines D, E, caroténoïdes, etc.).

Lorsque le professeur Monique Ferry étudie les personnes internées pour cause de démence dans un hôpital, elle découvre de nombreux taux insuffisants de vitamines B9 et B12. Leur correction a amené une réversion des troubles, sauf chez les personnes restées déficientes trop longtemps. Celles-ci ont perdu un nombre trop important de neurones.

Lorsque des anomalies de la mémorisation et/ou du comportement apparaissent chez un senior, il est urgent de faire doser les folates érythrocytaires et la vitamine B12 et de commencer un traitement avant même de connaître les résultats (en piqûres, au départ, pour la vitamine B12).

Comme tous les organes, le cerveau est la cible de radicaux libres et de toxiques exogènes : tabac, excès d'alcool, excès de fer, mercure, etc. Ces toxiques sont à la fois agents centraux de son vieillissement et cofacteurs des principales pathologies dégénératives cérébrales liées à l'âge, comme les maladies d'Alzheimer et de Parkinson.

Le cerveau est avant tout protégé par l'évitement des toxiques, par les antioxydants, mais aussi particulièrement par le magnésium.

Le magnésium augmente l'énergie disponible et la réparation des neurones et possède un effet protecteur contre les métaux lourds, dont il réduit la pénétration. Il a aussi un effet antispastique sur les vaisseaux (ce qui explique en partie sa capacité à réduire la toxicité du bruit sur l'oreille) et surtout un effet antistress.

Or, le stress augmente l'activité des récepteurs à des acides aminés excitateurs (bénéfiques tant qu'ils sont faiblement stimulants), jusqu'à des taux qui entraînent une entrée excessive de calcium dans les neurones, une augmentation de l'émission de radicaux libres et donc un vieillissement neuronal pouvant aller jusqu'à la disparition du neurone surexcité.

Ces acides aminés, acide glutamique et aspartique, doivent tout d'abord ne pas être absorbés en quantité, car ils passent facilement dans le cerveau et peuvent y avoir des effets négatifs. Le monosodium glutamate (MSG) est un additif commun des soupes industrielles et des cuisines chinoise ou vietnamienne. Mieux vaut éviter les soupes toutes faites qui en contiennent. Quant à l'acide aspartique, à l'époque où l'on ne connaissait pas son caractère potentiellement « excitotoxique », on l'a beaucoup utilisé pour réaliser des médicaments tonifiants, comme l'aspartate d'arginine ou l'aspartate de magnésium : les éviter !

Le stress peut accélérer le vieillissement des neurones, entraîner des pertes neuronales et altérer de manière précoce les facultés cognitives (intellectuelles et mémorielles). Non seulement par la réduction spastique du débit sanguin cérébral, par la déplétion énergétique des neurones manquant de magnésium, par l'hyperstimulation destructrice des neurones *via* le glutamate et l'aspartate, mais aussi par une toxicité directe d'un autre médiateur du stress, le cortisol, qui semble viser plus particulièrement, selon Robert Sapolsky, de l'université Stanford, l'hippocampe, un relais crucial des processus de mémorisation.

Des activités variées ont le double avantage de distraire des ruminations stressantes et de stimuler la circulation sanguine, le niveau énergétique, les capacités de maintenance et même de développement (à tout âge, et même après un accident vasculaire cérébral, nous restons capables de créer de nouvelles liaisons entre les neurones, de nouveaux circuits, c'est-à-dire de donner des pouvoirs inédits à notre giga-ordinateur).

- Regarder, mais aussi créer des images (observation, photo, dessin, peinture, vidéo, film…).
- Écouter, mais aussi produire des sons, de la musique (ambiances naturelles, musique, chant, poésie, théâtre, romans enregistrés…).
- Prendre plaisir à humer l'air de la forêt, l'odeur de la terre après la pluie, de la plage, le parfum des fleurs ou des feuilles écrasées entre les doigts, de l'herbe fraîchement coupée, le fumet des plats, le bouquet des vins, le parfum des huiles essentielles…
- S'attarder à toucher un tissu, une fleur, la fourrure d'un animal, à laisser couler le sable dans sa main, à pétrir une pâte, à effleurer la peau de l'autre avec les lèvres, à caresser sa moiteur, à masser et à se faire masser.
- Se donner le temps de garder les aliments et les boissons dans la bouche, pour découvrir leur texture, imprégner les papilles, le palais, pour les sentir se dissoudre ou s'effriter et attendre la remontée de l'arrière-goût, capter par les lèvres et la langue le goût de la bouche, de la peau et des recoins de l'amant, de l'amante.
- Multiplier les activités d'agilité, ludiques ou sportives : badminton, jocari, pétanque, bowling, croquet, jonglage, ping-pong, babyfoot, billard, fléchettes, modélisme, jeux de construction, tennis, squash, golf, minigolf, tir à l'arc, tir, escrime, aïkido, judo, etc., ainsi que nombre de sports d'équipe comme le volley-ball, le handball, le basket, le football, etc., et, bien sûr, la gymnastique et la danse, ainsi que la pratique d'instruments de musique.
  Ces dernières ont l'intérêt d'intégrer des dimensions ludiques, sociales, parfois d'endurance et de souplesse, de même que d'innombrables possibilités de sorties, de visites, d'excursions (monuments, expositions, jardins, parcs d'attractions, conférences, voyages…), de participation à la vie associative et aux activités de plus en plus appréciées de bénévolat.
- Le développement de l'entretien des capacités verbales peut se faire grâce à la pratique de nombreux jeux : mots croisés, contrepèteries, palindromes, versification, Scrabble, Rummikub, Topword, Vocabulon, Takémo, Euréka, etc.
- Certains jeux auxquels on peut jouer seul présentent une dominante plus visuelle ou spatiale (puzzles, puzzles 3D, Rubik's Cube, Rubik's Snake, Rubik's Magic, Tantrix, Tangram, Totem Tangram, Tangram Œuf, Trax, Katamino et d'innombrables casse-tête, comme ceux de la série Artjeu).
- D'autres jeux se jouent à plusieurs et impliquent plus souvent les capacités logiques, la mise au point de stratégies, comme les très nombreux jeux de cartes, bridge, tarot, dames, échecs, jeu de go, Quarto, Quads, Mastermind, Pyramis, Colors, Awélé, Abalone, Triominos, Labymaster, Rolit, Gymkhana, Le Piège, Dix de chute, Stratégo, Cluedo, etc.
  D'autres jeux sont tout simplement divertissants comme la bataille, le poker, le Monopoly, la Montgolfière, le jeu des sept familles, etc.
  Tous ont l'avantage d'impliquer de manière attrayante et à des degrés divers la mémoire, de stimuler d'autres dimensions cérébrales (verbale, visuelle, locomotrice, logique…).
- Il existe, bien entendu, quelques jeux qui sollicitent plus précisément la mémoire, comme celui où l'on étale des cartes à l'envers, avant d'en retourner deux à tour de rôle, jusqu'à ce que toutes les paires soient

reconstituées. De nombreux livres proposent ce genre d'exercices. À dire vrai, nous croyons plus à l'efficacité des activités ludiques qu'à celles qui font appel à la volonté, encore que la capacité de recourir aux deux offre encore plus de chances de succès.

Pour ceux qui ressentent une baisse de capacité de mémorisation, outre tous les conseils nutritionnels, antitoxiques, d'équilibration du stress, d'enrichissement de la vie quotidienne dans tous les sens et par tous les jeux dont nous n'avons évoqué qu'une partie, notre meilleur conseil est d'utiliser systématiquement le registre des images qu'ils ont bien en tête pour se souvenir de ce qu'ils ont peur d'oublier.

Cela peut se faire aussi bien concrètement que de manière imaginaire. Où mettre ses clés pour ne pas les oublier ? Soit toujours au même endroit, soit entre deux objets choisis et retenus comme « associés aux clés », par exemple sur la cheminée entre le vase de fleurs et l'horloge : « Fleurs, clés, horloge ». Une fois l'association faite, vous pouvez passer à autre chose. Si vous ne retrouvez pas vos clés, il est temps de consulter le médecin, de doser les vitamines B9 et B12, de passer une échographie Doppler des artères carotidiennes, etc.

La règle est simple : si l'on veut retenir quelque chose, on l'associera à un objet que l'on ne peut pas oublier.

On veut se souvenir de cinq choses à faire. On a cinq pièces dans son appartement ; on place une chose à faire dans l'entrée (acheter un agenda, par exemple), une dans la salle à manger (téléphoner à son fils pour son anniversaire), une dans la chambre (prendre rendez-vous avec le gynécologue), une dans la cuisine (faire un gâteau pour le dîner), une dans la salle de bains (aller chez le coiffeur). On visualise l'entrée dans l'appartement, l'agenda dans l'entrée, le fiston dans la salle à manger, le gynécologue dans la chambre, le gâteau dans la cuisine et le coiffeur dans la salle de bains. En reparcourant mentalement les pièces, les cinq choses à faire réapparaîtront. Cela peut être plus amusant que de faire une liste sur papier… Au fait, où est cette liste ?

Mais le papier a ses avantages, il peut durer plus longtemps que nous. Et raconter nos souvenirs, ce que nous savons de nos parents, notre vie, nos pensées, sur du papier, c'est un beau cadeau à partager, capable d'aider nos enfants, nos petits-enfants et nos successeurs à jouir du sens de l'enracinement, d'appartenance à une famille, à l'espèce humaine, au monde.

Rien n'anime plus l'ensemble des « chambres » de notre cerveau que d'avoir « quelque chose à faire », un « but dans la vie ».

Et il y a beaucoup de choses à faire : voir le monde, connaître le pourquoi des choses, admirer les réalisations de chaque civilisation, de chaque grand découvreur, de chaque grand artiste ou écrivain, savoir-faire, faire savoir, élever des enfants, rester des amis pour eux, apporter ce que l'on peut à ses petits-enfants, à d'autres enfants et à tous ceux qui peuvent en avoir besoin, réaliser soi-même une œuvre dans quelque domaine que ce soit, apprendre une langue étrangère…

Malheureusement, certaines pathologies peuvent affecter nos capacités cérébrales. S'il est indéniable que les atteintes vasculaires, comme les accidents vasculaires cérébraux, les maladies d'Alzheimer ou de Parkinson présentent des facteurs de risque nutritionnels et toxiques puissants, évitables pour la plupart, ce sont des maladies complexes qui comportent d'autres problèmes, malheureusement moins accessibles à la prévention.

Il est tout de même intéressant que tous s'accordent aujourd'hui à reconnaître une action des radicaux libres et un excès de fer dans la maladie de Parkinson comme dans la maladie d'Alzheimer. Des études indiquent une réduction des risques par des apports antioxydants optimisés, voire une amélioration thérapeutique par de très fortes doses de vitamine E.

Si nous sommes loin d'être capables de guérir ces maladies, nous pouvons au moins :

- réduire de manière très importante la fréquence des accidents vasculaires cérébraux (récemment, plusieurs études convergent pour montrer une participation vasculaire ; une hypertension et une homocystéine élevées pour la maladie d'Alzheimer) ;
- éliminer les troubles à dominance fonctionnelle complètement prévisibles et réversibles par la prise de complexes minéro-vitaminiques compatibles et par la correction de déficits, en particulier en vitamines B9 et B12 ;
- associer aux médicaments des nutriments qui ont, dans certains cas, des effets spectaculaires et peuvent freiner l'évolution.

En effet, les maladies d'Alzheimer et de Parkinson sont caractérisées par un stress oxydatif élevé. Elles relèvent toutes deux d'une administration à doses élevées d'un complexe antioxydant.

En ce qui concerne la maladie d'Alzheimer, en dehors de médicaments anciens et nouveaux disponibles sur le marché, on peut contribuer à la remontée d'un neurotransmetteur très diminué, l'acéthylcholine, par des doses élevées de l'un de ses précurseurs, le déanol. Par ailleurs, l'acéthylcholine est « neuromodulée » par la vitamine B1, qu'il faut donner sous forme soluble dans les graisses pour qu'elle pénètre bien dans le cerveau.

En ce qui concerne la maladie de Parkinson, la destruction des neurones est associée à une accumulation de fer et à un profond affaiblissement des défenses antioxydantes. Or, la dopamine, le neurotransmetteur sécrété par ces neurones, lorsqu'il est détruit, devient lui-même un radical libre, capable de contribuer à la disparition d'encore plus de neurones.

Quand on donne de la L-Dopa à un parkinsonien pour compenser son manque, on accélère, malheureusement, en même temps la formation de ce radical libre et la perte de neurones.

Outre l'évitement des excès de fer, la prise de thé (antioxydant et inhibiteur de l'absorption du fer), l'administration de fortes doses d'antioxydants, on peut, pour retarder au maximum le moment du passage à la prise de L-Dopa, administrer un médicament qui réduit sa dégradation oxydative, la ségiline (Déprényl®) et donner de la tyrosine, un précurseur de la dopamine, pour aider les neurones fonctionnels à fabriquer plus de ce neurotransmetteur de manière moins agressive que la L-Dopa.

Le cœur et les vaisseaux

On a fait couler beaucoup d'encre pour savoir si les maladies dont la fréquence augmente considérablement avec l'âge, comme les maladies cardio-vasculaires, les cancers, la cataracte, la presbyacousie, l'arthrose, la maladie de Parkinson ou d'Alzheimer, sont des maladies à part entière ou font partie intégrante du vieillissement. On les appelle « maladies dégénératives ». La première raison qui plaide en faveur de maladies liées au vieillissement est que, lorsque l'on autopsie une personne qui a vécu un certain nombre d'années, on note des altérations des tissus similaires ou semblables à celles provoquées par ces maladies, même si l'étendue des dommages était insuffisante pour que la maladie se manifeste vraiment. Par exemple, il faut que plus de 80 % des neurones du système dopaminergique « nigro-striatal » soient détruits pour que l'on ressente les signes et les symptômes de la maladie de Parkinson. Il faut que le rétrécissement d'une artère soit très important pour que le retentissement sur l'irrigation soit sensible, à moins que ne s'y ajoute un spasme ou un « bouchon » de plaquettes.

La deuxième raison réside dans le fait que les mécanismes centraux à l'œuvre derrière ces pathologies « dégénératives » font intervenir la corrosion moléculaire par les radicaux libres, agents majeurs du vieillissement.

La troisième raison, la plus intéressante pour nous, est que la plupart des interventions qui ralentissent le vieillissement : restriction calorique chez l'animal, éviction de toxiques puissants comme le tabac, administration d'antioxydants, qui ont tous pour point commun de réduire l'intensité de cette corrosion moléculaire par les radicaux libres, entraînent, de façon concomitante, une forte diminution des risques de développer ces maladies.

Notons, toutefois, que tout le monde avec l'âge ne développe pas les mêmes maladies. Si l'on souffre d'une maladie d'Alzheimer, on a très peu de risques, fort heureusement, de développer une maladie de Parkinson. Donc, si la corrosion moléculaire caractéristique du vieillissement joue indéniablement un rôle dans l'apparition des maladies dégénératives, elle n'est pas seule en cause. Comme dans toute maladie, il existe des cofacteurs, des causes multiples : vulnérabilité génétique, exposition à des toxiques particuliers, habitudes alimentaires, déficits minéro-vitaminiques spécifiques, mode de vie, dysfonction associée qui expliquent qu'une personne, bien que tous ses tissus subissent la corrosion radicalaire, va déclarer ouvertement une maladie plutôt qu'une autre.

Quels sont donc les facteurs qui vont contribuer à fragiliser notre système cardio-vasculaire ?

– Antécédents familiaux d'infarctus, d'accidents vasculaires cérébraux, d'artérite ;
– antécédents familiaux d'hypertension, d'hypercholestérolémie, d'hyperuricémie (ou de goutte) ;
– antécédents familiaux de surpoids androïde et de diabète ;
– surpoids androïde ;
– hypertension ;
– diabète ;
– tabagisme ;
– exposition à certains polluants ;
– sédentarité ;
– apnée du sommeil ;
– excès d'apports caloriques ;
– excès d'apport en graisses saturées, trans ou modifiées (fritures, traitements industriels) ;
– alimentation pauvre en acides gras oméga 3 (huile de colza, poissons gras...) ;

– alimentation pauvre en antioxydants ;
– alimentation pauvre en autres nutriments cardio- et vasculo-protecteurs : magnésium, potassium, sélénium, silicium, vitamines B6, B9, B12 ;
– excès d'apport en fer (mis en évidence par des dosages de ferritine et du coefficient de saturation de la transferrine) ;
– cholestérol total supérieur à 3 g/l ou cholestérol LDL supérieur à 1,70 g/l ou LpA1 (marqueur de l'épuration du cholestérol plus précis que le cholestérol HDL) inférieur à 0,60 g/l ;
– triglycérides supérieurs à 1,5 g/l ;
– MDA (malonédialdéhyde marqueur de l'oxydation des graisses et de l'hyperactivité plaquettaire) supérieure à 65 microgrammes/l ;
– Lp(a) supérieure à 300 mg/l ;
– homocystéine supérieure à 10 micromoles/l ;
– acide urique supérieur à 65 mg/l ;
– fibrinogène supérieur à 3 g/l.

Quelles sont les pathologies cardio-vasculaires associées au vieillissement ?

L'épaississement des parois artérielles réduit l'afflux du sang vers les organes. Ce phénomène complexe, appelé « athérome », est dû à de nombreux facteurs : accumulation de graisses dans les artères, multiplication de cellules dans les artères, réaction inflammatoire, fibrose, hyperactivité des plaquettes… Malheureusement, la réduction de l'apport par le sang d'oxygène et de nutriments contribue à accélérer le vieillissement des organes concernés. Et cela, d'autant plus, s'il n'existe qu'un seul réseau artériel, non remplaçable.

C'est le cas des deux organes les plus importants : le cerveau et le cœur. Si, à l'épaississement des parois des artères s'ajoute un spasme, qui peut être lié au stress, ou un bouchon de plaquettes favorisé par l'excès de graisses, le diabète, la Lp(a) ou l'homocystéine, l'approvisionnement énergétique et nutritionnel peut s'arrêter complètement.

Si cela ne dure que très peu de temps, cela peut entraîner une douleur (angine de poitrine) ou un trouble passager (perturbation du mouvement, du langage, de l'audition ou de la vision).

Si cela dure plus longtemps, des cellules meurent. Et la nature n'est décidément pas toujours parfaite, surtout en ce qui concerne le cœur et le cerveau qui ne disposent que d'un seul système artériel sans système de dérivation : les cellules qui meurent ne sont pas remplaçables.

Ni le cerveau ni le cœur ne « cicatrisent » comme la peau ou le foie. Les régions privées trop longtemps de sang se nécrosent définitivement. C'est l'infarctus, l'une des premières causes de décès.

Mais la plupart des artères peuvent s'épaissir, comme l'aorte ou les artères des jambes, ce qui peut entraîner des douleurs à la marche (artérite).

L'excès de graisses saturées ou le diabète peuvent, sans que l'épaississement des parois artérielles soit dangereux, rendre les plaquettes, petits bouts de cellules destinées à nous protéger des hémorragies, collantes. Un excès de tension artérielle ou les tourbillons que forme le débit sanguin aux bifurcations peuvent arracher à la paroi artérielle quelques cellules, faisant croire aux plaquettes qu'il y a un risque d'hémorragie. Elles se collent alors à la paroi.

Cette erreur contribue à épaissir la paroi artérielle, qui « digère » les plaquettes ainsi collées ou, s'il y en a plus, peut former une véritable excroissance, capable de se détacher et d'aller boucher plus loin le conduit artériel à un niveau où il se resserre (embolie).

La fréquence des troubles du rythme cardiaque augmente aussi avec l'âge. Les arythmies sont des facteurs importants de mort subite.

Les coupables montrés du doigt ?

L'excès de cholestérol, l'hypertension, le diabète, le tabac. Pas de doute, ils jouent un rôle. Mais on combat, à force de médicaments, le cholestérol et l'hypertension depuis des dizaines d'années. Les pathologies cardio-vasculaires restent pourtant la première cause de mortalité.

Visiblement, quelques pièces manquent au puzzle. D'autant plus que la plupart de ceux qui souffrent ou meurent de ces maladies ne présentent ni cholestérol excessif ni hypertension.

Dans une étude menée par l'Organisation mondiale de la santé, le manque de vitamine E est apparu comme une cause de décès cardio-vasculaire plus importante que le cholestérol augmenté ou la tension élevée.

De nombreuses autres études confirment que les antioxydants, en particulier la vitamine E, mais aussi la vitamine C, le bêta-carotène, le sélénium et les flavonoïdes, lorsque leurs apports alimentaires sont élevés naturellement ou augmentés par des compléments nutritionnels, réduisent de manière importante les risques de pathologies du cœur et des vaisseaux.

Des expérimentations qui ont lieu dans le monde entier (le professeur Steinberg en Californie, le professeur Esterbauer en Autriche, le professeur Stocker en Australie) ont montré que les graisses qui circulent dans le sang avec le « mauvais » cholestérol (le cholestérol LDL), ne restent bloquées dans les parois artérielles que si elles sont modifiées.

Elles peuvent être modifiées par des procédés industriels (mise en poudre des jaunes d'œuf et du lait pour des raisons pratiques), par l'agression par la chaleur de la cuisson (fritures, viandes et poissons trop cuits), par la fumée du tabac et par d'autres polluants, par l'excès de fer ou de cuivre, par l'excès de sucre et le diabète, et par les radicaux libres émis dans la paroi artérielle elle-même.

Or, une tension artérielle et un cholestérol normaux n'empêchent pas les graisses industrielles ou trop cuites d'encrasser les artères. En ce qui concerne les graisses que l'on absorbe non modifiées, ce sont les antioxydants qui empêchent leur altération et permettent leur épuration sous forme de « bon » cholestérol (cholestérol HDL), rejeté par la bile dans le tube digestif. Quant au tabac, il « brûle » les antioxydants et oxyde directement les graisses qui restent bloquées dans les artères.

Voilà qui permet d'expliquer bien des choses. Pourquoi, par exemple, la consommation fréquente de graisses cuites et autres fritures ou la cigarette raccourcissent la vie à coups d'accidents cardio-vasculaires.

Évidemment, le fait d'avoir un cholestérol élevé dans le sang augmente les risques d'oxyder et d'encrasser les artères. À l'inverse, un cholestérol un peu élevé, mais bien protégé, peut se révéler moins dangereux que prévu.

Par ailleurs, les graisses de l'huile de colza et des poissons gras fluidifient le sang, rendent les plaquettes moins collantes, même si des poussées de tension arrachent quelques cellules – à condition que ces graisses soient aussi protégées par les antioxydants.

Enfin, les radicaux libres peuvent directement perturber les cellules responsables de la fréquence cardiaque et provoquer des troubles du rythme dans notre « pacemaker » naturel.

Or, selon les études alimentaires menées dans le Val-de-Marne, ce sont 100 % des Français qui n'ont pas les apports recommandés en vitamine E.

Il n'est donc pas étonnant que les pathologies cardio-vasculaires restent le premier tueur dans les pays développés, malgré toutes les médications anticholestérol et antihypertension qui sont dispensées.

Il faut savoir que le magnésium appartient aussi à la famille des plus puissants cardioprotecteurs, comme cela a été reconnu par la Société américaine de cardiologie.

Dans les régions où l'eau est riche en magnésium, la fréquence de l'athérome, de l'hypertension, des troubles du rythme et des morts subites diminue.

Le magnésium à lui tout seul est capable de contrôler l'hypertension dite « labile », liée au stress, et permet de réduire la dose des médicaments antihypertenseurs donnés à vie dans les autres cas d'hypertension.

Il contribue à l'équilibre lipidique, comme l'a brillamment montré le professeur Yves Rayssiguier, directeur d'un laboratoire de recherche qui travaille sur les minéraux, les vitamines et le vieillissement au Centre de recherche en nutrition humaine de They, près de Clermont-Ferrand.

Le magnésium contribue à calmer les globules blancs, grands sécréteurs de radicaux libres et autres substances oxydantes (eau de Javel, eau oxygénée), capables d'altérer les graisses circulantes et de les amener à boursoufler nos artères.

Enfin, le magnésium intervient pour transformer nos sucres et nos graisses en énergie, ce qui non seulement réduit la circulation de graisses et de sucres inutiles et encombrants, mais donne aux cellules du cœur et des autres organes plus de résistance à la baisse des débits sanguins.

Cette baisse des débits sanguins, sous l'effet d'une émotion forte, peut brutalement apparaître à la suite d'un spasme artériel. Or, là aussi, le magnésium s'impose comme notre meilleure protection antistress et antispastique.

C'est la raison pour laquelle, de par le monde, de plus en plus de services d'urgence et de cardiologie (comme à l'hôpital Broussais à Paris), on administre du magnésium, par voie intraveineuse, en cas d'infarctus.

Vingt pour cent des infarctus semblent liés à l'élévation de l'homocystéine, un intermédiaire du métabolisme des acides aminés soufrés, capable à la fois d'augmenter l'agrégabilité des plaquettes et l'athérome. Ce sont les vitamines B9, B6 et B12 qui le ramènent à un taux normal.

Une étude commanditée par la Communauté européenne note une réduction de 64 % des décès d'origine cardio-vasculaire chez les consommateurs de complexes contenant ces vitamines.

Quant à la Lp(a), qui a des effets similaires à ceux de l'homocystéine, le problème est plus compliqué, car seule l'administration à forte dose d'acide nicotinique (vitamine B3) s'est avérée efficace. Or, ce traitement (uniquement sur prescription médicale) entraîne souvent des effets secondaires (rougeur, chaleur...).

Les conseils alimentaires (fruits et légumes frais, eaux minéralisées, huile de colza, poissons gras...) peuvent déjà se révéler d'une efficacité remarquable dans la prévention et le traitement des facteurs de risque (surpoids, diabète, triglycérides ou cholestérol élevés, hypertension, acide urique augmenté) et même dans le traitement des maladies cardio-vasculaires.

Le simple « régime crétois » du docteur Serge Renaud a permis de prévenir 77 % des récidives d'infarctus. Son efficacité est potentialisée par un programme adapté d'exercices physiques (d'autant plus progressif et mieux adapté que le problème a été sérieux), par la correction des déficits vitaminiques et minéraux majeurs (mis en évidence par des dosages) et par l'administration de complexes antioxydants et de compléments contenant du magnésium.

Une étude récente réalisée à Cambridge et baptisée CHAOS *(Cambridge Heart Antioxydant Study)* a montré que l'administration de fortes doses de vitamine E a la même efficacité que le régime crétois pour prévenir les rechutes d'infarctus.

L'association de toutes ces mesures se révèle d'autant plus efficace que l'on prend en considération l'étude approfondie du dossier, le bilan alimentaire et les dosages sanguins et éventuellement urinaires, c'est-à-dire qu'il est nécessaire que le traitement soit réglé, le plus précisément possible, en fonction des caractéristiques de l'individu.

Exemples : une homocystéine élevée entraînera, par exemple, une analyse des vitamines B et la correction de leur déficit.

Une Lp(a) augmentée demandera la mise en place d'un protocole plus lourd, à base d'acide nicotinique. Une insuffisance cardiaque, l'administration de coenzyme Q10, etc.

Malheureusement, les conseils alimentaires et l'administration de vitamines, de minéraux et de substances apparentées ont leurs limites, et le recours à des médicaments est parfois nécessaire.

Si l'utilisation de l'allopurinol pour faire baisser un acide urique trop élevé pose peu de problèmes et a des effets antioxydants qui ajoutent à l'intérêt du traitement, la prescription de nombreux autres médicaments devrait entraîner des précautions particulières : l'aspirine, par exemple. L'aspirine réduit l'absorption de vitamine C, sa captation par les globules blancs et augmente son excrétion urinaire. Elle peut être abrasive pour la muqueuse digestive et faciliter des hémorragies. Nous déconseillons les prises d'aspirine à forte dose. Les prises à petite dose (autour de 100 mg) devraient être associées systématiquement à une quantité égale de vitamine C pour compenser l'antagonisme. Plus logiquement, la vitamine C devrait être incluse dans un complexe qui associe vitamine E (naturelle), bêta-carotène, lycopène, sélénium et éventuellement flavonoïdes.

Les fibrates, très utilisées pour faire baisser les graisses circulantes (si l'on fait la synthèse de toutes les études qui les ont utilisées), augmentent légèrement la mortalité globale. Elles agissent en multipliant dans le foie de petites organelles, les peroxysomes qui, en brûlant les graisses, créent plus de radicaux libres.

Les statines, plus récentes, sont plus recommandables, mais elles bloquent la synthèse du coenzyme Q10, un élément essentiel de la production d'énergie et un puissant antioxydant. On considère que les personnes qui en présentent un taux élevé dans le sang sont porteuses d'un marqueur de « longévité ». On nous annonce la mise sur le marché d'une statine qui va bloquer plus bas la synthèse du cholestérol et éviter le blocage de celle du coenzyme Q10. En attendant, il faudrait donc donner du coenzyme Q10 aux personnes qui prennent ces statines.

La plupart des diurétiques accroissent la fuite urinaire du magnésium et augmentent les risques de spasme, d'arythmie et de mort subite. Pourquoi ne leur associe-t-on pas du magnésium, comme l'on donne du potassium à ceux qui prennent des diurétiques non épargneurs de potassium ?

Des antioxydants contenant de l'iode peuvent provoquer de graves problèmes thyroïdiens. Les vitamines K, à long terme, accélèrent l'ostéoporose, etc.

Les conseils alimentaires, la correction des déficits et l'administration de vitamines et de minéraux permettent :

– parfois d'éviter complètement les traitements médicamenteux ;

– de réduire les doses utiles des médicaments et, par là, leurs effets secondaires ;
– et surtout de traiter les autres causes des pathologies (oxydation des graisses circulantes, homocystéine élevée, augmentation de la Lp(a)…) habituellement négligées.

Les cancers

Quelques rares cancers apparaissent chez l'enfant, mais l'immense majorité d'entre eux se développe chez des adultes, et surtout chez les personnes âgées. Pourquoi ? Parce que les cancers ne sont probablement qu'une expression des phénomènes de la sénescence.

Selon Bruce Ames, les gènes qui contiennent l'information nécessaire à chaque cellule pour fonctionner sont, dans chacune de nos 100 000 milliards de cellules, bombardés 10 000 fois par jour par des radicaux libres.

Les parties endommagées des gènes sont réparées par de petits ciseaux moléculaires qui viennent les enlever, par un autre outil qui les remplace et par un dernier outil qui les rattache au gène. C'est le système de réparation de l'ADN qui veille sur l'intégrité de nos « cerveaux cellulaires ».

Malheureusement, radicaux libres et polluants sont aveugles. Ils frappent les gènes n'importe où. Y compris là où se situe l'information indispensable au bon fonctionnement de la réparation de l'ADN… Donc, avec l'âge, le système perd de son efficacité, et les dégâts sont de moins en moins bien réparés.

Si c'est le gène qui code pour une fibre musculaire qui est moins exact, c'est la force musculaire qui décline.

Si c'est un gène qui contient l'information utilisée pour fabriquer un neurotransmetteur qui est altéré, c'est la capacité de mémoriser qui décline. Mais si c'est un gène qui est responsable de l'envoi des signaux qui déclenchent la multiplication des cellules (oncogènes) et des signaux qui la stoppent (anti-oncogènes), ce dérèglement peut produire une cellule capable de devenir cancéreuse.

Bien sûr, nous avons d'autres ressources pour nous défendre.

Une cellule dont les gènes sont trop mal réparés devrait se suicider grâce à une protéine appelée P53. Mais, de nouveau, le gène qui code pour cette protéine peut avoir été oxydé par les radicaux libres ou déformé par des polluants (adduits). C'est le cas dans 50 % des cancers. Autre possibilité : le gène de la P53 est intact, mais c'est une protéine à zinc. Le zinc lui donne la forme nécessaire pour qu'elle soit active, c'est-à-dire capable de suicider la cellule indésirable (apoptose).

Selon une étude menée dans le Val-de-Marne, 80 % de la population manquent de zinc (pratiquement 100 % des personnes âgées).

Un excès de cuivre, des métaux lourds comme le cadmium ou le mercure peuvent aussi remplacer le zinc et inactiver la P53. La cellule potentiellement cancéreuse, au lieu de s'autodétruire, survit – c'est ce qu'on appelle l'« initiation » d'un cancer, le tout premier stade où l'on voit que l'évitement des toxiques, les apports optimisés, alimentaires et complémentaires en antioxydants, l'évitement du déficit en zinc, pourraient jouer un rôle préventif majeur.

Mais, pour devenir cancéreuse, cette cellule doit acquérir encore beaucoup d'autres propriétés.

Lorsque deux cellules se touchent dans un tissu de revêtement (peau, muqueuse), d'autres ne peuvent se développer au-dessus d'elles. Des cellules cancéreuses perdent cette « inhibition de contact ». Un chercheur de l'université de Hawaii a montré que le bêta-carotène est capable de rétablir la communication entre les cellules cancéreuses et d'empêcher le développement tumoral de manière expérimentale.

Tous les organes sont enveloppés d'une gaine de tissu conjonctif qui représente une frontière. Une cellule de foie, de ce fait, ne peut pas aller prendre ses vacances dans le pancréas ou le poumon.

Les cellules cancéreuses dont l'information, instable, est sans cesse remaniée, acquièrent la capacité de sécréter des enzymes digestives qui font des brèches dans les frontières et permettent à des cellules d'un organe d'aller envahir un autre.

Le magnésium et le zinc sont capables d'accroître la stabilité des gènes et réduisent le risque qu'une cellule altérée n'obtienne cette liberté invasive. Par ailleurs, la vitamine C, le silicium, les flavonoïdes, et tout ce qui renforce le tissu conjonctif, pourraient aussi contribuer à mettre un frein aux tendances expansionnistes des cellules mutées.

Des travaux récents indiquent même que la vitamine PP, qui contribue à la réparation des gènes, la vitamine A, acide pour certaines tumeurs ou états précancéreux de la peau, de la muqueuse buccale, de la vessie, du col utérin, et la vitamine D, pour certains cancers du sein, seraient capables de retransformer des cellules cancéreuses en cellules saines.

Si les cellules ne sont pas réparées, remises dans le droit chemin ou « suicidées » par une protéine P53, si elles se mettent à proliférer là où elles ne devraient pas le faire, le système immunitaire, chargé de nous débarrasser des agents étrangers (virus, bactéries, parasites, molécules aberrantes, cellules anormales), devrait à son tour intervenir. Un bataillon de cellules tueuses (*natural killers* ou cellules NK) se mobilise pour nous débarrasser des envahisseurs. Elles réussissent, certainement, dans un grand nombre de cas, sans même que nous le sachions jamais.

Mais une telle guerre nécessite de l'énergie et des munitions. Si nous sommes fatigués, si nous sommes surmenés, si nous sommes affectés par un stress important qui pompe notre énergie et nous fait perdre le magnésium indispensable à la production d'énergie, si des déficits minéro-vitaminiques ralentissent la progression des guerriers (en particulier en zinc, fer, sélénium, vitamines C, B6, E, D et caroténoïdes), les cellules cancéreuses peuvent prendre le dessus et réussir leur invasion.

Le bataillon des cellules NK est aussi chargé d'éliminer des cellules anormales qui auraient acquis une autre capacité tout à fait imprévue, celle de passer dans la circulation sanguine ou lymphatique et d'aller coloniser un ganglion ou un autre organe (métastase). Cette capacité de migration était banale lorsque nous étions dans le ventre de notre mère. À cette époque, les cellules « totipotentes », qui contiennent l'information nécessaire à partir d'une demi-cellule de mère (ovule) et d'une demi-cellule de père (spermatozoïde) sont, bien sûr, capables de devenir n'importe quelle cellule (de cerveau, de foie, de muscle...) et de migrer d'un endroit à l'autre pour former le bébé.

Une fois que le bébé est prêt à la livraison, ce phénomène est interdit par la mise en silence de tous les gènes (toutes les informations) qui ne sont pas du ressort de la cellule. La cellule qui a migré pour faire le foie ne peut plus faire des fibres musculaires, et la cellule qui a migré pour faire du muscle ne peut plus fabriquer les enzymes spécifiques du foie. Cette mise en silence des informations non pertinentes de la cellule est assurée par la pose de sparadraps moléculaires (groupes méthyles), qui ferment la bouche aux gènes auxquels on ne demande plus qu'une chose, se taire. Il en est de même pour les gènes du franchissement des frontières conjonctives ou pour les gènes qui permettent la migration d'une cellule pour former une colonie.

Avec le vieillissement, deux problèmes apparaissent : les radicaux libres et autres espèces corrosives déméthylent les gènes, et la reméthylation requiert des acides aminés soufrés, des vitamines B6, B9 et B12 souvent déficients.

Autrement dit, avec l'âge, les cellules retournent en enfance. Elles récupèrent des propriétés qui n'étaient permises qu'à l'embryon, comme celles de migrer et de produire des métastases.

Sur le plan de la prévention, on évitera les déficits en acides aminés soufrés et en vitamines B6, B9 et B12, on réduira les agressions oxydatives et on s'en protégera par tous les moyens qui ont été décrits jusqu'à présent, pour permettre aux cellules de garder leur caractère adulte de « cellule différenciée », incapable de passer les frontières conjonctives et de migrer *via* les vaisseaux pour aller fonder d'indésirables colonies dans d'autres pays organiques.

Mais, de plus, nous savons aujourd'hui que des dérivés des acides gras, les prostaglandines, jouent un rôle important soit dans la freination, soit dans l'amplification des processus métastatiques. Heureusement, nous retrouvons les mêmes « bons » et les mêmes « méchants ». Les acides gras mono-insaturés et oméga 3 continuent à lutter contre le risque de métastase.

Voici pour les généralités. Évidemment, il existe une quantité phénoménale de cancers différents, et chaque cancer, avec ses gènes instables, peut muter à tout moment et acquérir de nouvelles propriétés.

Par exemple, il va se mettre à sécréter un facteur de croissance et, en même temps, sur sa membrane, le récepteur qui va lui permettre de s'autostimuler par ce facteur de croissance !

Il apprend à fabriquer des protéases pour faire des brèches dans les tissus environnants. L'organisme, lui, réplique en fabriquant des antiprotéases, qui se collent sur elles. Il se met alors à produire des anti-anti-protéases ! La cellule, qui se retrouve hérissée de molécules, n'arrive plus à être anéantie par les attaques du système immunitaire, *via* les cellules NK.

Au niveau de la prévention, certains cancers sont plus sensibles à la vitamine B9, comme le cancer du col utérin, d'autres, tels certains cancers du sein, sont plus sensibles à la vitamine D.

Les cancers des revêtements (peau, muqueuses) sont freinés de manière plus efficace par les caroténoïdes (bêta-carotène, lycopène) que les cancers sensibles aux hormones (prostate, sein, ovaire, endomètre). Mais ils y restent tout de même sensibles, comme l'ont montré les études récentes qui ont mis en évidence une forte diminution des cancers de la prostate chez les consommateurs fréquents de produits riches en lycopène (sauce tomate, pizzas…), une substance que l'on devrait maintenant systématiquement inclure dans les complexes antioxydants.

Les plus grands épidémiologistes comme le professeur Peto estiment que de 35 à 55 % des cancers sont liés à des facteurs alimentaires et encore 30 % au tabac. Or la quasi-totalité de l'argent investi dans la lutte contre le cancer est consacré à la recherche de nouveaux traitements pour détruire les tumeurs. Selon certaines études, la majeure partie de l'argent (80 %) consacré à soigner les cancéreux est dépensée à un stade où la guérison est devenue impossible. Cela fait certes tourner l'économie des hôpitaux et des laboratoires pharmaceutiques, mais aux dépens des contribuables et des malades.

Des centaines d'études ont montré que manger trois fruits et deux légumes frais par jour réduit de moitié la fréquence de 80 % des cancers. La prise d'antioxydants a des effets comparables. Même l'exercice physique régulier contribue à réduire le risque de certains cancers.

Alors, qu'attend-on pour investir une partie de l'argent dans la prévention, dans les campagnes de santé publique, dans l'éducation nutritionnelle à l'école et surtout dans la formation des médecins et des autres intervenants de la santé (pharmaciens, infirmiers, etc.) de manière à ce qu'ils réduisent les risques des personnes les plus exposées ? Ces professionnels de la santé n'entendent parler de nutrition qu'à propos de calories et de surpoids, de cholestérol et de maladies cardio-vasculaires, de sucre et de diabète, de sel et d'hypertension.

Grâce aux hématologues, ils savent que la carence en fer ou en vitamines B9 et B12 peut donner des anémies. C'est tout ce que sait un praticien quand il s'installe. Comment voulez-vous qu'il considère le cancer sinon comme une maladie catastrophe ? Quand il est là, il n'y a plus qu'à s'en occuper. C'est un peu tard. Les traitements sont très pénibles et loin de garantir la guérison.

• Quels sont les éléments qui peuvent attirer l'attention sur un risque de cancer et inciter, sans pour autant en faire une obsession, à prendre des mesures de bon sens pour le réduire ?

- Antécédents multiples de cancers dans la famille ;
- polypose familiale ;
- prise de distilbène pendant la grossesse de la mère d'une femme ;
- tabagisme (plusieurs « paquets-année ») ;
- excès d'alcool prolongé ;
- hépatite chronique ;
- ulcère de l'estomac associé à une infection à *Helicobacter pylori ;*
- condylome du col utérin ou des parties génitales (infection à papillomavirus) ;
- succession de coups de soleil ou exposition intense et prolongée (en particulier sur peau claire) ;
- allergie au soleil (souvent associée à une mauvaise réparation de l'ADN) ;
- exposition à des polluants professionnels carcinogènes (benzène et dérivés, amiante, fer, etc.) ;
- émanation naturelle importante de radon dans la maison que l'on habite ;
- longue exposition à des irradiations (industrie, médecine, vols dans l'espace…) ;
- exposition à l'arsenic (venant surtout de l'eau, fréquente en Asie, de plus en plus fréquente en France) ;
- exposition au cadmium (cigarette, rognons…) ;
- utilisation fréquente du barbecue horizontal ;
- consommation excessive de viandes, de poisson et de charcuteries fumés ;
- consommation d'eau, légumes et autres produits riches en nitrates, nitrites ou nitrosamines ;
- consommation importante de produits salés ou ayant subi une salaison (pickles) ;
- consommation fréquente du carbonisé, noirci, roussi des viandes et des poissons ;

– consommation importante de calories ;
– surpoids ;
– sédentarité ;
– consommation rare de fruits et légumes verts ;
– consommation faible en crucifères ;
– alimentation pauvre en acides aminés soufrés ;
– consommation élevée de café ;
– consommation importante de produits riches en fer (boudin noir, pigeon, viandes rouges, excès de vin rouge) ;
– consommation excessive de cuivre (foie de porc et de jeunes animaux) ;
– excès de fer (ferritine élevée, coefficient de saturation de la transferrine élevé) ;
– excès de cuivre (cuprémie élevée, céruléoplasmine élevée) ;
– déficit en sélénium (indirectement antioxydant et antimétaux lourds) ;
– déficit en zinc (nécessaire à l'action de la P53) ;
– déficit en vitamine B9 et B12 (volume globulaire moyen élevé, homocystéine élevée, folates érythrocytaires bas, vitamine B12 basse) ;
– déficit en antioxydants (vitamines C, E, bêta-carotène, lycopène) ;
– stress oxydatif élevé (MDA, carbonyls, 80HDG).

Certains éléments sont plus importants en fonction du type de cancer.

Il est évident que le tabac occasionne plus volontiers un cancer des bronches qu'un autre type de cancer, mais il faut savoir qu'il augmente le risque de très nombreux autres cancers.

Le cancer de l'estomac est plutôt favorisé par l'infection à *Helicobacter pylori,* qui peut se manifester sous la forme d'ulcère (un dosage sanguin et une biopsie permettent de poser le diagnostic), par l'excès de nitrates et de nitrites, par un déficit en vitamine C, qui protège contre ces dernières, et par l'usage immodéré de sel (à cause du chlorure et non du sodium).

La consommation de viandes et de poissons trop cuits multiplie par 3,5 le risque de cancer du côlon et par 6 celui du rectum, mais il est évident que le terrain héréditaire de polypose familiale sensibilise encore plus à ce risque, de même que les alimentations trop riches en fer, pauvres en crucifères, en fibres, en yaourts et en calcium.

Le cancer du col utérin est favorisé par l'infection au papillomavirus de certaines espèces, mais le déficit en vitamines B9 multiplie par 5 les risques liés à cette infection.

Chez la femme, le cancer qui inquiète le plus, à juste titre, est celui du sein. Une rare mutation du gène BRCA1, essentiel à la protection d'autres gènes contre l'oxydation, est incriminée dans quelques rares cas familiaux. Les apports en antioxydants ont une action préventive, mais faible sur les tumeurs mammaires. Pour certains types de ces tumeurs, la vitamine D peut jouer un rôle protecteur plus important et même parfois thérapeutique. Et l'excès d'œstrogènes est indéniablement partie prenante dans nombre de cancers du sein, mais pas dans tous. Si c'est le cas, un tissu adipeux plus développé, qui fabrique des œstrogènes en périphérie, même après la ménopause, et un syndrome prémenstruel associé à un excès d'œstrogènes devraient attirer l'attention. Et cela bien avant les questions du dépistage.

En dosant la 80HDG dans les urines de vingt-quatre heures, on sait si les gènes, dans leur ensemble, subissent une agression intense, ce qui n'est pas du tout spécifique d'un risque de cancer, mais peut montrer, des dizaines d'années avant la détection clinique possible d'un cancer, que les gènes responsables de la formation des tumeurs (oncogènes/anti-oncogènes) subissent des agressions dangereuses, qu'il serait judicieux de réduire.

• Comment réduire les risques de cancer ? On va retrouver ici nombre de recommandations souvent émises, car les ralentisseurs du vieillissement sont des réducteurs de risques de tumeurs. Ils prennent exactement le contre-pied des facteurs de risque que nous venons d'énumérer.

On peut néanmoins particulièrement insister sur…

– la substitution des automédications tabagique, alcoolique ou hyperphagique (excès de calories) par les protocoles que nous avons décrits dans le chapitre des toxiques ;
– la réduction de l'exposition aux toxiques majeurs ;
– la modération des modes de cuisson et l'élimination du noir, du brûlé, du roussi des viandes et des poissons ;
– les cinq fruits et légumes frais par jour ;
– le thé, en particulier vert, oolong ou blanc ;
– la prise d'un complexe antioxydant à base de vitamine E naturelle, vitamine C, bêta-carotène, lycopène et sélénium ;
– la consommation fréquente de crucifères ou d'extraits de germes de brocoli ;
– la consommation fréquente de produits à base de soja pour les cancers du sein et de la prostate ;
– l'évitement de tous les déficits minéraux vitaminiques (par exemple zinc, silicium, vitamines B9 et B12) ;
– la consommation suffisante de graisses oméga 3 (huile de colza, poissons gras, etc.) que nous n'avons pas encore évoquée, mais qui joue un rôle important contre les risques de cancer du sein et de colonisation métastatique.

Évidemment, quand on a déjà une lésion précancéreuse (frottis du col utérin suspect, microcalcifications douteuses, dysplasie cutanée, buccale ou digestive, etc.), les mesures doivent être plus intenses.

Dans de nombreux cas, les antioxydants à forte dose et la vitamine A acide se sont révélés efficaces pour redifférencier les cellules transformées en cellules saines.

Quand on a déjà eu un cancer, les risques de récidive sont très augmentés, même en cas de « guérison », car, d'une part, ce sont l'ensemble des gènes qui ont subi une corrosion moléculaire. D'autre part, les traitements qui tuent les cellules cancéreuses les détruisent par des radicaux libres (radiothérapie, chimiothérapie, iode radioactif, etc.), qui endommagent les gènes des autres cellules et contribuent à l'initiation de nouveaux cancers.

Ce sujet très complexe dépasse le cadre de notre livre, mais, en cas de radiothérapie ou de chimiothérapie, on veillera à renforcer l'organisme afin qu'il supporte mieux le traitement (ce qui permet souvent d'en administrer plus), à aider son système immunitaire à éliminer les cellules indésirables et à protéger les cellules saines afin qu'elles ne se cancérisent pas.

Les infections, en particulier les pneumonies, sont une autre cause importante de mortalité chez les personnes âgées. Les défenses immunitaires font d'ailleurs partie intégrante de la lutte anticancéreuse.

Or, la puissance des défenses anti-infectieuses est liée à la conservation de la masse musculaire. On retrouve l'intrication des facteurs dont nous avons souvent parlé. On conservera une alimentation variée, suffisamment riche en protéines – en particulier en acides aminés soufrés et en arginine (qui jouent le rôle le plus important dans l'immunité) –, on entretiendra régulièrement son endurance, sa force et sa souplesse par une activité physique intelligemment diversifiée et intégrée dans les gestes et dans les temps morts de la vie quotidienne pour dissuader les virus, les bactéries et les cellules cancéreuses de nous gâcher la vie.

De même, un bon niveau d'énergie (glucides complexes, magnésium et vitamines B) et la couverture des déficits minéro-vitaminiques par une alimentation plaisante, pour ne pas dire sensuelle ou même artistique, mais judicieusement choisie, et par un complexe synergique compatible (sans fer ni cuivre) doivent permettre de répondre à l'appel en cas d'attaque.

Le professeur Chandra a obtenu chez des personnes âgées recevant un mélange minéro-vitaminique une réduction par deux du nombre des infections en un an.

Et, bien sûr, toujours les antioxydants, et secondairement le magnésium qui, à doses plus élevées, protègent l'information nécessaire aux défenses anti-infectieuses, épongent les substances corrosives larguées dans toutes les directions par les globules blancs partis à l'assaut des agresseurs viraux, bactériens ou cancéreux afin qu'elles n'endommagent pas de cellules saines.

Le professeur Meydani, de l'université Tufts à Boston, a récemment montré que les antioxydants à forte dose contribuent à donner aux vaccinations plus d'efficacité. Mais, lorsque l'infection ou le cancer est là, l'administration de vitamine C, de vitamine E (naturelle), de bêta-carotène, de lycopène et de sélénium, permet au système immunitaire de nous défendre avec plus de puissance.

Deux précautions néanmoins : lors d'une infection bactérienne aiguë, toute prise de fer et de zinc doit être suspendue, car les bactéries en profitent pour se multiplier – de même pour le fer en cas d'infection virale ou de cancer. Il est alors probablement préférable de tolérer un déficit.

Enfin, en ce qui concerne des tumeurs très agressives, récidivantes, résistantes aux bombardements radicalaires effectués par la chimiothérapie ou la radiothérapie, il vaut mieux suspendre toute administration d'antioxydants. On donne maintenant aux États-Unis une molécule qui interfère avec la synthèse du glutathion, le BSO, pour fragiliser les cellules.

Il reste évident que, dans cette situation, même si l'on affaiblit considérablement la personne porteuse du cancer et son système immunitaire, on est obligé de le faire pour se débarrasser de la tumeur.

Dans ce cas, l'administration à forte dose d'acides gras oméga 3 (huile de colza ou de lin, pâte à tartiner Primevère, poissons gras, capsules d'huile de poisson) sans antioxydants peut contribuer à accroître la vulnérabilité des cellules cancéreuses à la radiothérapie et à la chimiothérapie.

Bien entendu, l'un des propos de ce manuel du bien-vieillir est de ne pas en arriver là. De nombreux choix politiques sont en jeu : montrer aux industriels polluants, à commencer par les cigarettiers, que leur intérêt est de se reconvertir, de réorienter les subventions agricoles sur les produits de santé, d'introduire l'éducation nutritionnelle dans les écoles, de former les professionnels de la santé en médecine préventive, etc. Cela implique un renversement presque complet de tendance. L'énorme majorité de l'argent dépensé pour faire de l'acharnement thérapeutique chez les personnes qui auraient besoin de traitements beaucoup plus humains (soins palliatifs) devrait être redistribué vers la prévention, l'information, la formation et la réorientation industrielle.

En attendant, c'est à chacun de faire le choix des molécules qu'il respire, qu'il boit, qu'il mange, qu'il touche ou qui le touchent.

L'implication croissante des médias dans ce sens, la montée de la vie associative et la mise en réseau des individus *via* Internet vont probablement aider ce profond désir individuel à se transformer en réalité.

50 RECETTES
DU DR ROSE RAZAFIMBELO

ANDROPAUSE

Au cours du processus de vieillissement, l'homme a besoin d'enrichir son alimentation principalement en :

- zinc
- acides aminés soufrés
- antioxydants
- aliments riches en arginine.

CATÉGORIE VIANDE

RIS ET FOIE DE CHEVREAU AUX NAVETS PRIMEURS

Ingrédients pour 4 personnes

- 4 foies de chevreau = zinc, arginine
- 100 g de ris de chevreau = zinc, arginine
- 8 petits navets primeurs = zinc, vitamine C, carotène
- 2 cuillerées à soupe de purée d'ail = acides aminés soufrés, vitamine C
- 1 cuillerée à soupe de persil ciselé = vitamines C, E, caroténoïdes
- 1 cuillerée à soupe de poudre de gingembre = zinc
- 1 cuillerée à soupe de ciboulette hachée = antioxydants
- huile d'olive = antioxydants

Préparation

On ne trouve des abats de chevreau qu'au moment des mises bas de la mi-mars au début mai.

Parer soigneusement les ris, les escaloper, saler, saupoudrer de gingembre. Saler les foies, les saupoudrer de gingembre.

En même temps, faire cuire à feu très doux sur la purée d'ail diluée avec deux cuillerées à soupe d'huile d'olive les foies et les ris à couvert pendant 5 minutes ; retourner les morceaux, parsemer de persil et laisser cuire 5 minutes de nouveau.

Servir avec les navets primeurs sautés : ceux-ci sont simplement brossés, coupés en lamelles fines ; leurs feuilles sont lavées ; les feuilles et les racines sont sautées à cru dans un peu d'huile d'olive, à couvert. Saler.

Au moment de servir, ajouter la ciboulette hachée.

Catégorie poisson

SALADE DE PALOURDES ET DE MOULES

Ingrédients pour 4 personnes

- 1 petite laitue = antioxydants (caroténoïdes, vitamines C, E)
- 2 douzaines de palourdes = zinc, acides aminés soufrés
- 4 douzaines de moules = zinc, acides aminés soufrés
- 2 grosses tomates = antioxydants (caroténoïdes, vitamines C, E)
- 1 cuillerée à soupe de purée d'ail = vitamine C, acides aminés soufrés
- 1 cuillerée à soupe de persil finement ciselé = vitamines C, E, caroténoïdes
- 1 cuillerée à soupe de poudre de gingembre = zinc
- pour la vinaigrette : du citron pressé, de l'huile de noix et 1 cuillerée à soupe de ciboulette finement hachée = vitamines C, E, caroténoïdes

Préparation

Préparer les moules et les palourdes à la marinière très rapidement, juste pour pouvoir décoquiller les mollusques ; les faire mariner de suite avec de l'huile d'olive, le jus de citron (une cuillerée à soupe), le persil et la purée d'ail. Bien mélanger ; laisser mariner 2 heures environ à température ambiante, à couvert.

Laver la laitue, peler les tomates, couper la pulpe en dés ; mélanger à la laitue.

Assaisonner avant d'ajouter les moules, les palourdes et le jus de marinade.

Catégorie dessert

SALADE DE FRUITS PLEIN ÉTÉ

Ingrédients pour 4 personnes

- 2 mangues mûres = vitamines C, E, caroténoïdes
- 8 mirabelles = vitamines C, E, caroténoïdes
- 4 reines-claudes = vitamines C, E, caroténoïdes
- 4 quetsches = vitamines C, E, caroténoïdes
- 200 g de framboises = vitamines C, E, caroténoïdes
- 1 cuillerée à soupe de sucre de canne liquide (facultatif) = vitamines C, E, caroténoïdes
- quelques feuilles de menthe = vitamines C, E, caroténoïdes

Préparation

Laver et dénoyauter les mirabelles, les reines-claudes et les quetsches.

Éplucher les mangues, retirer le noyau, découper la pulpe en dés.

Mélanger les prunes et les mangues ; présenter avec les framboises dépoussiérées.

Décorer avec quelques feuilles de menthe ; si les framboises sont acides, les arroser avec le sucre de canne liquide.

ARTICULATIONS

Pour la prévention des tendinites, de l'arthrose et des inflammations articulaires, il faut renforcer les ligaments, protéger les surfaces articulaires et diminuer les phénomènes inflammatoires péri- et intra- articulaires. Il est important de consommer des aliments riches en :

- silicium
- flavonoïdes
- antioxydants.

CATÉGORIE LÉGUMES

CRÈME DE CAROTTES AUX CROÛTONS VERTS

Ingrédients pour 4 personnes

- 4 carottes biologiques = antioxydants, silicium, flavonoïdes
- 2 pommes de terre = antioxydants
- 1 poignée de haricots verts fins = antioxydants, flavonoïdes, silicium
- 2 cuillerées à soupe de ciboulette hachée = antioxydants, flavonoïdes, silicium
- 1 cuillerée à soupe de gingembre haché = antioxydants, flavonoïdes, silicium
- huile d'olive = antioxydants, flavonoïdes, silicium

Préparation

Cuire les carottes simplement lavées avec les pommes de terre coupées en petits dés avec le gingembre. Ensuite, mixer pour obtenir une purée un peu liquide.

Faire cuire les haricots verts en les maintenant fermes ; les égoutter, les éponger, les couper en petits tronçons, les faire étuver quelques minutes doucement avec un peu d'huile d'olive et la ciboulette, toujours en les maintenant un peu fermes.

Verser au dernier moment les haricots sur la crème de carotte.

Catégorie soupe

SOUPE DOUCE

Ingrédients pour 4 personnes

- 500 g de potimaron biologique = antioxydants, silicium, flavonoïdes
- 1 patate douce de taille moyenne = antioxydants, silicium, flavonoïdes
- 1 cuillerée à soupe de gingembre haché = antioxydants, silicium, flavonoïdes
- de la poudre de gingembre = antioxydants, silicium, flavonoïdes
- 2 cuillerées à soupe d'estragon ciselé = antioxydants, silicium, flavonoïdes
- 1 cuillerée à soupe de soja crème = antioxydants, silicium, flavonoïdes

Préparation

Épépiner le potimaron sans le peler ; le couper en petits morceaux.

Peler au couteau économe la patate douce crue, la détailler en petits morceaux.

Cuire ensemble le potiron, la patate douce, le gingembre dans 1,5 litre d'eau salée, à couvert, pendant 10 minutes.

Mixer les pulpes en purée ; allonger selon la consistance souhaitée avec le bouillon de cuisson ; lier avec la crème de soja.

Avant de servir, incorporer l'estragon et bien mélanger.

Catégorie légumes

CRÈME DE NAVETS PRIMEURS AU POIVRON ROUGE

Ingrédients pour 4 personnes

- 8 navets primeurs biologiques = silicium, fluor
- 1 poivron rouge biologique = antioxydants, silicium, flavonoïdes
- jus de citron = antioxydants, silicium, flavonoïdes
- 2 cuillerées à soupe de feuilles de basilic ciselées = antioxydants, silicium, flavonoïdes
- 1 cuillerée à soupe de gingembre haché = antioxydants, silicium, flavonoïdes
- 2 cuillerées à soupe de soja crème cuisine = antioxydants, silicium, flavonoïdes
- huile d'olive = antioxydants, silicium, flavonoïdes

Préparation

Les petits navets primeurs seront simplement brossés, les feuilles seront lavées.

Cuire ensemble dans de l'eau salée aromatisée avec le gingembre haché. Passer au mixer de façon à obtenir une purée un peu liquide. Incorporer le soja, réserver au chaud.

Épépiner le poivron, le couper en petits morceaux, mixer avec une cuillerée à soupe de jus de citron, une cuillerée à soupe d'huile d'olive et les feuilles de basilic ciselées jusqu'à obtenir une sorte de coulis.

Servir au dernier moment sur la crème de navet chaude.

Décorer avec quelques feuilles de basilic.

AUDITION

Pour améliorer votre audition et éviter une presbyacousie précoce, l'alimentation sera riche en magnésium et en antioxydants, surtout les flavonoïdes.

CATÉGORIE POISSON

MACARON DE RADIS NOIR À LA CRÈME DE SAUMON

Ingrédients pour 4 personnes

- 1 gros radis noir bien ferme = magnésium, antioxydants
- 1 filet de 200 g de saumon environ = magnésium
- 1 tranche d'ananas frais = caroténoïdes
- 1 tranche épaisse de jambon blanc = magnésium
- 2 cuillerées à soupe de persil très finement haché = magnésium, flavonoïdes
- 1 cuillerée à soupe de gingembre haché = antioxydants
- quelques olives vertes dénoyautées = antioxydants
- huile d'olive = antioxydants

Préparation

Peler le radis noir, le détailler en rondelles fines et régulières (c'est plus facile avec un robot ménager). Pour éviter que les rondelles ne noircissent, les laisser mariner avec le jus extrait de la tranche d'ananas.

Mixer le filet de saumon avec la tranche de jambon ; incorporer 4 cuillerées à soupe d'huile d'olive, le gingembre haché et le persil ; bien mélanger ; laisser mariner au moins 4 heures au frais. Saler suivant le goût.

Étaler un peu de cette crème sur une rondelle de radis et recouvrir d'une seconde rondelle. Décorer chaque macaron avec quelques rondelles d'olives dénoyautées.

Catégorie entrée

SALADE DE CREVETTES

Ingrédients pour 4 personnes

- 2 citrons jaunes = antioxydants
- 2 avocats = antioxydants
- 12 crevettes roses = magnésium
- 1 petite laitue chêne = antioxydants, magnésium
- 100 g de roquette = antioxydants, magnésium
- 1 morceau de gingembre frais = antioxydants, magnésium
- 2 cuillerées à soupe de persil = antioxydants, magnésium
- 6 noix du Brésil = magnésium, vitamine E, sélénium
- huile d'olive = antioxydants

Préparation

Décortiquer les crevettes ; placer les queues dans un plat creux. Saupoudrer de gingembre finement haché ; couvrir d'huile d'olive et mettre au frais pendant 4 heures au moins.

Laver les salades, les mélanger.

Ouvrir les avocats, retirer la pulpe en deux blocs, la détailler en tranches, citronner et saler.

Pour servir, assaisonner le mélange de salades, déposer ensuite les tranches d'avocat sur celles-ci et les queues de crevettes marinées. Parsemer de persil ciselé.

SYSTÈME CARDIO-VASCULAIRE

La prévention nutritionnelle des maladies cardio-vasculaires repose sur quelques conseils alimentaires :

– maintenir un rapport sodium/potassium bas ;

– enrichir sa nourriture en :

- oméga 3
- acides gras mono-insaturés
- antioxydants : en particulier vitamines C, E, caroténoïdes, flavonoïdes
- magnésium
- sélénium
- vitamine B9
- vitamine B12
- vitamine B6
- silicium

CATÉGORIE VIANDE

BOUDIN CACHÉ AUX PÂTES À L'ESTRAGON

Ingrédients pour 4 personnes

- 2 portions de boudin noir = vitamines B6, B12, sélénium
- 4 tranches fines de jambon blanc = vitamines B6, B12, sélénium
- 250 g de pâtes complètes = silicium, sélénium
- 2 poires williams ou conférence = antioxydants
- 2 cuillerées à soupe de soja crème cuisine = magnésium
- 2 cuillerées à soupe d'estragon ciselé = antioxydants, sélénium
- 1 cuillerée à soupe de confiture de gingembre = antioxydants, sélénium
- 1 cuillerée à soupe d'échalotes finement hachées = antioxydants, sélénium
- 2 cuillerées à soupe de ciboulette finement ciselée = antioxydants, sélénium
- 2 cuillerées à soupe d'huile d'olive = acides gras mono-insaturés

Préparation

On trouve dans le commerce plusieurs sortes de boudin noir. Choisir selon son goût, mais s'assurer de la bonne qualité des produits.

Retirer l'enveloppe des boudins ; garnir les tranches de jambon avec les boudins, rouler les tranches.

Faire revenir dans l'huile d'olive les échalotes hachées, à feu très doux sans les colorer ; y déposer les rouleaux de jambon farci, laisser chauffer quelques minutes à couvert. Réserver au chaud.

Faire cuire les pâtes *al dente*. Dès qu'elles sont cuites, assaisonner aussitôt avec le soja et l'estragon ciselé ; y déposer les rouleaux de jambon farci avec les échalotes fondues.

Servir à part la sauce à la poire : peler les poires, couper la pulpe en petits morceaux ; faire cuire en même temps les poires, la confiture de gingembre et la ciboulette. Saler.

Laisser cuire doucement en remuant souvent jusqu'à ce que le mélange ait la consistance d'une marmelade.

Catégorie poisson

FONDS D'ARTICHAUT FARCIS AUX SARDINES

Ingrédients pour 4 personnes

- 8 fonds d'artichaut = vitamine B9, magnésium, antioxydants
- 4 grosses sardines = acides gras essentiels, oméga 3
- jus de citron = antioxydant, silicium, sélénium
- 2 cuillerées à soupe de menthe fraîche = antioxydants, sélénium, silicium
- 1 cuillerée à soupe de gingembre haché = antioxydants, sélénium, silicium
- 1 cuillerée à soupe d'oignons hachés = antioxydants, sélénium, silicium
- huile d'olive = acides gras mono-insaturés

Préparation

Lever les filets de sardines écaillées ; les escaloper le plus finement possible.

Couvrir avec une marinade composée de sel, de jus de citron, de menthe fraîche, de gingembre, d'huile d'olive ; laisser mariner au moins 2 heures, au frais, en retournant une fois les filets.

Étuver à l'huile d'olive avec les oignons hachés les fonds d'artichaut parés.

Cuire à couvert, à tout petit feu ; les laisser refroidir. Farcir les sardines marinées roulées.

Arroser avec le jus de la marinade.

Catégorie poisson

SALADE DE GAMBAS

Ingrédients pour 4 personnes

- 8 gambas crues = vitamines B6, B12, sélénium, acides gras oméga 3
- 1 radis noir = magnésium, antioxydants, sélénium
- 1 laitue feuille de chêne = magnésium, antioxydants, sélénium
- 100 g de roquette = magnésium, antioxydants, sélénium
- 2 cuillerées à soupe de persil finement ciselé = magnésium, antioxydants, sélénium
- 1 cuillerée à soupe de gingembre en poudre = magnésium, antioxydants, sélénium
- huile d'olive = acides gras mono-insaturés

Préparation

Faire chauffer à feu doux l'huile aromatisée avec le gingembre, y faire sauter les queues de gambas décortiquées et salées pendant quelques minutes.

Verser l'ensemble avec des rondelles fines de radis noir sur la salade lavée et assaisonnée avec une vinaigrette agrémentée de persil.

Bien remuer et servir de suite.

Catégorie poisson

BAR SUR CRÈME DE BLETTE OU BETTE

Ingrédients pour 4 personnes

- 4 filets de bar = vitamines B6, B12, sélénium, acides gras oméga 3
- soja crème cuisine = magnésium, antioxydants, vitamines B6, B12, silicium, flavonoïdes, caroténoïdes
- 1 cuillerée à café de poudre de curcuma = magnésium, antioxydants, vitamines B6, B12, silicium, flavonoïdes, caroténoïdes
- 2 cuillerées à soupe de gingembre pulvérisé = magnésium, antioxydants, vitamines B6, B12, silicium, flavonoïdes, caroténoïdes
- 2 grosses pommes de terre (ou 4 petites) = magnésium, antioxydants, vitamines B6, B12, silicium, flavonoïdes, caroténoïdes
- 500 g de feuilles de blette = magnésium, antioxydants, vitamines B6, B12, silicium, flavonoïdes, caroténoïdes
- huile d'olive = acides gras mono-insaturés
- 12 tomates cerises = magnésium, antioxydants, vitamines B6, B12, silicium, flavonoïdes, caroténoïdes
- 1 cuillerée à soupe de persil ciselé = magnésium, antioxydants, vitamines B6, B12, silicium, flavonoïdes, caroténoïdes

Préparation

Laver les feuilles de blette, les hacher grossièrement.

Ôter les filandres des côtes (sans utiliser le couteau) et diviser les cardes en tout petits tronçons.

Débiter les pommes de terre en tout petits dés, cuire tout ensemble avec un verre d'eau salée et le gingembre, à couvert et à feu doux pendant 10 minutes.

Mixer de manière à obtenir une purée pas trop liquide. Incorporer la poudre de curcuma. Réserver au chaud.

Poêler les filets de bar salés dans de l'huile d'olive pas trop chaude 3 minutes sur chaque face.

Dresser les filets sur la purée de blettes. Décorer avec les tomates cerises et parsemer largement de persil très finement ciselé.

CIRCULATION VEINEUSE

Pour conserver des vaisseaux sanguins souples, un retour veineux satisfaisant, de bons échanges entre le sang circulant et nos tissus, nous avons besoin de manger des aliments riches en :

- flavonoïdes
- vitamine C
- vitamine E
- sélénium
- silicium
- acides gras essentiels, en particulier oméga 3

Catégorie salade

LAITUE AUX CREVETTES MARINÉES

Ingrédients pour 4 personnes

- 1 laitue = flavonoïdes, oméga 3, vitamines E, C
- 8 tomates cerises = vitamine C, provitamine A
- 1 cuillerée à soupe de purée d'ail = sélénium, vitamines C, E
- 8 crevettes roses crues = oméga 3, sélénium
- 2 cuillerées à soupe de ciboulette hachée = flavonoïdes
- 1 cuillerée à soupe de poudre de gingembre
- huile d'olive = vitamine E
- 12 noix du Brésil = oméga 3, sélénium, vitamine E

Préparation

Laver soigneusement la salade. Fendre en deux la queue des crevettes décortiquées, aplatir légèrement ; les étaler dans le fond d'un grand plat, saupoudrer de gingembre et de ciboulette ; laisser mariner 2 heures sur chaque face en arrosant d'huile d'olive ; couvrir.

Servir en mélangeant crevettes et salade, puis préparer une vinaigrette avec la purée d'ail. Décorer avec les tomates cerises et les noix du Brésil.

Catégorie poisson

SAUMON AU CHUTNEY DE MANGUE

Ingrédients pour 4 personnes

- 4 petits filets de saumon = oméga 3, sélénium
- 2 mangues bien mûres = vitamines C, E, flavonoïdes
- 1 botte de petits oignons blancs = vitamine C, sélénium
- huile d'olive = vitamine E
- 1 cuillerée à café de poudre de curcuma = flavonoïdes
- 2 cuillerées à soupe de poudre de gingembre
- 2 verres à moutarde de riz complet cuit à la créole avec de l'eau minéralisée = silicium

Préparation

Hacher quelques petits oignons blancs avec leurs fanes : les faire suer dans un peu d'huile d'olive. Saler et saupoudrer de gingembre les filets de saumon, les déposer sur la fondue d'oignons ; cuire 2 minutes sur chaque face ; couvrir et réserver au chaud.

Hacher le reste des petits oignons toujours avec leurs fanes. Cuire en même temps la pulpe des mangues, les oignons avec un peu d'huile d'olive, le curcuma, une cuillerée à soupe de gingembre. Cuire à feu très doux et à découvert jusqu'à obtention d'une consistance de confiture.

Verser ce mélange sur les filets de saumon. Ce plat est servi avec du riz à la créole.

VISION

Pour améliorer la vision et éviter l'apparition précoce de maladies dégénératives des yeux (par exemple la cataracte), il est nécessaire de consommer des aliments riches en :

- lutéine, zéaxanthine
- autres caroténoïdes
- vitamine C
- vitamine E
- acides aminés soufrés
- flavonoïdes

Par ailleurs, il est important d'entretenir une bonne stabilité glycémique, de se protéger du soleil et de ne pas manger trop de produits laitiers riches en lactose.

Catégorie soupe

SOUPE DE POTIRON

Ingrédients pour 4 personnes

- 200 g de brocolis = flavonoïdes, fibres, vitamines C, E, lutéine
- 4 pommes de terre de taille moyenne = magnésium, fibres, vitamine C
- 2 grosses tranches de potiron = provitamines A, C, E, fibres
- 200 g d'épinards en branche = provitamine A, vitamines C, E, lutéine, zéaxanthine
- 1 morceau de gingembre frais = fibres, antioxydants
- 2 cuillerées à soupe de feuilles fraîches de sauge hachées, marinées dans de l'huile d'olive pendant quelques heures.

Préparation

Peler le potiron, retirer les grains et les filandres qui les entourent, couper la pulpe en petits morceaux ainsi que les pommes de terre.

Faire cuire ensemble le potiron, les pommes de terre, les petits dés de gingembre et le brocoli lavé, à couvert et à feu très doux pendant 10 minutes.

Ajouter les feuilles d'épinards en branches lavées, saler et poursuivre la cuisson pendant 5 minutes.

Mixer l'ensemble en ajustant la consistance souhaitée avec plus ou moins d'eau de cuisson.

Au moment de servir, incorporer les trois cuillerées à soupe de sauge marinées dans l'huile d'olive et bien mélanger.

Catégorie dessert

SOUPE À L'ANANAS AU PARFUM KAKI

Ingrédients pour 4 personnes

- 1 petit ananas mûr = vitamine C, fibres, caroténoïdes, provitamine A
- 1 melon = vitamine C, provitamine A, fibres
- 2 mangues mûres = vitamines C, E, provitamine A, fibres
- 1 cuillerée à soupe de confiture de gingembre = antioxydant
- 2 kakis bien mûrs = vitamine C, provitamine A
- 1 cuillerée à soupe d'estragon finement ciselé = antioxydant
- 2 yaourts = acides aminés soufrés
- 100 g d'amandes effilées = magnésium, vitamine E

Préparation

L'ananas doit être débarrassé de tout fragment d'écorce. Retirer le cœur, couper la pulpe en gros dés.

Couper les kakis en deux ; retirer la pulpe avec une petite cuillère ; mélanger cette pulpe aux morceaux d'ananas.

Incorporer la confiture de gingembre ; couvrir et réserver au frais.

Mixer la pulpe du melon avec la pulpe des mangues, l'estragon et les deux yaourts.

Répartir la crème obtenue dans quatre coupes individuelles ; y déposer la salade d'ananas ; décorer avec quelques feuilles d'estragon non hachées ; répartir les amandes effilées passées dans une poêle pour les tiédir mais sans les colorer.

STABILITÉ GLYCÉMIQUE

La stabilité glycémique est à favoriser. Elle est obtenue en mélangeant les protéines, les glucides lents et les aliments riches en fibres ainsi qu'en :

- magnésium
- vitamine B1
- vitamine B8
- cannelle
- protéines riches en arginine
- chrome

Catégorie légumes

CRÈME DE COURGETTES AUX CHAMPIGNONS

Ingrédients pour 4 personnes

- 4 petites courgettes = magnésium, fibres
- 4 gros cèpes = vitamine B8, fibres
- 1 poignée de mousserons = vitamine B8, fibres
- 4 pommes de terre = magnésium, vitamine B1, fibres
- 1 cuillerée à soupe de gingembre haché = fibres
- 1 cuillerée à soupe de purée d'ail
- 1 cuillerée à soupe de soja crème cuisine = magnésium, protéines riches en arginine
- 1 cuillerée à soupe de feuilles fraîches de thym hachées = chrome
- 2 œufs extra-frais = magnésium, chrome, vitamine B8
- quelques feuilles de persil = magnésium

Préparation

Parer les cèpes, les escaloper, les mettre dans une sauteuse avec le thym haché et la purée d'ail ; ajouter les mousserons lavés rapidement et égouttés ; les faire étuver à couvert pendant 5 minutes en remuant de temps en temps.

Cuire dans de l'eau salée les courgettes coupées en tronçons, les pommes de terre coupées en petits dés et le gingembre pendant 5 minutes à couvert et égoutter.

Passer au tamis ; incorporer la crème de soja et le mélange des champignons cuits avec le jus de cuisson et ajouter les jaunes d'œufs crus. Bien mélanger.

Détendre cette purée avec le bouillon de cuisson des courgettes de manière à obtenir un potage épais.

Servir tiède et décorer avec quelques feuilles de persil non ciselées.

CATÉGORIE VIANDE

ANANAS FARCI AU PORC

Ingrédients pour 4 personnes

- 1 gros ananas = vitamine B1, magnésium, fibres
- 200 g de filet de porc = vitamines B1, B8, arginine, chrome
- 100 g d'amandes mondées = arginine, magnésium, fibres
- 8 crevettes = vitamine B1
- 2 cuillerées à soupe de feuilles fraîches de thym ciselées = chrome
- 1 cuillerée à soupe d'échalotes hachées = vitamine B1, fibres, magnésium
- 1 cuillerée à soupe de gingembre haché = fibres, vitamine B1
- 2 verres à moutarde de riz complet = chrome
- eau fortement minéralisée = magnésium
- 1 cuillerée à café de poudre de cannelle
- huile d'olive

Préparation

Couper l'ananas en deux dans le sens de la longueur ; retirer la pulpe en laissant uniformément une épaisseur de 1 cm environ ; couper cette pulpe en dés réguliers ; réserver dans un récipient couvert.

Faire suer dans un peu d'huile d'olive l'échalote, le gingembre et le thym, y faire cuire les filets de porc escalopés le plus finement possible ; les retourner souvent, 10 minutes à couvert suffisent à feu très doux.

Ajouter la pulpe d'ananas 5 minutes avant la fin de cuisson de la viande ainsi que les amandes.

Incorporer les queues de crevettes décortiquées en fin de cuisson, le riz déjà cuit à la créole (le riz sera cuit avec l'eau minérale) et la poudre de cannelle. Bien mélanger et laisser cuire à feu éteint, à couvert, pendant 5 minutes.

Remplir les écorces d'ananas avec cette garniture.

Catégorie viande

FILET DE BICHE AUX PÂTES

Ingrédients pour 4 personnes

- 4 filets de biche = vitamines B1, B8, arginine, chrome
- 200 g d'airelles (ou airelles en bocal) + confiture d'airelles = fibres
- 2 aubergines = fibres, vitamine B1
- 200 g de pâtes au basilic = magnésium, fibres
- feuilles fraîches de thym hachées = chrome
- 1 cuillerée à soupe de feuilles de basilic frais finement ciselées = magnésium
- 4 cuillerées à soupe de gingembre pulvérisé = fibres
- 2 cuillerées à soupe de soja crème cuisine = magnésium, arginine
- 2 cuillerées à soupe de purée d'ail = vitamine B1, fibres
- huile d'olive

Préparation

Saler les filets de biche, les faire mariner dans l'huile d'olive avec une cuillerée à soupe de purée d'ail et les feuilles de thym hachées pendant quelques heures. On peut utiliser des airelles fraîches, lavées, égrappées et cuites 5 minutes dans un peu d'eau ; on les retire ensuite avec une écumoire ; mais il est plus simple d'utiliser des airelles en bocaux. Il faut les égoutter, les mélanger à la confiture d'airelles, saler, ajouter le gingembre et le soja. Chauffer quelques minutes et réserver.

Éplucher les aubergines, retirer les graines, couper la pulpe en dés ; faire revenir dans de l'huile d'olive à feu très doux, couvrir avec la purée d'ail pendant 5 minutes.

Quand les pâtes sont cuites, les assaisonner avec les aubergines et la sauce de cuisson de celles-ci. Avant de servir, parsemer largement de feuilles de basilic finement ciselées.

Cuire les filets de biche avec le jus de la marinade, 2 minutes sur chaque côté ; les présenter avec les pâtes et servir les airelles à part.

MÉMOIRE-PARKINSON-ALZHEIMER

Pour améliorer la mémoire ou prévenir les troubles amnésiques ou autres maladies dégénératives cérébrales, il est conseillé d'enrichir son alimentation en :

- vitamine B9
- vitamine B12
- vitamine B1
- vitamine PP
- vitamine B6
- acides aminés soufrés
- antioxydants
- choline

Catégorie viande

PORC AUX CREVETTES

Ingrédients pour 4 personnes

- 1 ou 2 filets mignons de porc (150 g par personne) = vitamines B1, B6, B12, sélénium
- 8 crevettes roses crues = zinc, sélénium, vitamines B6, B12
- julienne de légumes composée de 100 g de champignons noirs + 1 poivron jaune + 2 petites courgettes + 2 petites carottes = antioxydants
- 2 cuillerées à soupe de feuilles de coriandre ciselées = antioxydants, vitamine B1
- 1 cuillerée à soupe de persil ciselé = vitamines PP, B9
- 1 cuillerée à soupe d'échalotes hachées = acides aminés soufrés
- 1 cuillerée à soupe de gingembre haché = antioxydants
- 1 cuillerée à café de paprika = vitamine PP
- huile d'olive

Préparation

Escaloper les filets mignons, les aplatir et les saler.

Faire revenir les échalotes et le gingembre dans un peu d'huile d'olive, à feu très doux, y déposer les escalopes de filets mignons, couvrir ; 5 minutes de chaque côté suffisent.

Ajouter les crevettes crues non décortiquées ; laisser cuire de nouveau 5 minutes à couvert en remuant de temps en temps.

En fin de cuisson, saupoudrer de feuilles de coriandre ciselées.

Préparation de la julienne de légumes

Les champignons noirs (réhydratés), le poivron, les courgettes et les carottes seront taillés en filaments fins. Poudrer ces légumes de paprika et de sel ; les faire fondre avec 3 cuillerées à soupe d'huile d'olive, à couvert et à feu très doux pendant 10 minutes.

Servir en même temps que les filets et les crevettes.

CATÉGORIE SALADE

SALADE PRINTANIÈRE À LA BETTERAVE RÂPÉE

Ingrédients pour 4 personnes

- 2 œufs = acides aminés soufrés, choline, vitamine B12
- 100 g de pousses d'épinards, de roquette, de « corne de cerf » et de pourpier = antioxydants, vitamines B1, B6, B9, choline
- 1 petite betterave crue = vitamine B9
- 1 cuillerée à soupe d'ail haché = antioxydants, vitamines B1, B6, PP
- 1 cuillerée à soupe de citron = vitamines B1, B6, B9, PP
- 1 cuillerée à soupe de gingembre haché = vitamine PP
- huile de colza = vitamine B9
- 2 cuillerées à soupe de coriandre ciselée = vitamine B1
- 24 amandes mondées = vitamine PP, choline

Préparation

Préparer une vinaigrette avec l'huile de colza ; y incorporer la coriandre ciselée ; mélanger les quatre sortes de salades lavées rapidement, bien égoutter et assaisonner.

Parsemer largement de betterave râpée finement. Incorporer les amandes.

Préparation de la betterave crue râpée

Éplucher la betterave crue, bien tendre ; la râper comme les carottes ; ajouter le jus de citron, l'huile de colza, le gingembre haché et l'ail haché. Bien mélanger, couvrir et laisser macérer au moins 4 heures avant de servir.

Cuire les œufs durs, les couper en quatre et les présenter sur l'ensemble de la salade.

Catégorie entrée

SALADE TIÈDE DE FOIES DE VOLAILLE AUX POUSSES D'ÉPINARDS

Ingrédients pour 4 personnes

- 200 g de foies de volaille = choline, vitamines B9, B12
- 2 cuillerées à soupe d'échalotes hachées = acides aminés soufrés
- 1 cuillerée à soupe de poudre de gingembre = antioxydants
- huile d'olive = antioxydants
- 2 cuillerées à soupe de citron pressé = vitamine B1
- 500 g de pousses d'épinards = vitamine B9, antioxydants

Préparation

Nettoyer les foies de volaille (de canard de préférence), séparer les lobes, saler et saupoudrer de gingembre (escaloper les foies s'ils sont trop épais). Les poêler avec le hachis d'échalotes à feu très doux 5 minutes, sans roussir les foies dans l'huile d'olive.

Verser ce mélange sur les jeunes feuilles d'épinards lavées, égouttées à fond.

Déglacer avec le jus de citron (feu éteint).

Verser cette sauce également sur le mélange épinards-foie. Bien remuer l'ensemble.

Peut être servi tel quel ou avec une vinaigrette traditionnelle à part.

Catégorie viande

TARTE AUX FOIES DE VOLAILLE

Ingrédients pour 4 personnes

- 1 pâte feuilletée pur beurre prête à dérouler = acides aminés soufrés, choline, vitamine B12
- 500 g de foies de poulet et de canard = choline, vitamines B9, B12
- 4 petites courgettes tendres = antioxydants
- 1 cuillerée à soupe de gingembre haché = antioxydants
- huile d'olive
- 1 cuillerée à soupe de coriandre ciselée = vitamine B1, antioxydants

Préparation

Nettoyer les foies de volaille, séparer les lobes, saler, ajouter le gingembre. Escaloper les foies s'ils sont épais.

Garnir un moule à tarte (en fonte de préférence, la cuisson est ainsi plus rapide et plus égale) avec la pâte feuilletée déjà prête à dérouler.

Emplir le fond de foies ; recouvrir de rondelles de courgettes très finement coupées. Arroser d'huile d'olive.

Enfourner à four moyen et laisser cuire 20 minutes. Laisser se poursuivre la cuisson à feu éteint pendant 10 minutes et parsemer de coriandre ciselée au moment de servir le plat.

Servir tiède.

IMMUNITÉ

L'immunité requiert la consommation d'aliments riches en :

- zinc
- sélénium
- vitamine C
- vitamine E
- vitamine B6
- vitamine B9
- vitamine B12
- vitamine D
- vitamine A
- caroténoïdes (bêta-carotène et lycopène)

CATÉGORIE VIANDE

FOIE DE LAPIN AUX MORILLES

Ingrédients pour 4 personnes

- 400 g de foies de lapin = vitamines B6, B9, B12, D, A, C, sélénium, zinc
- 200 g d'oignons blancs = sélénium, vitamines C, B6, E, provitamine A
- 200 g de morilles = vitamines D, B9
- 2 cuillerées à soupe de soja crème cuisine = vitamines B6, B9
- 2 cuillerées à soupe de persil ciselé = vitamines C, B9, provitamine A
- 2 cuillerées à soupe de gingembre = zinc
- huile d'olive = vitamine E, polyphénols

Préparation

Parer les foies, séparer les lobes et saler.

Éplucher les oignons, les hacher finement, les faire revenir dans l'huile d'olive à feu très doux avec la poudre de gingembre, ne pas colorer.

Ajouter les morceaux de foie et bien mélanger, couvrir, laisser cuire à feu très doux en remuant souvent pendant 5 minutes.

Nettoyer les morilles en les lavant très rapidement à l'eau froide. Les éponger à fond. Les laisser entières si elles sont petites ou les couper si elles sont grosses. Les mettre dans une sauteuse, saler, verser 1 cuillerée à soupe de soja, les faire étuver 10 minutes à feu très doux. Au moment de servir, ajouter une seconde cuillerée à soupe de soja et bien mélanger.

Servir avec les foies et parsemer largement de persil ciselé. Accompagner de riz complet cuit à la créole (vitamine B6).

CATÉGORIE POISSON

COQUILLES SAINT-JACQUES À LA CRÈME DE POIS CASSÉS

Ingrédients pour 4 personnes

- 4 belles coquilles avec corail (ou 8 petites) = zinc, sélénium, vitamines D, B6, B12
- 200 g de pois cassés = vitamines B6, B9
- 1 petit poivron rouge = sélénium, vitamine C, provitamine A, caroténoïdes
- 1 petite aubergine = vitamines C, E, provitamine A
- 1 grosse courgette = vitamines C, B9, caroténoïdes
- quelques feuilles de basilic fraîches = vitamine C, polyphénols
- 2 gros oignons jaunes = sélénium, vitamines C, E, B6, provitamine A
- 1 morceau de gingembre frais = zinc, vitamine C
- 1 cuillerée à soupe de soja cuisiné et de l'huile d'olive = polyphénols, vitamines E, B6, B9
- 1 bouquet garni

Préparation

Faire tremper les pois selon les indications portées sur le paquet. Jeter toujours l'eau de trempage, les verser dans une casserole d'eau froide (2 litres), ajouter un morceau de gingembre coupé en petits dés, un bouquet garni et du sel. Laisser cuire doucement à couvert pendant une demi-heure.

Retirer le bouquet garni, ajouter l'aubergine et la courgette détaillées en petits morceaux, sans les éplucher.

Achever la cuisson, 1 heure à couvert et à feu très doux ; laisser poursuivre la cuisson feu éteint avant d'égoutter le mélange ; passer celui-ci au mixer en y incorporant un peu d'eau de cuisson. Lier avec une cuillerée à soupe de soja et réserver au chaud.

Dans une poêle, faire revenir les oignons finement émincés dans de l'huile d'olive, sans les faire colorer ; lorsqu'ils sont presque cuits, ajouter le gingembre râpé ; mélanger rapidement, y déposer les coquilles Saint-Jacques, saler.

Laisser cuire à couvert et à feu éteint. Ajouter au dernier moment une cuillerée à soupe de feuilles de basilic ciselées.

Servir les coquilles sur la purée de pois chaude et décorer avec quelques feuilles de basilic finement détaillées en lanières fines et le poivron rouge.

Catégorie viande

BOULETTES AU MILLET

Ingrédients pour 4 personnes

- 200 g de foies de lapin = vitamines B6, B9, B12, D, A, C, zinc, sélénium
- 1 petit filet mignon = zinc, vitamines B6, B12
- 200 g de millet en grains = vitamines A, E
- 200 g de haricots verts extra-fins = vitamines C, E, provitamine A, sélénium
- 1 cuillerée à soupe de persil ciselé = vitamines C, B9, provitamine A
- 2 cuillerées à soupe d'échalotes hachées = sélénium, vitamines C, E, provitamine A
- 1 cuillerée à soupe de gingembre haché = zinc, vitamine C
- 2 cuillerées à soupe de ciboulette ciselée = vitamine C, sélénium

Préparation

Mixer ensemble le filet mignon et les foies parés. Incorporer le gingembre et la ciboulette.

Confectionner des boulettes avec cette préparation ; les faire cuire à couvert, à feu très doux sur les échalotes et l'huile d'olive pendant 15 minutes.

Cuire le millet dans de l'eau salée pendant 20 minutes.

Faire cuire les haricots verts en les maintenant un peu fermes ; les égoutter et les présenter en petits fagots.

Verser les boulettes sur le millet avec le jus de cuisson.

Entourer avec les fagots de haricots verts.

Parsemer de persil ciselé.

INVOLUTION MUSCULAIRE

La fonte de la masse musculaire est physiologique au cours du processus de vieillissement, mais elle peut être freinée, voire stoppée, et il est même possible de gagner du muscle si l'on suit régulièrement une hygiène de vie adaptée. Du point de vue alimentaire, il est souhaitable de consommer des aliments riches en :

- zinc
- acides aminés branchés
- arginine, ornithine et polyamines

CATÉGORIE VIANDE

ANANAS FARCI AU PORC

Ingrédients pour 4 personnes

- 1 gros ananas
- 200 g de filet de porc = zinc, acides aminés branchés
- 100 g d'amandes émondées = arginine, ornithine, polyamines
- 8 crevettes = zinc, acides aminés branchés
- 2 cuillerées à soupe de feuilles de persil ciselé
- 1 cuillerée à soupe d'échalotes hachées
- 1 cuillerée à soupe de gingembre haché = zinc
- riz complet cuit à l'eau minéralisée

Préparation

Couper l'ananas en deux dans le sens de la longueur ; retirer la pulpe en laissant uniformément une épaisseur de 1 cm environ ; couper cette pulpe en dés réguliers ; réserver dans un récipient couvert.

Faire suer dans un peu d'huile d'olive l'échalote et le gingembre mélangés. Y faire cuire les filets de porc escalopés le plus finement possible. Retourner souvent. Une dizaine de minutes à couvert suffisent à feu très doux.

Ajouter la pulpe d'ananas 5 minutes avant la fin de cuisson de la viande, ainsi que les amandes.

Incorporer les queues de crevettes décortiquées en fin de cuisson, le riz chaud cuit à la créole et le persil.

Bien mélanger et laisser cuire à feu éteint et à couvert pendant 5 minutes.

Remplir les écorces d'ananas avec cette garniture.

Catégorie poisson

RAIE SUR LIT DE CHOU CHINOIS

Ingrédients pour 4 personnes

- Eau minérale très minéralisée
- 1 chou chinois = ornithine, arginine, polyamines
- 2 ailes de raie débarrassées de leur peau et bien lavées = zinc, acides aminés branchés
- 1 citron
- 1 cuillerée à soupe de gingembre haché = zinc
- 1 cuillerée à soupe de persil ciselé
- huile d'olive

Garniture : riz aux noisettes = ornithine, arginine, polyamines

Préparation

Émincer finement le chou, saler, faire étuver à feu doux avec le gingembre et de l'huile à couvert. Laisser cuire en remuant souvent pendant 5 minutes.

Déposer les ailes de raie, laisser cuire 5 minutes sur chaque face. En fin de cuisson, parsemer de feuilles de persil ciselées.

Légumes d'accompagnement : riz cuit à la créole dans lequel on ajoute des noisettes concassées.

Décorer avec des rondelles de citron.

Conseil : comme le riz est cuit à la créole, il faut utiliser de l'eau minérale très minéralisée pour enrichir le plat en calcium.

Catégorie poisson

BOULETTE DE SAUMON AUX LÉGUMES VARIÉS

Ingrédients pour 4 personnes

- 400 g de filets de saumon = zinc, acides aminés branchés
- 100 g de blanc de poireau
- 100 g de carottes
- 4 pommes de terre
- 200 g de choux de Bruxelles = arginine, ornithine, polyamines
- quelques tomates cerises
- 2 cuillerées à soupe d'oignons hachés

- 2 cuillerées à soupe de persil ciselé
- 1 cuillerée à soupe de gingembre haché = zinc
- 1 petit bouquet garni, de l'huile d'olive, 1 pincée de safran

Préparation

Hacher les filets de saumon ; y incorporer le persil et le gingembre, saler et bien mélanger.

Façonner des boulettes, pas trop grosses, en travaillant bien le hachis entre les mains. Réserver au frais.

Émincer et faire étuver le poireau, les carottes avec une cuillerée à soupe d'huile d'olive et les oignons.

Cuire ensemble les choux de Bruxelles et les pommes de terre coupées en morceaux dans de l'eau salée avec le bouquet garni, à couvert 10 minutes et les égoutter. Ajouter aux poireaux et aux carottes déjà étuvés ; mélanger, rectifier l'assaisonnement ; ajouter le safran.

Déposer sur les légumes les boulettes de saumon, couvrir, faire étuver doucement pendant 5 minutes.

Décorer de tomates cerises.

MÉNOPAUSE

La ménopause est une période de la vie de la femme où les besoins sont accrus en calcium et en magnésium, mais également en aliments riches en fruits et en légumes frais qui apportent la majorité des antioxydants, et ceux qui apportent des phyto-œstrogènes compensant, en partie, l'arrêt de production des œstrogènes.

Par ailleurs, les protéines seront à privilégier pour lutter contre la redistribution physiologique de la masse graisseuse et de l'élévation du poids.

Catégorie poisson

CRÊPES FARCIES DE SARDINES ET DE FOIE DE MORUE

Ingrédients pour 4 personnes

- Pâte à crêpes au lait de soja enrichi au calcium = magnésium, calcium, phyto-œstrogène
- 4 sardines à l'huile d'olive = protéines
- 1 boîte de foie de morue = protéines
- 2 cuillerées à soupe de câpres de petite taille = antioxydants
- 1 cuillerée à soupe de gingembre frais pulvérisé = antioxydants

Préparation

Confectionner la pâte à crêpes traditionnelle en remplaçant le lait par du lait de soja. Confectionner six crêpes et les laisser refroidir.

Écraser les quatre sardines entières bien égouttées avec une fourchette ; les mélanger avec les câpres, le foie de morue et la poudre de gingembre de manière à obtenir une sorte de crème épaisse.

Masquer chaque crêpe avec une grosse cuillère de ce mélange et la rouler bien serrée.

Découper ensuite de petits tronçons, puis mettre au frais 1 heure avant de servir.

Catégorie dessert

SOUPE DE FRUITS

Ingrédients pour 4 personnes

- 600 g de fraises = antioxydants
- 2 pamplemousses roses juteux et sucrés = lycopène, flavonoïdes
- 2 yaourts = protéine, calcium, magnésium

- 2 mangues mûres = anthocyanes, flavonoïdes, caroténoïdes, vitamine C
- 200 g de framboises = anthocyanes, flavonoïdes, caroténoïdes, vitamine C
- quelques feuilles de menthe fraîche = anthocyanes, flavonoïdes, caroténoïdes, vitamine C
- 2 verres à vin d'eau minérale richement minéralisée = calcium, magnésium
- éventuellement du sucre

Préparation

Laver la moitié des fraises, les équeuter, les mixer avec le verre d'eau et la pulpe d'un pamplemousse (en enlevant toutes les cloisons blanches) ; ajouter à cette soupe du sucre si les fruits ne sont pas assez sucrés.

Mixer les yaourts avec la pulpe de mangue.

Verser délicatement cette crème sur la soupe.

Parsemer l'ensemble des framboises triées et dépoussiérées et des feuilles de menthe fraîche finement ciselées.

Catégorie petit déjeuner

PETIT DÉJEUNER PARFUMÉ

Ingrédients par personne

- 1 yaourt = protéine, calcium, magnésium
- 1 demi-banane = antioxydants
- 8 cerneaux de noix = antioxydants
- 1 morceau de pulpe de mangue bien mûre = anthocyanes, flavonoïdes, caroténoïdes, vitamine C
- 1 cuillerée à café de menthe fraîche finement ciselée = anthocyanes, flavonoïdes, caroténoïdes, vitamine C

Préparation

Mélanger intimement le yaourt avec la banane découpée en rondelles fines et avec les noix.

Mixer la mangue et la menthe.

Verser sur le mélange et manger aussitôt.

Catégorie poisson

MÉROU AU CHOU

Ingrédients pour 4 personnes

- Le mérou est vendu en tranches. Compter 150 g par personne = protéines
- 4 grosses tomates = lycopène
- 1 petit chou vert = antioxydants
- 1 poignée de mousserons = antioxydants
- 1 cuillerée à soupe de poudre de gingembre = antioxydants
- 1 cuillerée à soupe de purée d'ail = antioxydants
- 2 cuillerées à soupe de sauge ciselée = phyto-œstrogènes
- huile d'olive = antioxydants

Préparation

Parer les tranches de mérou, les débiter en quatre morceaux. Saler, saupoudrer largement de gingembre.

Arroser d'huile d'olive ; laisser mariner quelques heures au frais, dans un récipient couvert.

Retirer les feuilles flétries et dures du chou ; couper le chou en quatre, le blanchir quelques minutes dans de l'eau salée, égoutter, rafraîchir, éponger. Couper les quartiers en julienne fine. Faire étuver la julienne à l'huile d'olive doucement, à couvert. Vers la fin de la cuisson, incorporer les champignons et l'ail ; laisser cuire 5 minutes.

Évider les tomates, les saler, les poêler à l'huile d'olive pendant quelques minutes. Ensuite aplatir les cloisons et farcir avec la julienne de choux égouttée.

Poêler les mérous 3 minutes sur chaque face, à feu très doux.

Servir avec les tomates farcies et parsemer de sauge très finement ciselée.

PEAU

Notre enveloppe cutanée doit rester intacte et souple. Elle respire, réceptionne beaucoup d'informations utiles, élimine certains déchets. Le vieillissement rend notre peau plus fine, plus fragile et plus ridée. Pour ralentir les effets de la sénescence, il est préférable de manger des aliments riches en :

- acides gras oméga 3
- beaucoup de fruits et légumes frais qui apportent des flavonoïdes et des antioxydants
- zinc
- silicium
- acides aminés soufrés

CATÉGORIE POISSON

FLÉTAN AUX ASPERGES SAUVAGES NAGEANT SUR LIT D'ÉPINARDS

Ingrédients pour 4 personnes

- 4 filets de flétan de 150 g environ chacun = oméga 3, zinc, vitamine PP
- 16 asperges dites sauvages = antioxydants, vitamine E
- 500 g d'épinards en branche = antioxydants
- 1 cuillerée à soupe de purée de tomates fraîches = antioxydants
- 2 cuillerées à soupe de poudre de gingembre = zinc, antioxydants
- 2 cuillerées à soupe d'échalotes hachées, 2 gousses d'ail hachées = acides aminés soufrés
- 1 cuillerée à soupe de persil ciselé = antioxydants
- huile d'olive = antioxydants

Préparation

Enlever les tiges des épinards, les laver à grande eau ; les presser dans les mains pour qu'il ne reste pas d'eau ; hacher les feuilles.

Dans un faitout, faire revenir l'échalote et l'ail haché, sans roussir, dans l'huile d'olive. Ajouter les épinards, couvrir, puis laisser cuire à feu doux 5 minutes en tournant souvent.

Égoutter les épinards ; les réserver au chaud.

Cuire 5 minutes les filets de flétan dans le jus de cuisson des épinards en ajoutant la cuillerée à soupe de purée de tomates fraîches. Saupoudrer de gingembre.

Peler les asperges avec un couteau économe en allant de la pointe vers le pied. Les laver à grande eau sans les laisser tremper, les égoutter, les lier en botte. Plonger la botte dans de l'eau bouillante salée aromatisée avec du gingembre. Une dizaine de minutes de bonne ébullition, à couvert, suffisent.

Retirer les asperges de l'eau dès qu'elles sont cuites et les mettre à égoutter avant de les servir tièdes avec les filets de flétan dressés sur le lit d'épinards.

Parsemer de persil avant de servir.

Catégorie poisson

MOUSSE DE SAUMON ET DE COQUILLES SAINT-JACQUES À LA CRÈME DE COURGETTE ET DE COULIS ROUGE

Ingrédients pour 4 personnes

- 1 filet de saumon de 150 g environ = oméga 3, zinc, vitamine PP
- 4 coquilles Saint-Jacques avec leur corail = oméga 3, zinc, vitamine PP
- 4 courgettes moyennes tendres = vitamine C, caroténoïdes
- 4 tomates = flavonoïdes, vitamines C, PP, caroténoïdes
- 1 pomme de terre moyenne = vitamine C
- 4 œufs = acides aminés soufrés
- 1 cuillerée à soupe de ciboulette et de cerfeuil finement ciselés = antioxydants
- 1 cuillerée à soupe de poudre de gingembre frais pulvérisé = antioxydants, zinc
- 1 cuillerée à soupe de purée d'ail et de l'huile d'olive = vitamines E, C, zinc

Préparation

Couper en petits morceaux le filet de saumon ; escaloper les noix en séparant les coraux ; cuire dans un faitout avec une cuillerée à soupe d'huile d'olive et le gingembre, pendant quelques minutes seulement.

Mixer l'ensemble (sauf les coraux) et laisser refroidir.

Pendant ce temps, monter les blancs des œufs en neige très ferme. Incorporer petit à petit et délicatement la neige à la purée de poissons.

Décorer avec les coraux, puis mettre au réfrigérateur pendant au moins 2 heures.

Préparation de la crème de courgette

Ne pas peler les courgettes, car elles sont choisies tendres ; les couper en rondelles ; couper la pomme de terre épluchée en petits dés.

Cuire les courgettes et la pomme de terre dans un peu d'eau salée avec la purée d'ail, à couvert et à feu doux, pendant 10 minutes.

Passer les légumes égouttés dans un mixer en ajoutant plus ou moins de jus de cuisson selon la texture de la purée désirée.

Cette crème sera servie tiède avec la mousse de poisson froide et largement parsemée de cerfeuil ciselé.

Préparation du coulis rouge

Peler les tomates, les épépiner et les passer à cru au tamis fin. Saler la purée obtenue ; y incorporer la ciboulette.

Laisser reposer au froid 1 heure, à couvert, avant de servir.

CATÉGORIE POISSON

DORADES PARMI LES REINES-CLAUDES

Ingrédients pour 4 personnes

- les filets d'une dorade de 1,5 kg environ = oméga 3, zinc, vitamine PP
- 1 kg de reines-claudes bien mûres et saines = vitamines C, PP, E, zinc
- 1 cuillerée à soupe de ciboulette hachée = antioxydants, acides aminés soufrés
- 1 cuillerée à soupe de gingembre haché = zinc, antioxydants
- 1 cuillerée à soupe de persil ciselé = antioxydants
- 2 pincées de paprika = vitamine PP
- 2 verres à moutarde de riz complet à cuire avec de l'eau minéralisée = silicium
- huile d'olive = vitamine E

Préparation

Dénoyauter et peler les reines-claudes. Les faire cuire à feu très doux avec un peu d'huile d'olive, le gingembre et le paprika, à couvert, pendant 10 minutes en remuant souvent.

Saler les filets de dorade, les déposer sur les fruits, couvrir et laisser cuire 5 minutes.

Avant de servir, parsemer de ciboulette et de persil hachés.

Légumes d'accompagnement : riz à la créole.

PRÉVENTION DES CANCERS

Les radicaux libres et autres formes réactives de l'oxygène désorganisent de nombreuses fonctions des cellules vivantes, notamment en provoquant des lésions de l'ADN.

Nos défenses antioxydantes nous protègent de ces agressions, mais une baisse de leur taux est associée à un risque accru de cancer. Il est donc intéressant de consommer davantage d'aliments contenant des substances protectrices, en particulier :

- sulforaphane
- fibres
- flavonoïdes
- caroténoïdes
- lycopène
- vitamine E
- vitamine C
- vitamine B9
- acides aminés soufrés
- zinc
- molybdène

Catégorie dessert

SORBET À LA POMME VERTE ENROBÉ DE PASTÈQUE

Ingrédients pour 4 personnes

- 1 pastèque moyenne = lycopène, fibres, vitamine C
- 8 abricots mûrs = caroténoïdes
- 50 g d'amandes mondées = caroténoïdes mieux assimilés avec les graisses des amandes, vitamine E
- 2 cuillerées à soupe de confiture de gingembre = zinc, antioxydants
- 4 boules de sorbet à la pomme verte = zinc, antioxydants

Préparation

Débarrasser la pulpe de la pastèque de ses graines noires. Mixer la moitié de cette pulpe avec la confiture de gingembre. Réserver au frais.

L'autre moitié de la pulpe sera débitée en petits morceaux et cuite avec les oreillons d'abricots et les amandes mondées.

Présenter cette compote tiède autour des boules de sorbet à la pomme verte, arroser du jus de pastèque.

Servir de suite.

Catégorie salades

TABOULÉ AUX CREVETTES

Ingrédients pour 4 personnes

- 200 g de boulghour fin = sélénium, molybdène
- 500 g de tomates juteuses = flavonoïdes, vitamines C, E, fibres
- 1 petit concombre = flavonoïdes, vitamines C, E, fibres
- 8 crevettes roses crues = sélénium, zinc
- 1 pamplemousse rose = lycopène, vitamine C, fibres
- 1 cuillerée à soupe de poudre de gingembre = zinc
- 6 cuillerées à soupe d'huile d'olive = antioxydants, vitamines C, B9
- 2 cuillerées à soupe de basilic finement ciselé = antioxydants, vitamines C, B9

Préparation

Peler le concombre, l'épépiner, couper la pulpe en petits dés. Mélanger avec toute la pulpe de pamplemousse coupée en petits morceaux, saler. Ajouter la poudre de gingembre ; y déposer les queues de crevettes décortiquées coupées en deux et aplaties ; bien mélanger et laisser mariner pendant 2 heures.

Verser le boulghour dans un grand saladier, le mouiller avec un petit bol d'eau bouillante versée peu à peu pour humidifier les grains sans les tremper. Laisser reposer quelques minutes.

Ajouter les tomates coupées en petits dés avec leur jus, le basilic et la marinade de crevettes avec tout le jus de marinade ; mélanger bien tous les ingrédients ; réserver au frais pendant 2 ou 3 heures en remuant de temps en temps pour aérer la composition.

Au moment de servir, décorer avec quelques petites feuilles de basilic non ciselées.

Catégorie légumes

CRÈME DE CHOU-FLEUR AU BASILIC

Ingrédients pour 4 personnes

- 1 petit chou-fleur = vitamine C, sulforaphane, acides aminés soufrés, fibres
- 2 petites carottes = caroténoïdes, vitamine C, zinc, fibres
- 4 pommes de terre = caroténoïdes, vitamine C, zinc, fibres
- 1 cuillerée à soupe de basilic ciselé = caroténoïdes, vitamine C, zinc, fibres
- 1 cuillerée à soupe de poudre de gingembre = caroténoïdes, vitamine C, zinc, fibres
- 1 cuillerée à soupe de soja cuisine (ou crème de soja) = molybdène, vitamine B9

Préparation

Diviser l'inflorescence du chou-fleur en bouquets, les faire cuire à l'eau salée avec les pommes de terre épluchées et coupées en petits morceaux, les carottes grattées, débitées en minces rondelles et la poudre de gingembre pendant 5 minutes, à couvert.

Égoutter et mixer en allongeant avec l'eau de cuisson jusqu'à obtention d'une purée liquide. Incorporer les feuilles de basilic ciselées, la crème de soja.

Bien remuer, servir tiède dans des ramequins.

Catégorie viande

FOIE DE VEAU AU CHOU ROUGE

Ingrédients pour 4 personnes

- 4 tranches de foie de veau = vitamine B9, zinc
- 1 petit chou rouge = caroténoïdes, vitamine C, sulforaphane
- 10 marrons épluchés = vitamine B9
- 4 tomates mûres = flavonoïdes, vitamines C, E, zinc, fibres
- 1 cuillerée à soupe de purée d'ail = flavonoïdes, vitamines C, E, zinc, fibres
- 2 cuillerées à soupe de feuilles de coriandre finement ciselées = flavonoïdes, vitamines C, E, zinc, fibres
- 1 cuillerée à soupe de gingembre haché = flavonoïdes, vitamines C, E, zinc, fibres
- huile d'olive = flavonoïdes, vitamines C, E, zinc, fibres

Préparation

Retirer les feuilles flétries du chou rouge, trancher le trognon au ras des feuilles.

Couper le chou en quatre, ensuite en lanières, le plus finement possible. Cuire ensemble le chou, les marrons et le gingembre avec 4 cuillerées à soupe d'huile d'olive et 2 verres d'eau. Couvrir à feu très doux ; remuer souvent, pendant 30 minutes ; introduire la purée d'ail au milieu de la cuisson.

Poêler simplement les foies de veau à l'huile d'olive ; bien parer et aplatir les tranches, 3 minutes sur chaque face suffisent ; les servir sur les choux.

Avant de servir, parsemer de feuilles de coriandre finement ciselées.

Servir avec une purée de tomates fraîches aromatisée à la coriandre : peler les tomates, les épépiner, hacher grossièrement la pulpe, mélanger avec les feuilles de coriandre ciselées. Saler, laisser reposer, à couvert, pendant au moins 1 heure, au frais, avant de servir.

Catégorie légumes

SARRASIN AUX CHAMPIGNONS ET BROCOLI

Ingrédients pour 4 personnes

- 500 g de brocolis = sulforaphane, acides aminés soufrés, fibres
- 3 échalotes = acides aminés soufrés, vitamines C, E, sélénium, molybdène, fibres
- 250 g de champignons (shiitaké ou cèpes ou pieds-de-mouton) = fibres, vitamine C
- 1 morceau de gingembre frais = zinc, antioxydants
- 150 g de sarrasin = molybdène, sélénium
- 2 cuillerées à soupe de persil frais finement ciselé = vitamine C
- 4 cuillerées à soupe d'huile d'olive = antioxydants

Préparation

Cuire les brocolis nettoyés dans un 1 litre d'eau avec les échalotes émincées, à couvert et à feu doux pendant 10 minutes.

Ajouter le sarrasin lavé sous l'eau froide, bien mélanger, puis reprendre la cuisson, toujours à feu doux et à couvert pendant 10 minutes en ajoutant du sel et le gingembre pulvérisé.

Faire suer les champignons lavés, avec un peu de sel, le persil ciselé et l'huile d'olive.

À la fin de la cuisson du sarrasin, égoutter s'il reste de l'eau de cuisson, et incorporer les champignons avec tout le jus rendu.

Parsemer de persil ciselé.

VIEILLISSEMENT

Pour mieux vieillir, nous pouvons consommer, de préférence, des aliments avec des composants protecteurs et limiter les aliments accélérateurs du vieillissement.

Les composants bénéfiques sont très variés :

- les graisses insaturées (oméga 3)
- les graisses mono-insaturées
- les sucres lents
- les denrées riches en : arginine, ornithine et polyamines
  acides aminés soufrés
  sulfates
  potassium
  calcium
  magnésium
  zinc
  sélénium
  silicium
- d'autres nutriments sont également essentiels :
  les vitamines B1, B6, B9, B12, C, E et PP
  bêta-carotène
  lycopène
  lutéine-zéaxanthine
  les flavonoïdes
  sulforaphane
  les ferments vivants

Catégorie viande

MARCASSIN SUR LIT DE BOULGHOUR

Ingrédients pour 4 personnes

- 4 escalopes de marcassin
- 100 g de boulghour
- 150 g de shiitaké
- 8 figues sèches
- 1 petit verre de porto
- 2 cuillerées à soupe d'oignons blancs hachés

- de la poudre de gingembre
- 2 cuillerées à soupe de persil ciselé
- 1 cuillerée à soupe de purée d'ail
- huile d'olive

Préparation

Mélanger 4 cuillerées à soupe d'huile d'olive et les oignons blancs. Saler et saupoudrer de gingembre les escalopes de marcassin ; laisser mariner quelques heures avec l'huile d'olive et les oignons, au frais et à couvert ; retourner une fois les escalopes en cours de marinade.

Cuire le boulghour dans de l'eau salée et réserver.

Faire gonfler les figues dans le porto.

Faire suer les shiitaké (sans les queues) dans la purée d'ail et le persil.

Mélanger le boulghour cuit, les figues avec le reste de porto, les shiitaké et leur jus de cuisson ; bien mélanger ; réserver l'ensemble au chaud.

Poêler les escalopes avec le jus de la marinade 5 minutes sur chaque face, à feu très doux.

Verser l'ensemble sur le boulghour et parsemer de persil avant de servir.

Catégorie poisson

TOMATES FARCIES AUX SARDINES

Ingrédients pour 4 personnes

- 4 petites sardines
- 4 grosses tomates
- 1 poignée de pousses d'épinards
- 1 poignée de roquette
- 1 concombre
- 1 cuillerée à soupe d'oignons blancs hachés
- 1 cuillerée à soupe de gingembre haché
- 2 cuillerées à soupe de basilic ciselé
- 2 cuillerées à soupe de citron pressé
- vinaigrette au vinaigre balsamique

Préparation

Écailler les sardines, lever les filets, les escaloper le plus finement possible ; saler, couvrir avec une marinade composée de deux cuillerées à soupe de citron pressé, une cuillerée à soupe d'huile d'olive, le gingembre et une cuillerée à soupe de basilic ciselé ; laisser mariner 1 heure au frais.

Évider les tomates, saler légèrement l'intérieur. Les farcir avec les sardines marinées égouttées.

Laver la roquette et les pousses d'épinard. Assaisonner avec une vinaigrette au vinaigre balsamique.

Déposer sur ce lit de verdure les tomates farcies et décorer avec des rondelles de concombre ; parsemer largement de basilic ciselé.

Catégorie légumes

FONDUE DE POIREAUX

Ingrédients pour 4 personnes

- 1 kg de poireaux (jeunes de préférence)
- 2 carottes
- 4 pommes de terre
- 2 cuillerées à soupe de feuilles de basilic ciselées
- 1 cuillerée à soupe de gingembre haché
- 2 cuillerées à soupe de lait de soja
- huile d'olive

Préparation

Éplucher et nettoyer les jeunes poireaux ; les émincer en fines rondelles. Les faire étuver avec un peu d'huile d'olive, du sel et le gingembre pendant 10 minutes ; remuer souvent.

Cuire les pommes de terre et les carottes ; les réduire en purée, saler selon le goût ; lier avec le lait de soja.

Quand la purée est prête, incorporer les feuilles de basilic ; verser sur la purée les poireaux fondus.

Décorer avec quelques petites feuilles de basilic non ciselées.

Catégorie poisson

LANGOUSTE À LA CRÈME D'AVOCAT

Ingrédients pour 4 personnes

- 2 langoustes
- 2 avocats mûrs
- 1 tomate
- 1 poivron rouge
- 1 poivron vert
- 200 g de pâtes complètes

- quelques tomates cerises
- 1 gousse d'ail hachée finement
- 1 cuillerée à soupe de gingembre haché
- huile d'olive

Préparation

Faire cuire les langoustes au court-bouillon aromatisé au gingembre pendant 2 minutes au maximum ; les laisser refroidir complètement. Séparer le coffre de la langouste de la queue ; extraire la chair de cette dernière, la découper en médaillons réguliers ; extraire la chair du coffre et la détailler en petits dés ; extraire également la partie crémeuse.

Mixer cette partie crémeuse avec la pulpe d'avocat, la tomate pelée, épépinée, l'ail haché, saler selon le goût.

Faire étuver doucement les poivrons pelés, épépinés, coupés en fines lanières avec le persil dans un peu d'huile d'olive et laisser refroidir.

Cuire les pâtes *al dente,* les égoutter à fond, les assaisonner aussitôt avec les poivrons.

Servir tiède avec les médaillons de langouste.

Mélanger les dés de chair de langouste avec la crème d'avocat ; servir à part et décorer avec quelques tomates cerises.

CATÉGORIE POISSON

LANGOUSTE AUX LENTILLES SUR FONDS D'ARTICHAUT

Ingrédients pour 4 personnes

- 2 belles langoustes
- 100 g de lentilles
- 8 fonds d'artichaut
- 2 tomates
- 1 gros oignon piqué de 2 clous de girofle
- 2 cuillerées à soupe de gingembre haché
- 1 bouquet garni
- 2 cuillerées à soupe de ciboulette hachée
- jus de citron
- 2 cuillerées à soupe de persil finement ciselé
- huile d'olive

Préparation

Faire cuire les langoustes au court-bouillon aromatisé de gingembre. Séparer le coffre des langoustes de leurs queues. Extraire la chair des queues et la découper en médaillons réguliers.

Extraire également la partie crémeuse ; réserver à couvert dans un peu d'huile d'olive.

Laver les lentilles triées ; dans une grande casserole, les couvrir largement d'eau froide, les porter à ébullition et écumer. Ajouter le sel, le gingembre, le bouquet garni et l'oignon. Laisser cuire à couvert à toute petite ébullition pendant 10 minutes ; retirer le bouquet garni et l'oignon clouté et les égoutter.

Ajouter la chair des langoustes et la partie crémeuse.

Laver les fonds d'artichaut, les blanchir 5 minutes dans de l'eau bouillante salée additionnée de quelques gouttes de jus de citron ; les étuver 5 minutes dans un peu d'huile d'olive avec un peu de ciboulette hachée.

Servir sur un lit de lentilles tièdes assaisonnées à la vinaigrette ; installer les médaillons de langouste sur les fonds d'artichaut et parsemer de persil.

Servir à part le reste de la vinaigrette à la ciboulette.

Catégorie poisson

MOULES AU PORTO ET AUX ÉPINARDS

Ingrédients pour 4 personnes

- 2 litres de moules
- 250 g d'épinards
- 1 petit fenouil
- 2 cuillerées à soupe d'oignon haché
- 2 cuillerées à soupe de persil ciselé
- 1 verre de vin de Porto
- huile d'olive
- 4 cuillerées à soupe de soja crème cuisine

Préparation

Parer le bulbe de fenouil, le laver, le tailler en lamelles fines.

Laver et trier les épinards ; les faire suer avec le porto, les oignons, le fenouil découpé à feu très doux, à couvert. Mélanger souvent. Saler puis laisser cuire pendant 5 minutes.

Bien laver les moules, les faire cuire pendant 2 minutes dans ce mélange en remuant.

Couvrir, poursuivre la cuisson à feu éteint pendant 5 minutes.

Avant de servir, parsemer largement de persil ciselé et ajouter le soja.

CATÉGORIE VIANDE

PIGEONNEAUX AUX FIGUES

Ingrédients pour 4 personnes

- 2 pigeonneaux
- 8 figues sèches
- 2 patates douces moyennes
- 1 verre à moutarde de porto
- 1 verre de lait de soja
- 100 g de noisettes
- 1 cuillerée à soupe de sarriette ciselée et 1 cuillerée à soupe de persil ciselé
- 2 cuillerées à soupe d'échalotes hachées
- 2 cuillerées à soupe de soja crème cuisine
- huile d'olive

Préparation

Trancher les pigeonneaux en deux, le long de la colonne vertébrale et du bréchet. Enlever les petits os, aplatir légèrement les moitiés, les faire sauter à feu très doux avec un peu d'huile d'olive, la sarriette et les échalotes, saler ; couvrir, retourner souvent les morceaux ; laisser cuire 10 minutes.

Les figues seront marinées dans le porto pendant plusieurs heures. Les égoutter et les cuire avec les pigeonneaux en milieu de cuisson ainsi que les noisettes, qui auront également trempé dans de l'eau froide pendant quelques heures. À la fin de la cuisson, incorporer le soja ; attendre 5 minutes avant de servir.

Préparation de la purée de patates douces

Faire bouillir les patates douces avec leur peau dans de l'eau salée ; quand elles sont cuites (procéder de la même manière que pour les pommes de terre en les piquant avec une fourchette), les éplucher et les réduire en purée ; incorporer un verre de lait de soja froid ; saupoudrer largement de persil ciselé.

CATÉGORIE VIANDE

PINTADE À LA CRÈME D'ÉCREVISSES

Ingrédients pour 4 personnes

- 1 petite pintade
- 16 écrevisses
- 2 patates douces moyennes
- 2 cuillerées à soupe de soja crème cuisine

- 2 cuillerées à soupe d'estragon ciselé
- 2 cuillerées à soupe de gingembre haché
- 2 cuillerées à soupe d'échalotes hachées
- huile d'olive

Préparation

Découper la pintade à cru en quatre morceaux ; saler.

Faire revenir à feu très doux l'huile d'olive, les échalotes, le gingembre et les morceaux de pintade, couvrir et poursuivre la cuisson à feu très doux pendant 10 minutes.

Après avoir châtré les écrevisses, les faire sauter à la poêle en les posant à plat sur le ventre dans un peu d'huile d'olive pendant quelques minutes, les retourner et continuer la cuisson 3 minutes à feu très doux. Les décortiquer, mixer les carapaces avec le jus de cuisson ; passer le tout à l'étamine.

Ajouter les queues décortiquées et la sauce à la fin de la cuisson de la pintade. Saupoudrer largement d'estragon frais ciselé.

Préparation des patates douces

Faire bouillir les patates douces dans de l'eau salée avec leur peau. Quand elles sont bien cuites, les éplucher et les réduire en purée ; incorporer le soja, saler selon le goût.

Servir autour des morceaux de pintade.

Catégorie viande

PINTADE AUX QUETSCHES FRAÎCHES

Ingrédients pour 4 personnes

- 1 petite pintade
- 1 kg de quetsches
- 250 g de spaghetti à la farine complète
- 2 cuillerées à soupe d'échalotes hachées
- 1 cuillerée à soupe de gingembre haché
- 2 cuillerées à soupe de persil ciselé
- 1 cuillerée à soupe de poudre de gingembre
- huile d'olive

Préparation

Découper à cru la pintade de manière à obtenir quatre morceaux. Saler et saupoudrer de gingembre ; faire cuire à feu très doux, à couvert, dans l'huile d'olive avec une partie des échalotes et du persil pendant 10 minutes.

Faire suer le reste des échalotes avec le persil, ajouter les quetsches lavées et dénoyautées. Couvrir, laisser cuire 5 minutes ; la moitié des fruits sera mélangée avec la pintade. Ils seront cuits ensemble encore 5 minutes. L'autre moitié des fruits sera mixée de manière à obtenir une sorte de purée.

Cuire les pâtes *al dente*. Dès qu'elles sont cuites et égouttées à fond, incorporer la purée de quetsches.

La pintade sera présentée sur le lit de pâtes.

Décorer avec quelques feuilles de persil non ciselées.

CATÉGORIE VIANDE

PINTADE FARCIE AUX FOIES DE VOLAILLE SUR POIS GOURMANDS

Ingrédients pour 4 personnes

- 1 petite pintade
- 250 g de foies de volaille
- 100 g de purée de marron
- 2 cuillerées à soupe de soja crème cuisine
- 100 g de chanterelles
- 1 cuillerée à soupe de gingembre haché
- 1 cuillerée à soupe d'échalotes
- 2 cuillerées à soupe de persil ciselé
- 200 g de pois gourmands
- huile d'olive

Préparation

Préparation de la purée.

Parer les foies ; les mixer avec le gingembre et la purée de marron épaisse. Incorporer les champignons lavés, saler.

Garnir la pintade vidée avec ce mélange ; saler à l'extérieur.

Coudre la pintade et la ficeler solidement, la mettre dans un faitout avec les échalotes et un peu d'huile d'olive ; laisser cuire à feu très doux en retournant souvent, à couvert, pendant 45 minutes.

À mi-cuisson, ajouter les pois gourmands très frais et le persil. Bien remuer, mélanger au jus la crème de soja.

Catégorie poisson

TARTE AU SAUMON CITRONNELLE

Ingrédients pour 4 personnes

- 1 pâte feuilletée prête à dérouler
- 500 g de filets de saumon débités en escalopes
- 4 grosses tomates
- 2 cuillerées à soupe de gingembre haché
- 3 cuillerées à soupe de feuilles de citronnelle (ou de verveine odorante) finement ciselées
- huile d'olive

Préparation

Foncer un moule à tarte (de préférence en fonte, la cuisson est plus rapide et plus régulière) de la pâte feuilletée.

Y déposer les escalopes de saumon, saler. Parsemer de gingembre et de 2 cuillerées à soupe de feuilles de citronnelle ; saler et recouvrir de rondelles épaisses de tomates pelées.

Arroser d'huile d'olive. Enfourner dans un four tiède, laisser cuire 20 minutes. Poursuivre la cuisson 10 minutes à four éteint.

Avant de servir, parsemer du reste de feuilles de citronnelle.

Lexique

Aberrations chromosomiques structurelles : Changements majeurs dans la structure des chromosomes, donc dans l'information génétique. Un morceau de chromosome se retrouve à un emplacement différent dans le même chromosome ou carrément sur un autre chromosome. Il peut aussi être perdu ou en excès.

Absorption : Mécanisme par lequel les nutriments sont absorbés à travers la muqueuse intestinale, conduits par les capillaires et confiés au flux sanguin. L'absorption active nécessite de l'énergie, au contraire de l'absorption passive.

Accident vasculaire cérébral : Dommage occasionné aux neurones par suite de l'obstruction d'une artère ou d'une hémorragie.

Acétylcholine : Neurotransmetteur sécrété dans les terminaisons nerveuses cholinergiques, et dont le rôle est de transmettre une impulsion nerveuse à un nerf voisin, ou de favoriser la contraction musculaire. L'acétylcholine joue un rôle central dans la mémorisation, la perception sensorielle et la contraction musculaire. L'acétylcholine est synthétisée à partir de choline et de vitamine B5.

Acide : Substance chimique qui est capable de former des atomes d'hydrogène en se dissolvant dans l'eau. L'acide chlorhydrique dans l'estomac, le vinaigre, l'acide acétique sont des exemples d'acide. Un acide a un pH inférieur à 7.

Acide alpha-linolénique : Acide gras polyinsaturé de la famille oméga 3, moins répandu qu'autrefois dans notre alimentation, par suite du recul des sources alimentaires qui en sont riches (gibier, noix, pourpier). On le trouve aujourd'hui surtout dans l'huile de colza. Il donne naissance dans l'organisme aux acides gras EPA et DHA. Plusieurs études ont montré que l'acide alpha-linolénique, surtout consommé dans le pourtour méditerranéen, explique en partie la bonne santé et la longévité de ces populations. C'est un élément majeur de ce que l'on a appelé le régime crétois, ou le régime méditerranéen.

Acide aminé : Élément constitutif des protéines. Pendant la digestion, les acides aminés sont séparés les uns des autres. Vingt d'entre eux environ seront réutilisés par le corps pour fabriquer les protéines des cheveux, de la peau, des muscles, des os, du sang, et d'autres tissus et organes.

– Neuf acides aminés sont essentiels, c'est-à-dire que le corps ne peut les synthétiser, et qu'il doit se les procurer dans l'alimentation : histidine, isoleucine, leucine, lysine, méthionine, phénylalanine, thréonine, tryptophane, valine.

– Les autres sont accessoires : acide aspartique, acide glutamique, alanine, arginine, asparagine, cystéine, glutamine, glycine, ornithine, proline, sérine, tyrosine.

La molécule type d'acide aminé contient une fonction amine (CH2) et un groupe carboxyle (COOH).

Acide aminé soufré : Il s'agit de la méthionine et de la cystéine, qui contiennent chacune une molécule de soufre. En sont dérivées la cystine et la taurine.

Acide arachidonique : Acide gras de la famille oméga 6. Il joue un rôle structural notamment dans le développement du cerveau, et un rôle fonctionnel dans la synthèse d'agents qui favorisent la contraction et la relaxation des vaisseaux, l'activité des plaquettes, la réponse inflammatoire, la réaction allergique.

Acide désoxyribonucléique (ADN nucléique) : C'est le matériel génétique de la plupart des organismes vivants, et le constituant principal des chromosomes. Il s'agit d'une molécule formée de deux chaînes enroulées en double hélice, et contenue dans le noyau de la cellule. L'ADN joue un rôle majeur dans la détermination des traits héréditaires. Lorsqu'une cellule se divise, l'ADN est répliqué de manière que les deux molécules sœurs soient identiques à la molécule mère. L'ADN contient toute l'information nécessaire au développement d'un être humain et à son fonctionnement. Chaque cellule n'en exprime qu'une partie, son « programme ».

Acide désoxyribonucléique mitochondrial (mtADN) : Outre l'ADN nucléique, les cellules renferment aussi des inclusions indépendantes, les mitochondries, qui possèdent leur propre ADN, en forme de cercle.

Acide docosahexaénoïque (DHA) : Acide gras polyinsaturé à longue chaîne, de la famille oméga 3, que l'organisme sait synthétiser à partir de l'acide alpha-linolénique, ou qui est apporté par la consommation de poissons gras (thon, saumon, hareng, etc.). Le DHA joue un rôle important dans la structure des membranes, dans le développement et le fonctionnement du cerveau et de la rétine.

Acide eicosapentaénoïque (EPA) : Acide gras polyinsaturé à longue chaîne, de la famille oméga 3, que l'organisme sait synthétiser à partir de l'acide alpha-linolénique, ou qui est apporté par la consommation de poissons gras (thon, saumon, hareng, etc.). L'EPA joue un rôle important dans la médiation de certains agents biologiques, en atténuant la réponse inflammatoire, en augmentant le temps de saignement et en réduisant les taux de triglycérides du sang. Ces effets, favorables à la santé cardiovasculaire, sont à l'origine des conseils alimentaires qui visent à accroître la consommation de poissons gras.

Acide gamma-linolénique (GLA) : Acide gras de la famille oméga 6 que l'on trouve dans les huiles d'onagre et de bourrache. Il est un intermédiaire essentiel du métabolisme des acides gras polyinsaturés. Il mène à des médiateurs importants pour les défenses anti-infectieuses. Il est le déterminant majeur de la souplesse et de l'hydratation de la peau. Des suppléments de GLA affectent de manière favorable certaines conditions inflammatoires et allergiques.

Acide gras : C'est l'élément principal des matières grasses, qui sont généralement constituées d'un alcool relié à trois molécules d'acides gras (triglycérides) ou d'un alcool relié à un phosphore et à deux molécules d'acides gras (phospholipides). Un acide gras se présente sous la forme d'une chaîne d'atomes de carbones (de quatre à vingt-deux) qui comporte un groupement méthyle d'un côté (CH3) et un groupement carboxyle (COOH) de l'autre. Lorsque chaque carbone est lié au nombre maximal d'atomes d'hydrogène qu'il peut accepter, l'acide est dit saturé. À l'inverse, quand deux atomes de carbone sont joints en une double liaison et peuvent, de ce fait, accepter de l'hydrogène, l'acide est mono-insaturé. Lorsqu'il existe plus d'une double liaison, l'acide gras est polyinsaturé. Les propriétés et le classement des acides gras dépendent :
- du nombre de leurs atomes de carbone (longueur de la chaîne) ;
- du degré d'insaturation ;
- de la place de la première double liaison s'il s'agit d'un acide insaturé (rang du carbone à partir de l'extrémité méthyle).

Exemple : l'acide linoléique a dix-huit atomes de carbone, deux doubles liaisons, dont la première est sur le sixième carbone. On le note donc C18 : 2, et on le classe dans la famille oméga 6.

Un corps gras insaturé est plus fluide à température donnée qu'un corps gras saturé. Lorsque la chaîne de carbones est saturée d'atomes d'hydrogène, sa forme est régulière et les acides s'organisent de manière uniforme et dense, un peu comme des cuillères dans un tiroir, ce qui donne de la rigidité au corps gras. À l'inverse, plus un acide gras est insaturé, plus il comporte de doubles liaisons et plus il est flexible.

Les acides gras apportés par l'alimentation ou synthétisés peuvent subir des transformations dans l'organisme, par désaturations et élongations successives.

Acide gras essentiel : Acide gras que l'organisme est incapable de synthétiser, et sans lequel apparaissent des signes de déficience. Deux acides gras sont considérés comme essentiels : l'acide linoléique et l'acide alpha-linolénique. Dans certaines circonstances, d'autres acides gras peuvent aussi se révéler conditionnellement essentiels : par exemple, les enfants prématurés n'ont pas dans le foie les outils biochimiques qui leur permettent de synthétiser l'acide arachidonique (à partir de l'acide linoléique) et le DHA (à partir de l'acide alpha-linolénique). Or, ces deux substances jouent un rôle considérable dans le développement du cerveau. Il est donc probable que DHA et acide arachidonique doivent être apportés par l'alimentation à ces enfants.

Acide linoléique : Acide gras polyinsaturé chef de file de la famille oméga 6, très répandu dans notre alimentation, puisque constituant principal des huiles végétales courantes (tournesol, maïs). Il est normalement transformé dans l'organisme en acide gamma-linolénique et en acide arachidonique.

Acide nucléique : Substance organique complexe, dont il existe deux types : l'ADN et l'ARN, qui contiennent le programme génétique de chaque cellule.

Acide oléique : Acide gras mono-insaturé que l'on trouve surtout dans l'huile d'olive et l'huile de colza, mais aussi dans l'avocat, la graisse d'oie et de canard. Il a des effets favorables sur la santé puisqu'il est relativement peu sensible à l'oxydation, qu'il réduit la vulnérabilité des graisses saturées à l'oxydation et qu'il favorise l'augmentation du « bon » cholestérol.

Acide oxalique : Acide dicarboxylique qui forme des sels insolubles avec le calcium et inhibe son absorption. Présent dans les épinards et la rhubarbe. Il peut contribuer à la formation de calculs rénaux.

Acide ribonucléique (ARN) : Il est chargé de convoyer l'information génétique de l'ADN afin qu'elle serve de programme pour la fabrication des protéines.

Actif (Principe) : Molécule ou composé chimique qui possède un effet physiologique ou thérapeutique.

Additif : Substance que l'industrie agroalimentaire ajoute à certaines denrées à des fins de conservation ou de modification de texture et d'aspect. On les désigne en Europe sous la lettre E suivie de trois chiffres, par exemple : E300 (vitamine C), E307 (vitamine E), E 322 (lécithine).

ADN : Voir Acide désoxyribonucléique.

Adénosine monophosphate cyclique (AMPc) : C'est un deuxième messager intracellulaire de l'action hormonale ou de la transmission nerveuse, synthétisé à partir d'ATP. Il augmente le niveau énergétique des cellules sous l'influence des catécholamines. La caféine inhibe sa dégradation.

Adénosine triphosphate (ATP) : Substance constituée d'une molécule d'adénine, d'une molécule de ribose et de trois molécules de phosphate. Les molécules d'ATP sont riches en énergie et constituent la forme sous laquelle les cellules stockent l'énergie produite par la combustion des sucres et des graisses au feu de l'oxygène. L'énergie de ces piles biochimiques est libérée grâce à l'action d'enzymes (ATPase).

Adipeux (Tissu) : C'est le tissu destiné à stocker les réserves énergétiques sous la forme de graisses et à protéger l'organisme du froid du fait de ses propriétés isolantes.

Adipocytes : Cellules du tissu adipeux spécialisées dans le stockage des graisses sous la forme de triglycérides.

Adrénaline : Hormone sécrétée par les glandes surrénales, en réponse à une situation stressante. Elle favorise la libération des réserves de sucre du foie, la contraction musculaire et l'approvisionnement sanguin des muscles. L'adrénaline est fabriquée à partir d'un acide aminé, la tyrosine.

Aérobie : Se dit d'un micro-organisme qui a besoin d'oxygène pour vivre. Le même terme s'applique aux réactions biochimiques dépendant de l'oxygène.

Aérobique : Qualifie les activités qui requièrent de l'énergie produite en présence d'oxygène. La course et le cyclisme sont des sports aérobiques à partir d'une certaine durée.

AGE ***(Advanced Glycation Endproducts) :*** Voir Glycation.

Agrégation plaquettaire : Phénomène d'accolement des plaquettes du sang entre elles afin de prévenir les hémorragies. Le manque de magnésium, de vitamines C et E, d'acides gras polyinsaturés, le diabète, l'excès de triglycérides, le tabac entraînent une hyperagrégation plaquettaire qui contribue à encrasser les artères et augmente le risque de phlébite et de thrombose.

Aigu : En référence à une maladie, se dit d'un épisode bref et intense. Le contraire d'aigu est chronique.

Alcalin : Voir Base.

Aldéhyde : Composé organique qui contient le groupe CHO. La dégradation oxydative des acides gras mène à des aldéhydes comme le malonediadéhyde (MDA), celle de l'alcool à l'acétaldéhyde.

Allèle : La version alternative d'un même gène, occupant la même position sur un chromosome. Par exemple, le gène qui code pour la couleur des yeux peut avoir deux allèles : une version « œil bleu » et une version « œil marron ». Lorsque les deux versions sont présentes dans les chromosomes d'un enfant, c'est la seconde qui s'exprime. On dit que l'allèle « œil marron » est dominant et l'allèle « œil bleu » récessif.

Allergène : Substance capable de produire une réponse allergique.

Allergie : Sensibilité et réaction excessives à une substance. L'eczéma, l'urticaire, l'asthme sont des manifestations allergiques.

Alzheimer (Maladie d') : Dégénérescence progressive du cerveau, qui s'accompagne d'une perte de mémoire, de désorientation et d'autres troubles mentaux et intellectuels. L'origine de cette maladie reste inconnue. Certaines formes sont familiales. D'autres seulement associées à des facteurs de risque génétiques. Le rôle toxique de l'aluminium est encore discuté, ainsi que celui, probable, du stress oxydatif par les radicaux libres.

Amine (Groupe) : Groupe de type NH2. Les acides aminés donnent naissance à des amines, dotées notamment d'effets sur la transmission nerveuse et la pression artérielle (dopamine, histamine, sérotonine, etc.).

AMPc : Voir Adénosine monophosphate cyclique.

Amylase : Enzyme pancréatique qui transforme l'amidon en sucres simples, et que l'on trouve aussi dans la salive.

Anaérobie : Se dit d'un micro-organisme qui peut vivre sans l'oxygène de l'air. Le même terme s'applique à des réactions biochimiques qui peuvent se dérouler en l'absence de l'oxygène de l'air.

Anaérobiques : Se dit des activités qui requièrent une énergie immédiate dépensée sans consommation d'oxygène. L'haltérophilie, le sprint sont des sports anaérobiques.

Anabolisme : L'aspect constructif du métabolisme qui, par la formation de nouvelles molécules, contribue au développement de l'enfant, à la croissance, à l'augmentation de la masse musculaire, etc.

Anabolisant : Substance qui encourage le développement musculaire. L'insuline, l'hormone de croissance, la testostérone sont des hormones aux effets anabolisants.

Analgésique : Médicament qui diminue la sensibilité à la douleur.

ANC : Voir Apport nutritionnel conseillé.

Androgène : Hormone qui provoque l'apparition des caractères sexuels masculins, comme la testostérone.

Anémie : Diminution de la quantité d'hémoglobine dans le sang et/ou diminution du nombre de globules rouges, ce qui entraîne une réduction du transport de l'oxygène aux tissus. L'anémie hémolytique est caractérisée par une destruction excessive des globules rouges du sang. L'anémie mégaloblastique est caractérisée par la présence dans le sang de globules rouges qui ne sont pas parvenus à maturité, le plus souvent du fait d'un déficit en vitamines B9 et B12.

Anévrisme : Dilatation d'une partie d'une artère, qui peut se rompre.

Angine (de poitrine) : Douleurs violentes dans la poitrine, liées à une diminution de l'afflux de sang au cœur.

Anion : Ion négatif.

Anorexie : Manque ou perte d'appétit, qui se traduit par une perte de poids. L'anorexie mentale s'observe surtout chez les adolescentes.

Antibiotique : Médicament qui empêche le développement des bactéries et des micro-organismes.

Anticoagulant : Médicament destiné à retarder ou à empêcher la coagulation du sang. Certains anticoagulants agissent en bloquant l'action de la vitamine K, ce sont des anti-vitamines K.

Anticorps : Protéines synthétisées par l'organisme en réponse à la présence d'une molécule étrangère. On les appelle aussi immunoglobulines.

Antigène : Substance qui provoque la synthèse d'anticorps, donc l'activation de la réponse immunitaire.

Antihistaminique : Médicament qui s'oppose aux effets de l'histamine et que l'on utilise pour diminuer la réponse allergique (rhume des foins, urticaire). Le magnésium et la vitamine C ont des propriétés antihistaminiques.

Antioxydant : Substance qui protège d'autres substances ou qui préserve les tissus des dégâts occasionnés par des formes réactives de l'oxygène, dont les radicaux libres. Les principaux antioxydants de l'organisme sont les vitamines C et E, des caroténoïdes (bêta-carotène, lycopène), les acides aminés cystéine et taurine, et des enzymes (glutathion peroxydase, catalase, superoxyde dismutase).

Apgar (Score d') : Système qui permet d'évaluer la vitalité d'un nouveau-né une minute après la naissance (respiration, pouls, tonicité musculaire, réponse aux stimuli).

Apport nutritionnel conseillé (ANC) : Valeurs fixées par un comité d'experts, destinées à éviter les carences de 97,5 % d'une population. Pour une part importante de la population, l'alimentation même variée se révèle incapable de couvrir les ANC pour certaines vitamines et certains minéraux. Par ailleurs, les ANC sont rediscutés, non plus dans l'optique d'éviter les carences sévères, mais dans celle d'optimiser la santé, les fonctions (par exemple immunitaires et intellectuelles) et de prévenir les pathologies.

ARN : Voir Acide ribonucléique.

Aromatique : Désigne un composé organique qui contient au moins un noyau à structure cyclique, analogue à celle du benzène (ce dernier contient six atomes de carbone arrangés sous la forme d'un hexagone régulier, reliés à six atomes d'hydrogène).

Artères coronaires : Artères du cœur.

Artériosclérose : Perte d'élasticité et durcissement des artères.

Arythmie : Irrégularité du rythme cardiaque.

Asthénie : État de fatigue.

Ataxie : Mouvements musculaires irréguliers ou manque de contraction musculaire.

Athérogène : Qui favorise le développement d'athérosclérose.

Athérome : Dépôt de graisses et de cholestérol oxydé dans une artère, avec épaississement de la paroi et formation de tissu fibreux.

Athérosclérose : Durcissement et épaississement des artères par suite de l'accumulation de graisses oxydées, comme les particules de cholestérol LDL. L'amas de particules provoque la formation d'une plaque d'athérome, qui diminue l'ouverture de l'artère, et freine le passage du sang. Cette altération a des conséquences sérieuses quand elle touche les artères qui irriguent le cœur (infarctus), le cerveau (accident vasculaire cérébral), les membres inférieurs (artérite).

Atome : Constituant de la matière. Les atomes sont constitués principalement de trois types de particules : les protons (charge électrique positive), les neutrons (pas de charge électrique) et les électrons (charge négative). Protons et neutrons forment le noyau, qui est donc de charge positive, tandis que les électrons gravitent autour. Les atomes s'assemblent pour former des molécules.

ATP : Voir Adénosine triphosphate.

Autoimmune (Maladie) : Désigne les maladies au cours desquelles l'organisme produit des anticorps contre lui-même.

Autonome (Système nerveux) : Partie du système nerveux qui fonctionne sans contrôle conscient (et qui contrôle le cœur, les glandes, le foie, etc.).

Base : Substance capable de neutraliser un acide pour former un sel. Le bicarbonate de soude est un exemple de base. Les bases ont un pH supérieur à 7.

Bases : Désigne les bases puriques (adénine, guanine) et pyrimidiques (cytosine, thymine, uracile) qui sont situées face à face comme les barreaux d'une échelle dans la molécule d'ADN.

Bénigne : Se dit d'une tumeur non invasive et non métastatique.

Bile : Liquide sécrété par le foie, stocké dans la vésicule biliaire et déversé dans le duodénum. Il contient des sels biliaires, du cholestérol et de la taurine. Il permet la digestion des graisses alimentaires et favorise l'élimination de molécules qui ont été transformées dans le foie.

Biodisponibilité : Se dit de l'absorption et de l'utilisation d'un nutriment par l'organisme. Par exemple : le calcium de l'eau est biodisponible à 40 %.

Biologique (Agriculture) : Production de végétaux réalisée sans produits chimiques.

Biopsie : Ablation chirurgicale de petits morceaux de tissus afin de les examiner au microscope.

Blanchiment : Traitement thermique des aliments pour éviter le brunissement avant la mise en conserve.

Calcification : Durcissement des tissus à la suite d'un dépôt de calcaire.

Calorie : Unité de mesure de la chaleur. C'est la quantité de chaleur nécessaire pour élever la température de 1 gramme d'eau de 14,5 °C à 15,5 °C. En médecine et en nutrition, le terme « calorie » est le plus souvent utilisé en lieu et place de « kilocalorie ».

Cancer : Désigne un ensemble de maladies au cours desquelles des cellules changent de nature, commencent de se diviser de manière incontrôlée et peuvent prendre une forme indifférenciée. Elles forment alors une tumeur maligne qui grossit et peut gagner les tissus adjacents. Les cellules malignes peuvent aussi être transportées par le sang et la lymphe et coloniser des tissus et organes éloignés, où elles forment des métastases. Les cancers sont classés selon le type de tissu où ils ont été initiés. Le carcinome apparaît dans le tissu glandulaire, la peau ou les viscères. Le sarcome concerne les tissus conjonctifs, muscles, os, cartilage. Le gliome est un sarcome du cerveau. Le lymphome est une tumeur développée à partir des globules blancs. Les cancers peuvent avoir une origine génétique ou virale, mais la plupart semblent liés à une altération de l'ADN des chromosomes, liée à une oxydation excessive par les radicaux libres. La radioactivité, les rayons X, le rayonnement ultraviolet, les goudrons, l'amiante, le tabac, la pollution, les régimes alimentaires pauvres en fruits et légumes augmentent le risque de cancers.

Cancérogène, cancérigène ou carcinogène : Susceptible de causer un cancer.

Carboxyle (Groupe) : Groupement de type COOH, caractéristique des acides organiques. Le groupe carboxyle d'une substance peut être détaché soit par une enzyme (décarboxylase), soit par chauffage.

Carence : Déficience marquée en un nutriment, qui se traduit par des signes cliniques et biologiques (scorbut, pellagre, béribéri, rachitisme, anémie).

Carnitine : Molécule dérivée de l'acide aminé lysine, qui permet le transport d'acides gras à travers la membrane des mitochondries où ils seront brûlés pour fournir de l'énergie. La carnitine est synthétisée en présence de vitamine C ; elle est aussi apportée par l'alimentation. Les suppléments de carnitine ont des effets bénéfiques sur la récupération après l'effort et sur la préservation des neurones.

Catabolisme : Dégradation de substances complexes en simples molécules et atomes. Par exemple, le glucose est catabolisé en eau, gaz carbonique et énergie.

Catabolite : Substance issue de la dégradation d'une autre substance.

Catalase : Enzyme présente dans de nombreuses cellules. Elle transforme le peroxyde d'hydrogène (eau oxygénée) en eau et oxygène. Elle est donc très importante du point de vue de la protection contre les dégâts dus aux espèces oxygénées réactives.

Catalyseur : Substance capable d'accélérer une réaction chimique.

Catécholamines : Ensemble de neurotransmetteurs synthétisés à partir des acides aminés phénylalanine et tyrosine. Les principales catécholamines sont la dopamine, l'adrénaline et la noradrénaline.

Cation : Ion positif.

Cellule : Unité de base de la matière vivante. Les cellules sont entourées d'une membrane, qui sélectionne les substances qui passent à l'intérieur ou sortent de la cellule. Les cellules contiennent aussi un noyau, lequel abrite le matériel génétique. Les ribosomes sont des parties de la cellule chargées de fabriquer des protéines, sous le contrôle des gènes. Les mitochondries contiennent les enzymes dont dépend la production d'énergie à partir de la nourriture. Les nouvelles cellules sont formées grâce à un procédé au cours duquel chaque gène est copié. Les cellules sont associées pour former des tissus.

Cérébrovasculaire : Se dit de tout ce qui concerne les vaisseaux du cerveau.

Chéilite : Inflammation des lèvres.

Chimiothérapie : Thérapeutique par des substances chimiques. Utilisée en particulier dans le traitement des cancers.

Cholestérol : Stérol apporté par l'alimentation (jaune d'œuf, beurre, abats) et synthétisé par le foie et d'autres organes. L'alimentation apporte environ 500 mg de cholestérol par jour, alors que le corps en synthétise 2 000 mg. Pour son transport par le sang, le cholestérol se lie à des protéines et forme des lipoprotéines. Les unes amènent le cholestérol aux cellules (LDL), les autres le ramènent des cellules au foie (HDL). Le cholestérol LDL est impliqué dans l'athérosclérose. Le cholestérol a un rôle biologique important, puisqu'il est un précurseur de la vitamine D, des hormones stéroïdes et des acides biliaires et qu'il participe à la constitution des membranes cellulaires.

Cholinergique : Fibre nerveuse dont les cellules terminales sécrètent le neurotransmetteur acétylcholine.

Chromosome : Structure filamenteuse à base d'acide nucléique (ADN) contenue dans le noyau des cellules. Les chromosomes portent les gènes qui contiennent l'information nécessaire au développement et au fonctionnement de l'organisme. Chaque cellule porte quarante-six chromosomes, à l'exception des cellules de la reproduction, qui en contiennent vingt-trois.

Chromosome sexuel : Les chromosomes X et Y. La présence de deux chromosomes X détermine le sexe féminin, la présence de chromosomes XY, le sexe masculin.

Chronique : En référence à une maladie, se dit d'une affection longue. Le contraire d'une maladie chronique est un épisode aigu.

Chylomicron : Premier type de lipoprotéine qui transporte les graisses dans le sang après leur digestion et leur absorption.

Cirrhose : Atteinte hépatique, qui se caractérise par la prolifération de tissu cicatriciel, et par une altération des fonctions du foie.

Clastogène : Se dit d'une substance chimique qui occasionne une aberration chromosomique structurelle.

Cofacteur : Voir Coenzyme.

Cœliaque (Maladie) : Affection rare de l'enfant, due à une intolérance au gluten (protéine de la farine de céréales), et qui se manifeste par un défaut d'absorption.

Coenzyme : Substance nécessaire au fonctionnement d'un système enzymatique. La coenzyme se lie à l'enzyme pour l'activer. Les coenzymes sont le plus souvent des vitamines ou des minéraux. Par exemple, le molybdène est la coenzyme de l'enzyme xanthine oxydase. Les vitamines B doivent être transformées pour être actives en tant que coenzymes.

Coenzyme A (CoA) : Substance qui sert à la synthèse et à l'oxydation des acides gras, au cycle de Krebs et d'autres réactions, et qui dérive de la vitamine B5 (acide pantothénique).

Coenzyme Q10 (Ubiquinone) : Maillon de la chaîne respiratoire, nécessaire à la synthèse de l'énergie dans la mitochondrie. Par ailleurs, la CoQ10 est un puissant antioxydant protecteur des membranes et de la mitochondrie, très exposées au stress oxydatif. Elle est utilisée sous la forme de suppléments dans le traitement de l'insuffisance cardiaque et de certaines myopathies.

Collagène : Cette protéine est le constituant majeur du tissu conjonctif. Elle entre aussi dans la composition de la trame osseuse sur laquelle se dépose le calcium.

Consanguin : Un enfant consanguin est issu de deux parents ayant au moins un ancêtre en commun.

Cortisol : Hormone stéroïdienne, sécrétée par les glandes surrénales.

Créatinine : Déchet azoté qui provient de la dégradation des protéines. L'augmentation de son taux dans le sang est souvent le signe d'une insuffisance rénale.

Cristallin : Le plus important des milieux transparents de l'œil, formant une lentille biconvexe placée en arrière de la pupille. Son oxydation mène à la cataracte.

Cyanose : Coloration bleue de la peau due à une insuffisance d'oxygène dans le sang.

Cystite : Inflammation ou infection au niveau de la vessie.

Cytochrome P 450 : Enzyme qui est chargée de l'oxydation de substances étrangères (toxiques, pesticides, médicaments). Son action peut donner naissance à des sous-produits plus toxiques que la substance d'origine.

Déficience : La déficience en une vitamine apparaît lorsque l'organisme dispose d'une quantité insuffisante pour assurer le fonctionnement optimal des réactions qui nécessitent cette vitamine. Une déficience grave et marquée est une carence.

Démence : Altération du fonctionnement cérébral, qui se traduit par des troubles du comportement et du raisonnement. Les déficits en certaines vitamines du groupe B peuvent entraîner des états de démence.

Demi-vie : Le temps nécessaire pour que 50 % d'une population de molécules ou de cellules soit éliminée ou remplacée.

DHA : Voir Acide docosahexaénoïque.

Diabète : Trouble métabolique de l'utilisation du sucre de l'alimentation. Le diabète de type 1, ou insulino-dépendant, touche surtout des personnes jeunes, et se manifeste par une sécrétion insuffisante d'insuline. Le diabète de type 2, ou non insulino-dépendant, apparaît surtout après quarante ans, et se manifeste par une résistance des cellules à l'action de l'insuline. Le diabète de type 2 toucherait 1,5 million de Français. Il a doublé depuis 1970, et certaines projections prévoient que le nombre de malades pourrait approcher les 3 millions en 2010. Les déficits en vitamine B, magnésium et zinc sont des facteurs aggravants des diabètes. Les manques en vitamines antioxydantes et en certains acides gras favorisent les complications associées au diabète.

Diurétique : Substance qui favorise l'accroissement de l'élimination d'urine (et de certains minéraux).

Dizygotes : Se dit de jumeaux provenant de deux œufs différents. Voir Homozygote.

DJA (Dose journalière admissible) : Quantité d'une substance, exprimée en fonction du poids corporel, qui peut être ingérée toute une vie sans risque appréciable.

Dopamine : Neurotransmetteur impliqué dans les comportements d'éveil, de découverte et de vigilance.

Dopaminergique : Fibre nerveuse dont les cellules terminales sécrètent le neurotransmetteur dopamine.

Duodénum : Partie de l'intestin grêle qui fait suite à l'estomac et débouche dans le jéjunum.

Dysplasie : Développement ou croissance anormal d'un tissu. La dysplasie représente souvent un état précancéreux.

Dyspnée : Respiration laborieuse ou essoufflement.

Éclampsie : Convulsions de la grossesse, généralement associées à une hypertension artérielle.

Électron : Particule de matière, constitutive d'un atome, qui gravite autour du noyau. Un atome peut comporter plusieurs « couches » d'électrons qui gravitent autour du noyau. Sur la première couche électronique ne peuvent graviter que deux électrons. Sur les autres, huit au maximum. Les électrons portent une charge électrique négative.

Endocrine : Se dit des glandes qui sécrètent des hormones directement dans le sang (en particulier : hypophyse, thyroïde et parathyroïde, surrénales, pancréas, testicules, ovaires).

Enrichissement : Ajout d'un ou de plusieurs nutriments à un aliment afin d'en améliorer la valeur nutritionnelle. Aux États-Unis, le lait est enrichi en vitamine D pour limiter les déficiences, très répandues.

Enzyme : Il s'agit d'une protéine, qui a pour fonction d'« opérer » une autre substance pour la transformer durablement. Une enzyme est un outil biochimique qui ajoute ou enlève des éléments, les modifie, coupe des molécules ou en associe, etc. Les enzymes, comme les outils, ont besoin d'une « clé » pour être mises en action. Cette clé qui les active est appelée coenzyme. De très nombreuses vitamines jouent le rôle de coenzyme, ce qui explique en grande partie leur rôle crucial dans l'organisme. La substance opérée par l'enzyme s'appelle substrat. Les enzymes sont reconnaissables à leur terminaison en « ase ». Par exemple, la glucose-oxydase est l'enzyme chargée d'oxyder le substrat glucose, des protéases découpent les protéines pour les « digérer » et permettre leur absorption sous la forme d'acides aminés, une élongase peut allonger la chaîne carbonée d'un acide gras, une lysyl-oxydase peut relier entre eux deux brins de collagène, etc.

Enzymes de phase 1 : Voir Cytochrome.

Enzymes de phase 2 : Enzymes (glucuronyl transférase, sulfotransférase, glutathione S-transférase, époxide hydrolase) qui inactivent des substances étrangères en les combinant à des composés hydrophiles. Les sous-produits sont largement solubles dans l'eau, et peuvent être éliminés par l'organisme.

Épidémiologie : Discipline scientifique qui observe les groupes humains pour étudier l'apparition, la répartition et les facteurs associés à des pathologies.

Épithélium : Tissu de recouvrement. Épiderme et muqueuses sont des épithéliums.

Érythème : Affection cutanée caractérisée par une rougeur de la peau.

Érythrocyte : Globule rouge du sang parvenu à maturité.

Ester : Association d'un acide et d'un alcool.

Étude cas-témoin : Étude de deux groupes de population : l'un soumis à un facteur de risque (par exemple, le tabac), l'autre n'y étant pas soumis.

Étude contrôlée : Expérience au cours de laquelle les résultats obtenus avec l'administration d'une substance active sont comparés aux résultats obtenus avec un placebo. Pour cela, deux groupes d'individus similaires sont généralement constitués. Un groupe reçoit la substance active, alors que l'autre reçoit le placebo, la composition de chaque groupe étant réalisée par tirage au sort (randomisation). Le groupe placebo est appelé « groupe de contrôle », d'où l'expression « étude contrôlée ». La différence éventuelle dans les résultats, si elle est significative du point de vue statistique, permet de mettre en évidence un effet dû à la substance active.

Étude clinique : Essai thérapeutique qui vise à mesurer l'efficacité d'un traitement, d'une supplémentation ou d'une modification de l'alimentation chez un groupe de personnes. Lorsqu'un autre groupe de personnes comparables reçoit dans le même temps un autre traitement ou pas de traitement du tout, il s'agit d'une étude contrôlée.

Étude en double aveugle : Étude au cours de laquelle les participants et les médecins ignorent lesquelles des pilules données contiennent le produit A et lesquelles contiennent le produit B, les traitements étant présentés sous une forme indiscernable. Le produit B peut être un placebo, auquel cas il s'agit d'une étude en double aveugle contre placebo.

Étude en double insu : Voir Étude en double aveugle.

Étude expérimentale : Étude réalisée sur des animaux de laboratoire.

Étude *in vitro* : Étude réalisée en laboratoire sur des cultures cellulaires animales ou humaines.

Étude *in vivo* : Étude réalisée sur un organisme vivant, animal ou homme.

Étude d'intervention : Voir Étude clinique.

Étude longitudinale : Voir Étude prospective.

Étude contre placebo : Voir Étude contrôlée.

Étude prospective : Suivi d'une population sur une durée déterminée, au cours de laquelle on observe l'évolution de l'état de santé de l'ensemble du groupe ou d'un groupe par rapport à un autre. À la fin de l'étude, on établit des corrélations entre l'état de santé ou la mortalité et certains paramètres comme les styles de vie, le comportement, les pratiques alimentaires, les origines ethniques, etc.

Étude rétrospective : Étude au cours de laquelle on interroge deux populations, l'une de malades, l'autre de personnes comparables en bonne santé, afin de trouver dans le passé de chacune, dans leur mode de vie ou leur mode d'alimentation, des facteurs pouvant expliquer les différences d'état de santé. L'enquête menée par Doll et Hill entre 1948 et 1952 en Grande-Bretagne a permis de mettre le tabac en cause dans le cancer des bronches.

Étude en simple aveugle : Étude contrôlée au cours de laquelle les participants ignorent si la pilule qui leur est donnée est active, une information connue des médecins.

Étude transversale : Étude d'une population à un moment donné. C'est la vision instantanée d'une situation épidémiologique.

Flavonoïdes : Classe de composés synthétisés par les plantes, les fruits, les végétaux en général. On en trouve aussi dans le thé et le vin. Les plus connus des flavonoïdes sont la rutine et l'hespéridine. Ils exercent une action favorable sur le système circulatoire et présentent des propriétés antioxydantes.

Fructose : Sucre à six atomes de carbone, isomère du glucose. Présent surtout dans les fruits et le miel. Sa consommation en excès réduit la tolérance au glucose et est donc déconseillée, chez le diabétique en particulier.

g : gramme.

GABA (Acide gamma-aminobutyrique) : Neurotransmetteur inhibiteur de l'activité cérébrale. Il contribue à contrôler le niveau d'éveil et d'anxiété. Il est synthétisé dans le cerveau à partir de l'acide glutamique, un neurotransmetteur excitateur, grâce à l'intervention de la vitamine B6.

Galactose : Sucre obtenu par hydrolyse du lactose.

Gamète : Cellule germinale, spermatozoïde (sexe masculin) ou ovule (sexe féminin).

Gène : Unité de base de l'hérédité, constituant du chromosome. Un gène est porteur d'une information moléculaire qui détermine une caractéristique particulière : il peut revêtir plusieurs formes (appelées allèles) qui déterminent l'aspect que revêtira la caractéristique, par exemple, la couleur des yeux. Chaque gène est traduit en une ou plusieurs protéines. Le caractère unique de nos gènes (intégralement identiques seulement chez deux jumeaux vrais) est responsable de notre individualité biochimique.

Génome : La totalité de l'ADN (nucléique et mitochondrial) d'une espèce.

Génotype : Les gènes qui distinguent les individus d'une espèce.

***Gingko biloba* :** Extrait de l'arbre gingko qui a un effet favorable sur la circulation cérébrale et est puissamment antioxydant.

Gingivite : Inflammation des gencives, favorisée par un déficit en vitamine C.

GLA : Voir Acide gamma-linolénique.

Glossite : Inflammation de la langue, qui peut être associée à des déficits en vitamines B.

Glucagon : Hormone sécrétée par les cellules alpha du pancréas, qui a des effets inverses de ceux de l'insuline et libère du sucre des réserves hépatiques.

Glucides (hydrates de carbone) : On les sépare en deux catégories : les « sucres rapides » (ou solubles, ou simples), qui passent dans le sang en quelques minutes, et les « sucres lents » (ou insolubles, ou complexes) qui passent dans le sang en quelques heures. Avec les lipides et certains acides aminés, c'est l'une des trois sources d'énergie de l'alimentation, et celle qui est utilisée le plus rapidement par de nombreuses cellules, par exemple au niveau du cerveau. Exemples de glucides : sucre, fruits et légumes, riz, pâtes, pain.

Gluconéogenèse : Formation de glucose à partir de substances non glucidiques comme les acides aminés.

Glucose : Sucre à six atomes de carbone très répandu dans la nature (miel, sucre, amidon) et qui représente une source énergétique majeure pour le corps.

Glucose (Tolérance au) : Avec l'âge, les cellules des tissus périphériques sont moins sensibles aux sollicitations de l'insuline pour utiliser le glucose du sang. Celui-ci reste plus longtemps présent, ce qui est le signe d'une intolérance au glucose. Elle peut être évaluée par un test de tolérance au glucose.

Glutathion : Molécule composée des acides aminés glutamine, cystéine et glycine, qui possède des propriétés antioxydantes. Il permet la régénération de la forme oxydée de l'acide ascorbique en vitamine C. C'est le détoxifiant majeur de nos cellules. Il est indispensable à de nombreuses fonctions (immunité). La vitamine C permet de régénérer le glutathion, et le zinc le protège.

Glutathion peroxydase : Enzyme qui possède des propriétés antioxydantes. Chaque molécule de glutathion peroxydase contient quatre molécules de sélénium, sa coenzyme. Elle neutralise l'eau oxygénée et réduit les acides gras oxydés.

Gluten : Mélange de deux protéines (gliadine et gluténine) que l'on trouve dans le blé et d'autres céréales.

Glycation : Réaction par laquelle le glucose et d'autres sucres réagissent avec des résidus de protéines. Les produits de la glycation (*Advanced Glycation Endproducts* ou AGE) accélèrent le vieillissement en perturbant le fonctionnement d'organes comme les reins et en augmentant le niveau des radicaux libres.

Glycémie : Concentration du glucose dans le plasma à jeun (taux normal : 0,8-1 g/l). Sa régulation est assurée par l'insuline.

Glycérol : Alcool à trois atomes de carbone qui forme l'ossature de nombreuses graisses (mono-, di- et triglycérides).

Glycogène : Polymère du glucose, stocké dans le foie et les muscles où il sert de réserve énergétique à court terme.

Glycolyse : Dégradation du glucose dans l'organisme. Cette série de réactions est une source importante d'énergie sous la forme d'ATP.

Hémoglobine : Pigment des globules rouges nécessaire au transport de l'oxygène depuis le poumon vers toutes les parties de l'organisme. Elle assure aussi le retour du gaz carbonique, issu de la production d'énergie dans les cellules à partir de l'oxygène, des sucres et des graisses.

Histamine : Substance chimique fabriquée par l'organisme, qui dilate les petits vaisseaux sanguins, contracte les muscles lisses autour des bronches et stimule les sécrétions gastriques. L'histamine est sécrétée après exposition à un allergène ou lors de phénomènes inflammatoires. Elle joue aussi un rôle de neurotransmetteur dans le cerveau.

Histones : Protéines présentes dans les chromosomes.

Homéostasie : Mécanisme de régulation par lequel le corps tente de maintenir une stabilité dans de nombreux systèmes (température, volume des fluides, concentration des minéraux).

Homozygotes : Se dit de jumeaux provenant du même œuf.

Hormone : Substance chimique fabriquée par les glandes endocrines (thymus, épiphyse, hypophyse, thyroïde, parathyroïde, surrénales, ovaires, testicules, pancréas), ou par certains tissus et qui est libérée dans le sang pour être transportée vers des organes cibles, par l'intermédiaire desquels elle régule de nombreuses fonctions corporelles.

Hydrolyse : Opération biochimique qui mène à la dissociation d'une molécule en différents constituants par la fixation d'eau à l'endroit approprié.

Hydrosoluble : Soluble dans l'eau. Les vitamines du groupe B et la vitamine C sont hydrosolubles.

Hydroxylation : Étape intermédiaire de l'oxydation d'une substance. Elle consiste à fixer un atome d'oxygène et un atome d'hydrogène (groupe hydroxyle OH) sur un atome de carbone appartenant à la substance qui subit la réaction.

Hydroxyle : Groupement OH (oxygène-hydrogène) fixé sur un carbone. Le radical hydroxyle (OH°) issu de l'action du fer ou du cuivre sur l'eau oxygénée est l'un des radicaux libres les plus corrosifs.

Hypercalcémie : Taux anormalement élevé de calcium dans le sang. L'hypercalcémie peut être provoquée par un excès de consommation de vitamine D.

Hypercholestérolémie : Excès de cholestérol dans le sang (au-dessus de 2g/l le plus souvent). Son élévation avec l'âge est normale. L'oxydabilité et le retour du cholestérol sont des paramètres plus importants que le cholestérol total.

Hyperglycémie : Excès de glucose dans le sang à jeun, qui peut être le signe d'un diabète.

Hypertension : Élévation excessive de la pression artérielle. La pression artérielle est donnée par deux chiffres. Le premier, la pression systolique, correspond à la pression du sang lorsqu'il quitte le ventricule gauche et qu'il est propulsé dans l'aorte. Le second, que l'on appelle pression diastolique, est la pression du sang que les parois artérielles continuent de propulser vers la périphérie, alors que le cœur est au repos (il se remplit pour la prochaine contraction). On estime que l'hypertension commence lorsque la pression diastolique est supérieure à 90 mm de mercure (Hg). Chez le médecin, ces deux chiffres vous sont donnés sous une forme qui ne conserve que les dizaines : 14/9, 12/8, etc. L'élévation isolée de la pression systolique est le plus souvent liée au stress – on l'appelle hypertension labile et elle relève d'un traitement par le magnésium.

Hypervitaminose : Trouble lié à un apport excessif aigu ou (plus souvent) chronique d'une vitamine. Les hypervitaminoses sont rares et souvent réversibles. Prudence avec les vitamines A, D, B6 et B3 (acide nicotinique).

Hypovitaminose : Condition liée à un apport insuffisant ou à l'utilisation imparfaite d'une vitamine.

Iléon : Troisième segment de l'intestin grêle entre le jéjunum et le côlon.

Incidence : Nombre de cas nouveaux d'une maladie apparus dans une population pendant une période donnée.

Infarctus du myocarde : Lésion du cœur qui fait suite à l'obstruction d'une artère coronaire.

Inhibition : Phénomène de ralentissement d'une activité biologique.

Inositol : Alcool à six atomes de carbone. On le trouve dans les céréales, et il fut un moment candidat au titre de vitamine.

Insuline : Hormone sécrétée par les cellules bêta du pancréas, qui favorise la pénétration du glucose (et des acides aminés, et des graisses) dans les cellules où il sera dégradé pour fournir de l'énergie.

Insuline (Sensibilité à l') : Voir Glucose (Tolérance au).

Ion : Atome qui a perdu ou gagné un ou plusieurs électrons. De ce fait, sa charge électrique n'est plus neutre. Si l'atome perd un ou plusieurs électrons, sa charge globale devient positive, puisque l'électron est négatif. Un tel atome est un cation (exemple : l'ion sodium, noté $Na+$). À l'inverse, un atome qui gagne un ou plusieurs électrons est négatif : il s'agit d'un anion (par exemple, l'ion chlore, noté $Cl-$).

Iris : Partie colorée de l'œil, située entre le cristallin et la cornée et percée en son centre d'un orifice, la pupille.

Irradiation : L'irradiation des aliments consiste à les soumettre à des rayons ionisants pour empêcher la germination, détruire les insectes, parasites, bactéries, virus, et autres microorganismes.

Ischémie : Déficit d'apport sanguin à un tissu par suite de la constriction ou de l'obstruction d'un vaisseau sanguin.

Isomères : Composés chimiques qui ont la même formule brute, mais des propriétés différentes par suite d'un agencement spatial différent des atomes dans la molécule.

Kératose : Épaississement dur de la couche cornée de l'épiderme.

Krebs (Cycle de) : Série de réactions cellulaires qui joue un rôle central dans la vie des organismes aérobies. Le cycle de Krebs permet aux substrats de l'énergie (sucres, graisses, acides aminés) de servir à la synthèse d'ATP, la « monnaie énergétique » cellulaire. La dégradation du glucose et l'oxydation des acides aminés et des acides gras mènent à l'acétyl-CoA grâce à l'intervention des vitamines B5 et B8. L'acétyl-CoA est la porte d'entrée dans le cycle de Krebs. Le cycle a lieu à l'intérieur des mitochondries et il fait appel à des enzymes. Les opérations du cycle dépendent des vitamines B1, B2 et B3 et du magnésium.

Lactose : Sucre du lait, composé de galactose et de glucose. Une partie de la population française ne digère pas le lactose, car il lui manque l'enzyme qui peut le dégrader, la lactase. La consommation de lactose augmente le risque de cataracte.

Lésion : Altération d'une molécule, d'une cellule ou d'un tissu sous l'influence d'un processus toxique.

Leucotriènes : Dérivés oxydatifs des acides gras polyinsaturés proches des prostaglandines, capables de déclencher de puissantes réactions inflammatoires et allergiques.

Lipides : Synonyme de graisses. Avec les glucides et les protéines, c'est l'une des trois sources d'énergie de l'alimentation. Exemples de lipides : beurre, margarine, huiles végétales, jaune d'œuf.

Lipogenèse : Synthèse de graisses par l'organisme.

Lipolyse : Dégradation des graisses, soit lors de la digestion, soit pour libérer de l'énergie stockée dans le tissu adipeux.

Lipoprotéines : Molécules composées de graisses et de protéines.

Liposoluble : Soluble dans les graisses. Les vitamines A, D, E, K sont liposolubles.

Lithiase : Formation de calculs dans les reins (lithiase urinaire) ou la vésicule biliaire (lithiase biliaire).

Lymphatiques (Ganglions) : Nodules de petite taille situés le long des vaisseaux lymphatiques contenant des globules blancs et chargés de détruire des virus et des bactéries.

Lymphe : Liquide incolore qui remplit les vaisseaux lymphatiques et qui ramène au sang veineux les déchets provenant des tissus.

Lymphocyte : Cellule du sang qui participe à la défense de l'organisme contre les infections et les tumeurs. Certains lymphocytes déclenchent la réaction immunitaire, d'autres produisent des anticorps, d'autres détruisent directement des cellules anormales, d'autres enfin arrêtent la réaction immunitaire lorsqu'elle n'est plus nécessaire.

Maladie coronarienne : Maladie des artères coronaires, le plus souvent par suite d'athérosclérose. Elle risque de provoquer un infarctus du myocarde (crise cardiaque) ou une angine de poitrine (douleur d'effort, due au rétrécissement du diamètre des artères).

Maligne : Tumeur capable d'envahir les tissus avoisinants ou de coloniser d'autres tissus (métastases).

Mégadose : Dose élevée. En ce qui concerne les vitamines, des doses supérieures à dix fois les apports conseillés peuvent être qualifiées de mégadoses. Certaines conditions pathologiques nécessitent l'administration de mégadoses.

Mégaloblaste : Gros globule rouge immature.

Méiose : Division cellulaire des cellules germinales.

Mélanome : Tumeur des cellules de la peau responsables de la pigmentation, les mélanocytes. Certains mélanomes sont malins.

Mélatonine : Hormone produite par la glande pinéale située à la base du cerveau. La glande pinéale libère la mélatonine à la tombée du jour, en relation avec la baisse de la luminosité, et cette libération contribuerait à l'endormissement. Le matin, la lumière freine ou bloque la synthèse de mélatonine, ce qui favorise l'éveil. La mélatonine est aussi un puissant antioxydant. Le taux de mélatonine chute avec l'âge : après cinquante ans, il est souvent deux fois moins élevé qu'à l'adolescence.

Ménopause : Arrêt de l'ovulation et de la menstruation chez la femme.

Métabolisme : Ensemble des transformations biochimiques qui ont lieu dans l'organisme.

Métabolisme de base : Quantité d'énergie consommée par l'organisme au repos pour faire face à ses besoins physiologiques vitaux (température, pulsation cardiaque, respiration, renouvellement des tissus, etc.).

Métabolite : Substance issue de la transformation d'une autre substance.

Méthionine : Acide aminé essentiel, et l'un des principaux donneurs de groupes méthyles, dont l'organisme fait une grande consommation. Les groupes méthyles contribuent en effet à faciliter la combustion des acides gras (par synthèse de carnitine), la contraction musculaire (par synthèse de créatine), à prévenir l'accumulation de graisses dans le foie (par synthèse de choline), à garantir la santé des membranes des cellules (par synthèse de phosphatidylcholine), à favoriser la transmission de l'influx nerveux (par synthèse d'acétylcholine et d'adrénaline), la reproduction cellulaire et la prévention de certains cancers (par synthèse des purines et méthylation des gènes).

Méthylation : Réaction chimique par laquelle une substance reçoit un groupe méthyle.

Méthyle : Groupement de formule CH3, qui fait l'objet d'un métabolisme important notamment par l'intermédiaire de donneurs de méthyle comme la bétaïne, la choline et la méthionine. L'acide folique, la vitamine B12 et la vitamine B6 participent aux réactions nécessaires à la méthylation.

mcg : microgramme (1 millionième de gramme).

mg : milligrame (1 millième de gramme).

Minéraux : Éléments inorganiques présents dans le sol et que nous consommons en petites quantités par suite de leur présence dans les végétaux, les produits animaux, les eaux de boisson. Certains sont indispensables, parce qu'ils entrent dans la composition de tissus (calcium des os), qu'ils participent à la synthèse d'énergie (magnésium intracellulaire) et à l'équilibre ionique entre les cellules et les liquides extracellulaires (sodium, potassium), qu'ils activent des enzymes (zinc, cuivre, sélénium, manganèse), qu'ils font partie d'hormones (iode) ou de protéines (fer de l'hémoglobine), qu'ils modulent l'action de récepteurs (chrome, zinc), etc. D'autres sont moins désirables, en tout cas leur rôle biologique reste obscur et leur accumulation dans l'organisme pose problème. C'est le cas du mercure, du plomb, du cadmium, de l'aluminium, de l'arsenic, etc. D'autres à doses légèrement supérieures aux doses nécessaires peuvent avoir des effets négatifs (cuivre, fer, manganèse).

Mitochondrie : Organelle de la cellule chargée de produire de l'énergie.

Mitose : La division cellulaire au terme de laquelle une cellule mère donne naissance à deux cellules filles, chacune ayant le même nombre et le même type de chromosomes que la cellule mère.

Mitotique, post-mitotique (Cellule) : La cellule est l'unité de base de la matière vivante. Le corps est composé de cellules qui se divisent tout au long de la vie – ou cellules mitotiques, comme les cellules intestinales, et de cellules qui ne se divisent plus dès lors qu'elles se sont spécialisées pour une tâche précise, comme les cellules des muscles et du cœur. Celles-ci sont appelées cellules postmitotiques.

Molécule : Plus petite fraction d'un corps chimique qui possède les propriétés de ce corps. Il s'agit d'une association de plusieurs atomes (au minimum deux).

Morbidité : Existence d'un état de maladie dans une population donnée. La morbidité se décrit en termes de prévalence ou d'incidence.

Mucus : Sécrétion semi-liquide de la muqueuse capable de favoriser l'élimination de germes infectieux et de polluants par les orifices naturels.

Muqueuse : Membrane lubrifiée par des sécrétions, qui forme l'enveloppe des organes creux (nez, bouche, estomac, intestin, vagin).

Mutagène : Capable de provoquer une mutation sur un gène, et donc de modifier l'information qu'il porte. Un agent mutagène devient cancérogène s'il affecte certains gènes responsables du contrôle de la division cellulaire (oncogènes et antioncogènes). Les mutations qui touchent les cellules germinales (spermatozoïde, ovule) provoquent des fausses couches ou des maladies héréditaires. Les radicaux libres, le tabac, les polluants, les rayons ultraviolets sont des mutagènes.

Mutation : Changement inattendu et aléatoire dans la composition de l'information génétique (ADN). Les mutations peuvent se produire au niveau des bases, de la structure des gènes individuels, des chromosomes et du génome. Les mutations touchant les bases sont de plusieurs types. Dans les substitutions, une ou plusieurs bases le long de l'ADN sont remplacées par d'autres bases. Dans les transitions, une base purine (A, G) est remplacée par une autre base purine, une base pyrimidine (T, C) par une autre base pyrimidine. Dans les transversions, une purine est remplacée par une pyrimidine ou vice versa. Une mutation génomique est un changement dans le nombre de chromosomes.

Myocarde : Muscle cardiaque.

Myoglobine : Forme d'hémoglobine que l'on trouve dans les muscles.

Neurotransmetteur : Molécule qui sert de signal de communication entre neurones ou entre un neurone et une cellule spécialisée. On connaît aujourd'hui plus de cent vingt neurotransmetteurs. Les plus étudiés sont la dopamine, la noradrénaline, l'acétylcholine et la sérotonine. Le neurotransmetteur est généralement stocké dans les vésicules d'une terminaison nerveuse. Sous l'influence d'un signal électrique, les vésicules libèrent leur contenu à travers l'espace qui sépare la terminaison nerveuse d'une autre cellule nerveuse. Les molécules de neurotransmetteur vont alors se loger dans des récepteurs ménagés dans la cellule destinatrice. Cette intrusion génère un courant électrique. Par ce mécanisme sont transmises des impulsions électriques d'une cellule à l'autre. Une fois que le neurotransmetteur a été utilisé, il est détruit ou récupéré par la cellule qui l'avait émis. Les neurotransmetteurs sont responsables de l'éveil, l'appétit, la libido, l'humeur, les émotions, la décision, la pensée, la mémorisation, etc.

Noradrénaline : Neurotransmetteur impliqué dans l'éveil, l'attention et la concentration.

Noradrénergique : Fibre nerveuse dont les cellules terminales sécrètent l'hormone noradrénaline.

Neurone : Cellule du système nerveux responsable de la communication des structures cérébrales entre elles. Le cerveau compte 100 milliards de neurones.

Neuropathie : Affection du système nerveux.

Neuropathie périphérique : Atteinte d'une racine nerveuse qui touche les membres et entraîne des déficits moteurs (paralysies), musculaires (perte de force) ou sensitifs.

Névrite : Inflammation d'un nerf.

Nucléotide : Élément constitutif des acides nucléiques ADN et ARN. Un nucléotide est composé d'une base, d'un sucre et d'un phosphate.

Nutriment : Substance élémentaire pouvant être directement et totalement assimilée par l'organisme. Le nutriment est le terme de la digestion des aliments. Les acides aminés, acides gras, oses, vitamines, minéraux sont des nutriments.

Œdème : Infiltration de fluides dans les tissus.

Œstrogènes : Hormones sexuelles féminines qui permettent aux caractères sexuels secondaires d'apparaître chez la femme. Les œstrogènes ont de nombreuses fonctions, dont celle de développer les glandes mammaires, de préparer l'utérus à recevoir un ovule fertilisé et de contribuer aux modifications nécessaires pour mener une grossesse à terme. Au moment de la ménopause, le taux des œstrogènes chute rapidement, entraînant des troubles mineurs (bouffées de chaleur) ou plus sérieux (dépression, déminéralisation osseuse).

Oligo-éléments : Nutriments dont l'organisme n'a besoin qu'à faibles doses. Il s'agit le plus souvent d'éléments minéraux (fer, zinc, chrome, sélénium, cuivre, manganèse, etc.). Cette dénomination a tendance à disparaître au profit du terme générique de « minéraux ».

Oncogène : Qui favorise l'apparition de cancers.

Organelle : Structure de la cellule chargée de fonctions spécifiques, comme la mitochondrie ou l'appareil de Golgi.

Ostéoblaste : Cellule spécialisée chargée de la formation de la matrice de l'os.

Ostéoclaste : Cellule spécialisée chargée de la destruction de la matrice de l'os.

Ostéoporose : Maladie dégénérative du tissu osseux, qui est aggravée par le manque de calcium et la chute d'hormones stéroïdiennes au moment de la ménopause. L'ostéoporose peut conduire à une réduction de la taille par tassement des vertèbres, à des fractures, les plus fréquentes étant celles du col du fémur. On peut prévenir ou combattre l'ostéoporose en adoptant un régime alimentaire riche en minéraux (calcium, magnésium, zinc) et en vitamines (D, C, B6), en pratiquant une activité physique régulière, et en suivant un traitement hormonal.

Oxydatif (Stress) : Niveau des dommages moléculaires et cellulaires liés à l'oxydation par les radicaux libres. Le stress oxydatif est fonction de la quantité de radicaux libres qui concernent l'organisme et de l'efficacité de ses défenses antioxydantes (statut vitaminique et minéral en particulier). Le stress oxydatif peut être évalué par un certain nombre de mesures biologiques.

Oxydation : En biochimie, l'oxydation, c'est la combinaison d'un corps avec l'oxygène (accompagnée le plus souvent d'une perte d'hydrogène). En chimie – et de manière plus générale –, c'est une réaction qui se traduit par une perte d'électrons.

Oxydoréduction : Chimiquement, c'est un échange d'électrons entre deux corps. Le corps qui gagne les électrons est un oxydant, et on dit qu'il est réduit. Le corps qui cède les électrons est un réducteur, et on dit qu'il est oxydé. Dans l'organisme, ce phénomène, qui permet la respiration des cellules et la production d'énergie, est assuré par des enzymes.

Parentérale (Voie) : Apport de nutriments ou de médicaments par une voie autre qu'intestinale, le plus souvent par voie intraveineuse ou intramusculaire.

Parkinson (Maladie de) : Maladie chronique du système nerveux liée à des taux affaiblis du neurotransmetteur dopamine. Elle se traduit par des tremblements incontrôlables et par une rigidité musculaire. Les processus oxydatifs et l'accumulation de fer dans les neurones sont incriminés dans l'apparition de cette pathologie.

Pathologie : Maladie.

Pathogène : Qui entraîne une maladie.

Peptide : Molécule constituée de plusieurs acides aminés. Avec trois acides aminés dans sa structure, le glutathion est un tripeptide.

Peroxydation : Oxydation des graisses par les radicaux libres.

Phlébite : Inflammation d'une veine pouvant provoquer l'obturation par un caillot et la migration du bouchon dans d'autres veines, comme les veines pulmonaires (embolie pulmonaire).

Phospholipide : Molécule graisseuse qui contient de l'acide phosphorique, avec généralement un alcool associé à une substance azotée, et deux acides gras. Lorsque la substance azotée est une choline, il s'agit d'une phosphatidylcholine ou lécithine. Les phospholipides sont des constituants majeurs des membranes cellulaires.

Phénols : Le terme de phénols recouvre les phénols simples, les acides phénoliques, les dérivés de l'acide hydroxycinnamique et les flavonoïdes. Ce sont des composés organiques que l'on trouve dans la totalité des végétaux, souvent à des concentrations fortes, puisqu'on peut en absorber jusqu'à plusieurs grammes par jour. Les phénols ont des propriétés antioxydantes, qui pourraient en partie expliquer la protection qu'offrent les régimes riches en fruits et en légumes contre les cancers et les maladies coronariennes.

Phytates – Phytique (Acide) : Acide organique présent dans les céréales et les légumineuses. Il se lie à de nombreux minéraux pendant la digestion (calcium, zinc, fer) et les empêche d'être absorbés par la muqueuse intestinale.

Phyto-œstrogène : Substance synthétisée par les plantes, dont la structure est proche des hormones femelles animales. Les principaux phyto-œstrogènes appartiennent à des familles de molécules appelées isoflavones et lignines. On les trouve surtout dans le soja (génistéine, dadzéine), l'origan, la réglisse, le thym, le fenouil, la camomille, les clous de girofle. Les phyto-œstrogènes peuvent être absorbés inchangés par l'organisme, ou donner naissance, sous l'action des bactéries intestinales, à de nouveaux phyto-œstrogènes. Tous se comportent dans l'organisme comme des hormones faibles.

Placebo : Composé inerte (dépourvu d'action pharmacologique), utilisé dans les études cliniques pour tester l'efficacité d'une substance active. Dans une étude contre placebo, un groupe des volontaires prend une pilule dépourvue d'effet, alors qu'un groupe comparable prend la substance active. L'intérêt du placebo est d'éliminer dans la comparaison entre la substance active et son absence l'effet d'autosuggestion, appelé « effet placebo ».

Plaquette du sang : Plus petit élément figuré du sang, qui permet l'arrêt d'un saignement.

Plasma : Partie liquide du sang qui ne contient pas de cellules.

Polymère : Substance composée de très grosses molécules constituées par l'assemblage répétitif de petites molécules (monomères).

Polype : Tumeur bénigne pédonculée. Les plus courants sont les polypes du côlon. Ils peuvent se transformer en tumeurs malignes.

Précurseur : Substance chimique qui peut être transformée dans l'organisme en une autre substance.

Prévalence : Nombre total de cas d'une maladie dans une population donnée.

Progestérone : Hormone sexuelle féminine dont le rôle consiste à préparer l'utérus pour la fixation et le développement de l'œuf fécondé et qui module les effets des œstrogènes.

Propagation : Un acide gras, une protéine, un acide nucléique oxydés peuvent oxyder leur voisin. C'est la propagation d'une réaction en chaîne.

Prostaglandines : Groupe de substances proches des hormones, issues de la transformation des acides linoléique et alpha-linolénique, qui possèdent des effets physiologiques puissants (contraction des tissus mous, dilatation des vaisseaux, réponse inflammatoire).

Protéines (Protides) : Avec les glucides et les lipides, c'est l'une des trois sources d'énergie de l'alimentation. L'organisme les utilise aussi pour construire, entretenir et réparer ses tissus. Il existe des protéines animales (dans la viande, le blanc d'œuf, la chair de poisson) et végétales (dans le soja, les céréales). Les premières contiennent la plupart des acides aminés essentiels (non synthétisables par l'organisme), les secondes doivent être associées pour le faire.

Protocole : Document qui expose dans le détail les objectifs et les conditions de réalisation d'une étude ou d'un traitement.

Psychose : Maladie mentale caractérisée par des troubles de la personnalité, la perte de contact avec la réalité, des illusions et des hallucinations.

Purine : L'une des bases azotées des acides nucléiques (avec les pyrimidines). Par exemple, l'adénine et la guanine.

Pyrimidine : L'une des bases azotées des acides nucléiques (avec les purines). Par exemple, la cytosine, la thymine et l'uracile.

Radicaux libres : Molécules hautement réactives, du fait qu'elles ont un électron célibataire, car non apparié. De très nombreuses fonctions physiologiques génèrent des radicaux libres (production d'énergie, défenses immunitaires, etc.), mais leurs effets sont compensés par la présence d'antioxydants. Lorsque le niveau des radicaux libres s'élève (tabac, alcool, pollution, radiations) ou lorsque l'apport en antioxydants diminue, il se crée un déséquilibre qui peut provoquer une atteinte de tout élément de la cellule : membranes, protéines, gènes... L'ADN des gènes de chaque cellule serait percuté 10 000 fois par jour. La plupart des lésions ainsi engendrées sont réparées. Mais, avec l'âge, elles sont de moins en moins bien réparées. L'accumulation des lésions non réparées ou mutations explique les phénomènes de la sénescence et l'apparition des pathologies dégénératives dont la fréquence augmente avec l'âge, comme les cancers.

Randomisation : Répartition par tirage au sort (donc au hasard) d'une population, en deux ou plusieurs groupes qui puissent être statistiquement comparables.

Récepteurs : Sites ménagés sur la membrane d'une cellule auxquels peuvent s'attacher des molécules messagères comme les hormones ou les neurotransmetteurs. La liaison provoque des changements dans la cellule.

RDA ***(Recommended Dietary Allowance)*** : Apport nutritionnel recommandé aux États-Unis.

Réduction : Réaction chimique qui se traduit par un gain d'électrons pour l'agent réducteur au détriment de l'agent oxydé.

Rétine : Cellules nerveuses (bâtonnets et cônes) qui reçoivent la lumière. La rétine est reliée au nerf optique. Les cellules sont exposées au stress oxydatif lié aux rayons ultraviolets qui entraînent avec l'âge la dégénérescence maculaire.

Risque (Facteur de) : Circonstance exogène (par exemple, alimentation riche en graisses saturées) ou endogène (par exemple, âge) qui peut entraîner l'apparition d'une maladie (par exemple, maladie coronarienne chez les personnes âgées de plus de cinquante ans qui ont consommé beaucoup de graisses saturées).

Risque individuel : Probabilité d'apparition d'une maladie chez une personne ou chez un groupe de personnes.

Risque relatif : Rapport entre la fréquence d'une maladie dans une population exposée à un facteur de risque et la fréquence de la même maladie dans une population non exposée.

Sénescence : Changement physiologique dans le sens de la détérioration, qui provoque une mortalité accrue.

Sérotonine : Neurotransmetteur impliqué dans le contrôle des pulsions et de l'agressivité. Il est synthétisé à partir de l'acide aminé tryptophane, avec l'aide de la vitamine B6.

Signification (Degré de) : Lorsque le statisticien constate des écarts dans les résultats de deux traitements, il s'interroge sur leur significativité, c'est-à-dire qu'il veut savoir si la différence aurait pu aussi bien être due au hasard. Pour illustrer ce concept, prenons un exemple : on a administré de la vitamine C à deux cents personnes contaminées par le virus du rhume, alors que deux cents autres recevaient un placebo. À l'issue de l'expérience, 30 % des personnes du groupe « vitamine C » ont développé la maladie, alors que ce chiffre est de 50 % dans le groupe « placebo ». Comment savoir si la différence de 20 % mérite d'être portée au crédit de la seule vitamine C ? Pour cela, le statisticien fait l'hypothèse provisoire que les chances de guérison sont égales pour les deux groupes (c'est l'hypothèse de différence nulle, ou hypothèse nulle). Or, le calcul des probabilités lui dit que, dans l'hypothèse nulle, on aurait moins de 1 chance sur 1 000 d'aboutir à une différence de l'ordre de celle qui est constatée. Par convention, les statisticiens estiment qu'en deçà de 5 chances sur 100 une différence est significative. Dans notre exemple, l'hypothèse nulle (égalité d'efficacité entre la vitamine C et le placebo) apparaît donc invraisemblable : il faut la rejeter et reconnaître que le résultat est significatif. Ainsi, l'étude conclura-t-elle que la vitamine C a apporté une protection réelle contre le rhume. Le nombre de chances d'aboutir à une différence dans l'hypothèse nulle s'appelle degré de signification. Il est noté dans les résultats d'études sous la forme de *p*. Plus la valeur de *p* est petite, en deçà de 5 %, plus le résultat est significatif.

Stéatose : Infiltration graisseuse d'un organe.

Stéroïde : Substance chimiquement proche du cholestérol, dont elle dérive. Les acides biliaires, certaines hormones (androgènes, œstrogènes, progestérone, corticostéroïdes), la vitamine D et ses dérivés sont des stéroïdes.

Stérol : Précurseur des stéroïdes. Le plus connu des stérols est le cholestérol.

Stomatite : Inflammation des muqueuses de la bouche.

Substrat : Substance « opérée » par une enzyme.

Supplémentation : Consommation de vitamines et minéraux (ou d'autres nutriments) en sus de ce qu'apporte l'alimentation. Les vitamines et minéraux ainsi absorbés, sous la forme de comprimés, gélules, poudre, boissons sont appelés des suppléments.

Surrénales (Glandes) : Il s'agit de deux glandes, chacune étant située au-dessus d'un rein. Elles produisent et sécrètent des hormones : cortisol, adrénaline, noradrénaline en réponse à des stress physiologiques ou psychiques.

Superoxyde dismutase (SOD) : Enzyme antioxydante qui contient du zinc et du cuivre ou du manganèse. Son rôle principal est de neutraliser le radical superoxyde. Mais elle produit de l'eau oxygénée, qui doit, à son tour, être neutralisée.

Synapse : Espace de connexion entre deux neurones, où se produit une transmission d'information par l'intermédiaire d'un neurotransmetteur.

Syndrome : Ensemble de symptômes qui se retrouvent dans des maladies différentes, ne permettant pas à eux seuls de caractériser une maladie.

Synergie : Action combinée de plusieurs substances, dont les effets sont supérieurs à la somme de leurs effets individuels.

Tachycardie : Accélération des battements du cœur au-delà de 100 coups par minute.

Télomère : Structure constituée de courtes séquences répétées d'ADN (TTAGGG), situées aux deux extrémités des chromosomes. Chaque cellule ayant quarante-six chromosomes, il y a quatre-vingt-douze télomères par cellule. Les télomères stabilisent les extrémités des chromosomes et les empêchent de se coller les uns aux autres. Les télomères raccourcissent à chaque division cellulaire. Lorsque les télomères ont disparu, la division cellulaire n'est plus possible, et la cellule vieillit ou meurt.

Télomérase : Enzyme qui régénère les télomères et permet donc à la cellule de se reproduire à l'infini. Chez l'homme, la télomérase n'est active que dans un petit nombre de lignées cellulaires, dont les cellules germinales. Mais les cellules cancéreuses sont capables d'activer une télomérase et de proliférer à l'infini, ce qui permet au cancer de progresser.

Tératogène : Susceptible de provoquer des malformations chez un embryon. La consommation de vitamine A à doses élevées au début de la grossesse est tératogène.

Thermogenèse : Production de chaleur par l'organisme. Au repos, elle est surtout le fait des activités métaboliques, digestives et musculaires.

Thrombose : Obstruction d'un vaisseau par formation de caillot, qui interrompt le flux sanguin et prive un organe (cœur, cerveau) de l'oxygène.

Topique : Local.

Totipotente (Cellule) : Cellule qui conserve la capacité de se différencier en une cellule spécialisée, quelle qu'elle soit.

Triacylglycérols : Voir Triglycérides.

Triglycérides (Triacylglycérols) : Forme sous laquelle sont apportées la plupart des graisses de l'alimentation et sous laquelle circulent et sont stockées les graisses du corps. Il s'agit de l'association d'une molécule d'alcool (glycérol) et de trois acides gras.

Tryptophane : Acide aminé (l'un des neuf essentiels) présent en faible quantité dans l'alimentation et précurseur du neurotransmetteur sérotonine. Le corps convertit aussi un peu de tryptophane en vitamine B3. Le tryptophane existait sous la forme de suppléments jusqu'en 1990, date à laquelle il a été retiré du marché, à la suite d'intoxications survenues après consommation d'un lot contaminé. Il avait prouvé son efficacité dans certains états dépressifs et insomnies. Il reste depuis abusivement interdit à la vente.

Tyrosine : Acide aminé précurseur des neurotransmetteurs dopamine, adrénaline et noradrénaline. Le stress et le surmenage intellectuel peuvent entraîner une baisse du taux de tyrosine dans les neurones et réduire les capacités d'attention et de concentration.

UI : Unité internationale. Système de mesure de l'activité biologique d'un nutriment, et plus particulièrement des vitamines A, E et D. Le concept d'UI est théoriquement abandonné par les scientifiques depuis la mise en place d'autres unités de mesure. En réalité, il reste largement en vigueur, du fait de son usage par les fabricants de vitamines.

Urée : Produit final de dégradation des protéines chez les mammifères. Formée dans le foie, elle est éliminée par les reins. Son élévation peut révéler un fonctionnement rénal insuffisant.

Vasoconstriction : Diminution du diamètre d'un vaisseau.

Vasodilatation : Augmentation du diamètre d'un vaisseau.

Veine portale : Veine qui conduit au foie le sang en provenance des intestins, de la rate et de l'estomac.

Vitamines : Substances organiques nécessaires à la vie, et pour lesquelles les besoins quotidiens de l'organisme se chiffrent en milligrammes, voire en microgrammes. L'homme ne synthétise pas ou synthétise insuffisamment les vitamines ; elles doivent donc être apportées par l'alimentation ou la supplémentation. L'insuffisance marquée d'apport en une vitamine entraîne, après quelques semaines ou quelques mois, des signes biologiques et cliniques de carence, qui mettent la santé en danger. L'insuffisance marginale chronique provoque des déficiences qui ne sont accompagnées de symptômes que plus tardivement et qui, après plusieurs années, peuvent conduire à l'apparition de maladies dégénératives.

Xénobiotique : Substance étrangère au corps.

Zygote : Œuf fécondé, à l'origine du développement de l'embryon.

Bibliographie

Science fondamentale et vulgarisation scientifique

ABASTADO P. : *Cholestérol, maladie réelle et imaginaire*, Les Empêcheurs de tourner en rond, 1998.

ADRAIN J., POTUS J., FRANGNE R. : *À la recherche du secret des centenaires*, Le Cherche-Midi, 1991.

AUGIER F. : *Docteur Samuel Voronoff* (1866-1951), Thèse, Faculté de médecine de Lyon, 1990.

AUSTAD S. : *Why We Age*, John Wiley, New York (New York, États-Unis), 1997.

BEAULIEU E.-E., Kelly P. : *Hormones*, Hermann, 1990.

BRADLOW C. : *Cancer, Genetics and The Environment*. Annals of the New York Academy of Sciences, New York (New York, États-Unis), 1998.

CAMPBELL A. : *Biology*, Benjamin/Cummings, Redwood City (Californie, États-Unis), 1993.

COLBORN T. : *Our Stolen Future*, Dutton, New York (New York, États-Unis), 1996.

CURTAY J.-P. : *La Nutrithérapie*, Boiron, 1995.

DAWKINS R. : *Le Fleuve de la vie*, Hachette, 1995.

DAWKINS R. : *The Selfish Gene*, Oxford University Press, Oxford, (Royaume-Uni), 1976.

DERACHE R. : *Toxicologie et Sécurité des aliments*, Technique et documentation/Lavoisier, 1986.

DE THE G., HUBERT A. : *Modes de vie et cancers*, Robert Laffont, 1988.

DUFTY W. : *Sugar blues*, Warner, New York (New York, États-Unis), 1975.

DOROSZ P. : *Guide pratique des médicaments*, Maloine, 1998.

FERRY M. : *Nutrition de la personne âgée*, Berger-Levrault, 1996.

FINCH C. E. : *Longevity, Senescence and The Genome*, The University of Chicago Press, Chicago (Illinois, États-Unis).

FINCH C. E., SCHNEIDER E. : *The Biology of Aging*, Van Nostrand Reinhold (New York, États-Unis), 1985.

FOSSEL M. : *Reversing Human Aging*, William Morrow, New York (New York, États-Unis), 1996.

GAIGNAULT J.-C., BIDET D., GAILLARD M., PERRONNET J. : *Stérols et stéroïdes*, Ellipses, 1997.

GOSDEN R. : *Cheating Time*, W. H. Freeman, New York (New York, États-Unis), 1996.

HAUT COMITÉ DE LA SANTÉ PUBLIQUE : *La Santé des Français*, La Découverte, 1998.

HAYFLICK L. : *How and Why We Age*, Ballantine, New York (New York, États-Unis), 1996.

HENNEN G. : *Biochimie humaine*, De Boeck Université, Bruxelles (Belgique), 1996.

KOHLER F. : *Approche historique de l'évolution de la longévité en France*, Thèse, Université de Franche-Comté, Faculté de médecine et de pharmacie de Besançon, 1994.

LEROY M. : *L'Origine de la vie*, Biocosmos Centre, 1993.

MENEGOZ F., CHERIE-CHALLINE L. : *Le Cancer en France : Incidence et mortalité*, La Documentation Française, 1998.

NUGON-BAUDON L. : *Toxic-Bouffe*, Le Dico, J.-C. Lattès, 1997.

PAULING L. : *Abusez des vitamines*, Sand, 1998.

PAULING L. : *Cancer and Vitamin C*, Camino Books, Philadelphia (Pennsylvanie, États-Unis).

REMESY C. : *Alimentation et Santé*, Flammarion, 1994.

REMESY C. : *Les Bonnes Calories*, Flammarion, 1996.

RENAUD S. : *Le Régime Santé*, Odile Jacob, 1995.

RIDLEY M. : *The Red Queen*, Viking Londres (Royaume-Uni), 1993.

ROBERT L. : *Les Horloges biologiques*, Flammarion, 1989.

ROBERT L. : *Mécanismes cellulaires et molécules du vieillissement*, Masson, 1983.

ROUSSELET-BLANC J. : *Les Aliments mythiques qui font les centenaires*, Michel Laffon, 1997.

SCHNEIDER E. : *The Genetics of Aging*, Plenum Press, New York (New York, États-Unis), 1978.

SCHULZ-AELLEN M.-F. : *Aging and Human Longevity*, Bikhäuser, Boston, (Massachusetts, États-Unis), 1996.

SELYE H. : *Le Stress de la vie*, Gallimard/Lacombe, 1975.

SOUCCAR T. : *Emballage alimentaire et santé*, Axis, 1998.

SOUCCAR T., CURTAY J.-P. : *Le Nouveau Guide des vitamines*, Seuil, 1996.

WALFORD R. : *Un Régime de longue vie*, Robert Laffont, 1987.

WALFORD R. : *La Vie la plus longue*, Robert Laffont, 1984.

WARGO J. : *Our Children's Toxic Legacy*, Yale University Press, New York (New York, États-Unis), 1996.

WATSON J. D. : *The Double Helix*, Atheneum, New York (New York, États-Unis), 1968.

WEIL A. : *Huit semaines pour retrouver une bonne santé*, J.-C. Lattès, 1998.

Alimentation et santé pratique

AEPLI B. : *Les Fruits rouges*, Philippe Auzou, 1998.

(ANONYME) : *Guide Vins et Santé*, éditions du Voyage, 1998.

AVALLONE A. : *Le Grand Livre des salades*, Solar, 1989.

BLANC G., VENCE C. : *Le Grand Livre de la volaille*, Robert Laffont, 1991.

BRITTENHAM D. et G. : *Un dos et des abdominaux plus forts*, Vigot, 1998.

CARAVANO P. : *Pratique de la culture physique et de la musculation*, Vigot, 1993.

CHARRETON C. et B. : *Un million de menus minceur*, Télécuisine/France-Loisirs, 1997.

CHOQUE J. : *Pour une retraite en pleine forme*, Amphora, 1998.

CLERGEAUD C. et L. : *Les Céréales*, Équilibre, 1990.

CLERGEAUD C. et L. : *Cuisine au tofu et au lait de soja*, Équilibre, 1986.

COUTIN L. : *Au plaisir des légumes*, Albin Michel, 1996.

COUTIN L. : *La Mémoire en pleine forme*, Robert Laffont, 1993.

DEMEILLES L. : *Exercices de musculation*, Jibena, 1996.

EVINA E. : *Le Guide du buveur d'eau*, Solar, 1997.

GLOCHEUX D. : *La Vie en rose*, Albin Michel, 1997.

GORDON-SMITH C. : *Au Rendez-vous des saveurs*, Gründ, 1998.

GRIFFITH S. : *100 sauces pour les pâtes*, Gründ, 1995.

GUÉRARD M. : *La Cuisine gourmande*, Robert Laffont, 1976.

Heugel I., Chastres P. : *Décorez votre table*, Armand Colin, 1995.
Kehayann N. : *Voyages de l'aubergine*, Aube, 1996.
Kellermann M. : *Les Desserts*, Solar, 1994.
Le Divellec J. : *La Cuisine de la mer*, Robert Laffont, 1982.
Mariage Frères : *L'Abécédaire du thé*, Mariage Frères/Flammarion, 1996.
Méril M. : *Moi, j'en riz*, Robert Laffont, 1994.
Petersen-Schlepern E. : *Boissons aux fruits*, Gründ, 1997.
Raisin L. : *Stretching facile*, Marabout, 1997.
Razafimbelo R. : *La Nutrithérapie, la nouvelle façon de se nourrir*, Josette Lyon, 1997.
Reader's digest : *Cuisine en images, Les Pâtes,* Reader's Digest, 1993.
Renault A. : *Musculation Pratique*, Amphora, 1998.
Richardt H. : *Gymnastique douce pour le dos*, Vigot, 1997.
Reix A. : *Poissons, techniques et saveurs*, Dormonval, 1991.
Robuchon J. : *Ma Grande Cuisine pour vous*, Robert Laffont, 1986.
Scotto E. : *Les Légumes oubliés*, Chêne, 1995.
Scotto E., Amiard H. : *Soupes, potages et consommés*, Chêne, 1994.
Scotto E. : *La Cuisine des parfums*, Chêne, 1996.
Tihany A. : *Cuisine vénitienne*, Abbeville Press, 1995.
Tobias M., Sullivan J.-P. : *Le Grand Livre du stretching*, Solar, 1993.
Verge R. : *Les Fruits de mon moulin*, Flammarion, 1996.
Wells P., Amiard H. : *L'Atelier de Joël Robuchon*, Hachette/France-Loisirs, 1996.

Mémoire

Rotrou de J. : *La Mémoire en pleine forme*, Robert Laffont, 1993.

TABLE GÉNÉRALE

Réalisation : PAO Éditions du Seuil
Impression : Normandie Roto Impression S.A. à Lonrai
Dépôt légal : octobre 2000. N° 33434-5 (010452)

18,21 €